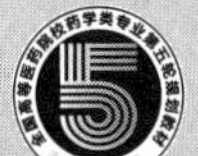

全国高等医药院校药学类专业第五轮规划教材

药学信息检索与利用

第4版

（供药学类专业使用）

主　编　毕玉侠

副主编　佟　岩　李玉玲　韩玲革

编　者　（以姓氏笔画为序）

勾　丹（沈阳药科大学）

申香春（延边大学）

毕玉侠（沈阳药科大学）

闫　雷（中国医科大学）

杨坤杰（中国中医科学院中医药信息研究所）

李　巍（中国医科大学）

李玉玲（吉林大学）

李修杰（潍坊医学院）

吴明智（沈阳药科大学）

邱　玺（湖北中医药大学）

佟　岩（沈阳药科大学）

张　玢（中国医学科学院医学信息研究所）

易安宁（浙江中医药大学）

韩玲革（山西医科大学）

翟　萌（苏州大学）

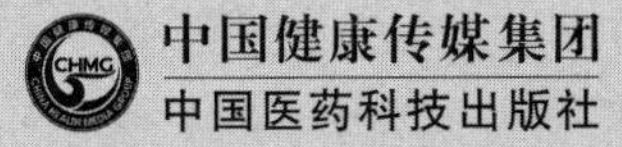

中国健康传媒集团
中国医药科技出版社

内容提要

本教材为“全国高等医药院校药学类专业第五轮规划教材”之一，全书共有十三章内容，介绍了药学信息的检索与利用这一核心主题，按照信息及信息检索的基本知识、网络药学信息资源、国内外常用药学信息检索系统、药学专利及参考工具书的检索与利用，以及药学科技论文的写作方法等构建本书的框架与体系。本教材为书网融合教材，即纸质教材有机融合电子教材、教学配套资源（PPT、微课、视频、图片等）、题库系统、数字化教学服务（在线教学、在线作业、在线考试），使教学资源更加多样化、立体化。

本教材主要可供全国高等院校药学类专业学生使用，也可供广大医药专业科研人员及信息用户等使用。

图书在版编目（CIP）数据

药学信息检索与利用/毕玉侠主编．—4版．—北京：中国医药科技出版社，2019.12
全国高等医药院校药学类专业第五轮规划教材
ISBN 978-7-5214-1491-2

Ⅰ.①药… Ⅱ.①毕… Ⅲ.①药物学-医学信息-信息检索-医学院校-教材 Ⅳ.①R-058

中国版本图书馆CIP数据核字（2020）第000832号

美术编辑 陈君杞
版式设计 友全图文

出版 **中国健康传媒集团**｜中国医药科技出版社
地址 北京市海淀区文慧园北路甲22号
邮编 100082
电话 发行：010-62227427 邮购：010-62236938
网址 www.cmstp.com
规格 889×1194 mm 1/16
印张 18 1/2
字数 300千字
初版 2015年8月第1版
版次 2019年12月第4版
印次 2023年6月第3次印刷
印刷 三河市航远印刷有限公司
经销 全国各地新华书店
书号 ISBN 978-7-5214-1491-2
定价 49.00元

获取新书信息、投稿、为图书纠错，请扫码联系我们。

数字化教材编委会

主　编　毕玉侠

副主编　佟　岩　李玉玲　韩玲革

编　者　（以姓氏笔画为序）

勾　丹（沈阳药科大学）
申香春（延边大学）
毕玉侠（沈阳药科大学）
闫　雷（中国医科大学）
杨冬雪（沈阳药科大学）
杨坤杰（中国中医科学院中医药信息研究所）
李　巍（中国医科大学）
李玉玲（吉林大学）
李修杰（潍坊医学院）
吴明智（沈阳药科大学）
邱　玺（湖北中医药大学）
佟　岩（沈阳药科大学）
张　玢（中国医学科学院医学信息研究所）
易安宁（浙江中医药大学）
罗　颖（沈阳药科大学）
崔淑贞（沈阳药科大学）
韩玲革（山西医科大学）
翟　萌（苏州大学）

全国高等医药院校药学类专业第五轮规划教材

常务编委会

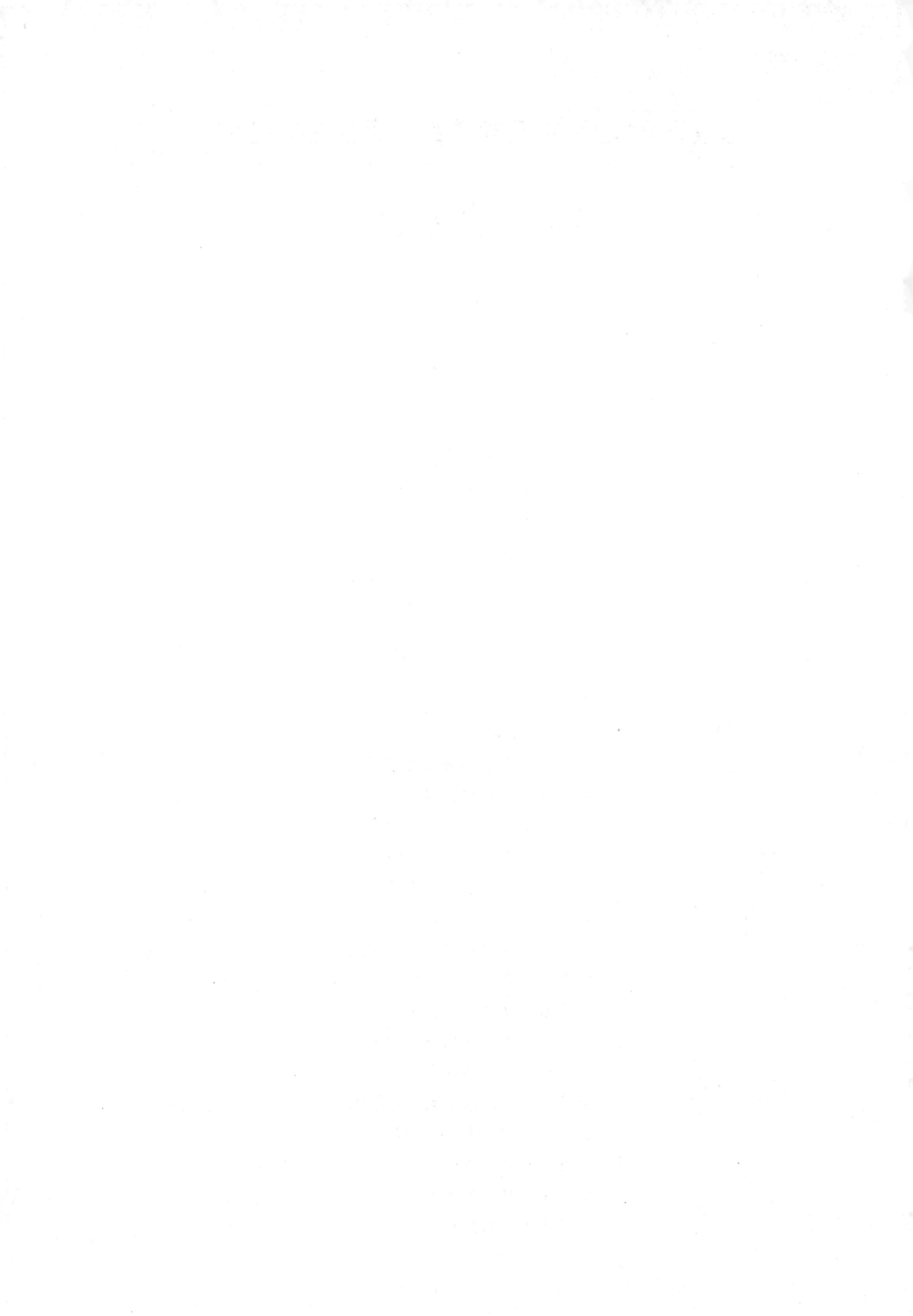

出版说明

“全国高等医药院校药学类规划教材”，于20世纪90年代启动建设，是在教育部、国家药品监督管理局的领导和指导下，由中国医药科技出版社组织中国药科大学、沈阳药科大学、北京大学药学院、复旦大学药学院、四川大学华西药学院、广东药科大学等20余所院校和医疗单位的领导和权威专家成立教材常务委员会共同规划而成。

本套教材坚持“紧密结合药学类专业培养目标以及行业对人才的需求，借鉴国内外药学教育、教学的经验和成果”的编写思路，近30年来历经四轮编写修订，逐渐完善，形成了一套行业特色鲜明、课程门类齐全、学科系统优化、内容衔接合理的高质量精品教材，深受广大师生的欢迎，其中多数教材入选普通高等教育“十一五”“十二五”国家级规划教材，为药学本科教育和药学人才培养做出了积极贡献。

为进一步提升教材质量，紧跟学科发展，建设符合教育部相关教学标准和要求，以及可更好地服务于院校教学的教材，我们在广泛调研和充分论证的基础上，于2019年5月对第三轮和第四轮规划教材的品种进行整合修订，启动“全国高等医药院校药学类专业第五轮规划教材”的编写工作，本套教材共56门，主要供全国高等院校药学类、中药学类专业教学使用。

全国高等医药院校药学类专业第五轮规划教材，是在深入贯彻落实教育部高等教育教学改革精神，依据高等药学教育培养目标及满足新时期医药行业高素质技术型、复合型、创新型人才需求，紧密结合《中国药典》《药品生产质量管理规范》（GMP）、《药品经营质量管理规范》（GSP）等新版国家药品标准、法律法规和《国家执业药师资格考试大纲》进行编写，体现医药行业最新要求，更好地服务于各院校药学教学与人才培养的需要。

本套教材定位清晰、特色鲜明，主要体现在以下方面。

1.契合人才需求，体现行业要求　契合新时期药学人才需求的变化，以培养创新型、应用型人才并重为目标，适应医药行业要求，及时体现新版《中国药典》及新版GMP、新版GSP等国家标准、法规和规范以及新版《国家执业药师资格考试大纲》等行业最新要求。

2.充实完善内容，打造教材精品　专家们在上一轮教材基础上进一步优化、精炼和充实内容，坚持“三基、五性、三特定”，注重整套教材的系统科学性、学科的衔接性，精炼教材内容，突出重点，强调理论与实际需求相结合，进一步提升教材质量。

3.创新编写形式，便于学生学习　本轮教材设有“学习目标”“知识拓展”“重点小结”“复习题”等模块，以增强教材的可读性及学生学习的主动性，提升学习效率。

4.配套增值服务，丰富教学资源　本套教材为书网融合教材，即纸质教材有机融合数字教材，配套教学资源、题库系统、数字化教学服务，使教学资源更加多样化、立体化，满足信息化教学的需求。通过“一书一码”的强关联，为读者提供免费增值服务。按教材封底的提示激活教材后，读者可通过PC、手机阅读电子教材和配套课程资源（PPT、微课、视频、图片等），并可在线进行同步练习，实时反馈答案和解析。同时，读者也可以直接扫描书中二维码，阅读与教材内容关联的课程资源（“扫码学一学”，轻松学习PPT课件；“扫码看一看”，即可浏览微课、视频等教学资源；“扫码练一练”，随时做题检测学习效果），从而丰富学习体验，使学习更便捷。

编写出版本套高质量的全国本科药学类专业规划教材，得到了药学专家的精心指导，以及全国各有关院校领导和编者的大力支持，在此一并表示衷心感谢。希望本套教材的出版，能受到广大师生的欢迎，为促进我国药学类专业教育教学改革和人才培养做出积极贡献。希望广大师生在教学中积极使用本套教材，并提出宝贵意见，以便修订完善，共同打造精品教材。

中国医药科技出版社

2019年9月

前 言

随着经济和社会的发展，人类社会已步入信息时代，社会的信息化和信息的产业化程度日益提高，以知识为基础、以信息为主导的知识经济也应运而生。信息和知识经济时代的到来，使人们对信息的依赖度日趋增强，而文献检索课作为对大学生进行信息素质教育的重要课程，其教学目标就是使学生掌握信息检索的方法与技巧，能从大量的文献信息中快而准地查检到所需的知识和信息。

编者根据多年文献检索课教学实践的总结与体会，结合药学专业的特点，在前三版《药学信息检索与利用》的基础上，编写了该教材的第四版。本教材围绕药学信息的检索与利用这一核心主题，按照信息及信息检索的基本知识、网络药学信息资源、国内外常用药学信息检索系统、药学专利及参考工具书的检索与利用，以及药学科技论文的写作方法等构建框架与体系。

本版教材力求突显以信息检索与利用为核心的信息管理学知识、方法与技术，以及与药学专业相融合的综合性、应用性特征。因此，本教材在编写过程中，注重理论联系实际，突出实用性和系统性，既有原理阐述，又有实例分析，重视教材编排的科学性、先进性、逻辑性、启发性、实用性和教学适用性。本教材为书网融合教材，即纸质教材有机融合电子教材、教学配套资源（PPT、微课、视频、图片等）、题库系统、数字化教学服务（在线教学、在线作业、在线考试），使教学资源更加多样化、立体化。

全书共13章，各章节编写分工如下：第一章由毕玉侠编写；第二章由李玉玲编写；第三章由李巍编写；第四章由韩玲革编写；第五章由勾丹和李修杰编写；第六章由吴明智、佟岩、李玉玲和张玢编写；第七章由佟岩编写；第八章由勾丹、杨坤杰和佟岩编写；第九章由邱玺编写；第十章由申香春编写；第十一章由易安宁编写；第十二章由闫雷编写；第十三章由翟萌编写。

本教材可作为药学各专业本科生及研究生教材，亦可供广大医药专业科研人员及信息用户使用。

在编写过程中，我们参考了大量的国内外相关专著及论文，谨向有关专家学者表示诚挚的感谢！

由于现代信息技术发展迅速，我们所掌握的信息有限，加之编者水平有限，书中疏漏与不足之处在所难免，肯请广大读者指正。

编 者

2019 年 9 月

目 录

第一章　药学信息概述

扫码“学一学”

学习目标

1. **掌握**　信息、文献的概念；文献信息的分类方法。
2. **熟悉**　信息、知识、情报、文献之间的关系。
3. **了解**　药学信息的特点及作用。

随着经济和社会的发展，人类社会已步入信息时代，社会的信息化和信息的产业化程度日益提高，以知识为基础，以信息为主导的知识经济也应运而生，信息和知识经济时代的到来，使人们对信息的依赖度日趋增强。药学是与化学、医学、生物学等学科密切相关的学科，药学信息则涵盖了药学各个学科、专业领域的内容。本章将对信息及相关概念、文献信息的类型以及药学信息的特点与作用作以阐述。

第一节　信息及相关概念

一、信息、知识、情报与文献

信息（information）是一个内涵极为广泛的概念，它普遍存在于自然界、人类社会和人类的思维活动中。大到宇宙天体，小到微观世界，都在不断地发出信息、传递信息。不同特征的事物，都以其特有的形式向周围互相传递信息。人类正是通过不断接收和分析来自自然界、人类社会的各种信息，才得以了解自然、了解社会，进而达到改造世界的目的。信息一般可分为自然信息、生物信息、机器信息和人类信息四大类。

现代社会，信息已是一个社会概念，它是人类社会共享的一切知识、学问以及从客体现象中提炼出来的各种消息的总和。它具有可传递性、可存储性、可加工性和可共享性等主要特征。在现代社会中，信息已成为除物质、能源外的第三资源；在信息社会里，信息和知识成为生产力、竞争力和经济成就的决定因素。

知识（knowledge）是人类在观察和改造客观世界的实践中所获得的认识和经验的总和，是对客观事物的信息进行分析、综合、加工和系统化的结果。它必须依赖于物质载体才能存在，同一知识又可以由不同的载体来记录、存贮与传递，它在人类社会的文明与发展中发挥着巨大的作用。知识是加工了的信息，而信息则是知识的原料。

情报（intelligence）是指消息的传递。它是在某一特定的时间为解决一个特定的问题所需要的知识。因此情报的定义应突出三个基本要素，即特定的时间（情报的及时性）、特定的对象（情报的针对性）和特定的需要（情报的可用性）。

文献（document literature）是记录信息、知识的载体，这些信息、知识载体被人们利用时就转化为情报，因此，文献可看成是一种重要的情报源。构成文献有四个要素：一是所记录的知识和信息；二是记录知识和信息的符号图像；三是用于记录知识和信息的物质载体；四是记录的方式或手段。

二、信息、知识、情报与文献的关系

信息、知识、情报与文献的关系实质上存在着包含关系，信息包含了知识、情报和文献，对各种信息有目的地进行加工整理就形成了知识，知识是被人们认识和提炼加工了的信息，是信息的一部分；文献则是存储并传递知识、情报和信息的介质，是物化了的信息、知识和情报，是情报传递的主要形式；情报是指被传递的知识或信息，是知识的激活，超越时间和空间传递给特定的用户，解决用户具体问题所需要的特定的知识和信息。情报蕴含在文献之中，但并非所有的文献都是情报，情报是知识的一部分。

第二节　文献信息的类型

药学文献信息和其他文献信息一样，可根据其载体形式、加工深度和出版类型等不同角度划分为多种类型。

一、按载体划分

1. 印刷型文献（printed document） 它是以纸张为载体，通过石印、铅印、胶印和静电复印等方法产生的科技文献。读者可不用特殊的器材和设备直接阅读文献。但由于它是以纸张为载体，其存储密度低、纸张篇幅多，因此占用空间大。

2. 缩微型文献（microform document） 它是以感光材料为载体，以缩微照相为记录手段而产生的科技文献。它比印刷型文献缩小很多，如缩微胶卷、缩微平片、缩微卡片。随着激光和全息照相技术的应用，又出现了超缩微平片的特级缩微胶片。其优点是成本低，体积小，便于收藏，保存期长，易于实行自动化管理和检索；但这种类型的文献在阅读时必须借助于缩微阅读机，不便于直接阅读。

3. 电子数字型文献（electronic digital document） 是伴随计算机技术和网络技术发展而产生的，以计算机处理技术为核心记录信息的一种文献形式。是通过编码和程序设计把科技文献变成计算机可以识别的符号存储到计算机当中，需要时再将它输出。这种文献存贮容量大，检索速度快捷、灵活，使用方便。计算机存储技术和网络通讯技术的发展为电子数字型文献的普及提供了契机，网络数据库、电子图书以及电子期刊等已成为当前最重要的信息获取渠道。

4. 声像型文献（audiovisual document） 是以声音和图像形式记录在载体上的文献，如唱片、录音带、录像带、科技电影、幻灯片等，然后通过播放手段给人以视觉、听觉感受的文献。其特点是动静交替、声情并茂、形象逼真。所以又称为直感文献，也称视听型文献。

二、按信息加工深度划分

1. 零次文献（zero document） 是一种特殊形式的情报信息源，主要包括两方面内容：一是形成一次文献以前的知识信息，即未经记录，未形成文字材料，是人们的“出你之口，入我之耳”的口头交谈，是直接作用于人的感觉器官的情报信息；二是未公开于社会，一般未经正式发表，或没正式出版的各种书刊资料，如书信、手稿、记录、笔记，同时也包括一些内部使用、通过公开正式的订购途径所不能获得的书刊资料。

零次文献一般是通过口头交谈、参观展览、参加报告会等途径获取，不仅在内容上有一定的价值，而且能弥补一般公开发表的文献从信息的客观形成到公开传播之间费时甚多的弊病。

2. 一次文献（primary document） 一次文献即为原始文献，是作者以自己的科研成果、科学试验的总结和新产品的设计为依据创作的原始论文，作为新技术、新知识、新发明、新创造进行报道，它们无论是印刷品、声像制品还是复制品都称为一次文献。专利说明书及期刊上发表的论文一般都属于一次文献，是文献检索最终查寻的结果。

3. 二次文献（secondary document） 又称检索工具，二次文献是将分散无序的一次文献，按一定规则进行浓缩、加工、整理和组织而形成的目录、索引、文摘、题录等。它能够全面、系统、广泛、完整地报道某学科、某专业或某一专题的一次文献资料，为读者了解某学科的进展、概貌，查找一次文献提供方便。读者可以通过二次文献查找一次文献（即原始文献）的出处。也就是说：一次文献发表在先，二次文献发表在后。文献检索课，主要是介绍二次文献——检索工具的一般规律及使用方法。

4. 三次文献（tertiary document） 又称综述文献，三次文献是在有目的地利用二次文献的基础上，选用大量一次文献的内容，进行分析、综合、评述等再度加工产生的文献。一般是要求系统地综合和分析某学科、专业或专题的发展历史，已取得的科学成就以及发展趋势。通过评价、筛选，以简练的文字扼要地论述出来，内容十分概括，它是科技文献的高度浓缩。如综述、述评、信息预测、百科全书、年鉴等。

总之，从零次文献、一次文献、二次文献到三次文献，是一个由分散到集中，由无序到有序，对知识信息进行不同层次加工的过程。它们所含的信息是不同的，对于改善人们的知识结构所起到的作用也不同。零次文献和一次文献是最基本的信息源，是文献信息检索的最终对象；二次文献是在一次文献基础上汇集而成的检索工具，带有浓缩性；三次文献是在一次文献及二次文献基础上分析概括出的成果，带有综合性。

三、按出版类型划分

1. 图书（book） 图书是对科研成果和生产技术等系统的论述，是作者对大量素材进行选择、分析、综合、组合编排和全面归纳的产物。科技图书具有成熟性、可靠性、系统性、逻辑性和完整性等特点。如果想对某些问题获得较全面的、一般性知识或对某些问题进行初步了解，可以参考和查阅图书。但图书的出版速度较其他文献慢。

图书一般可分为两类：

（1）阅读类　包括教科书、文集、专著、科普读物等。

（2）参考类　包括手册、百科全书、名人录、年鉴、辞典、字典、药典等。

2. 期刊（journal） 期刊是定期或不定期连续发行的出版物。期刊一般都有固定的名称和统一的出版形式，每年至少出一期，每期刊载两篇以上不同作者的论文。期刊具有数量大、品种多、内容广、周期短、报道快、信息新并能及时反映国内外科技水平的特点。因此，期刊作为一种信息来源，一直居于文献之首。据估计，从期刊获得的信息约占整个信息来源的65%。可从不同的角度来分类期刊，按照报道内容的范围，可分综合性期刊与专业性期刊；从内容属性的角度大体可分为学术性期刊、技术性期刊、检索性期刊、科普性期刊等类型。

3. 专利文献（patent） 专利文献是一种依法公开的出版物，它荟萃了发明创造之精华，囊括了专利技术、法律和经济三大重要信息源，是一个巨大的知识信息宝库。

狭义地讲，专利文献是指专利说明书和发明人证书；广义地讲，除上述外还包括不公开发行的有关专利申请、审批中的各种文件及专利局出版的各种检索工具，如专利公报、专利文摘、缩微型专利文献和磁带型专利文献。

专利说明书是专利文献的主体，也是最基本、最主要的原始文献，是专利文献检索的最终目标。

4. 科技报告（report） 科技报告是报道研究和开发成果或进展情况的文献。科技报告的内容新颖、详尽、专深、丰富，包括各种研究方案的选择与比较，成功与失败的经验，并附有大量的数据、图表、原始实验和调查记录。科技报告的出版形式比较特殊，每份报告自成一册，篇幅长短不等，有连续编号，装订简单，发行时间不定。科技报告基本属于一次文献，报道速度比其他文献要快，但科技报告一般都控制流通范围，多数科技报告属于保密文献，仅有少数公开或半公开发表。科技报告一般分为技术报告书、技术备忘录、技术通报等类型。目前世界上科技报告每年约出版70余万件，其中比较著名的有美国的四大报告（AD报告、PB报告、NASA报告、AEC报告）；英国航空委员会（ARC）报告和英国原子能局（UKAEA）报告；法国原子能委员会（CFA）报告；联邦德国航空研究所（DVR）报告等。

5. 学位论文（dissertation） 学位论文是指高等院校或科学研究单位的毕业生在取得博士、硕士及学士学位时所提交的论文。学位论文主要是围绕某一专题开展学术研究而获得的成果，探讨的问题比较专深，对问题的来龙去脉阐述较为系统和详尽，带有一定的独创性，它对教学和科研工作有一定的参考价值。学位论文一般不公开出版，但也有少数学位论文印在单行本或在期刊上摘要发表。

6. 会议文献（proceedings） 会议文献是指科技人员在国内或国际学术会议上交流的论文或报告，并由会议主办单位将其汇编成册，印刷出版而形成的科技文献。会议文献报道科学家们的最新研究成果，探讨当时的学术问题，交流、传递科技最新进展的信息资料。有些论文代表着某一学科或专业的国际或国内的最新研究水平。是科研人员了解各国科技水平、动态和发展趋势的重要文献。

7. 标准文献（standard document） 标准文献是指以文件形式公布的关于标准化科技成果的规章性文献。标准是充分利用现有科技成果，经过优选、统一、简化等过程，对产品或零部件的质量、规格、参数、检验等作出技术规定，提出技术上先进、经济上合理、内容上科学的要求和指标，经特定的审批程序，有明确适用的范围和一定的法律约束力。

标准文献按内容可分为基础标准、产品标准、方法标准；按使用范围可分为国际标准、国家标准、专业标准和企业标准等；按成熟程度可分为正式标准、试行标准、指导性技术文件和标准化规定等。

8. 科技档案（scitech archives） 科技档案是记录各种事实过程的技术文献，包括任务书、协议书、技术经济指标、审批文件；研究计划、方案、大纲和技术措施；有关技术调查材料、试验项目、记录、数据、图纸等。这类文献有重要的使用价值，并具有保密和内部控制使用的特点。

第三节　药学信息的特点与作用

一、药学信息的特点

药学信息包含药学领域的所有知识数据，既包括与药物直接相关的药物信息，如药物作用机制、药动学、药物不良反应、药物相互作用、药物经济学等，同时也包括与药物间接相关的信息，如疾病变化、耐药性、生理病理状态等，此外，还包括药品流通信息、药物政策信息等。

药学信息具有以下特点。

1. 系统性　药学文献所记载的信息内容，往往是经过人脑加工的知识型信息，是药学工作者经过一系列的理论研究和实践活动后，进行选择、比较、评价、分析、归纳、概括，并以特定的形式表达出来的信息加工产物。因此，药学信息大多比较深入，易于表达抽象概念和理论，更能系统地反映事物的本质和规律。

2. 交叉性　科学技术向纵深发展，学科越分越细，越分越专，学科之间相互交叉渗透，致使某些文献的专业性难以确定，文献分布越来越分散，药学文献信息除分布在专业刊物上，还可在医学、化学、化工、动植物、农林、文史等刊物上刊登，具有一定的交叉性。

3. 易用性　利用药学文献信息源时，不受时空的局限，用户可根据个人需要随意选择自己感兴趣的内容，决定自己利用药学文献的时间、地点和方式。遇到问题也可以有充分的时间反复思考，并可对照其他文献进行补充印证。

4. 可控性　药学文献信息的管理和控制比较方便。信息内容一旦被编辑出版成各种文献，就很容易对其进行加工整理，控制其数量和质量、流速和流向，达到药学文献信息有序流动的目的。

5. 时滞性　由于药学文献信息生产需要花费一定的时间，产生报道时差，因而出现了文献时滞问题。药学文献时滞过长将导致出版文献内容老化加速，降低其作为信息源的使用价值。

二、药学信息的作用

1. 促进药学科学实践的进步　药学信息的产生与发展，从多方面极大地促进了药学科学技术的进步及其社会功能的实现，同时也深刻地影响了药学科学实践的外部社会环境，这种内、外部的互动影响有力地推动了药学科学的更大进步。

（1）提出新的课题　药学信息的应用，一个直接的结果便是对药学科学实践提出了一系列新的课题，例如，如何结合药学科学实践应用现代药学信息？如何根据药学实际改善药学信息技术，发展出成熟的药学信息应用技术？如何应对信息化浪潮，调整药学科学实践的发展方向？还有一个值得注意的重要课题是全面考察药学信息技术对药学领域的影响。

（2）加快最新研究信息的传播　现在重要的药学科学期刊均发行网络版或电子版，有一些还是免费的。网络版和电子版的科学期刊极大减少了读者接触最新进展的时间，促进了药学研究信息的快速传播。

（3）促进药学科研成果的转化　过去药学科研与药学企业及市场之间距离较大，沟通

不畅。现代信息技术的应用极大地缩短了三者之间的距离，促进药学科研信息、生产信息和市场信息的顺畅传递，加快了药学科研成果向生产力的转化过程。通过网上主页，任何人和企业都可以访问研究机构，了解其研究成果和进展，十分有效地缩短了利用最新研究成果开发新产品的周期。企业也可以利用网络宣传自己的产品和形象，扩张市场，推介品牌，这在当前已经成为几乎所有企业的必由之路。

（4）推动药学科学知识的普及　由于人们生活水平的提高，对健康和药学科学知识的需求增高，但苦于获取渠道有限、专业门槛较高，获取的知识有限。但随着应用日益广泛的计算机网络，使人们在传统的教室、图书馆、报刊杂志、广播电视和街谈巷议等途径之外，又增添了一种全新的获得药学信息的途径。网上获得药学知识的方法是交互的，不受时间地点的限制，这使它有着传统方式无可比拟的优点。

2. 药学信息是新药立项的基础　新药立项要考虑四大要素，分别是政策、市场、经济和技术。针对这四个因素，需要以下药学信息做支撑。

（1）药学政策信息　药学政策信息包括新药品种的法律状态，亦称药品知识产权信息，特别是专利保护、行政保护、监测期保护情况，调研人员应明确所保护的地域（国家）、时间（专利期内或专利期外）、范围（包括化合物专利保护、制备路线保护、制剂保护等）、类型（发明、外观、实用），避免因检索不全造成的专利侵权。药学政策信息还包括新药的快速审批流程，国家出台的相关政策等。

（2）药学市场信息　药学市场信息包括目标品种的基本信息、治疗信息、市场需求信息和竞争产品信息等。其中基本信息包括药品的CAS登记号、通用名、商品名、化学结构、剂型、规格、原研厂家和研发时间、上市国家和时间等信息；治疗信息包括适应证、药理机制和分类、疗效、安全信息以及是否属于罕见病用药，这些药学信息可辅助研究人员估算市场容量，避免在投入较大研发成本后，所研发的新药因疗效不佳或安全性差而迅速退出市场，为患者和制药企业带来损失。市场需求信息包括患者的人口统计学和流行病学调查信息，这些信息主要用于分析用药现状和未来的治疗趋势，预测市场容量是扩大或萎缩，横向和纵向分析国内已上市和国外进口同类产品的疗效及市场占有率，目前正处于研发阶段的替代药品，进一步了解目标品种的市场价值和潜在风险。

（3）药学经济信息　药学经济信息包括新药的前期内部调研和委托调研费用、原料药和制剂研发、生产成本估算（包括辅料、催化剂、研发生产人员费用等）、非临床研究和临床研究费用、新药申报费用、创新基金申报费用、参考该品种在国外的价格、了解国内外同类药品的价格走势信息等。

（4）药学技术信息　药学技术信息包括生产制备工艺、质量标准、参考生产检验的仪器与设备条件、非临床和临床研究资料、研发和生产人员配置等，立项之前应调研以下药学信息：合成和制剂（包括原料中间体和辅料）的专利信息、国内外药品医药中间体合成与制剂研究资料文献综述、各国药典等，对研发的时间和所需的技术进行深入评估。

3. 促进药学产业经济的增长

（1）促进药学领域生产方式的变革　药学信息技术的应用为药学相关产业经济信息的采集、传输、存储、加工处理和传递提供了全新的技术保证，使得这些过程往往可以在瞬间完成，从而准确把握市场动向，降低成本，提高药品生产和流通企业的生产效率，并进一步推动生产规模的扩大。

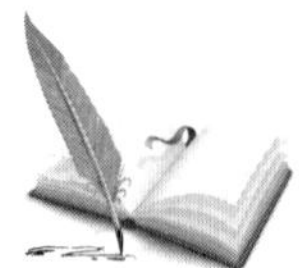

（2）推动药学信息产业的发展　现代药学信息技术的应用与发展催生了药学信息产业

的发展。为了更好地将药学信息应用到药学的传统产业中去，必然需要一大批以药学信息服务为主业的经济实体。这些企业既能推动药学信息技术的发展与应用，又能推动药学信息这一新兴产业的发展。

（3）促进药品流通方式的改变　在传统经济条件下，药品及其经济信息的流通，绝大部分是通过人与人之间的直接交往实现的。这种直接的信息交往加上落后的交通设施往往将人们的经济行为局限在一个非常有限的空间里。随着信息时代的到来，特别是互联网的出现和发展，实现了世界信息的同步传播。只要联上互联网，商业中的投资和交易，包括跨国、跨洲投资和贸易，都可以在片刻中完成。这不仅大大加速了药品生产和销售的速度，提高了资金的周转率，也使社会资源得到了更充分、更合理的利用。

扫码"练一练"

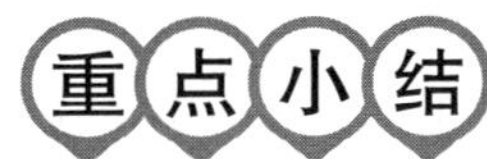

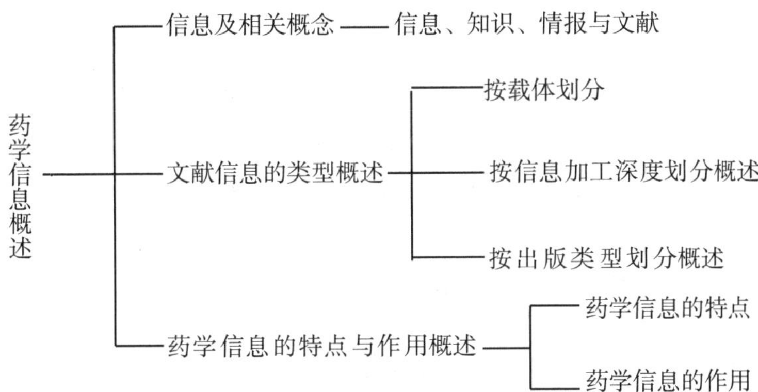

（毕玉侠）

第二章　药学信息检索概述

学习目标

1. **掌握**　药学信息检索的含义；药学信息的获取方法与检索途径；数据库的种类；主题检索语言；检索技术；检索步骤。

2. **熟悉**　药学信息检索的类型；数据库的结构；检索语言的含义和类型；分类检索语言；检索评价。

3. **了解**　药学信息检索的意义与作用；信息检索系统的含义和构成；代码检索语言。

信息检索是科学研究活动的重要环节之一，是具有实践性的活动。但实践活动的有效实施有赖于相关理论的指导，没有理论指导的实践往往会失之于盲从。因此，本章对信息检索的基本概念、方法及技术等方面进行阐述，作为指导信息检索活动的重要理论基础。

扫码“学一学”

第一节　药学信息检索基础

掌握药学信息检索理论的前提，需要对药学信息检索的基本概念、类型、检索途径等方面的基础知识进行了解。

一、药学信息检索的含义

一般认为，广义的信息检索分为两个过程：一是信息存储过程，一是信息检索过程。信息存储（information storage）是指将所收集的大量、无序的信息，依其内容特征和外部特征，进行一系列加工处理，使其系统化、有序化，并按一定的技术要求编制检索工具或建立检索系统，以供人们检索和利用的过程。信息检索（information retrieval）是指根据信息用户的需要，利用编制好的检索工具或检索系统，查找出用户所需信息的过程。

信息存储与信息检索是密不可分的两个过程，信息存储是为了信息检索，而信息检索必须以信息存储为基础和前提。通常所说的信息检索，往往是狭义的，即指上述两个过程中的后者。

依不同的分类标准，可将信息检索进行不同类型的划分。药学信息检索（pharmaceutical information retrieval）是从检索信息的学科归属角度对信息检索进行的分类。

二、药学信息检索的类型

如上所述，按不同的分类标准可以对某一概念进行不同角度的划分，对药学信息检索的划分亦是如此。

（一）按信息检索的对象划分

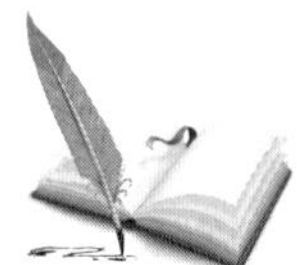

依检索的对象不同，可分为文献检索、数据检索、事实检索等，其中文献检索是目前

最常见的一种。

1. 文献检索　又叫文献信息检索（literature retrieval），是指以文献为查找对象的信息检索，是传统的研究和发展得比较成熟的一种检索类型。文献检索就是根据检索的需求，以一定范围内的文献或文献线索为检索对象，利用检索系统，从文献集合中查找所需文献的过程。

文献检索可分为书目检索（bibliography retrieval）和全文检索（full - text retrieval）。书目检索是指以文献线索为检索对象进行的检索，包括题录检索和文摘检索；全文检索是指以文献的全部信息作为检索对象进行的检索。近年来，越来越多的全文数据库出现，许多原来仅提供书目检索的数据库也开始提供获取文献全文的功能，如 Web of Science、PubMed、CBM 等。

2. 数据检索　数据检索（data retrieval）是指以各种数值数据为检索对象的检索。如药品参数、人口数据、国民生产总值、技术数据等。如 CNKI 的“中国经济与社会发展统计数据库”可以检索化学原料药的产量、出口量等数据。

3. 事实检索　事实检索（fact retrieval）是指以各种事实、概念、知识等作为查找对象的检索。如 CNKI 的“知识元检索”中，可以查看百科、词典、概念等信息。

另外，还有图像信息检索、多媒体信息检索等不同的信息检索类型。

（二）按检索手段划分

1. 手工检索　手工检索（manual retrieval），简称手检，是指利用印刷型检索工具来检索信息的传统检索方式。手工检索由检索者利用印刷型检索工具提供的有限的检索途径，对相关信息的各种特征进行比较、选择，是一种人工的检索，具有智能性但低效的检索方式。

2. 计算机检索　计算机检索（computer - based retrieval），简称机检，是指利用计算机检索系统进行信息检索的方式。计算机检索早已成为信息检索的主流，其优点是速度快，检索入口多，检索效率高。随着计算机技术的进步，此种检索方式将更加高效。

三、药学信息的获取方法与检索途径

对于各种检索系统来说，由于编制方法不同，所能提供的检索途径也不一样。对于各种检索课题来说，由于信息需求及所选检索系统不同，所选择的检索途径和检索方法亦不相同。

（一）药学信息的获取方法

经常使用的查找文献、获取信息的方法一般有四种：检索工具法、浏览法、引文追踪法和综合法。

1. 检索工具法　检索工具法就是利用各种检索系统、工具书、搜索引擎等检索工具来查找所需信息的方法。该方法能够比较系统、全面地获取文献信息，是进行课题论证、科研决策的重要而有效的方法。检索工具法的有效运用需要检索者具备一定的检索知识和技能，在运用过程中需要注意检索工具的选择、检索策略的制定与调整等相关问题。本教材中所介绍的方法即以此法为主。

手工检索时期，从检索时间的选取角度将检索工具法分为顺查法、倒查法、抽查法等。在当今机检系统中，检索者仍然能够实现上述检索需要，如检索者可以通过选择检索结果

的排序顺序来实现顺查或者倒查；通过选择检索时间段实现抽查；还可以通过限定语种、文献类型、学科范围等不同的条件去筛查文献。

2. 浏览法 浏览法是通过定期或不定期浏览新近出版的期刊、专著等文献来了解最新信息的方法。由于不同文献中蕴含的知识的特点有所不同，浏览不同种类的文献的获益也不尽相同。比如，浏览现刊可以及时了解科研动态、获取启示与灵感；浏览专著可以系统、全面、深入地了解某一专题的知识等。但由于时间有限，使用浏览法获取信息需要注意选取浏览对象的时间范围、主题范围和信息质量，而且，该法缺乏系统全面性而带有一定的偶然性。因此，此法更适用于平时的学习积累和思路拓展。

全文数据库大多提供按不同角度进行浏览的功能。比如，CNKI 的“出版物检索”将出版来源按学科导航，Science Direct 的检索主界面为检索者提供按不同角度浏览期刊文献的功能。

3. 引文追踪法 引文，常指参考文献。引文追踪法就是以用户现有文献后面所附的参考文献作为线索，去追踪、查找相关文献的方法。与现刊浏览法相比，引文追踪法虽然追溯的相关信息越来越多，但获取的信息越来越旧。与检索工具法相比，引文追踪法虽然能够追踪科研发展轨迹，了解经典文献，但所获取的信息不全面、不系统且受论文作者的影响，具有一定的主观性。

除了人工进行引文追踪外，引文数据库（如中国科学引文数据库、SCI Expanded 等）可以为检索者提供方便地使用此方法的途径。目前，在很多全文数据库中也具有引文追踪的功能，如 CNKI 提供的引文网络功能，检索者可以通过参考文献、引证文献、同被引文献、共引文献等多种角度了解文献间引用与被引用的复杂关系。

4. 综合法 一个检索需求的满足过程往往不能够仅使用一种方法，常常需要多种方法适时的配合使用，即联合运用前述方法获取文献信息，即为综合法，又叫循环法。在学习和科研活动中，需要根据实际需求灵活选择适当的检索方法，才能获得满意的结果。

（二）药学信息的检索途径

检索途径与文献的特征密切相关，因为文献检索所用检索系统都是按文献信息的各项特征排列组织而形成的集合体，也就是说，无论何种检索系统，主要以信息的各项特征为入口进行编排，形成由特定检索语言描述的，以信息各项特征为入口的检索途径。检索途径是检索系统提供的检索入口，常用的检索途径有主题词途径、关键词途径、篇名途径、著者途径等，这些检索途径通常表现为对数据库的字段的检索，往往对应数据库的各个字段或检索功能界面。

一般来说文献具有两种特征，即外表特征（如书号、标题、作者、文献号、文献出处等）和内容特征（如分类号、关键词、主题词等）。从文献的这两种特征出发，就构成了两类基本的检索途径：一是文献外表特征的检索途径（包括题名途径、著者途径、序号途径等），一是文献内容特征的检索途径（包括关键词途径、主题词途径和分类途径等）。

1. 题名途径 题名途径是利用文献题名（篇名、书名、专利名等）作为检索入口查找文献。由于文献题名往往能反映文献的主要内容，因此利用题名中的名词术语可以较为准确地查到所需的文献。题名途径属于自由词检索，因此需要注意概念的不同表达形式，以提高检索效率。

2. 著者途径 著者途径是利用文献上署名的作者、编者、译者或机构名为检索入口查找文献的途径。通过著者途径可以查到同一著者的多篇著作，适于全面了解某一著者或团

体机构的研究成果和科研动态。

各国对姓名的写法不同，因此使用著者途径查找文献应注意著者姓名的写法。在文中署名时，我国的著者姓名是姓在前，名在后，而欧美国家的著者则名在前，姓在后。当原文被收录到检索系统中，通常对著者的姓名采取姓在前用全称，名在后用首字母缩写的形式。故对著者途径进行检索时，须将欧美国家著者姓名顺序颠倒，如文中著者姓名为 Arthur Stanley Eddington，检索词应为 Eddington AS。

3. 关键词途径　关键词往往是从文章题目、摘要或正文中抽取的能够反映文章主题内容的词汇。文献数据库中的关键词一般由论文作者提取或者由数据库自动标引抽取。关键词途径就是选取关键词字段作为检索入口。关键词途径因用词灵活、符合用户习惯，现已成为文献数据库的一个常用检索途径。但检索文献时，必须同时考虑到检索词的同义词、近义词等不同的表达形式，否则易造成漏检，影响检索质量。

4. 主题词途径　主题词是一种规范化的检索语言，利用主题词作为检索标识的检索系统能够在一定程度上提高检索的查全率和查准率，因而，具有主题词检索途径的检索系统往往是进行课题主题检索的优选途径。但并非所有检索系统都提供主题词途径，且使用主题词检索有一定的难度，需要检索者具有一定的检索语言知识作为基础。常用的支持主题词检索途径的医药检索系统有 CBM、Embase 和 PubMed。

5. 分类途径　分类途径是以课题主题内容的学科属性在分类体系中的标识符号（分类号）作为检索入口的检索途径。分类途径的检索标识是分类号或类目名称。分类途径便于检索者进行族性检索，可满足检索者从学科或专业角度出发检索文献的需要。如 CNKI 的文献检索界面左侧的“文献分类目录”功能，为检索者提供了依据所需课题的学科属性，选取相应的类目进行相关文献查找的分类途径。

6. 序号途径　这是利用文献的某些专一性序号查检文献的途径，如专利文献的专利号、期刊的 ISSN、图书的 ISBN、论文的序列号、文件的序号等，都可以作为各类文献的标识进行检索。

一般按大类缩写字母加号码的次序编排索引，在已知序号的情况下，利用此途径检索比较快捷。判断与掌握序号编码的含义与规则对检索有实际意义。如“ISO214－1976”，表明是国际标准化组织 1976 年颁布的 214 号国际标准。

此外，还有刊名途径、著者地址途径、引文途径等。另外，根据不同学科的性质和特点的检索需要，有些检索工具还提供了特有的检索途径。例如在化学方面，SciFinder 的化学结构途径、分子式途径等；在生物学方面，BIOSIS Previews 的生物分类索引等，都是从文献的内容特征提供了特有的检索途径。在检索时，应根据课题的需要和所使用检索系统的特点，灵活地选用各种检索途径，以便达到最佳的检索效果。

四、药学信息检索的意义与作用

随着信息技术的迅速发展，文献信息数字化及计算机的网络化、全球化进程的加快，社会各领域的信息量均呈指数增长，而知识和信息成为推动科技进步和社会发展的决定性因素已被人们广泛认可。

在信息社会中，人们需要具备的基本能力之一是信息素养（information literacy），它主要包括信息意识、信息能力、信息评价和信息道德几个方面。其中，信息能力是指获取、处理信息的能力，包括检索、组织、利用信息的能力。

药学科研人员应具备的科研素养的重要组成部分亦为信息素养，具备较好的信息检索技能，实施有效的药学文献检索才能更加高效地获取所需信息和知识，从而促进科研进程。

1. 信息检索是科研工作的重要组成部分 科学研究工作需要以前人的研究成果为基础，以今人的协作为条件。前人的成果指的主要是记载在文献中的研究成果和劳动成果。实践证明，任何一项知识创新、科学发明或新药的研制，都需要查阅大量的文献信息、借鉴和继承前人的经验成果。当一个课题开始研究之前应当掌握与该课题相关的信息资源，从而对它的背景和现状做一番调研，了解前人已做过哪些相关研究工作，取得了哪些研究成果，目前存在的问题以及今后的发展趋势与动向。相关信息和知识掌握得越多，研究思路越宽广，科研设计也就越完善。这就是说，科研人员在进行未知的探索之前必须进行全面有效的信息检索，阅读大量的科技文献，借以继承和借鉴前人的成果。

2. 信息检索可以缩短科研的过程 收集信息是科研工作的先期劳动。科研人员在完成一项课题过程中，收集资料要花费大量的时间。据调查，科研人员收集资料所耗费的时间往往会占用研究时间的30% ~40%。可见，如果利用信息检索能够准确地、高效地获取相关信息，那么一个课题可能会在更短的时间内完成。另外，充分的信息资料可以使申报新药审批的手续简化，节省大量的时间和经费。

3. 信息检索可以减少重复性劳动，少走弯路 文献信息汇集了人类科学试验、技术研究与生产实践中所积累的宝贵经验。通过文献检索，可以避免造成科研项目的重复投资。另外，专利的申请、成果的鉴定、项目的报批都需要利用文献检索进行查新。

扫码“学一学”

第二节 信息检索系统

随着科技的发展，大量的科技信息源源不断地生成，这些散乱无序的信息只有被科学有序地进行组织才能被有效地加以利用。对信息资源搜集、组织，并为用户提供检索服务的系统即为信息检索系统。

一、信息检索系统的含义

在手工检索时代，人们往往将对文献的各个特征按一定方式有序化组织，帮助用户检索所需文献线索的文献称为检索工具。例如，用于检索国内文献的《中文科技资料目录》系列分册，用于检索国内药学文献的《中国药学文摘》，用于检索国际化学化工、药学文献的《化学文摘》（Chemical Abstract，CA）等。

随着计算机检索时代的到来，这些传统的手工检索工具已经不再适应用户的需求，逐渐被计算机编辑、加工、存储，借助于网络交流传递并提供多样化检索服务的新型检索系统所取代，即原有的以印刷版为主体的文献检索工具已被以计算机、网络为媒介的信息检索系统逐渐取代。例如，世界著名的医学检索工具《医学索引》（Index Medicus，IM）已经不再出版发行，被 PubMed 检索系统所替代。

从系统论的角度，可将信息检索系统理解为，根据人类社会对知识信息的需要，由一定的硬件设备和软件条件所构成的，具有选择、整理、加工、存储和检索信息功能的有序化的信息资源集合体。

二、信息检索系统的构成

作为一种开放式的多功能交互系统，信息检索系统自然有其构成要素、结构关系和整体功能，且可以从不同角度讨论其构成。如果从功能模块的角度，可以将信息检索系统分为信息选择子系统、标引子系统、建库子系统、词表管理子系统、用户接口子系统和提问处理子系统。如果从系统运作角度，信息检索系统可以包括下列构成要素。

1. **数据库** 信息资源是信息系统存储和检索的对象，信息检索中的数据库是指一定专业范围内的信息记录及其索引的集合体，是计算机检索系统的核心部分，即信息资源。其内容可以是全文信息，也可以是其浓缩替代品的二次信息，还可以是文本信息、图像、事实或数值等各类信息，它是信息检索系统提供信息检索服务最重要的物质基础。

2. **信息设备** 信息设备是指能够帮助实现信息存储和检索活动的设备。主要包括计算机硬件和软件设备。计算机硬件是指进行信息输入、输出、存储、运算和传递的物理设施，是以计算机为中心的一系列相关设备，它可以是大、中、小型计算机，也可以是微机、打印机、电源设备、通信设备及网络系统等。计算机软件又称计算机程序，是指控制计算机进行各种作业的一系列指令和进行“人-机对话”及数据的存储和传输的“翻译”规则。

3. **检索方法与检索策略** 包括标引方法、检索语言、信息组织管理方法和信息检索策略与技巧等。

上述三部分，既各司其职，又相互协同，共同形成具有存储与检索功能的信息检索系统。

三、数据库的种类

信息检索系统的种类繁多、功能各异，作为信息检索系统中信息资源的集合体——数据库（database），可根据其所含信息内容的类型不同划分为以下几种。

1. **文献型数据库** 文献型数据库（literature database）是指以各类型文献为内容单元组成的数据库，可分为书目数据库（bibliographic database）和全文数据库（full-text database）。

书目数据库是指存储二次文献信息的数据库，包括题录数据库、文摘数据库、目录数据库等，是信息检索常用的传统数据库。如中国生物医学文献数据库（CBM）、MEDLINE属于传统的书目数据库。目前，越来越多的传统书目数据库也提供了查找全文信息的链接功能。

全文数据库是指存储文献全文信息的数据库，包括图书全文数据库、期刊全文数据库、学位论文全文数据库等。目前，医药方面的全文数据库越来越多。如在DIALOG中就有48种医药期刊全文数据库。由美国医学药物协会编制的药物信息全文数据库DIF（Drug Information Full text）就是其中之一。

2. **数据型数据库** 数据型数据库（numerical database）是指主要存储数值数据信息的数据库，包括各种统计数据、实验数据、药品参数、临床检验数据等数据型信息的数据库。这些数据信息是由专门人员从各方面的文献中收集、提取而来，经过仔细加工、积累并存贮起来，形成所谓的“浓缩信息”。数据型数据库已成为世界各国信息检索工作开发的热点，而且，规模越来越大。例如，CNKI的“中国经济社会大数据研究平台”，可以检索各类统计数据。

3. **事实型数据库** 事实型数据库（fact database）是以各种独立存在的知识信息为内容单元组成的数据库。其中存贮的数据一般是用来描述人物、机构、事物等非文献信息源的情况、过程、现象、特性等方面的事实性信息。诸如名人录、机构指南、产品目录、科研

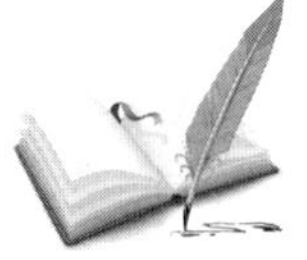

成果目录、研究或开发项目目录以及大事记等，均可编成事实型数据库。每个条目都是对一个事实的确切、完整的描述。事实型数据库还可分为人物数据库、机构名录数据库、产品或商品信息数据库、基金指南库、术语数据库、技术标准库等。如 CNKI 的“知识元检索”中的大多数数据库为事实型数据库。如毒理学领域著名的事实型数据库 HSDB（Hazardous Substances Data Bank），内容侧重于潜在有害化学物质的毒理学信息。人们往往又把这类数据库称作指南型数据库或指示型数据库。

4. 图像数据库 图像数据库（image database）是指以图像、图形等为信息主体，配有文字解释的数据库。如美国国立医学图书馆（NLM）的可视人计划数据库（The Visible Human Project）。

5. 多媒体数据库 多媒体数据库（multimedia database）是存储数值、文字、表格、图形、图像、声音等多种媒体信息的数据库。如 NLM 的医学史数据库（History of Medicine）。

四、数据库的结构

数据库是按照数据结构来组织、存储和管理相关数据的集合。为了便于管理和处理这些数据，就必须按照一定的数据结构和文件组织方式序化组织，使存入的数据可以为用户反复使用，达到数据共享的目的。从用户的角度看，数据库主要由文档、记录和字段三个层次构成。数据库通常由若干个文档（file）组成，每个文档又由若干条记录（record）组成，每条记录则包含若干字段（field）。

1. 文档 对文档的理解可以从两方面去体会。一方面，文档是数据库中一部分记录的有序集合。为了便于管理和检索，常根据年代范围或学科专业等将数据库划分为若干个文档，如在 Dialog 系统中 CA 数据库被分成 308 号（1967 – 1971）、309 号（1977 – 1981）、311 号（1982 – 1986）和 312 号（1986 – ）等文档。另一方面，从数据库内部结构来看，文档又是数据库内容组成的基本形式。一般来说，一个数据库至少要包括一个顺排文档和至少一个倒排文档。顺排文档是数据库的主体，又称主文档，由按顺序排列的记录组成。检索结果来自于顺排文档。倒排文档是检索顺排文档的工具，按索引词的顺序排列，如主题词倒排文档、著者倒排文档等。

2. 记录 记录是数据库中文档的基本组成单元，是对某一文献或某一信息的相关属性进行描述的结果。在文献数据库中，一条记录代表一篇文献的信息，每条记录描述了一篇文献的外部特征和内部特征。在书目数据库中，一个记录就是一条文摘或题录。在全文数据库中，一条记录就是一篇完整的文献。每个记录一般由若干个字段组成。其他类型数据库中的记录则是某种信息单元，如一种治疗方案、一组理化指数等。

3. 字段 字段是比记录更小的单位。在文献数据库中，每个字段描述文献的某一特征，即数据项，并且有唯一的供计算机识别的字段标识符（field tag），如篇名字段（TI）、著者字段（AU）、来源字段（SO）等。凡可用作检索点的字段称为可检字段，是检索得以实现的基础。另外在有些数据库中，某些字段是复合字段，例如，来源字段（source）由期刊名、年、卷、期、页码等字段复合而成。

有些数据库（如 MEDLINE）常按时间分成不同的文档，文档中每篇文献是一条记录，而篇名（TI）、著者（AU）、摘要（AB）等文献特征就是一个个字段。可见，数据库的检索实际上就是通过对字段检索获得文献记录的。

扫码“学一学”

第三节　信息检索语言

正如人类在长期的生存与发展历程中，为了交流思想、传递信息，经过长期劳动实践创造了语言一样，为了能够有效地有序化组织、检索利用丰富的信息资源，现代人类又在自然语言的基础上创造了一种专用于此的特殊类型的人工语言——检索语言（retrieval language）。作为信息检索系统一个重要组成部分的检索语言，它既是加工处理、检索提取知识信息的工具，更是用户与信息检索系统“沟通交流”的媒介，因而构成信息检索理论的核心。

一、检索语言的含义及其类型

1. 检索语言的含义　检索语言，又称标引语言、文献存储与检索语言等，是信息检索系统存储与检索过程中共同使用的一种专用语言，是在文献检索领域中用来描述文献特征和表达信息检索提问的一种专用语言。

检索语言可分为规范化语言和非规范化语言，规范化语言是对文献检索用语的概念加以人工控制和规范，对同义词、多义词、近义词等进行规范化处理，用一个词来表达一个概念，如主题词。非规范化语言也叫自然语言，对于同一个概念可以有不同的自然语言表达形式，如关键词。

检索系统通过检索语言使其所收集的大量文献信息由无序到有序，易于检索者通过这种语言系统准确地查到所需要的文献信息。它成为有效地沟通标引者、检索者之间的桥梁。因此，检索语言是掌握检索技术的重要基础知识。

2. 检索语言的类型　检索语言来源于自然语言，按照对语言两个基本要素——语词和语法的规范化程度，检索语言可分为受控语言和非受控语言。有些自然语言，如文献题名、责任者姓名、关键词等表述其内部和外部特征的内容，可直接作为检索语言对文献信息进行组织排序，这就是非控语言。但自然语言中存在一词多义、一义多词及词义含糊的现象。为准确表达文献，必须对词汇进行控制，保证词与概念的一一对应，并能从语法上揭示词间的语义关系，由此产生的就是受控语言。

按描述的内容不同，检索语言可分为表达文献外部特征和内容特征的检索语言，如图2－1所示。

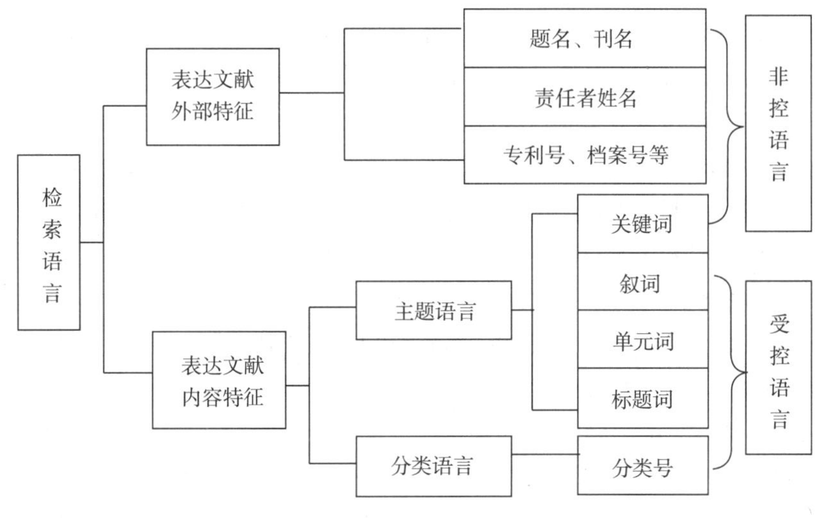

图2－1　检索语言的类型

二、主题检索语言

主题检索语言又叫描述性检索语言，它是用反映文献主题内容的自然语词作为检索标识来表达文献的各种属性的概念，具有表达能力强、标引文献直接、专指度深等特点。

1. 主题检索语言的类型 主题检索语言包括关键词语言、标题词语言、单元词语言和叙词语言四种。是检索工具中最常用的检索语言。目前应用较多的是关键词和叙词。

（1）关键词语言 关键词（keyword）是从文献题目、文摘或正文中提取出来的具有实质意义，且能代表文献主题内容的词汇。关键词语言是自然语言，其优点是便于检索者的使用，能准确检索到含有新出现概念的文献；缺点是因为关键词往往由作者自己选定，或由计算机自动从文中抽取，因此，会因词的形式不同、拼法不同或近义词、同义词等原因造成文献分散在各种不同表述的关键词之下，不利于检索者进行全面的检索。例如，异博定、异博停、维拉帕米是同一种药物的不同名称，均可作为关键词，若检索者仅选其一进行检索，就会漏掉使用其他形式作为关键词的相关文献。

（2）叙词语言 亦称主题词语言。叙词（descriptor）是指将从自然语言中精选出来的、经过严格处理的词语作为文献主题标识，通过概念组配方式表达文献主题的主题语言。即，叙词是经过规范化处理的、以基本概念为基础的表达文献主题的词汇。

叙词语言是在传统的标题词语言、单元词语言和关键词语言的基础上，吸收了分类语言的长处，并考虑了语义代码的某些特点而发展起来的一种信息检索语言。由于它以自然语言为基础，在表达主题思想内容方面具有较大的灵活性，同时由于它抛弃了间接的人为号码系统，代之以通用的规范化的自然语言，因而直观易记。另外，由于叙词之间建立了有机的语义联系，并具有组配等表达复杂概念的多种语言功能，因而它能较好地满足多元检索的要求，特别是在计算机检索中，叙词语言显现出很大的优越性。

2. 常用主题词表

（1）《汉语主题词表》 《汉语主题词表》是我国第一部大型综合性主题词表，1980年问世。全表共分3卷10分册，由主表、词族索引、范畴索引、英汉对照索引等组成；1991年出版自然科学部分的增订本，是我国应用最广的一部主题标引和检索的工具。

《汉语主题词表》是显示主题词与词间语义关系的规范化、动态性的检索语言词表。作为一部大型综合性科技检索工具，收词范围包括自然科学、医学、农业、工程技术等各学科领域的主要名词术语，它是主题标引、检索和组织目录、索引的主要工具。

国内其他专业的工具书和数据库大多采用《汉语主题词表》来标引和组织文献，图书馆的书目主题标引大多也以此为标准。

（2）《医学主题词表》 美国国立医学图书馆编制的Medical Subject Headings（《医学主题词表》，MeSH）是目前医学领域最权威、最常用的主题词表。MeSH表通过各种注释、参照系统与树形编码揭示了其选用的2万多个主题词之间的语义关系，构成了一部世界最著名的规范性的动态词典。

MeSH表的网络版本名为MeSH Browser，供用户免费使用，网址为https://meshb.nlm.nih.gov/search。MeSH表收录的主题词有单词和词组。词组有顺装（如lung abscess）和倒置（如tuberculosis，pulmonary）两种形式。当一组主题词具有某些相同的核心概念时，往往采用倒置的形式作为主题词，即把同一概念的核心词排在前面，修饰或限定词放在后面，中间用“，”隔开，从而使同属某一概念的文献在标引时相对集中，达到族性检索的目

的。例如，Heterocyclic Compounds，Fused - Ring（杂环化合物，稠环）；Heterocyclic Compounds，2 - Ring（杂环化合物，2 环）；Heterocyclic Compounds，3 - Ring（杂环化合物，3 环）。

MeSH 表中的词包括以下几种：①叙词，也称主题词（headings），是 MeSH 的主要部分，用于各种数据库的标引，如图书编目、文献检索系统标引，每年更新。②款目词，也称入口词（entry terms）。MeSH 中收录了许多主题词的同义词或近义词，它们不是主题词，主要的作用是帮助用户方便地查找到所需的主题词。如词表中可见，acetylsalicylic acid（乙酰水杨酸）See aspirin（阿司匹林），前者为款目词，后者为主题词。③限定词（qualifiers），也称副主题词（subheadings）。MeSH 表中主题词用于表达确切的概念，而副主题词是限定主题概念的某一方面的一类规范化词汇，它们没有独立的检索意义，需要与主题词组配合使用起到对主题词的细分以及揭示多个主题词之间的关系作用。从标引的角度，副主题词的作用是对主题词进行限定，增加主题概念的专指性；从检索的角度，副主题词的作用是提高检索查准率。如检索药物治疗高血压方面的文献，如果仅用“高血压”检索，则需要在高血压各个方面的文献中筛选关于药物治疗的文献，查准率不高，检索效率显然很低。而用主题词“高血压”组配副主题词“药物疗法”——“高血压/药物疗法”，可较为准确地检出符合需要的相关文献。截至 2019 年，MeSH 表中有 80 个副主题词，每个副主题词都有其使用范围和可组配的主题词类别，使用时检索者需明确了解其含义。④特征词（check tags），是为计算机检索设置的，用于表达文献中涉及的关于实验或研究对象、性别、年龄、文献类型、资助类型等方面的词。如人类、动物、女（雌）性、男（雄）性、儿童、老年人等。在计算机检索时可作为限定条件使用，以缩小检索范围，提高查准率。⑤非主题词（non MeSH），此类词比较少，仅是主题词树状结构分类中的类目词。一般是较上位的词汇。

（3）《中国分类主题词表》　《中国分类主题词表》，简称《中分表》，是中国第一部大型综合性分类主题一体化主题词表。2017 年出版第三版，由国家图书馆《中国图书馆分类法》编委会编写，共 2 卷 8 册，共收录分类法类目 5.1 万多条，优选主题词 12 万余条，非优选主题词（入口词）4.6 万余条。《中分表》第三版更新重点在于增改主题词、与《中图法》第 5 版类目对应，它起到《汉语主题词表》第 3 次修订版的作用。其包括哲学、社会科学和自然科学等各个领域的学科和主题概念，适用于各种类型图书馆和情报机构对文献进行分类标引和主题标引，既可用于手工检索系统，也可用于计算机检索系统。

三、分类检索语言

分类是人类思维的基本方式，也是人类认识世界的基本方法。分类检索语言是分类方法在信息组织领域应用的结果。分类检索语言是使用分类方法将文献所涉及的学科内容区分、归纳形成类目体系，然后以号码为基本字符，用分类号形式表达类目体系中每一个主题概念的检索语言。

1. 分类检索语言的类型　分类检索语言有多种类型。一般来说，分类语言按照编制的原理可分为三种类型，即体系分类法、分面组配式分类法和半分面分类法。

（1）体系分类法　体系分类法是以学科门类为基础，根据文献的内部和某些外部特征，运用概念划分的原则，按知识门类的逻辑次序由总体到分支、由一般到具体、由简单到复杂进行层层划分，逐级展开。一个大类或上位类每划分一次产生许多子类目，所有不同级

别的子类目向上层层隶属，向下级级派生，从而形成一个严格有序的知识门类等级体系。

常用的体系分类法有《中国图书馆分类法》（简称《中图法》）、《中国科学院图书馆图书分类法》（简称《科图法》）、《杜威十进分类法》（Dewey Decimal Classification an Relative Index，DC 或 DDC）、《美国国会图书馆图书分类法》（Library of Congress Classification，LCC）等。

（2）分面组配式分类法　其基本原理是概念可分析和综合。任何复杂的文献信息主题都可分解为基本的主题单元；同时，也可以用基本主题单元组合起来表达任何复杂概念。因此，分面组配式分类法并不列举所有类目，是按照范畴列出各种基本的概念，并分别配以相应号码。使用时通过用相应基本概念的组配来表达文献主题内容。其代表是由印度图书馆学家阮冈纳赞编制的《冒号分类法》（Colon Classification，CC）。

（3）半分面分类法　又称列举—组配式分类法，是体系分类法与分面组配式分类法的结合。它以体系分类法的类目体系为基础，即体系结构主要是列举式，在类目拓展方面采用分面组配的方法，即同位类展开时采用分面组配的方法来反映类目。世界第一部半分面分类法是《国际十进分类法》（Universal Decimal Classification，UDC）。它与 DDC、LCC 一起号称世界三大分类法。

2.《中国图书馆分类法》　简称《中图法》，是目前国内最常用的体系分类语言，于 2010 年出版第五版。《中图法》是以科学分类和知识分类为基础，并结合文献内容特点及形式特征进行分门别类、逐层深入的逻辑划分和系统排列的类目表（表 2－1）。按照知识门类的逻辑次序，将学科划分为 5 个基本部类、22 个基本大类，采用汉语拼音字母和阿拉伯数字组成的混合制号码作类目标识，用一个字母标记一个基本大类，在字母后用数字表示大类的下位类划分。每一个分类号代表特定的知识概念。号码的位数一般能反映相应类目的分类等级。国内的数据库多采用《中图法》进行分类标引文献。

表 2－1　《中图法》的基本大类

分类号	类目名	分类号	类目名
A	马克思主义、列宁主义、毛泽东思想、邓小平理论	N	自然科学总论
B	哲学、宗教	O	数理科学和化学
C	社会科学总论	P	天文学、地球科学
D	政治、法律	Q	生物科学
E	军事	R	医药、卫生
F	经济	S	农业科学
G	文化、科学、教育、体育	T	工业技术
H	语言、文字	U	交通运输
I	文学	V	航空、航天
J	艺术	X	环境科学、安全科学
K	历史、地理	Z	综合性图书

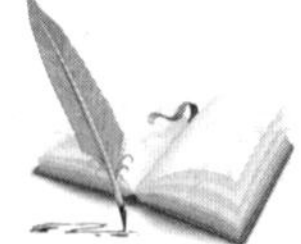

《中图法》22 个大类下再细分下位类，层层隶属、逐级展开构成逻辑体系。图 2－2 所示为“R 医药卫生”大类的分类层级结构。

R　医药、卫生
　R1　预防医药、卫生学
　R2　中国医学
　……
　R9　药物学
　　R91　药物基础科学
　　　R911　药物数学
　　　……
　　　R914　药物化学
　　　　R914.1　药物分析
　　　　R914.2　化学结构与药理作用
　　　　……
　　R92　药典、药方集（处方集）、药物鉴定
　　……

图 2－2　《中图法》R 类逐级展开的逻辑体系

四、代码检索语言

代码检索语言是在标引文献特征基础上形成的一种检索语言，是利用文献中的一些特殊符号组织排列表达文献主题概念的一种人工语言。如 SciFinder 中的分子式检索途径就是利用文献涉及到的化合物的分子式或环状化合物的环分析数据组成的索引。

例如，$C_{11}H_{18}N$

Benzenemethanaminium，N－ethyl－N，N－dimethyl－iodide　[7375－17－9]，P 39849z

$C_{11}H_{18}N_2$

Compd. b_{12} 92－3^0，1520p

$C_{11}H_{18}N$ 与 $C_{11}H_{18}N_2$ 分子式在索引中编排是以 $C_{11}H_{18}$ 相同，而后者多一个 N 为先后顺序排列。但两个分子式所表达的化合物则非常复杂，需要检索者非常熟悉化合物的命名，区分异构体等来选择正确切题文献。

扫码“学一学”

第四节　信息检索技术

计算机信息检索是通过键盘操作，以“人－机对话”方式从数据库中查找、提取相关信息。为了能够有效表达信息需求，需要借助于一系列可为“人—机共识”的技术方法，即计算机检索技术。

一、布尔逻辑检索

布尔逻辑检索（boolean logical searching）的三个基本算符 AND、OR 和 NOT，在检索中用于表示信息集合的逻辑关系，即逻辑与、逻辑或、逻辑非。

1. 逻辑与　符号为 AND 或“＊”，表示概念之间的交叉或限定关系。逻辑与的检索表达式为 A AND B 或者 A＊B（图 2－3）。只有同时包含有检索词 A 和检索词 B 的文献记录才是命中文献。其作用是缩小检索范围，提高查准率。例如，欲检索“阿司匹林片剂”的文献，可输入检索式 aspirin and tablet。

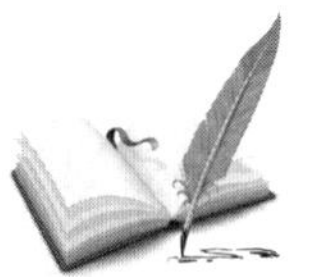

2. 逻辑或　符号为 OR 或“＋”，表示概念之间的并列关系。逻辑或的检索表达式为 A OR B 或者 A＋B（图 2－4），其含义为含有检索词 A 或含有检索词 B 的文献均为命中文献，

其作用是扩大检索范围，提高查全率。

例如，欲检索研究“阿司匹林”的文献，考虑到其有同义词“乙酰水杨酸”，所以可以用逻辑或构建检索式，即 aspirin or acetylsalicylic acid。

3. 逻辑非 符号为 NOT 或 AND NOT，表示概念之间的不包含关系或排斥关系。逻辑非的表达式为 A NOT B（图 2-5），其含义为含有检索词 A 但不含有检索词 B 的文献才是命中文献。其作用是缩小检索范围，去掉一些不相关文献以提高查准率。

例如，欲检索“除锌以外的其他微量元素”的有关文献。可以输入检索式：trace elements not zinc。但需要注意，这样可能会将所需相关文献排除在检索结果之外。

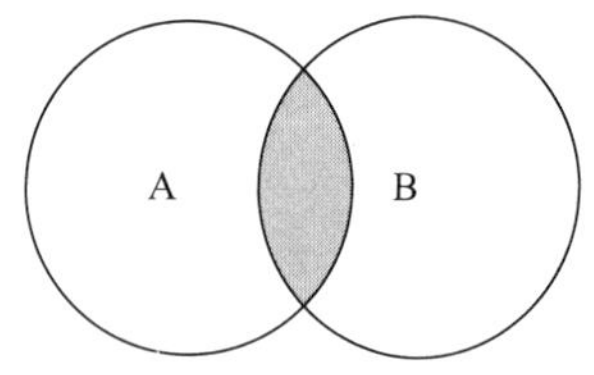

图 2-3 逻辑与

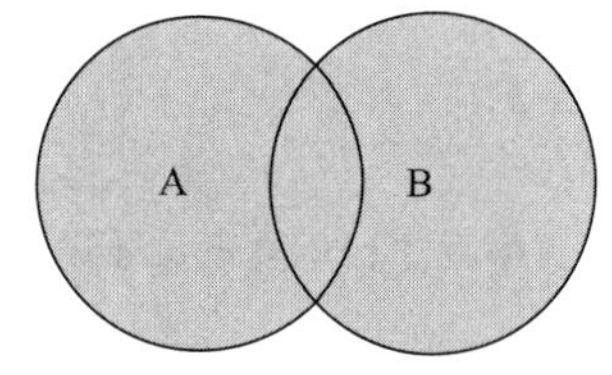

图 2-4 逻辑或

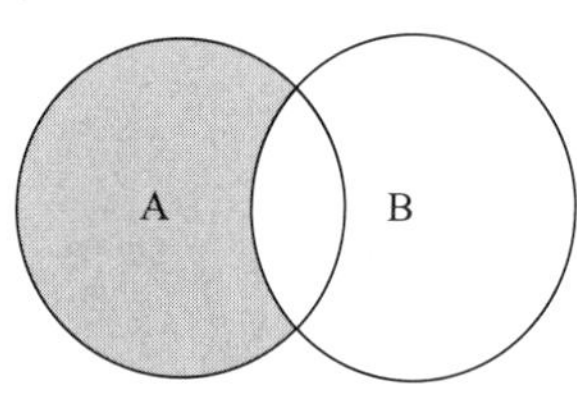

图 2-5 逻辑非

另外，还要注意三种逻辑运算符的运算顺序，在一般的数据库中，运算顺序为 not > and > or，如欲改变运算顺序，可以使用括号。

二、截词检索

截词检索（truncation searching），也称通配符（wildcard）检索，就是把检索词截断，取其中的一部分片断，再加上截词符号一起输入检索，计算机按照词的片断与数据库里的索引词对比匹配，凡包含这些词的片断的文献均可检出。

在西方语言中，一个词可能有多种形态，而这些不同的形态多半只具有语法上的意义，对检索而言意义是相同的，如 child 和 children。截词检索主要用于检索词的单复数、不同词性的词尾变化、词根相同的一类词，以及同一词的不同拼法等。截词是利用检索词的词干或不完整的词形进行检索。使用截词检索可以扩大检索范围，减少漏检，且省去逐一键入检索词的麻烦。各检索系统所使用的截词类型和截词符号不尽相同，但截词检索一般有以下两种情况。

1. 任意截词 又称无限截词，是使检索词串与被检索词实现部分一致的匹配。常用“*”来表示一串字符，截断形式有前截词（后方一致），如以“* magnetic”可检出“magnetic（有磁性的）”“electro-magnetic（电磁的）”“paramagnetic（顺磁的）”等的文献；后截词（前方一致），如输入检索表达式“penicillin *”，可以查到含有“penicillic acid”“penicillin”“penicillin A”“penicillin G”“penicillinase”等词的文献；中间截词，主要用于英式英语和美式英语的拼写差异，如用 colo * r 作为检索提问，可以将含有“color”或“colour”的文献全部检出，也可用于中文检索，如“急性 * 肝炎”，可检出“急性中毒性肝炎”“急性黄疸型肝炎”等。

2. 有限截词 指检索词串与被检索词只可以在指定的位置不一致的检索。常用“?”来代替一个字符或空字符。如检索词“ACID??”可以匹配“ACID”“ACIDIC”，但不能检索出“ACIDICTY”的文献。

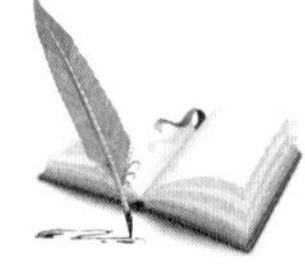

使用截词检索，系统自动检索这些词并用 OR 连接，输出逻辑或检索结果。它是扩大检索范围的一种措施。但在使用截词检索时，切忌词根过短，以免检出许多无关词，增加

误检率。为避免这种情况，应先查阅字典，以确定合适的截断位置。

三、邻近检索

邻近检索（proximity searching）也叫位置检索，是对检索词在原始文献中相对位置的限定性检索，其语法命令不尽相同。大致包括以下四个级别：①记录级，限定检索词出现在数据库的同一个记录中（任何位置）；②字段级，限定检索词出现在某一个字段中；③自然句级，限定检索词出现在某一句话内；④词组的词位限定，限定检索词组（短语）的单个词之间的位置关系，包括紧密相连顺序不变、紧密相连顺序可以颠倒、词间可以插入 *n* 个单词等。

邻近检索是以原始记录中检索词和检索词间的特定位置关系为对象的运算。即用邻近算符（或称位置算符），如 near，with，（W），（N）等，连接两个检索词，表示要求两个检索词必须同时出现在同一记录（或指定某字段）中，并且两词的相互位置必须符合规定的相邻度才能被命中检出。

四、限定字段检索

限定字段检索（limit field searching）要求检索词出现在某一字段之中，该检索技术可使检索结果更为准确，提高了检索的查准率。

限定字段的运算符常见 in、=或［］。目前大多数数据库均有供用户选择字段的列表，可便捷实现限定字段检索。

五、扩展检索

扩展检索（expanded searching）即检索系统向查询中加入与检索词词义相关词的方法，如同义词、概念蕴含词（下位词）等。其作用亦是扩大检索范围、提高查全率。这是基于系统内部预设的词典，自动或半自动地对将与检索词相关的多个检索词查出，并执行 OR 运算。如检索词为甲流，进行扩展检索，系统可同时检索含有猪流感、甲型 H1N1 流感、A 型流感等的记录，此为同义词扩展；如输入青霉素，进行扩展检索，系统可同时检索含有美西林、匹美西林、阿莫西林、氨苄西林等的记录，此为下位词扩展。扩展检索可视作一种模糊检索，也可视作智能检索的一种。常用的 CBM、PubMed 检索系统均具有智能检索和扩展检索功能。

六、词组检索

词组检索（phrase searching）又称精确检索，是将一个词组或短语用半角双引号（" "）括起作为一个独立运算单元，进行严格匹配，以提高检索准确度的一种方法。要求检索结果必须含有与检索提问式完全相同（包括次序）的字串，即完全匹配。CBM、PubMed 等系统均支持精确检索。

与之相对的是模糊检索（又称概念检索）。由于不同的检索系统对其界定不同，模糊检索可能是将检索词进行拆分后进行检索，也可能检索到与检索词意义相近的同义词的结果。现在大多数检索系统，包括搜索引擎都有这种功能，只是“模糊”的程度不同。

扫码“学一学”

第五节　信息检索策略

广义的检索策略是指为实现检索目标，在分析课题检索需求的基础上，运用检索方法和技术而制定的方案。在计算机检索过程中，检索策略往往具体表现为检索策略式，是机检时用来表达用户检索提问的逻辑表达式，是一个既能反映检索课题内容，又能被计算机识别的式子。检索步骤则是检索过程中实施检索策略的具体操作流程。

一、信息检索的步骤

1. 分析检索课题，明确检索要求　分析检索课题的目的是为了明确课题的需求，如所需信息的内容、性质、程度等，是确定检索策略的根本出发点，也是信息检索效率高低和成败的关键。分析检索需求时需注意分析以下几个问题。

（1）弄清对查新、查准、查全的目标要求。因检索目的不同，检索目标也不相同。常见的检索目标包括查全、查准、查新等。检索目标不同，制定的检索策略自然也就不同，因此，明确检索目标很重要。如要了解科技的最新动态、学科的进展，则强调“新”；如要解决研究中的具体问题，则要强调“准”；如进行课题论证、了解一个过程、写综述、作鉴定、报成果，就要回溯大量文献，要求检索的全面、详尽、系统，则要强调“全”。

（2）明确学科范围，以便选择合适的数据库。应先分析明确所检课题的学科领域，在了解该领域现有数据库基本情况的基础上进行选择。一般优选本领域的高质量的专业数据库，其次是综合学科的数据库。

（3）明确所需文献的年代范围、文献类型、语种等。这些有利于检索结果的进一步筛查。

（4）分析课题的主要内容，明确主题概念及其逻辑关系，为制定检索策略式做准备。

2. 选择检索工具，确定检索方法　检索工具选择得是否恰当直接影响检索的效果。检索前应基本了解各相关检索工具（常用文献检索系统）的学科收录范围、文献类型、时间跨度、检索途径及使用方法、标引情况等方面的信息，再结合检索课题的要求来选择合适的检索工具。

一般来说，选择数据库应遵循以下原则。

（1）根据检索所需文献类型确定所需数据库的类型。如需要统计数据，应检索数值型数据库；需要某一疾病的诊断标准，应检索指南类数据库。

（2）根据检索课题的专业范围选择数据库。如检索专业性较强的课题，可选择专业数据库或某一数据库中的专业文档；如检索内容分布广泛或属交叉学科的课题，可同时检索多个不同的数据库。

（3）根据记录来源选择数据库。如数据库的记录来源是来自期刊、报纸还是会议资料、学会论文、科技报告等，有时还需考虑是否容易得到原始文献。

（4）根据熟悉程度选择数据库。当几个数据库内容交叉、重复率较高时，应首选自己熟悉的数据库。只有充分了解数据库的检索方法和特点，才能保证查全率和查准率。

3. 选定检索途径、检索词，制定检索策略式　数据库的检索途径，也称检索入口或检索点，一般包括分类、主题、作者、标题、出处、出版年代以及全文等。

在前述进行课题分析以及把握选定的检索系统的检索功能的基础上，确定适宜的检索途径。然后确定检索词，即基于特定检索系统的功能将课题分析的检索项转化为可被系统

识别的检索标识，如作者姓名、主题词、关键词、分类号、化学物质代码等文字与符号。最后将选定的检索标识根据相应的逻辑关系，用各种检索算符（如布尔算符、位置算符等）加以有机组合，形成检索策略式。

4. 评价检索结果，优化检索策略　先用初步拟定的检索策略式试查，再根据试查的结果调整检索策略，以达到更准、更全的检索效率。通常情况下，需要多次修改检索策略式，直至满意为止。在实际检索中，当放宽检索范围以提高查全率时，就会降低查准率；反之，当缩小检索范围以提高查准率时，就会降低查全率。因此要正确分析误检、漏检原因，适当调整检索策略式。

5. 文献筛选，获取原始文献　反复调整的检索策略所获得的检索结果也并非完全满足检索需求，因此，还需要对检索结果进行评判、筛选，再根据选中文献的线索或链接获取所需文献全文或部分信息。

由于选择检索工具的类型不同，如为全文检索系统则能够方便地直接获取全文；如果是书目型检索系统，则需记录命中文献的出处，通过其他途径获取原文。

索取原文是文献检索的最终目的。在所获文献线索中，文献出处是主要依据。获取原始文献主要有几个途径：一是本馆馆藏，首先通过“馆藏目录”了解本馆是否收藏文献所刊载的期刊或是否购买含有所需期刊的全文检索系统，这是最快捷、经济的方式。二是通过馆际互借方式获取原文。可以按就近原则向本地区大型图书馆提出获取原文的申请，也可以通过全国联合目录或通过图书馆主页了解该馆是否收藏该文献，一般都能以较为经济的方式获得原文。在馆际互借时一定要详细提供文献的题目、著者、出处等信息，便于对方能快速找到该文献。三是通过网上搜索引擎、期刊主页、开放获取期刊网站等方式获得免费的全文。四是直接向著者索取原文，在国内无法获得而又必须得到原文时，可与作者直接联系，请求获得帮助。

二、信息检索评价

信息检索评价，是指根据检索的结果和检索过程中的相关信息，对信息检索系统的质量、功能和用户使用检索系统的效率、价值和过程所作出的判断。它是检索活动中一个不可分割的环节，用户可以借此调整检索思路、修正提问表达式，使检索逐步达到理想状态，以获得满意的检索结果；可以借此深化对检索原理、系统性能的理解和认识，使检索者不断提高其检索技能和水平；可以借此丰富和完善信息检索系统的功能，使信息检索系统的建设与人们的信息需求保持同步发展。

1. 信息检索评价的常用指标　查全率与查准率是评价检索效果的两个重要指标，由美国的佩里（J. W. Perry）和肯特（A. Kent）最先提出。如图2－6所示可知查全率和查准率的变量关系。

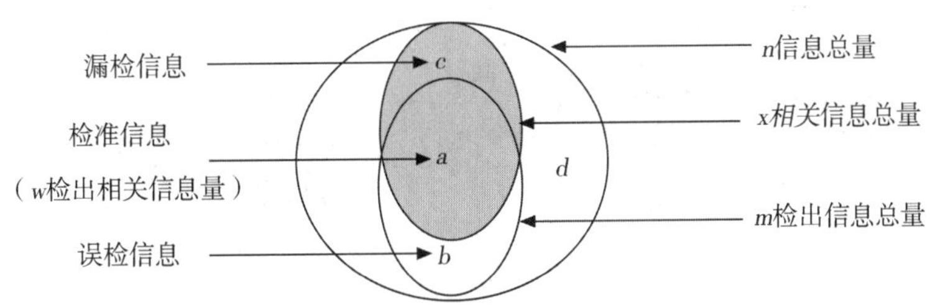

图2－6　查全率和查准率的变量关系

查全率 R = 检出相关信息量/信息库中相关信息总量 = $a/(a+c) \times 100\%$

查准率 P = 检出相关信息量/检出信息总量 = $a/(a+b) \times 100\%$

查全率是衡量某一检索系统从信息集合中检出相关信息成功度的一项指标，等于检出的相关信息与全部相关信息的百分比，用于衡量检索系统和检索者检出相关信息的能力和效果。

查准率是衡量某一检索系统的信号噪声比的一种指标，等于检出的相关文献与检出的全部文献的百分比，用于衡量检索系统和检索者拒绝非相关信息的能力和效果。

实验证明，在查全率和查准率之间存在着相反的相互依赖关系：如果提高查全率，就会降低其查准率；反之亦然。查全率一般为60%～70%，查准率为40%～50%，当查全率超过70%时，若想再提高查全率就必然会降低查准率。企图使查全率和查准率都同时提高，是很不容易的。强调一方面，忽视另一方面，也是不妥当的。应当根据具体课题的要求，合理调节查全率和查准率，保证检索效果。

2. 提高检索效率的措施

（1）扩大检索范围，提高查全率可以采用的方法 ①增加同义词、相关词，加入OR算符；②减少AND或NOT的使用次数；③将狭隘的位置算符改成宽泛的位置关系；④在文摘或全部字段中检索；⑤使用截词检索；⑥使用自由词检索。

（2）缩小检索范围，提高查准率可以采用的方法 ①增加限定条件，如将检索词限定在篇名或主题词等特定字段中；②增加概念，并用AND算符相组合；③用时间期限或其他辅助字段来限定；④用NOT算符排除无关概念；⑤将AND改为更精确狭隘的位置算符；⑥使用主题词检索。

扫码“练一练”

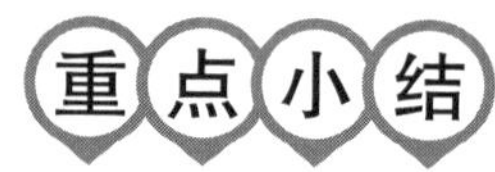

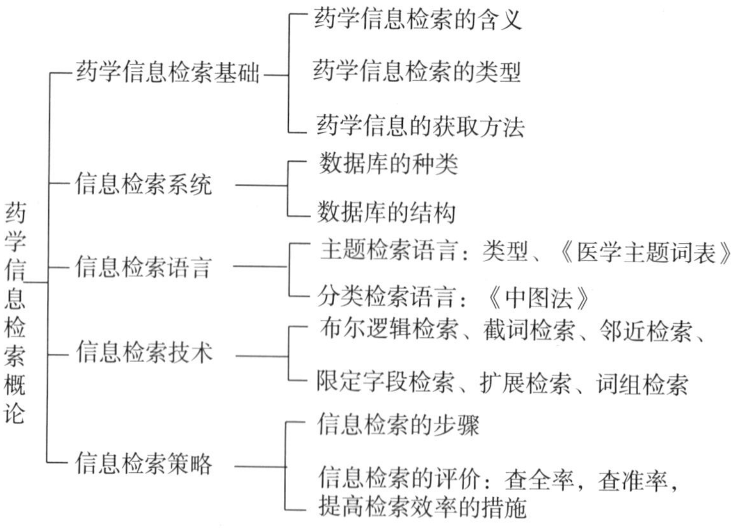

（李玉玲）

第三章　图书馆资源利用

扫码“学一学”

学习目标

1. **掌握**　图书馆的性质、图书馆的类型和联机公共书目查询系统一般使用步骤。
2. **熟悉**　药学图书馆的主要任务和联机公共书目查询系统主要功能。
3. **了解**　图书馆信息服务内容。

信息时代，图书馆以其馆藏的丰富性、连续性和可靠性使其在科研活动中承担着文献信息资源中心的任务。图书馆信息资源丰富多彩，在传播知识、创建先进文化等方面都有着积极的意义。本章将对图书馆的性质、类型、主要任务、联机公共书目查询系统和图书馆信息服务内容作以阐述。

第一节　图书馆概述

一、图书馆的性质

图书馆是搜集、整理、保管、传播和利用书刊情报资料以及各种数字资源为一定社会的政治、经济服务的科学、教育、文化机构。它是人类社会发展到一定阶段的文明产物。

图书馆作为一种社会机构，纵向继承和发展了人类创造的智慧结晶，横向架起了知识创造和知识利用的桥梁。图书馆以收藏与贮存的文献为媒介，以传递为手段，把知识信息扩散到不同的读者中，起到信息交流的作用。从图书馆本身所具有的特殊性看，其性质也是独特的，概括起来主要包括社会性、学术性、教育性、服务性等。

1. 社会性　图书馆作为一个独立的综合性科学部门，是通过自己所搜藏的图书资料说明着社会，并通过提供这些图书资料的实践活动改变着社会面貌。图书馆的藏书是人类文明和智慧的结晶，记录了人类历史的发展与演变，是人类共同的精神财富。图书馆通过提供阅读、信息服务，促成知识的传播和信息的交流，并直接介入社会的政治、经济、科学、文化领域，已成为人类文明体系的重要组成部分而服务于人类。

2. 学术性　图书馆的学术性体现在它的工作是科研工作的重要组成部分，是为科学研究提供文献信息的重要基地，是科学研究的前期劳动。

图书馆的学术性还体现在图书馆工作本身就是一项科学研究工作，它本身就是一门相对独立的学科，有系统的理论和方法指导进行知识信息的保存、加工、提供利用及深层次挖掘。

3. 教育性　图书馆被誉为没有围墙的大学，在传播科学文化知识的过程中，对社会上不同领域、不同年龄、不同职业的广大读者起着独特的、必然的教育及再教育作用。图书馆不只是一个收藏图书的地方，更是一个网络化、数字化的学习资源中心。图书馆提供的教育形式多种多样，具有社会性、全程性、灵活性、全面性和发展性的特点。因此，图书

馆的教育是任何学校和社会机构所不能达到的，是无可替代的，是学校课堂教育的延伸、扩展和深入。图书馆的教育职能将随着知识需求的急剧增长而不断增强。

4. 服务性 图书馆是知识和信息的储存地，通过提供查阅场所，提供网络信息平台，使知识和信息传播出去，搭建了知识生产与知识利用间的桥梁，这种桥梁的本质属性就是服务性和中介性。图书馆本身的工作和图书馆学的研究就是为知识与信息的传播服务奠定基础和准备条件，其目的是最大限度地发挥馆藏文献及信息的作用，最大限度地满足读者日益增加的阅读需求，满足读者个性化的信息需求。

二、图书馆的类型

随着图书馆事业的发展和人们信息需求的不断变化，图书馆的类型也日趋多样化。不同图书馆的馆藏范围、具体任务、服务对象以及服务方式都各有差异。研究者们以不同的角度划分图书馆类型，形成多种多样的划分标准。由于采用的标准不同，图书馆类型的划分结果也各不相同，我国通常有以下三种划分标准。

1. 按时间划分 就是按照图书馆的发展阶段，根据每个阶段里程碑性的发展标志来划分图书馆。人们习惯上按时间将图书馆划分为古代图书馆、近代图书馆和现代图书馆，但也有研究者主张用有序化的词语对图书馆进行时间轴上的划分，分别将古代、近代和现代图书馆称为第一代、第二代和第三代图书馆。第一代图书馆向第二代图书馆的过渡以公共图书馆的出现为标志，表明图书馆的社会功能由“收藏机构”向“服务机构”转变。与第一代图书馆注重文献信息的收藏不同，第二代图书馆开始对公众开放，且更加注重文献信息的利用。第三代图书馆的出现则以图书馆服务理念的转变为标志。为了适应网络时代信息需求特点，图书馆改变了传统的信息资源的生产、存储、传递和利用模式，变被动服务方式为主动服务方式，类似阅读推送、信息发布这种主动服务的推出，更新了图书馆的服务形象，反映了传统图书馆在适应网络环境中的角色转换。

2. 按形态划分 图书馆形态即图书馆的表现形式，简单地说就是图书馆的外在特征。依据图书馆的表现形式，可将图书馆分为传统图书馆、数字图书馆、复合图书馆三种形态。

传统图书馆即我们所熟悉的拥有丰富的馆藏、固定的馆舍，由图书馆员进行管理并提供文献信息服务的机构。

数字图书馆是信息时代的新生产物，从广义上理解，数字化图书馆是没有时空限制，便于使用的超大规模的知识信息储存和服务系统，是将载体不同，地理位置分散的各种信息资源，以数字化、网络化方式储存、连接并及时提供利用，以实现资源共享的各项技术的集合。数字图书馆具有规模大、资源丰富的特点，发展空间可以无限地扩展和延伸，这是以往任何图书馆都无法比拟的。数字图书馆不仅信息资源实现了数字化，更主要是它的信息传播渠道及服务形式可以让读者不受时空限制，随时随地获得需要的信息资源。

复合图书馆是力图开发出将传统图书馆的文献资源与不断增长的数字化资源实行集中管理与服务的机制与界面。它是介于传统与数字（即实体与虚拟）并将其合二为一的图书馆，是一种全新的图书馆模式，具有自身的管理要求、运行规律和服务功能。

3. 按行业领域划分 在我国，行业领域也成为划分图书馆类型的一种标准，通常依此将图书馆划分为国家图书馆、公共图书馆、高校图书馆、科学专业图书馆（科研图书馆）、军事图书馆、儿童图书馆等，其中公共图书馆、高校图书馆和科学专业图书馆是我国图书

馆事业的三大支柱，也是三种主要的图书馆类型。

总之，进入数字时代以来，存在于虚拟空间的数字图书馆应采取不同的建构形态和服务模式。数字环境下，图书馆可以通过资源集成整合和链接融合完成统一，在海量信息资源基础上拓展和深化服务，不断优化图书馆结构。构建服务层次分明的不同类型的数字图书馆类型体系，促进数字图书馆和谐有序地健康发展。

三、药学图书馆的主要任务

随着药学高等教育和科研工作的发展，读者对药学文献信息的需求量与日俱增，对药学信息服务的要求越来越高。这对药学图书馆的馆藏资源、信息平台、馆员的素质、服务意识和能力都提出了新的挑战。同时计算机网络技术、通讯技术及多媒体技术的发展与应用，为药学图书馆的现代化、数字化建设创造了机遇。

1. 完善药学特色馆藏资源配置　图书馆是信息资源的流动场所，如果馆藏中的信息浓度和质量不足，将严重影响图书馆的学术性教育服务功能。由于药学的专业特色，教学、科研及学科发展都对图书馆的馆藏有更高的要求。药学图书馆应该从教学、科研及学科发展的需求出发，不断丰富馆藏，制定文献信息资源建设方案，构建科学合理的药学特色馆藏配置。按照先重点学科、后相关学科及“人无我有、人有我优”的原则购置相关资源，形成较为完整的、重点突出的、具有药学特色的信息资源收藏体系。

2. 提升图书馆信息资源的数字化建设及配套硬件建设水平　随着网络化、数字化的飞速发展，一个相对完善的数字化信息资源空间已经开始形成。信息资源建设是数字化图书馆网络化建设工程的核心。药学图书馆应该根据自身的专业特点，将特色馆藏资源进行加工、整理并数字化，建立起信息资源数据库。除了这种自建方式外，图书馆还要通过采购、网上文献传递、网上搜集与整合等方式进行信息资源的数字化建设。图书馆数字化建设是一项复杂的工程，建设强大的配套的硬件系统是基础保障。

3. 构建高效的信息服务平台　搭建药学信息服务和资源共享平台是药学图书馆现代化建设的核心，有了这个高效的平台，图书馆中丰富的药学知识信息可以被最大化地利用，药学的教学、科研及学科发展信息资源需求得到了有效的保障，同时馆间的资源共享使各馆的优势互补，互联互通，使文献资源保障体系的服务功能更加完备。构建信息服务平台要从以下几个方面入手：①药学图书馆要建立自己的网站，使自己成为图书馆信息网络中的一个信息集散中心。②构建数据库一站式检索平台。对于药学图书馆，应该有齐全的药学特色的事实型数据库、大规模文摘及引文数据库和专利全文数据库，并实现数据库的跨库检索功能。通过这个检索平台，读者实现一站式检索，一次性认证，既节省了时间，提高了工作效率，也节省了人力物力资源。③完善信息咨询和文献传递服务平台。建立网上参考咨询平台是网络环境下图书馆开展信息服务的基础，可以包括 E－mail 咨询、BBS 咨询、QQ 咨询、微信咨询等。发展网上参考咨询的实质是为读者解决问题，满足读者个性化的信息需求。文献传递服务平台扩展了原有信息资源的共享范围，更扩大了信息资源共享的深度和广度。

4. 转变观念，提升主动服务意识　面对信息爆炸的时代，单一的服务内容、服务对象、服务形式已不能满足读者对信息需求数量和质量上的要求。当下，衡量一个图书馆的整体实力，已不再看拥有多少现实馆藏，而是看对信息的掌握程度及所能提供服务的范围和质量。药学图书馆作为医药学教学、科研、学科发展的文献资源保障体系的重要组成部

分，应该转变观念，提升主动服务意识，要用“以人为本”的服务理念进行信息普及、传播服务，提高读者对文献信息的认知度和利用能力。通过图书馆主动有效的信息引导服务，促进读者与信息源、信息需求与信息提供之间的准确匹配和传送，使信息的传递方式和手段更高效，使信息的获取应用更加科学、方便、及时、准确。药学图书馆要在文献资源保障系统的基础上，加强信息导航建设，建立统一的学科化、知识化、标准化的服务机制，从而建立全国范围内的药学信息服务体系，增强服务功能。

5. 科学化建设馆员队伍 人力资源即图书馆的专业人员及管理人员，他们是图书馆工作和建设的关键。数字时代图书馆要求其人力资源既要有扎实的传统图书馆学知识，又要兼备计算机、网络、通讯技术知识，并通晓知识产权保护和网络安全维护知识。

因此，要加强药学图书馆的数字化建设及全面提升信息服务能力，必须要加强人力资源的建设：①要有效进行药学图书馆的学科服务，必须适当提升学科馆员的准入门槛，根本性地改观馆员的学历层次和专业结构。药学图书馆的学科馆员必须拥有药学专业背景、图书情报知识、计算机操作能力及网络知识，可以熟练地运用网络平台向读者提供个性化、专业化的学科服务。②加强图书馆工作人员的学习培训，通过开展内部交流、参加学术会议促进馆员专业素质的提高，并积累有效的经验与方法，提高业务能力。③激发馆员的创新意识，鼓励馆员勇于创新，在现有工作条件的基础上，不断学习，改进工作方法。建立完善的奖励和考核机制，最大限度地激励馆员变被动服务为主动服务，在知识服务体系中形成良性的知识传递循环，最大限度地满足读者的个性化需求。

第二节　联机公共书目查询系统

一、简介

OPAC（Online Public Access Catalog），即联机公共书目查询系统，是图书馆最重要的书目信息检索系统，是读者从图书馆获取信息的常用检索途径。OPAC 所提供的服务已成为衡量图书馆服务水平的重要指标。OPAC 的定义包含三层含义：① OPAC 的实质是书目数据的集合，书目数据是实现 OPAC 功能的基础。②OPAC 的最基本功能是基于网络的信息检索。③ OPAC 的开发主体是图书馆，受体为有信息需要的社会大众。从系统检索功能的整体发展过程来看，OPAC 经历了中心化、分布式、定制系统化的产品系列开发模式。

第一代 OPAC 是个性化的综合发展模式。OPAC 在图书馆的应用由来已久，从 1976 年的首批联机公共检索图书馆的发展来看，早期 OPAC 主要应用传统图书馆卡片馆藏目录内容，采用非盈利管理方式，把侧重点放在为整个图书馆馆员服务工作上，并没有为读者提供联机公共检索目录服务。

第二代 OPAC 采用的是书目信息检索系统模式。20 个世纪 80 年代，关键词后组式技术得到了相对广泛的运用，为 OPAC 的发展奠定了技术基础。关键词后组式检索大大提高了检索效率，下拉菜单式的界面管理充分发挥了检索和人机交互对话功能。

第三代 OPAC 在检索功能和检索技术上有突破性的创新。第三代 OPAC 整合了书目数据、专题数据库和全文数据库信息进而形成信息资源综合体，不断扩展书目数据检索范围，以与读者需求匹配的设计平台为依托，为读者提供联机检索帮助。同时，具有读者相互交

流和帮助读者修改检索策略的功能，使检索结果更符合读者的检索要求。

二、OPAC 主要功能

1. 馆藏书目检索功能　馆藏书目检索是 OPAC 最基本的服务功能。书目浏览包括分类浏览、学科浏览和期刊导航等。全文检索作为一种迅速发展的信息检索技术，近年来日益得到广泛关注。OPAC 系统能根据其他网络索引的更新不断完善自身功能，如简化检索程序、加入永久链接等，为读者快速、准确地检索馆藏书目信息提供保证。OPAC 系统能对书目数据进行基于检索字段的资源聚类，包括著者、题名、出版社、丛编名、主题词、分类号、索书号等字段。该功能实现了由一到多的相关文献扩展，使书目数据之间的联系更加紧密，可以快速检索到与一篇文献有相同或相近的主题、来自同一作者、出版社或同一丛编系列的书籍，扩展了用户获取相关信息的途径，增加了用户信息偶遇的可能性。

2. 个性化的设置功能　OPAC 个性化设置功能能为读者提供更多的个性化设置方法。如“我的图书馆”可以对账号进行管理，包括个人基本信息和修改账号信息等。可以实现网上图书借阅服务，包括图书续借、催还、预约、我的标签、馆际互借与文献传递和我的虚拟书架的管理等。“我的虚拟书架”栏目能让读者将自己感兴趣的图书保存到收藏夹中随时读取，节省了检索时间。个性化设置还包括 RSS 订阅服务，使信息服务时效性更强，提高了信息的利用率。服务内容有新闻、新书通报、期刊目录信息、学术成果、信息聚合服务等。

3. 信息推送服务功能　读者向 OPAC 系统输入信息需求，系统进行有针对性的网络搜索并定期将有关信息推送给读者。信息的主动服务是信息推送服务的特点，可通过邮件、“频道”报送、预留网页、手机短信等多种途径将信息推送给读者。

4. 导读服务功能　OPAC 系统能提供图书借阅排行榜。系统通过自动统计分析，报道馆藏图书被借阅和被关注的情况，给读者借阅馆藏资源提供建议。新书推荐是最常见的导读服务之一，为读者提供最新馆藏动态。图书馆为提醒读者注意，一般会将新书推荐放在图书馆主页重要位置，方便读者关注。新书入馆藏时间和分类浏览比新书分批浏览更加及时、准确、灵活。

5. 一键分享功能　OPAC 用户可以通过社交媒体（如微博、微信等）将书目信息分享给好友，实现了 OPAC 系统与社交媒体的对接，促使书目信息更为广泛、有效的传播。

6. 移动服务功能

（1）手机短信服务功能　图书馆主动向读者发送图书催还通知、预约通知和图书馆公告信息等，便于读者及时了解动态信息。读者也可以将感兴趣的书目信息直接发送到手机上，不用再手工抄写书目信息，凭已发到手机上的书目信息查询图书。通过已发送到手机的信息还可以进一步访问网上书店，节省键盘录入时间。

（2）微信服务功能　微信时代的来临给图书馆服务沟通方式带来了深刻变革。图书馆利用微信公众平台定期发布新闻消息和图书馆资源动态的文字、图片或语音信息。读者可以随时查询新书、讲座与培训和学校动态信息，拓展了与读者沟通的途径。

（3）移动图书馆服务功能　OPAC 系统提供移动图书馆服务，解决了数字资源校外访问的难题。读者应用移动终端设备能随时对图书馆数字资源进行一站式检索并获取全文，也可实现检索馆藏、续借图书、预约图书等自助式移动服务。移动图书馆服务打破了时空

的限制，信息服务质量得到了迅猛提高。

（4）电子资源整合功能　OPAC 电子资源整合是图书馆将电子资源书目数据导入到 OPAC 书目数据库的过程，通过 OPAC 检索系统，可检索到电子资源信息。“一站式”检索就是电子资源整合的范例，读者无须在多个数据库中检索同一主题信息，一次检索即可完成所有数据库的检索，提高了工作效率。

三、OPAC 的一般使用步骤

“我的图书馆”是图书馆 OPAC 服务的常用方式，是以读者为中心、根据读者个性化定制而进行的图书馆信息服务。通过个性化的设置，可以定制信息推送服务、导读服务、手机短信、微信服务，并可实时对馆藏书目进行检索。OPAC 的一般使用步骤如下：

1. 进入 OPAC　通过图书馆主页进入“图书馆联机公共目录检索系统”，点击“馆藏查询”“读者查询”“新书通报”“网上续借及预约”“读者证挂失”“新书推荐”等链接可进入图书馆 OPAC 的不同功能板块。

2. 各功能板块的使用

（1）馆藏查询　点击“馆藏查询”，进入“馆藏查询”页面。进入书刊目录查询页面后，查询模式可以根据需要选择“前方匹配”或“任意匹配”。查询类型可以选择“题名”“著者”“主题词”“ISBN/ISSN 号”“订购号”“索取号”“出版社”“丛书名”等，应用较多的查询类型有“题名”“著者”“分类号”等项。查询内容可以输入检索词，比如：选择查询模式为“前方匹配”，查询类型选择“题名”，查询内容输入了“药理学”，按“开始查询”后进入查询结果页面。在查询结果页面，将列出题名以“药理学”开始的图书或期刊信息。点击书名可以查询到该种图书的索书号、馆藏地点、借阅状态等信息。

（2）读者查询　点击“读者查询”，进入“读者查询”页面。输入证件号码或借阅证上的条码号，输入密码进入后，可以查询读者基本信息（此处可以修改密码）、借阅信息（此处可以续借图书）、预约查询、借阅历史、预约状况等信息。

（3）新书通报　点击“新书通报”，进入“新书通报”页面。选择查询的时间范围和馆藏地点可查询到该时间范围内的所有新入图书的详细信息。在这个页面可以通过分类检索和题名浏览方式对新图书和期刊进行显示。

（4）网上续借及预约　该页面提供读者登录、图书续借手续办理、预约到书、图书催还及超期欠款等功能。

（5）读者证挂失　点击“读者证挂失”，进入“读者证挂失”页面。该页面提供读者登录、图书借阅证挂失办理功能。

（6）新书推荐　点击“新书推荐”，即进入“新书推荐”页面，然后进入网上书刊订购征询页面，选择希望征订的图书（可以多重选择），点击“填写推荐表单”进入下一页面，在此页面中填写：适应对象、预购册书、推荐理由、姓名、单位等项后提交该表单，图书馆有关工作人员根据推荐购买图书的具体情况决定是否购买。

第三节　图书馆信息服务

一、参考咨询

图书馆的形态经历了传统图书馆、复合图书馆和数字图书馆这几个发展阶段，图书馆的服务方式发生重大变革，参考咨询服务也随之从传统向现代数字参考咨询转变。20 世纪 50 年代，英美发达国家开始了公共图书馆和大专院校图书馆的复合数字化建设。20 世纪 80 年代，美国大学图书馆提供的邮件参考咨询服务被认为是最早的图书馆数字参考咨询形式。随着计算机技术的成熟发展，参考咨询理论引入中国，清华大学、北京大学率先开展了参考咨询服务，目前国内外大多数图书馆都实现了参考咨询服务。

云计算环境下，参考咨询实现了从异步到同步、个体走向联合的转变。现代图书馆在侧重数字咨询、兼顾传统咨询的基础上，不断创新，使参考咨询服务理论和实践紧密结合，已经取得了显著的进步。如由美国教育部开发的虚拟参考咨询台，我国香港高校图书馆及全世界 100 多个成员馆参加的联合参考服务和中国高等教育文献保障系统 CALIS 都是数字参考咨询服务较成功的系统。

为学生读者提供的参考咨询是通过图书馆馆员与学生沟通，为学生利用图书馆检索文献提供的服务活动。图书馆馆员以馆藏资源为依托，根据学生的咨询目的和检索需求制定合理的检索策略，运用计算机技术，通过个性服务方式为学生提供参考咨询服务。

二、定题服务

定题服务应紧跟重点专业学科和重要科研课题的研究方向，深入课题组了解学科内容，制定合理的检索策略和方案，为课题组提供有价值的书目信息和原文。定题服务有三个主要特点。主动性是定题服务的特点之一。定题服务要求馆员主动意识要强，实时关注学科热点和学科发展动态，主动联系相关学科科研人员，使定题服务及时有效，从而加速教学科研进程，深化教学科研收益。针对性是定题服务的又一特点。馆员需要根据不同读者的特点，采用不同的服务策略，为读者提供的信息要具有指导型、建议型、新颖性和代表性。持续性是定题服务的第三个特点。馆员要跟踪特定课题文献信息的最新报道，不断为读者提供补充信息并及时听取读者意见和建议，改进检索策略和工作方法。

为学生提供的定题服务是根据他们的特定需求，围绕某一学科主题，通过收集、筛选、组织文献信息，持续为他们提供符合检索要求的信息的过程。通过主动为科研活动提供有效及时的文献信息，为他们提供深层次信息的知识服务。早在 20 世纪 60 年代，我国情报局就已经开展了定题服务。20 世纪 70 年代，我国省级图书馆和高校广泛实施定题服务。

三、文献传递与馆际互借

文献传递服务是传统馆际互借服务在网络技术环境下的拓展和延伸，具有方便、经济和资源共享等优点。为学生提供的文献传递是为他们传递需要文献的过程。大数据时代的来临，改变了人们的学习方式，也改变了图书馆文献传递和馆际互借的服务方式。文献传递的内涵发生了变化，主要是指在网络技术环境下，通过国家科技图书文献中心（NSTL）、中国高校人文社会科学文献中心（CASHL）和中国高等教育文献保障系统（CALIS）等系统平台为读者提供所需的电子资源、音频视频文献的服务。

四、教育与培训

随着网络技术的飞速发展，图书馆馆藏资源激增，但学生读者对资源利用却显得迷茫。图书馆开展读者教育与培训讲座是解决这个问题的最好途径。

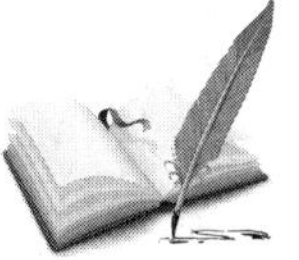

教育与培训方式有集中式培训与分散式培训。集中式培训指图书馆定期举办的馆藏资

源检索与利用培训等。分散式培训指在线读者培训、在线咨询讲解等。集中式培训受培训时间和地点的限制，培训内容丰富但读者很难在较短的时间内完全理解。分散式培训没有时空的界线而且服务对象明确，教育培训的效果更加明显。因此，两种教育培训方式的有机结合会使图书馆信息资源得到更充分的利用。

教育与培训的内容有馆藏 OPAC 系统的使用方法、图书馆电子资源检索方法（中外文电子期刊、电子图书、多媒体资源、学位论文、会议文献、专利数据）、图书馆新增服务、中外文数据库系统的利用和软件培训等。图书馆通过开展教育与培训，能让学生了解图书馆的馆藏资源和图书馆为他们提供的深层次服务内容，为学生利用图书馆提供帮助。

扫码“练一练”

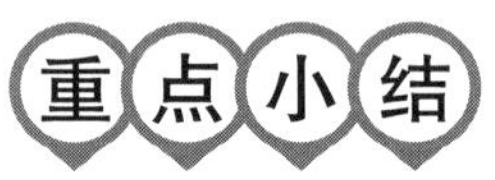

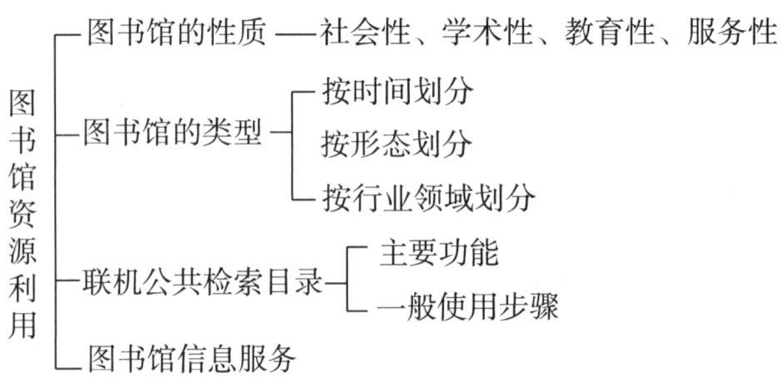

（李　巍）

第四章　网络药学信息资源

扫码“学一学”

学习目标

1. **掌握**　网络信息资源的概念、特点；搜索引擎的定义；常用搜索引擎的使用方法。

2. **熟悉**　重要的医药信息网站资源；其他重要的国内外药学网站资源。

3. **了解**　网络药学信息资源的类型；搜索引擎的类型；开放存取的定义以及开放存取期刊资源的使用。

伴随着现代科技的高速发展，网络药学信息资源呈现出许多新的变化，资源分布更加广泛，资源类型更加丰富，具备了许多新的特点。由于搜索引擎和医药网站检索功能不断完善以及开放存取资源不断扩充，目前网络药学信息资源已成为药学人士获取专业信息不可或缺的检索与交流平台。

第一节　概　述

一、网络信息资源的定义

网络信息资源（network information resource）又称虚拟资源，是指以数字化形式记录的、通过计算机网络可以获取和利用的各种信息资源的总和。具体地说，是以电子数据形式将文字、声音、图像、动画等多种形式的信息存储于光、磁等介质中，可以通过网络传递、交流和利用的信息资源。它包括在Internet这个平台上可以获得的一切信息资源，如网络数据库、电子出版物和其他的网站、网页等。与传统的信息资源相比，网络信息资源的类型更加丰富，并呈现出许多新的特点，在技术管理等方面也有了更为广泛的内容。

二、网络药学信息资源的类型

在药物研究领域，网络信息资源的分布十分广泛，按照不同的标准，网络药学信息资源可以划分为不同的类型。

（一）按照信息服务对象划分

1. **面向专业人士的专业药学信息资源**　例如：药学科研、教育、学术动态、新药研究信息、药物的制造与生产信息等，内容比较系统、新颖。

2. **针对普通大众需求的药物信息介绍**　例如：药物的应用范围、剂型、临床药理学评价、用法和用量、禁忌证、副作用等，内容比较详细、全面。

（二）按照信息资源用途划分

1. **搜索工具类**　包括搜索引擎、分类目录和馆藏联机目录等类型。

2. **药学教育类**　包括药师继续教育资源、培训资源和患者教育资源等类型。

3. 数据库类 包括文献型数据库、数值型数据库、事实型数据库、多媒体数据库等类型。

4. 其他资源 包括药学新闻、医药市场信息、药学会议信息、药物研究机构及制药企业等方面的信息资源。

（三）按照信息资源发布者（来源）划分

包括学术研究类、公司企业类、政府机构类、商业服务类、个人网站类等类型。

三、网络信息资源的特点

与传统的信息资源相比，网络信息资源具有如下特点。

1. 广泛性、多样性 从信息发布或来源上看，提供者包括政府部门、研究机构、教育机构、学术团体、行业协会、公司企业或个人；从信息内容上看，涉及人类生产生活的各个领域，覆盖了不同学科、不同领域、不同语言等；从外在形式上看，文本、图片、音频、视频、软件、数据库等多种形式并存。

2. 新颖性、时效性 由于因特网的开放性，信息资源可以在网络上自由地发布，导致网络资源快速增长，许多网站网页提供的信息甚至是每日更新，很多重要的事件会在网上及时地播报。相对于传统的媒体或载体，网络信息具有较强的新颖性和时效性。

3. 复杂性、多变性 Internet 上缺少必要的过滤监督、质量控制和管理机制，造成学术信息、商业信息和虚假信息混为一体，因而网络信息质量良莠不齐，具有复杂性。由于网络信息的出现、更迭和消亡随时发生，无法控制，信息内容和形式也经常发生变化，导致网络上的信息资源瞬息万变，具有多变性。

4. 分散性、无序性 网络信息来源于不同的组织或个人，它信息量大，增长速度快，传播范围广。具有分散性，没有中心，没有哪个网站具有全面收集网络信息的能力。整个网络信息的组织和发布缺乏统一的管理和标准，资源本身信息组织的无序，内容杂乱无序，纷繁零乱。大多是按时间序列的信息堆积，缺乏系统性。

5. 开放性、共享性 网络提供了一个自由、开放的空间，任何单位和个人，都可以随时随地在因特网上发布、获取信息。尤其是一些学术团体和研究机构提供了大量质量可靠的免费资源；另一方面，网络信息资源的传递与交流，不受空间和时间的制约，实现了全社会资源的共享。

第二节 网络药学信息检索

随着网络技术的发展与普及，网络信息已成为人们获取信息的重要来源，网络搜索工具——“搜索引擎”应运而生，且随时代的发展在不断地更新和完善。医药工作者在海量的信息中要达到快速、准确地获得最佳检索结果，除掌握常用的综合性搜索引擎外，医药专业搜索引擎以及医药网站资源的利用也是必须具备的能力。

一、搜索引擎概述

（一）搜索引擎的定义

搜索引擎（search engine）又称“检索引擎”，它是网络专门提供用于查找各类因特网信息资源所在网页和网址的一种检索工具或专门网站，也可理解为“Internet 上报道、存储网上信息资源并具有检索功能的网站”。

搜索引擎的工作流程包括信息搜集、信息整理和用户查询三部分。搜索引擎具有收集各类网络信息的功能，并且对所收集的网页和网站信息进行分类与索引，最终形成一个大型索引数据库。

搜索引擎的检索原理为：首先利用计算机程序定期自动采集 Internet 信息资源，然后按照一定规则进行标引、组织等数据加工，形成索引数据库；最后，将用户提问与数据库记录进行匹配运算，为用户提供所需信息的网址及链接，相当于信息导航。搜索引擎至少由三部分组成：爬行器（即机器人、蜘蛛等搜索程序）、索引生成器（即网页索引数据库）、查询检索器（即用户检索界面）。

（二）搜索引擎的类型

搜索引擎的种类繁多，用户应根据自己的需要来选择。除按语种、媒体类型等分类外，主要有以下几种分类方法。

1. 按采集内容划分

（1）综合搜索引擎　又称通用搜索引擎，采集时不受主题范围和信息类型的限制。可以提供对网上多类型信息、多主题集成信息内容而进行检索的检索工具，信息覆盖范围广，适用用户广泛。检索结果包括所涉及的任何领域、任何方面的网络信息资源。此类搜索引擎的杰出代表就是 Baidu、Google、Sogou 等。值得注意的是，搜索引擎并非搜索整个互联网，而只搜索那些预先整理好的网页索引数据库。

（2）专业搜索引擎　又称垂直搜索引擎，采集内容局限于某一学科专业领域或某一主题，经过人工筛选和评价，将网络资源进行整理编排的专业性信息检索工具。其搜索范围局限在某一特定领域的信息，并且用更专业、详细的方法对这些信息资源进行索引描述。专门用来检索某一学科、某一主题信息资源。针对性较强、查准率高，适用于专业人员查找专业信息。

2. 按组合方式划分

（1）元搜索引擎　又称为集成搜索引擎，检索时通过统一的用户界面，同时调用多种搜索引擎，提供去重后的检索结果。它可以没有独立的信息资源库，具有搜索范围广泛、查全率高、时效快等优点。典型代表有 Dogpile、Metacrawler、Webcrawler 等。

（2）独立搜索引擎　又称为全文搜索引擎，仅限在单个搜索引擎建立的数据库中进行信息查询，检索与用户查询条件匹配的相关记录，然后按一定的排列顺序将结果返回给用户。数据库中信息的搜集是从互联网上提取各个网站的信息（以网页文字为主），检索具有特定的规则。数据量大、内容新、查全率高。典型代表有 Google、Baidu、Sogou 等。

（3）目录搜索引擎　又称主题目录指南，是以人工方式或是半自动方式进行信息搜集，并对收集到的网站或网页信息资源按一定规则与主题编排成相应的网站分类导航目录，各类下边排列着属于这一类别网站的站名和网址链接，再记录一些对该网站进行概述性介绍的摘要信息。用户搜索时可以通过逐层点击浏览类目，即可找到所需的信息资源。查全率较低、搜索范围较窄，信息更新不及时。典型代表有 Yahoo、Sina、Sohoo 等。

目前全文搜索引擎与目录搜索引擎有相互整合渗透的趋势。逐渐演变为混合搜索引擎，就是在检索时能同时提供关键词检索和分类目录浏览检索的网络信息检索工具。综合了关

键词和目录分类浏览检索的优缺点，如 Yahoo、Sogou 等。

二、综合性搜索引擎

（一）百度搜索

百度搜索（http：//www. baidu. com），创建于 2000 年 1 月，是全球较大规模的中文搜索引擎及中文网站。用户通过百度主页，可以瞬间找到相关的搜索结果，这些结果来自于百度超过百亿的中文网页数据库。百度主页提供网页、新闻、视频、图片、文库、地图等多种类型资源的搜索选项，可以进行“搜索设置”和“高级搜索”。系统默认为网页搜索，若要搜索某一类信息，只需选择相应的资源类型即可进入相应的搜索页面进行搜索。百度搜索方式以关键词检索为主，同时可结合分类目录限定检索范围，支持布尔逻辑检索，检索结果按相关度排列。

主要的检索功能如下。

1. 基本搜索 进入百度主页，输入与检索课题相关的关键词，单击“百度一下”即可得到检索结果。系统默认网页搜索，可根据需要选择不同的检索类型。当检索课题涉及多个检索词时，可以进行逻辑组配检索。

百度的检索规则如下：逻辑与用空格表示，多个关键词之间用空格隔开，系统将按逻辑与处理；逻辑或用分隔符“｜”表示；逻辑非用“－”表示，用来查找不包括某些检索词的网页；精确检索用半角双引号“”、“括号（）”或“书名号《》”引住检索词；网页标题限定（intitle:）、特定网站限定（site:）、特定网址限定（inurl:）等；文件类型限定（filetype：文件后缀名关键字），可以限定查询词出现在指定的文档中，支持文档格式有 pdf，doc，xls，ppt，rtf，all，可以用于查找特定类型的文件。

百度搜索设置内容包括：搜索框提示、搜索语言、结果显示条数、实时预测功能、搜索历史记录等（图 4－1）。

搜索设置
高级搜索
搜索框提示：是否希望在搜索时显示搜索框提示
显示 不显示
搜索语言范围：设定您所要搜索的网页内容的语言
全部语言 仅简体中文 仅繁体中文
搜索结果显示条数：设定您希望搜索结果显示的条数
每页显示10条 百度的原始设定10条最有效且快速
实时预测功能：是否希望在您输入时实时展现搜索结果
开启
搜索历史记录：是否希望在搜索时显示您的搜索历史
显示 不显示
保存设置
恢复默认
请启用浏览器cookie确保设置生效，登录后操作可永久保存您的设置。
Bai du 百度
百度一下

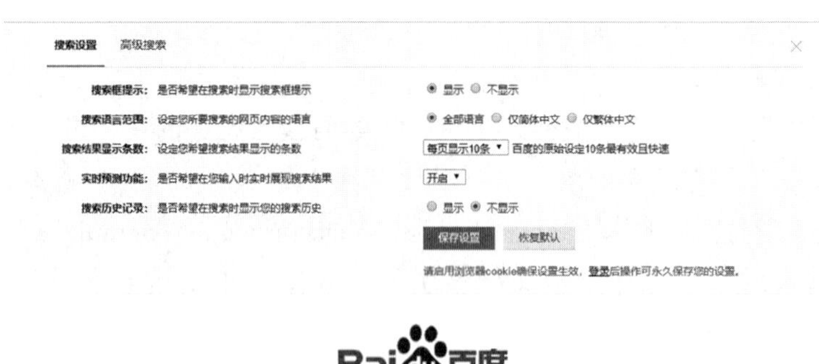

图 4－1 百度搜索设置

2. 高级搜索 进入百度主页，在设置下拉框中点击“高级搜索”。高级搜索方式为表单检索，可以将检索关键词按照检索表达式的布尔逻辑关系直接键入框内，同时可以对检索结果进行各种条件和范围的限定，包括网页时间、网页语种、文档格式、关键词位置、搜索指定网站类型等（图 4－2）。

3. 网站导航 主页设有新闻、地图、视频、贴吧、hao123、图片、文库、知道等频道链接，可直接进入相应类型资源进行浏览或检索，也可进入网页搜索结果页面再限定资源

搜索设置　高级搜索
搜索结果：包含以下全部的关键词
包含以下的完整关键词：
包含以下任意一个关键词
不包括以下关键词
时间：限定要搜索的网页的时间是　全部时间
文档格式：搜索网页格式是　所有网页和文件
关键词位置：查询关键词位于　网页的任何地方　仅网页的标题中　仅在网页的URL中
站内搜索：限定要搜索指定的网站是　例如：baidu.com
高级搜索
Bai du 百度
百度一下

图 4－2　百度高级搜索页面

类型。点击“百度产品大全”，可见全部资源列表：“百度学术、百度传课、百度软件中心、百度翻译、百度识图、百度教育、百度健康、百度文库、百度百科、百度空间、百度知道、百度阅读、百度校园、百度云、hao123 网址导航、百度网址大全、百度汇”。百度文库是百度发布的供网友在线分享文档的知识平台，是较大规模的互联网学习开放平台。百度文库用户可以在此平台上上传、在线阅读与下载文档。

（二）百度学术搜索

百度学术搜索（http：//xueshu. baidu. com）于 2014 年 6 月上线，是百度旗下的免费学术资源搜索平台，致力于将资源检索技术和大数据挖掘分析能力贡献于学术研究，优化学术资源生态，引导学术价值创新，为海内外科研工作者提供全面的学术资源检索和科研服务体验。收录了包括中国知网、维普、万方、Elsevier、Springer、Wiley、NCBI 等的 120 多万个国内外学术站点，索引了超过 12 亿学术资源页面，建设了包括学术期刊、会议论文、学位论文、专利、图书等类型在内的 4 亿多篇中外文学术文献数据库，成为全球文献覆盖量较大的学术平台，在此基础上，构建了包含 400 多万个中国学者主页的学者库和包含 1 万多中外文期刊主页的期刊库。

简单条件检索：标题检索、DOI 检索、参考文献串检索。

高级条件检索：多个检索词可选择布尔逻辑关系（逻辑与、逻辑或、逻辑非、精确短语检索），可限定检索词出现的位置（全文/文章标题）、作者姓名、出版物（期刊/会议）、发表时间、语言（中文/英文）。检索结果的筛选方式有：发表时间、所属领域、核心刊、获取方式、关键词、文献类型、期刊刊名、机构等方式；检索结果显示为题录格式，包括：文章篇名、作者姓名、出处、被引量、来源（维普/万方/知网/爱学术/豆丁网/道客巴巴/百度文库等）；功能区提供：“下载原文”“收藏”“引用”“批量引用”功能（图 4－3）。

（三）Google Scholar

Google 学术搜索（http：//scholar. google. com. hk）是一个可以免费搜索学术文章的网站，资源包括了世界上绝大部分出版的学术期刊，提供快速搜索和高级搜索两种方式。用户可搜索众多学科和资料来源，这些资源来自学术著作出版商、专业性社团、预印本、各大学及其他学术组织的经同行评议的文章、论文、图书、摘要。

主页可设置搜索范围（默认 Search English pages，还可选择 Search the web）、论文检索（可包含专利检索）/案例检索（图 4－4）。

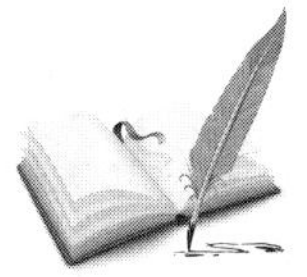

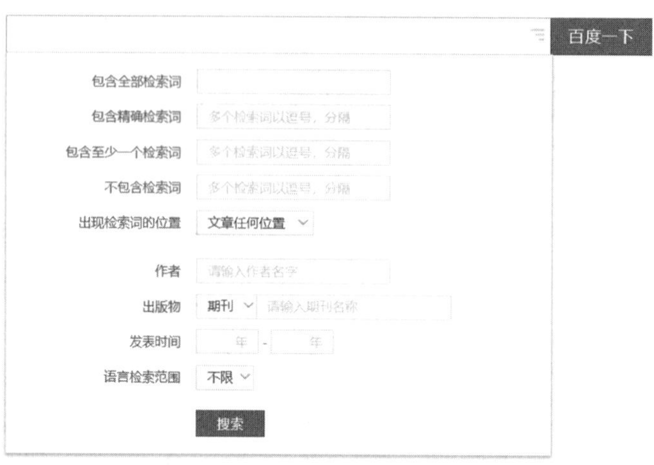

图 4－3　百度学术高级检索界面

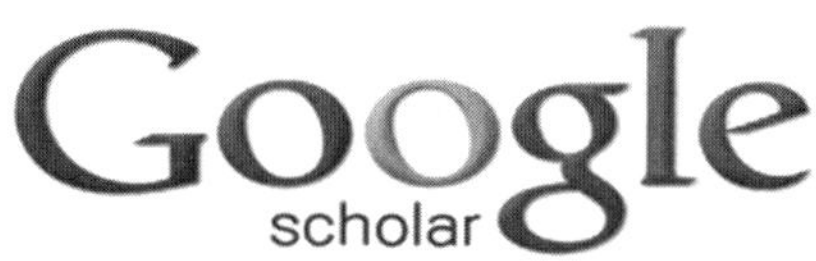

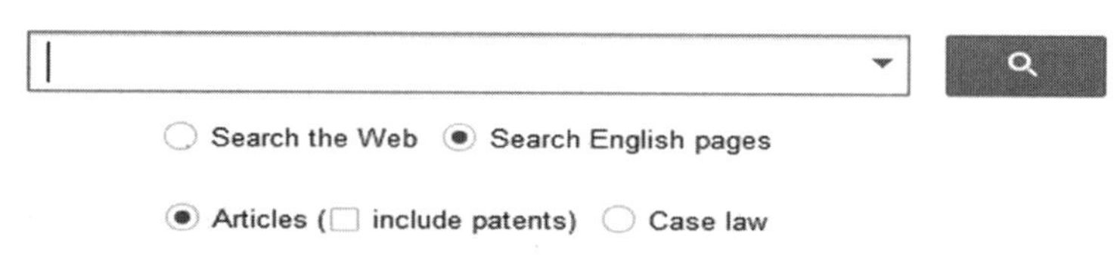

图 4－4　Google Scholar 主页

高级搜索规则如下：逻辑与（with all of the words）；逻辑或（with at least one of the words）；逻辑非（without the words）；精确检索（with the exact phrase）；检索词限定位置检索（where my words occur：anywhere/title）；限定特定作者（return articles authored by）；限定出版物（return articles published in）；限定出版时间（return articles dated between）。检索结果返回页面，每条记录包括：标题、作者、出处、引用次数、相关文章链接、全部版本链接、web of Science 链接、输出到 EndNote 链接、save、Fulltext 链接等。检索结果可按时间、检索范围进行筛选；结果排序方式有相关度、日期两种。

三、医药搜索引擎

（一）Medscape

Medscape 网站（http：//www. medscape. com）由美国 Medscape 公司 1994 年创建，是一个学科内容极为丰富、高质量的医疗网站，主要面向临床医学专家、专业医师和所有医务工作者，免费提供大量综合的医疗信息和继续医学教育资源。网站主要收录原创的、专业的医疗内容，包括评论文章、杂志评论、专家专栏、患者教育文章、书评等；重要数据和报告来源于一些重要的医疗会议；收录 125 种以上的医学期刊和教科书；每日精选的专

业医学新闻来源于路透社消息、Medscape 医学新闻和医疗新闻杂志出版商；提供 Medline 数据库检索，查阅医学 Merriam - Webster 的医学术语信息，链接 Internet 上的药物数据库（Drugs）。该网站为免费资源，并提供2万多篇世界著名医学期刊论文的在线阅读，注册用户还可根据需要定制个性化服务。网站提供按主题浏览检索和关键词检索两种检索功能。全部资源按学科专业分为30多个类目，提供根据疾病名称、所属学科或内容性质进行分类浏览（图4-5）。

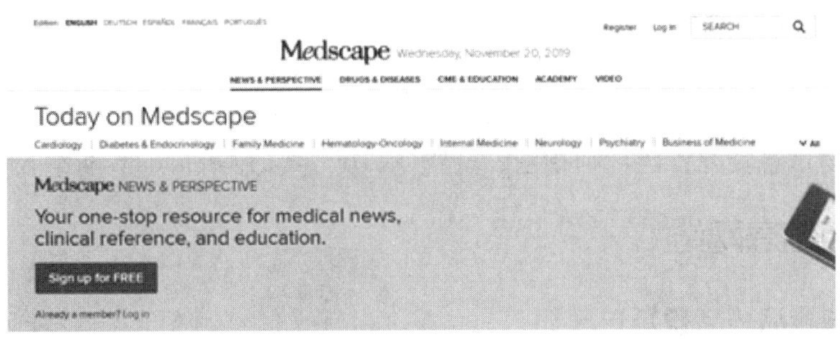

图4-5　Medscape 主页

Medscape 网站内容设置丰富，栏目包括：NEWS & PERSPECTIVE、DRUGS & DISEASES、CME & EDUCATION、ACADEMY、VIDEO 五部分。主要内容如下。

1. NEWS & PERSPECTIVE　包括医学最新消息和专家观点导航，按照学科专业下设30余个主题，可浏览每日医学新闻。

2. DRUGS & DISEASES　提供药物信息、产品、图片、病例、临床实践指南、疾病以及 Medline 数据库检索。链接 Internet 上药物数据库（Drugs）获取20多万种药物的使用剂量、毒副作用和使用注意事项等内容。查阅医学词典 Merriam - Webster 的医学术语信息。

3. CME & EDUCATION　CME 是 Medscape 的特色资源，可按专业查找继续医学教育课程。

（二）Virtual Library：Pharmacy

虚拟药学图书馆（Virtual Library：Pharmacy，http：//www.pharmacy.org/）是一个非常全面的药学信息资源系统，主要包括：药物期刊与图书（Journals and Books）、药物数据库（Pharmacy Databases）、药学组织（Pharmaceutical Associations）、药学院校（Pharmacy Schools）、制药公司（Pharmaceutical Companies）、医院（Hospital Pharmacy）、会议信息（Pharmacy Conferences）、工作机会（Pharmacy Jobs）等多个分类（图4-6）。

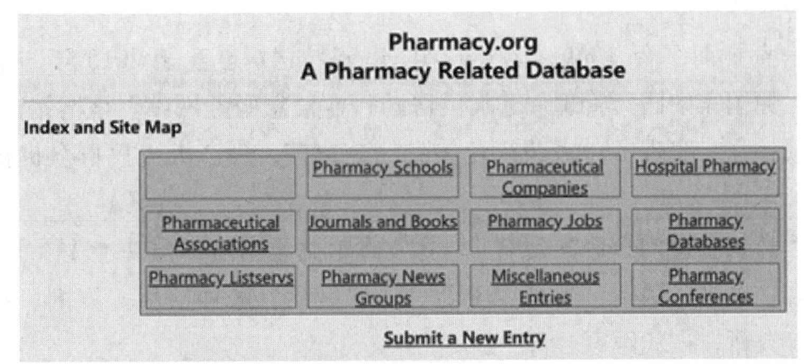

图4-6　Virtual Library：Pharmacy 主页

主要栏目有以下几种。

1. Journals and Books　即药物期刊与图书，提供约100余种药学电子期刊，可进行检索查询，部分杂志提供原文及参考文献。提供《英国药典》《商业视野》《药物发现：历史》《事实与比较》《医学：有效搜索指南》《药房检查参考指南》《默克手册》《默克老年医学手册》《默克医疗信息手册－家庭版在线》等书籍。同时提供部分出版商链接，并可直接联系杂志社编辑及投稿。

2. Pharmacy Databases　即药物数据库，包括：活性药物成分数据库、API采购数据库、处方药审查数据库、药学史书目、美国市场上的生物制药产品、Biopharmalink、BioResearch在线、cancerlinks. org网站、案例管理资源指南、Chemfinder、化学搜索数据库、在线药物发现、药物信息资源：药剂师指南、药物@FDA、drugwatch. com网站等资源。

四、医药信息网站

（一）美国食品药品监督管理局

美国食品药品监督管理局（U. S. Food & Drug Administration，FDA，http：//www. fda. gov/）是由美国联邦政府授权成立的国际医疗审核权威机构，也是世界上最大的食品与药物管理机构之一，其主要职能为确保美国国内生产或进口的食品、膳食补充剂、药品、疫苗、生物医药制剂、血液制剂、医疗设备、放射性产品、兽药和化妆品的安全。FDA官方网站非常庞大，内容十分丰富。网站下设的主要栏目有：食品（Food）、药物（Drugs）、医疗器械（Medical Devices）、疫苗与血液制品（Vaccines，Blood & Biologics）、动物和兽医（Animal & Veterinary）、化妆品（Cosmetics）、烟草制品（Tobacco Products）、FDA的工作（Jobs at FDA）、FDA组织（FDA Organization）、警告信（Warning Letters）、科学与研究（Science & Research）、检查和合规（Inspections and Compliance）、医疗观察：安全警报（Med Watch：Safety Alerts）、组合产品（Combination Products）、应急准备（Emergency Preparedness）、结合药物、器械和/或生物制品的治疗和诊断产品（Combination Products）等。

（二）APHA DrugInfoLine药物信息网站

APHA Drug Info Line药物信息网站（http：//www. aphanet. org）是由美国药剂师协会（American Pharmacists Association，APhA）创建，每周更新，提供职业药物相关信息、新闻论坛、药学学术研究团体与组织、出版物、会议信息、药学实践与教育等相关医药方面的信息。

（三）中国医药信息查询平台

中国医药信息查询平台（http：//www. dayi. org. cn/）创建于2015年，是由原国家卫生健康委员会、原国家中医药管理局建设的医药行业信息服务网站。该网站内容涵盖面广，信息量大，权威性强，实现了对医药行业信息的全覆盖，为广大人民群众提供真实权威的医药信息查询。

目前中国医药信息查询平台共建有15个医药专业数据库，按功能主要划分为：疾病、症状、医疗美容、医院、医生、药品、中药材、保健品、医疗器械、方剂、药膳食疗、针灸穴位、术语、典籍、古代医家。

（四）丁香园

丁香园（http：//www. dxy. cn/）创立于2000年，是中国的医疗领域以及数字化领域专业服务提供商。丁香园打造了国内的医疗学术论坛及一系列移动产品，并全资筹建了线下诊所。通过专业权威的内容分享平台、丰富全面的数据积累、标准化高质量的医疗服务，丁香园连接医院、医生、患者、药企和保险。

丁香园旗下主要的网站资源包括：丁香园论坛（bbs. dxy. cn，含 100 多个医药生物专业栏目，采取互动式交流，提供实验技术讨论区、专业知识讨论区、检索知识与求助区、科研与学习交流区、考试交流区等）、丁香人才（jobmd. cn，专业医药生物人才招聘平台，提供医药行业人才招聘、职场快讯等）、丁香通、丁香医生、丁香搜索、丁香会议等。

（五）生物谷

生物谷（BioonGroup，http：//www. bioon. com）创建于 2001 年，属于生物医药领域网站，注重科学性、实用性和权威性，发布生物医药有关的新闻和信息。主要栏目：医药产业、制药、转化医学、生物产业、生物研究、医疗健康、医疗器械等。“医药产业”栏目提供全球和中国的医药工业和商业关注，细分领域包括：化学原料药及制剂、中药材、中药饮片、中成药、抗生素、生物制品、生化药品、放射性药品、药用包装材料及医药商业等。“制药”栏目主要关注：肿瘤免疫治疗、细胞治疗、疫苗、新药、罕见病和孤儿药、单抗药物、生物反应器等。“转化医学”栏目主要包括：代谢组学、生物信息学、神经科学、癌症研究、基因治疗等方面。“医疗健康”栏目主要包括：肿瘤免疫治疗、精准医疗、大数据、大健康产业、3D 打印和新材料、医疗改革、移动医疗、医疗机构等。

生物谷旗下的“生物在线”网站，目前是国内较大规模生物科研服务专业平台，下设：仪器设备库、耗材库、试剂库、抗体库、技术服务库等栏目。“医药生物汇展网”（http：//www. bioevent. cn/），是专业的行业信息服务平台，汇聚生物医药行业较全面的展会、展览、学术会议和技术讲座信息。

（六）39 健康网

39 健康网（http：//www. 39. net/）是国内医疗保健信息与在线健康服务平台，该网站由广州启生信息技术有限公司创建于 2000 年，其规模巨大、拥有丰富内容与庞大用户群，具有强大的检索功能。提供“名医在线”“就医助手”“药品通”“疾病百科”“医院在线”“医院大全”等栏目，用户可以按照“查疾病、查症状、查药品、找医院、找医生、找食疗、整形项目、检查项目”等进行检索。网站还将医院科室细分为男科、妇科、儿科、整形科、肿瘤科、糖尿病科、肝病科、肾病科、心血管科、肝病科、口腔科、骨科、皮肤科、神经科等大类，大类下再分为若干小类，通过点击相应类目即可显示相关的网站及网页信息。关键词检索可使用简单关键词查询，提供了全文检索和标题检索功能，并支持布尔逻辑检索。

五、其他重要的国内外药学网站

除上文中提到的各种搜索引擎和医药信息网站外，互联网上还存在许多机构网站，可为用户及时提供国内外药学领域科技发展的最新动态。下面列出一些重要的国内外药学网站资源。

中国药学会（http：//www. cpa. org. cn/）

国家卫生健康委员会（http：//www. nhc. gov. cn/）

国家市场监督管理总局（http：//samr. saic. gov. cn/）

国家中医药管理局（http：//www. satcm. gov. cn/）
寻医问药网（http：//www. xywy. com/）
中医药在线（http：//www. cintcm. com/）
中国医药信息网（http：//www. cpi. ac. cn/）
世界卫生组织（http：//www. who. int/）
美国国立卫生研究院（http：//www. nih. gov/）
美国医学院协会（http：//www. aamc. org）
美国疾病控制与预防中心（http：//www. cdc. gov）
药品标准查询数据库（http：//www. drugfuture. com/standard/）
药物信息数据库 RxList（http：//www. rxlist. com/）

第三节　开放存取资源

一、开放存取概述

根据 2002 年“布达佩斯开放存取计划（Budapest Open Access Initiative，BOAI）”中的定义，开放存取（open access，OA），是指某文献可以通过公共网络被免费获取，允许任何用户阅读、下载、拷贝、传递、打印、检索以及获取该文献的全文，并可为之建立索引，或用于法律允许的其他用途。用户在使用该文献时不受财力、法律或技术的限制，而只需在存取时保持文献的完整性，对其复制和传递的唯一限制，是保证其作品的完整性及作品被准确接受和引用。

开放存取是国际科技界、学术界、出版界、信息传播界为推动科研成果网络自由传播和利用而发起的运动。OA 是不同于传统学术传播的一种全新机制，其核心特征是在尊重作者权益的前提下，利用互联网为用户免费提供学术信息和研究成果的全文服务。OA 一方面可以保障学术信息免费向公众开放，打破了价格障碍；另一方面可以保障学术信息的可获得性，打破了使用权限障碍。其目的是促进利用互联网进行科学交流与出版，提升科学研究的公共利用程度、保障科学信息的长期保存，提高科学研究的效率。

提供开放存取服务的资源类型主要包括 OA 期刊和 OA 仓储，另外还有个人网站、电子图书、博客、学术论坛、文件共享网络等。较前两类开放存取出版形式而言，这些资源的发布较为自由，缺乏严格的质量保障机制，随意性更强，学术价值良莠不齐。

二、开放存取期刊

OA 期刊（Open Access Journal，OAJ），指基于 OA 出版模式的期刊，采取“发表付费，获取免费，论文版权由作者保留”，使所有用户都可以通过因特网免费使用期刊论文全文。OAJ 既可能是新创办的电子版期刊，也可能是由已有的传统期刊转变而来。在论文质量控制方面，OA 期刊与传统期刊类似，采用严格的同行评审制度。OA 期刊出版模式的优势：投稿方便、出版快捷、出版费用低廉、便于传送或刊载大量的数据信息、检索方便、具有广泛的读者群和显示度。广义的 OA 期刊包括三种类型：完全 OA 期刊（全部免费）、半 OA 期刊（部分免费/延时免费）、试用期免费（Trial）。

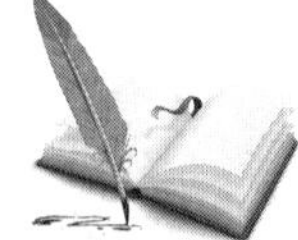

（一）HighWire Press

HighWire Press 免费期刊网站（http：//highwire. stanford. edu/lists/）是由美国斯坦福大

学于1995年创建的，提供海量的免费科技期刊文献全文。截至2019年7月，收录电子资源416种（包括完全免费期刊113种、试用期免费期刊48种、部分免费期刊291种、付费期刊1381种），文章总数约766万篇，其中超过243万篇文章可免费获得全文。HighWire Press收录的文献覆盖的学科有：生物学、人文科学、医学、物理学、社会科学。目前，网站只有浏览功能，提供期刊刊名字顺表、出版商名称字顺表，刊名后标注有该刊的使用权限：网络免费期刊（free SITE）、定期/过期免费期刊（free ISSUES）等（图4－7）。

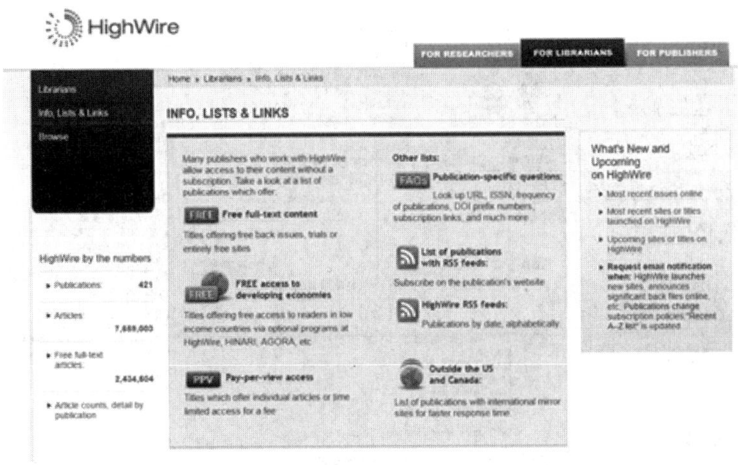

图4－7　HighWire Press主页

（二）Free Medical Journals

Free Medical Journals（http：//www.freemedicaljournals.com/）是由法国Bernd Sebastian Kamps建立的提供免费医学期刊全文的网站。资源涵盖了基础医学和临床医学领域的各个专业。截至2019年7月，该网站收集了5088种重要的免费医学期刊，包括全部免费期刊、定期/过期免费期刊和试用期免费期刊。期刊原文涉及语种有：英文、西班牙文、葡萄牙文、法文等。另外，此网站可与免费医学图书网站FreeBooks4Doctors（http：//www.free-books4doctors.com）链接，该网站按照主题、书名等方式列出了372种网上免费医学图书，可在网上免费阅读图书全文（图4－8）。

网站的主要检索功能如下。

1. 主题浏览（Topic）　将收录的免费医学期刊按照学科专业，细分为116个主题，每个主题名称后面列出相应的期刊数量，点击主题名称或其后的数字，即可进入相应主题的期刊列表，查看每种期刊的简要介绍（包括：影响因子、免费时间、语种、收录年限），再根据需要点击具体刊名，进入该期刊网站进行文章的浏览或检索（图4－9）。

2. 刊名浏览（Title）　网站提供的免费医学期刊原文多数为英文期刊，还包括少量非英文期刊。刊名列表中，按刊名字顺（A－Z）进行排序，先排英文语种，再按西班牙文、葡萄牙文、法文等排序。

另外，网站还提供按“Free Access（免费时间）”“FMJ Impact（影响因子）”浏览方式。

（三）DOAJ

DOAJ（Directory of Open Access Journals，http：//doaj.org）是一个专门的开放存取期刊联机指南性信息网站，由瑞典隆德大学（Lund University）图书馆创建和维护。截至

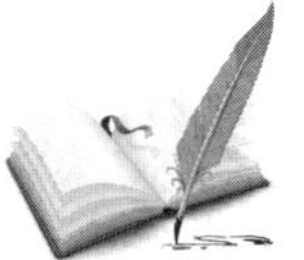

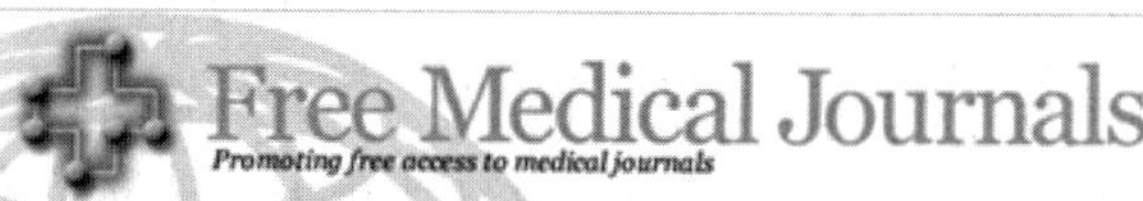

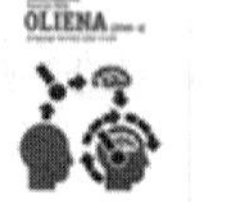

图 4－8　**Free Medical Journal 主页**

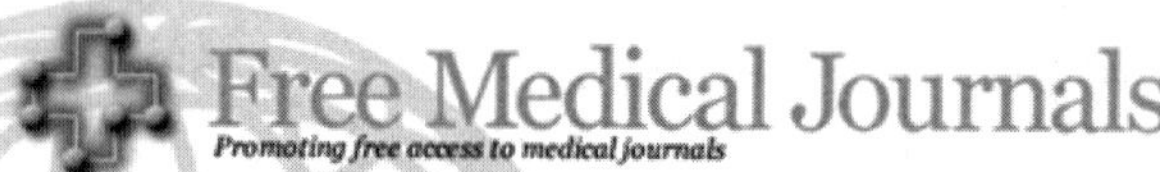

图 4－9　**FMJ 主题浏览界面**

2019 年 7 月，网站共收录来源于 131 个国家的 13524 种期刊，其中 10586 种期刊提供文章内容检索，论文约 412 万余篇。DOAJ 收录的均为学术性、研究性 OA 期刊，包括很多 SCI 收录的期刊，具有免费、全文、高质量的特点，其严格的质量控制基于对所收录的期刊均进行了同行评议或严格评审。目前 DOAJ 除了查询 OA 期刊外，还可以查询部分期刊的文章内容。DOAJ 的全部期刊按学科主题分成 20 个大类，其中，医学大类下设有：牙科学、皮肤病科、妇产科学、顺势疗法、内科学、护理学、眼科学、耳鼻喉科学、病理学、儿科学、药学与药物、外科学等类目。网站设立了快速检索、高级检索、主题浏览等模式（图 4－10）。

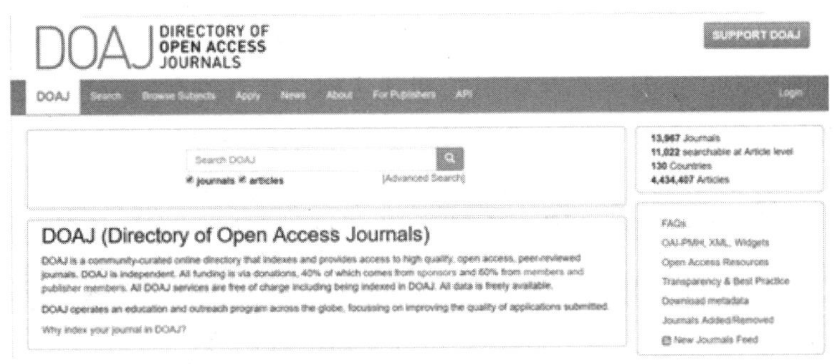

图 4－10　DOAJ 主页

（四）PLOS 免费期刊

美国公共科学图书馆（The Public Library of Science，PLOS，http：//www. plos. org）是一家由众多诺贝尔奖得主和慈善机构支持的非营利性学术组织，旨在为公众免费推广世界各地的科学和医学领域的最新研究成果。PLOS 所有的内容都是开放存取，免费获取全文，读者可以通过这样一个不受限制的平台来了解最新的科研动态。PLOS 出版发行了 7 种经同行评议的生命科学与医学领域的开放存取期刊，包括：PLOS Biology，PLOS Medicine，PLOS Computational Biology，PLOS Genetics，PLOS Pathogens，PLOS ONE，PLOS Neglected Tropical Diseases。系统设立了快速检索、高级检索、主题浏览等模式，高级检索可限定字段有：题名、作者姓名、机构名称、摘要、主题、出版日期等。主题浏览设置了 11 个大类，收录论文约 22 万篇，其中，Medicine and Health Sciences 收录论文约 16 万篇（图 4－11）。

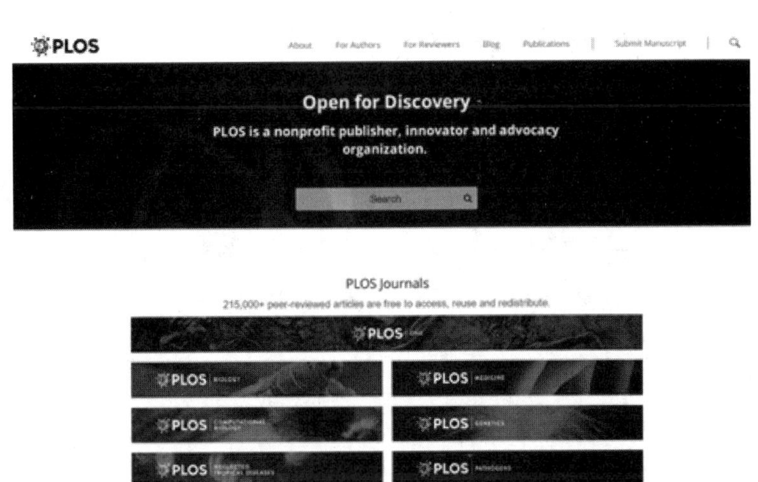

图 4－11　PLOS Open Access 主页

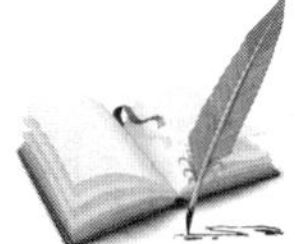

（五）“中国科技论文在线”OPEN ACCESS 在线资源集成平台

OPEN ACCESS 在线资源集成平台（http：//oa. paper. edu. cn/）为“中国科技论文在线”系统的一个开放存取资源。“中国科技论文在线”是经教育部批准，由教育部科技发展中心主办，利用现代信息技术手段，打破传统出版物的概念，免去传统的评审、修改、编辑、印刷等程序，为科研人员提供科研成果快速发表或交流而创建的科技论文网站。OPEN ACCESS 在线资源集成平台集合了国内外各学科领域 OA 期刊的海量论文资源和 OA 仓储信息，并提供学科、语种等多种浏览方式；不仅实时更新各 OA 期刊最新发表论文，而且定期收录最新的 OA 期刊，方便用户查看不同领域的最新 OA 资源。截至 2019 年 7 月，该平台收录 OA 期刊 222 种，涵盖 22 个学科，OA 仓储数目 20 种，OA 文章总数约 64 万篇。平台提供多种检索功能，可按照论文题目、期刊名称、作者姓名、机构名称、学科、关键词、摘要等多种字段进行高级检索（图 4－12）。

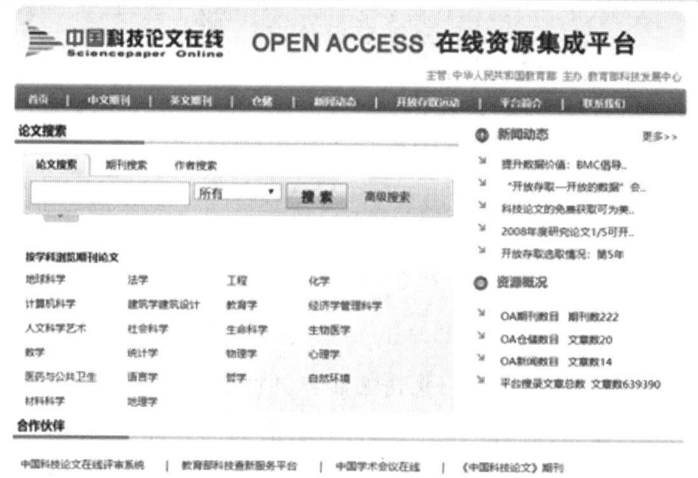

图 4－12 “中国科技论文在线”OA 在线资源集成平台主页

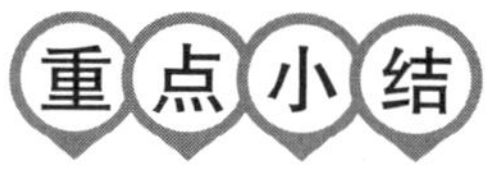

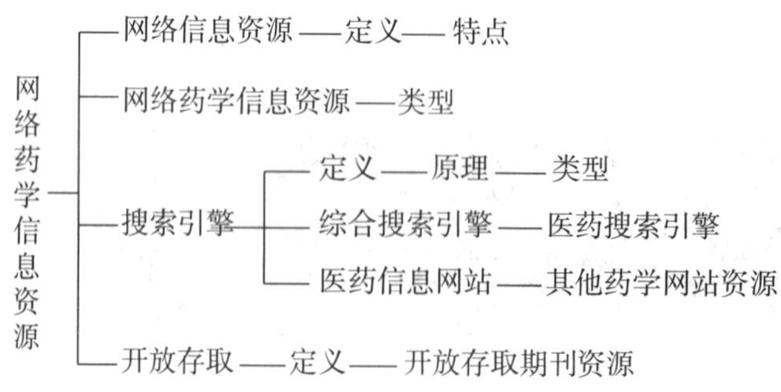

扫码“练一练”

（韩玲革）

第五章　中文药学信息检索系统

学习目标

1. 掌握　中国知网、维普资讯中文期刊服务平台、万方数据知识服务平台、中国生物医学文献数据库的检索功能。

2. 熟悉　中国知网、维普资讯中文期刊服务平台、万方数据知识服务平台、中国生物医学文献数据库的概况。

3. 了解　万方数据知识服务平台的其他功能、中国生物医学文献数据库的个性化服务。

第一节　中国知网

扫码“学一学”

一、概述

中国知网（http：//www. cnki. net/），全称中国知识基础设施工程（China National Knowledge Infrastructure，CNKI），是由清华同方股份有限公司组织实施的以实现全社会知识资源传播共享与增值利用为目标的国家信息化重点建设项目，始建于1999年6月。CNKI主要资源有中国学术期刊（网络版）库、中国博士学位论文全文数据库、中国优秀硕士学位论文全文数据库、中国重要会议论文全文数据库、中国重要报纸全文数据库等多个大型全文数据库。其中中国学术期刊（网络版）库（CAJD）是连续动态更新的中国学术期刊全文数据库，出版内容覆盖自然科学、工程技术、农业、哲学、医学、人文社会科学等各个领域。收录国内学术期刊8000余种，全文文献总量5400万篇。产品分为十大专辑168个专题。收录自1915年至今出版的期刊，部分期刊回溯至创刊。

二、检索功能

CNKI为用户提供了多种检索方式，主要包括一框式检索、高级检索、专业检索、作者发文检索、句子检索和出版物检索。

（一）一框式检索

CNKI主页提供了一框式检索功能（图5－1）。一框式检索默认是在“文献”中进行检索，即在期刊、博硕士、国内重要会议、国际会议、报纸和年鉴数据库中进行跨库检索。进入一框式检索界面（图5－2），点击检索框右侧跨库选择可自定义选择数据库类型。用户可根据需要选择在不同的字段中进行检索，CNKI提供的检索字段如表5－1所示，数据库类型不同检索字段亦略有差异。在该界面中用户也可根据需要自由切换至子库中进行单库检索。点击检索框左侧文献全部分类亦可直接进入学科导航，包括基础科学、工程科技、农业科技等领域，每个领域又进行了细分，根据需要点击某一个分类，即可进行检索。一框式检索方式采用智能检索技术，自动切分词组和句子，快速响应用户检索需求，实现精确检索。

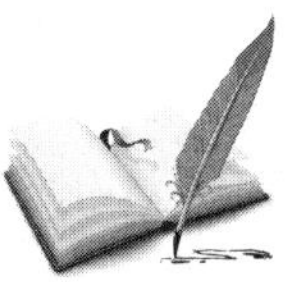

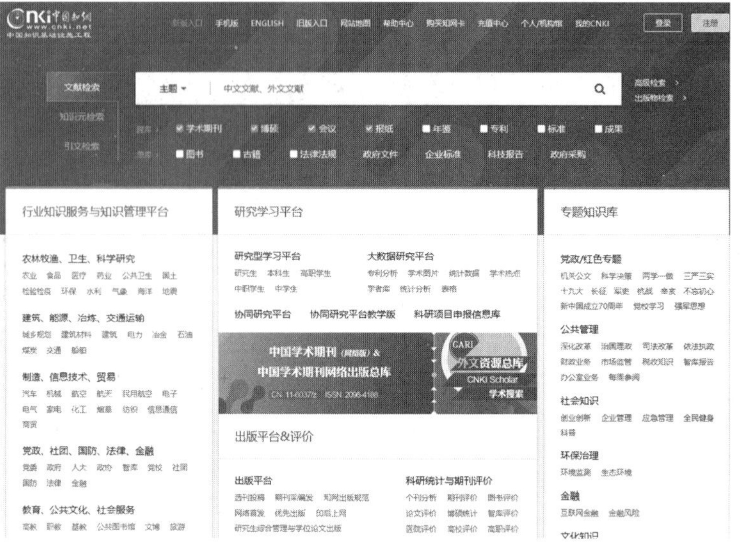

图 5-1　CNKI 主界面

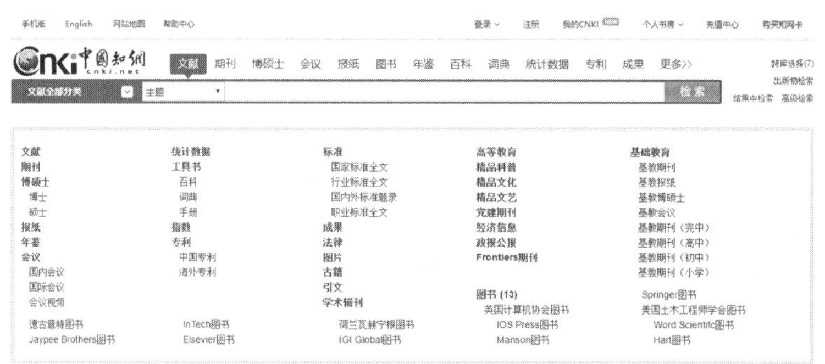

图 5-2　一框式检索界面

表 5-1　CNKI 检索字段及说明

字段名称	说　明
主题	检索篇名、关键词、摘要中出现检索词的文献
篇名	检索篇名中出现检索词的文献
关键词	检索关键词中出现检索词的文献
摘要	检索摘要中出现检索词的文献
作者	检索某作者发表的文献
全文	检索全文（包括文献篇名、摘要、关键词、正文等全部内容）中出现检索词的文献
参考文献	检索参考文献（包括参考文献篇名、作者及文献出处等）中出现检索词的文献
基金	在基金名称中进行检索，以获得相关基金资助的文献
单位	检索某单位发表的文献
刊名	检索某期刊发表的文献
期	检索某期的文献（以 2 位字符表示，如 01 表示第 1 期，增刊和合刊分别用 S 和 Z 表示，如 S1 表示增刊 1）
中图分类号	按照中国图书馆分类法中的学科分类号检索文献
ISSN	按照国际标准刊号检索文献
CN	按照国内统一刊号检索文献
文献来源	按照文献出版来源名称（如期刊名）检索文献

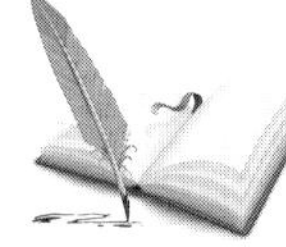

（二）高级检索

对于需要专业检索和组合检索的用户可以进入高级检索模式进行检索。在检索的首页中，选择要检索的库，再点击“高级检索”，直接进入高级检索页面。

点击 CNKI 主页一框式检索框右侧的高级检索可直接进入高级检索界面。默认高级检索模式为多行双词组配检索，“行”指检索行，可根据需要通过点击行左侧的“ + ”或“ - ”来自由添加或减少，检索行之间可进行“并且”“或者”“不含”3 种布尔逻辑设置；“双词”指每组检索行提供两个输入框供输入两个检索词，两个检索词之间可进行“并含”“或含”“不含”三种布尔逻辑设置。用户可根据需要运用多行双词逻辑组合设定检索策略，在此基础上再输入检索控制条件如发表时间、文献来源、作者、作者单位等完成高级检索。高级检索对检索的表达性更强，检索效率和检索结果的精确度更高，适用于复杂课题的检索（图 5 - 3）。

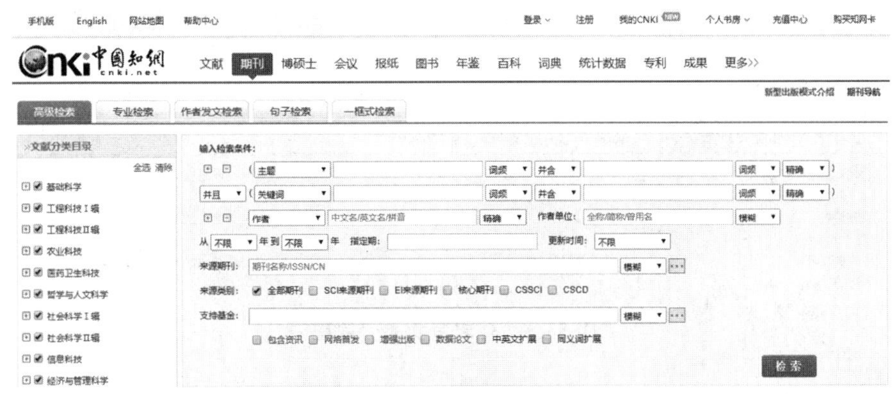

图 5 - 3　高级检索界面

（三）专业检索

专业检索比高级检索功能更强大，需要检索人员根据系统的检索语法编制检索式进行检索。专业检索中使用的运算符有逻辑与（and）、逻辑或（or）、逻辑非（not）、数值（value）、字符串（str）、自然数（N）。其中 = 、% 、#、 $ 、/SUP、/NEAR、/PREV、/SEN、/AFT、/PEG 是条件运算符，对检索条件进行详细说明；（）用以改变运算优先顺序；? 代表一个字符，* 代表任意字符。

需要注意的事项：除了 = 和 % 外，其他所有的运算符（包括 and、not、or）前后都要空格；and、not、or 大小写均可，其他运算符字母都要求大写；所有的符号包括空格都应在半角状态下输入；使用“同句”“同段”“词频”建立检索式时需要用一组西文单引号将多个检索词及其运算符括起，即在 = 和 % 后面若还涉及到运算符（?、* 除外）时则将 = 及 % 后面的全部内容应用一组西文单引号引起来。

点击专业检索框右侧的“检索表达式语法”，可登录到专业检索表达式语法页面，此页面中详细介绍了专业检索式的构造及建立检索式时应注意的事项（图 5 - 4）。

（四）作者发文检索

通过作者姓名、单位等信息，查找作者发表的全部文献及查看文献被引用及下载情况（图 5 - 5）。

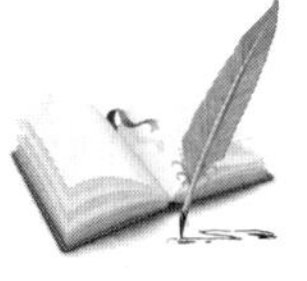

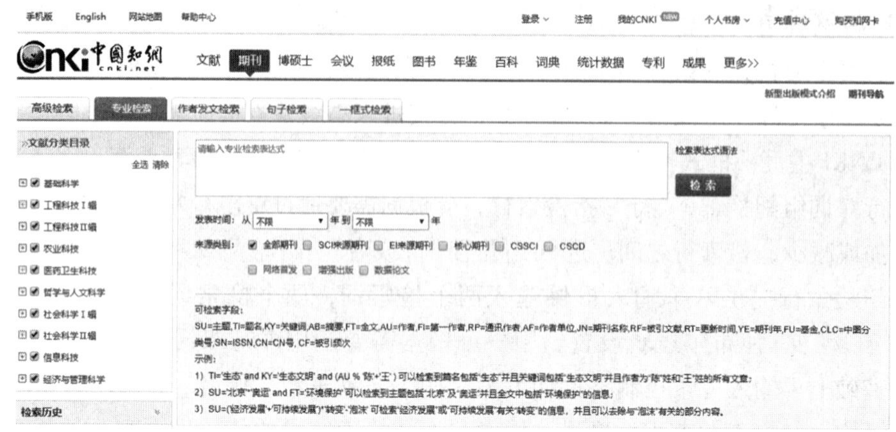

图 5－4　专业检索界面

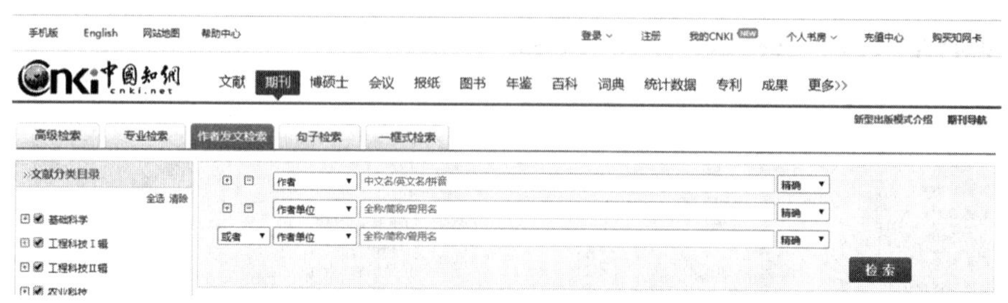

图 5－5　作者发文检索界面

（五）句子检索

句子检索用来检索文献正文中所包含的某一句话，或者某一个词组等文献，通过输入两个检索词，查找同时包含这两个检索词的句子或段落（图 5－6）。

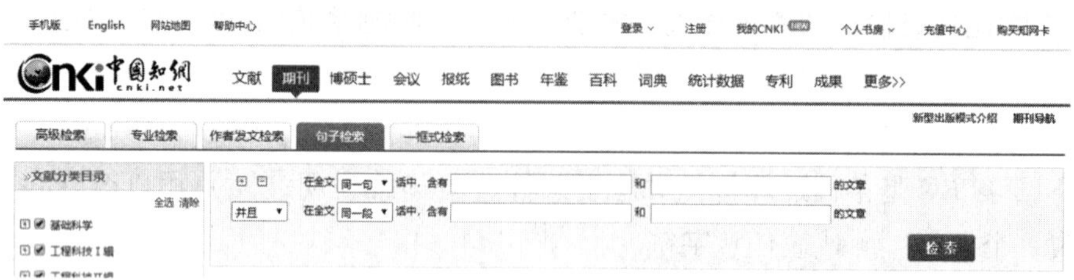

图 5－6　句子检索界面

（六）出版物检索

点击 CNKI 主页一框式检索框右侧的出版物检索可进入导航首页，主要包括出版来源导航、期刊导航、学术辑刊导航、学位授予单位导航、会议导航、报纸导航、年鉴导航、工具书导航。不同导航对应的文献来源数据库有所不同，针对不同导航下设不同的筛选条件和检索字段（图 5－7）。

三、检索结果的处理

CNKI 检索结果有题录、摘要和全文三种输出形式。

（一）题录输出

执行检索后，检索结果首先以题录形式显示，每页默认显示 20 篇文献，每篇文献提供有题名、作者、来源、发表时间、数据库、被引、下载等信息。CNKI 提供了主题、发表年度、研究层次、作者、机构、基金等分组浏览功能，且可通过相关度、发表时间、被引次数、下载次数对检索结果进行排序。此外题录显示页面还提供了文献管理功能，对选中的文献题录可导出或定制到个人（机构）馆，导出格式有文本、excel、word 等（图 5－8）。

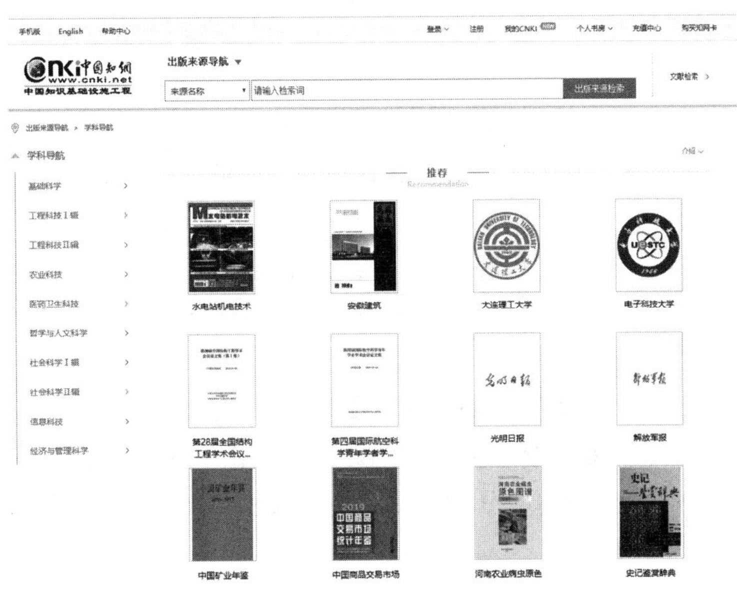

图 5－7　出版物检索界面

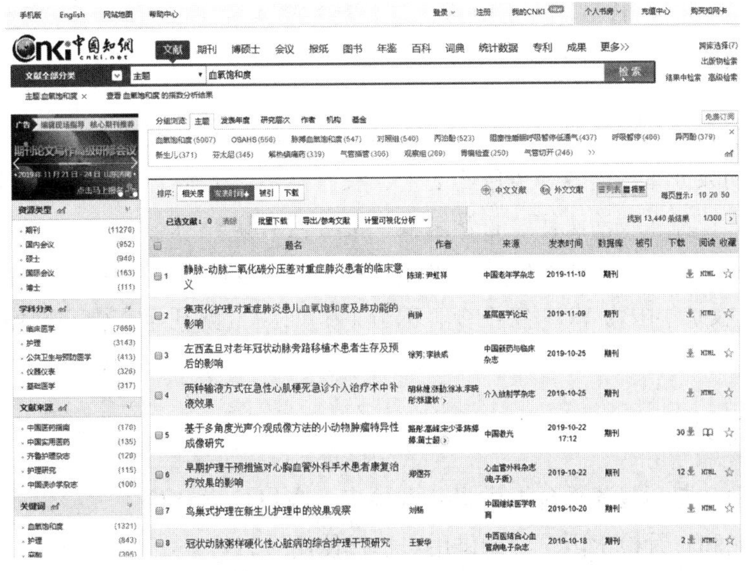

图 5－8　题录输出界面

（二）摘要输出

在题录输出页面点击切换到摘要即可登录到摘要输出页面，每页默认显示 20 篇文献，提供有文献的篇名、作者、作者单位、出处、摘要、引文、下载等信息，同时也提供了分组浏览、排序及导出功能（图 5－9）。

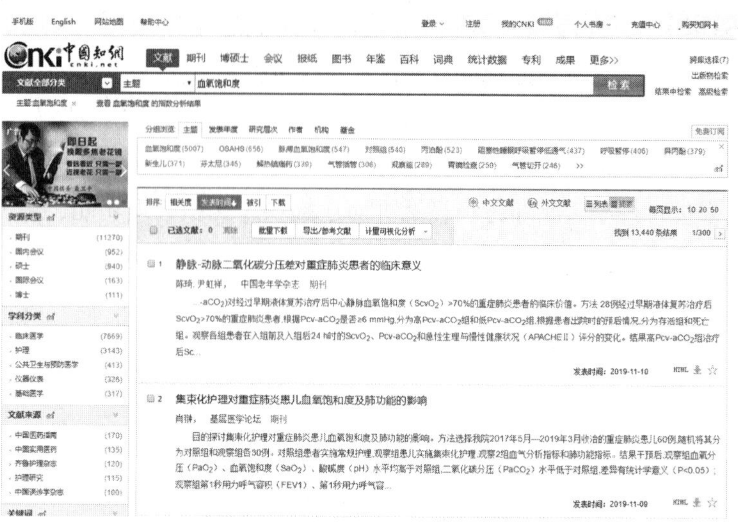

图 5-9　摘要输出界面

（三）全文输出

CNKI 提供了 HTML、CAJ 和 PDF 三种全文输出格式，CAJ 格式通过安装 CNKI 自有的全文浏览器 CAJ Viewer 来阅读，而 PDF 格式通过通用的 Adobe Acrobat Reader 来阅读。点击文献详细信息页面下方的 HTML 阅读、CAJ 下载和 PDF 下载三个链接，即可对文献进行在线阅读或下载保存。

扫码“学一学”

第二节　维普资讯中文期刊服务平台

一、概述

维普资讯中文期刊服务平台（http：//qikan. cqvip. com/）是由重庆维普资讯有限公司开发的数字期刊数据库，内容涵盖医药卫生、农业科学、机械工程、自动化与计算机技术、化学工程、经济管理、政治法律、哲学宗教、文学艺术等 35 个学科大类，457 个学科小类。目前已收录中文期刊 14 600 余种，其中现刊 9 456 种，包括 1 973 种核心期刊，文献总量达 6 600 余万篇。收录年限为 1989 年至今，部分期刊回溯至创刊年。中心网站更新周期为日更新。

二、检索功能

维普资讯中文期刊服务平台提供了基本检索、高级检索和检索式检索 3 种检索功能以及期刊导航功能和查看检索历史功能供用户选择使用。

1. 基本检索　登录维普资讯中文期刊服务平台，默认即为基本检索界面。基本检索是简单快捷的中文期刊文献检索方式，一般适用于简单课题的检索，也可以通过二次检索功能对复杂课题进行检索。基本检索界面（图 5-10）默认状态为在任意字段中检索，点击左侧下拉菜单显示有任意字段、题名或关键词、题名、关键词、文摘、作者、第一作者、机构、刊名、分类号、参考文献、作者简介、基金资助、栏目信息等字段，选择其中一个检索字段，在其右侧的检索框中输入检索词进行检索即可。检索框中输入的所有字符均被

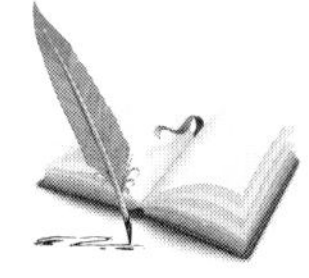

视为检索词，不支持任何逻辑运算；如果输入逻辑运算符，将被视为检索词或停用词进行处理。

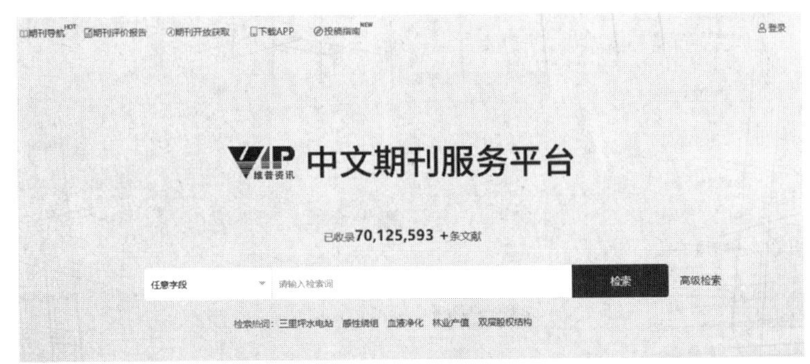

图 5－10 基本检索界面

2. 高级检索 点击基本检索框右侧的“高级检索”，可以进入高级检索界面（图5－11）。此界面又分为高级检索和检索式检索二种检索模式，默认为高级检索。

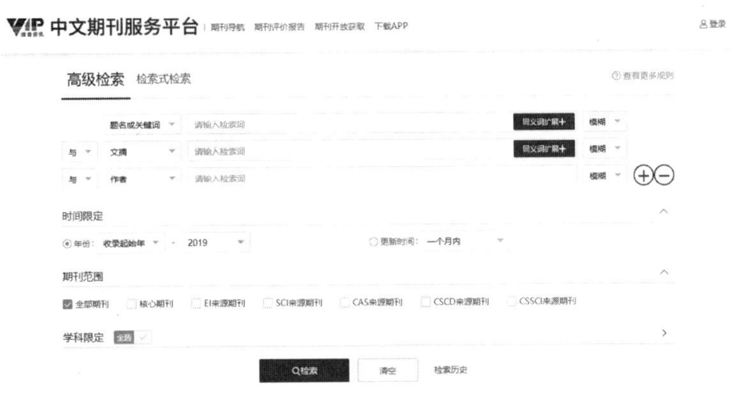

图 5－11 高级检索界面

系统在此检索模式下默认三个检索框，用户可以点击最右侧的＋、－图标来增加或减少检索框的数量。每个检索框中可以输入检索词，并在前方下拉菜单中选定检索字段，以及各检索框之间的逻辑关系，逻辑关系包括与、或、非。并可通过后方的下拉菜单选择模糊或精确检索方式。输入检索词后可以点击检索框右侧的“同义词扩展＋”，系统可以自动添加同义词至检索框，用户也可以手动添加同义词。

用户还可以通过检索框下方的时间限定、期刊范围和学科限定进一步限定文献的出版时间、更新时间、来源期刊和所属学科。

3. 检索式检索 由主页进入高级检索界面后，点击高级检索右侧的“检索式检索”，可进入检索式检索模式（图5－12）。检索式检索需要用户根据系统的检索语法自行编制检索式进行检索，一般适用于熟练掌握检索技术的专业检索人员使用。

用户可以在检索框中使用布尔逻辑运算符对多个检索词进行组配检索。逻辑运算符AND、OR、NOT必须大写，且前后必须空一格；逻辑运算符优先级为：NOT > AND > OR，且可通过英文半角（）进一步提高优先级。

执行检索前，还可以选择时间、期刊来源、学科等检索条件对检索范围进行限定。每次调整检索策略并执行检索后，均会在检索区下方生成一个新的检索结果列表，用户可以对多个检索策略的结果进行比对分析。

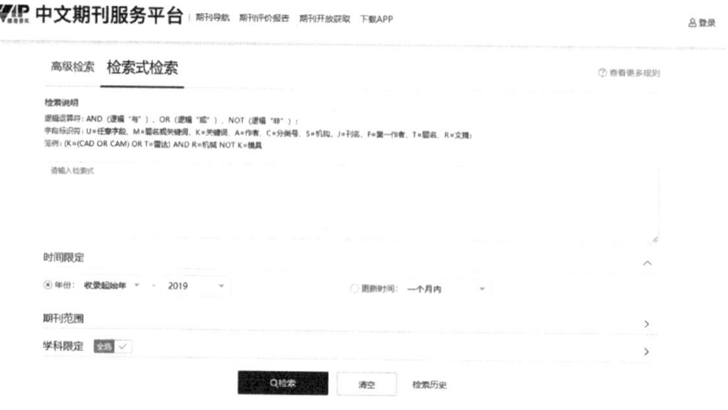

图 5-12　检索式检索界面

4. 期刊导航　通过期刊导航可以快速查找所需要的期刊，了解期刊的出版信息、查看期刊引证报告等。还可以逐年、逐期的浏览期刊的内容，并对刊内文献进行检索。在期刊检索页面可以通过期刊名、ISSN 号等进行检索，系统还提供了期刊名字顺导航、期刊学科分类导航、核心期刊导航、国内外数据库收录导航、期刊地区分布导航等，随时点击数据库页面上方的“期刊导航”即可进入（图 5-13）。

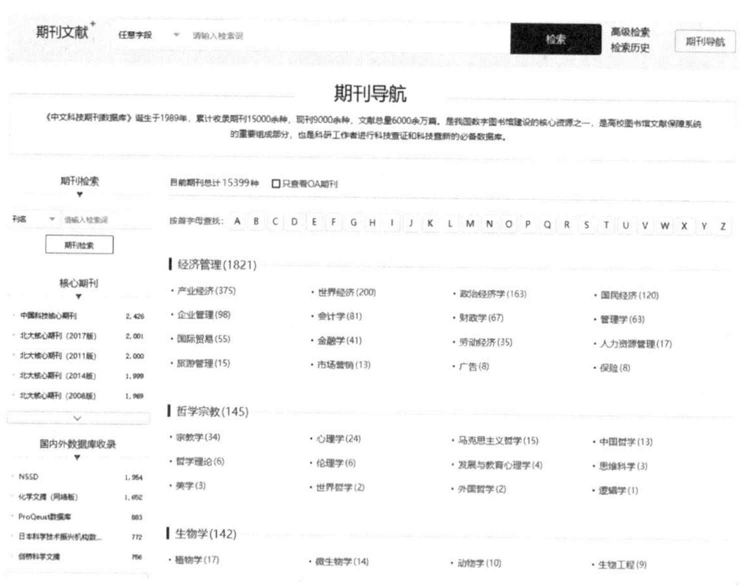

图 5-13　期刊导航界面

5. 检索历史　检索历史是为用户提供的个性化服务功能，系统对用户检索历史可以做自动保存，最多允许保存 20 条检索表达式，可从中选择某条检索表达式进行重新检索，也可订阅某条检索表达式第一时间获取最新相关文献（图 5-14）。无意义的检索表达式选中后可点击删除。

三、检索结果处理

执行检索后，检索结果以摘要形式显示，每页默认显示 20 篇文献，提供有文献题名、作者、出处、摘要、关键词等信息。单击每篇文献的作者名可筛选出检索结果集合中该作者的所有文献，单击刊物名称可输出该刊物的详细信息并列出所刊载的所有文献内容。选

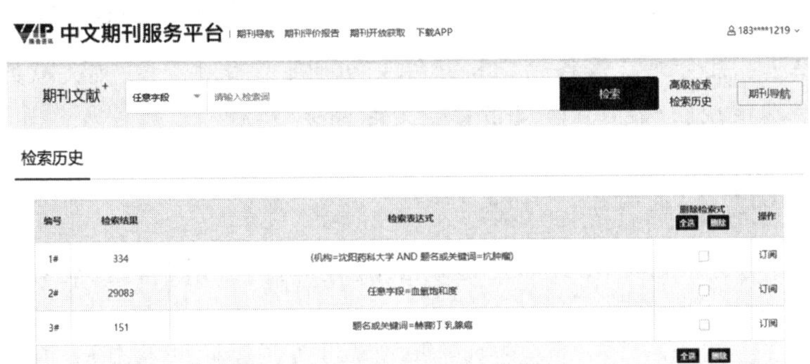

图 5－14　检索历史界面

中需要的文献后可对文献进行导出。每篇文献题名后根据文献阅读权限提供多种获取方式，如，下载 PDF、在线阅读、免费下载可直接获取文献全文，其他获取方式主要有文献传递、网络资源外链等（图 5－15）。

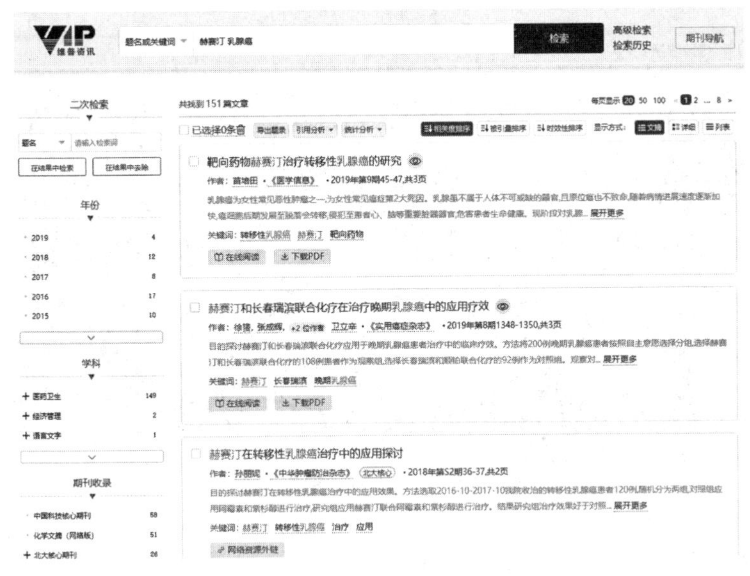

图 5－15　检索结果界面

第三节　万方数据知识服务平台

扫码“学一学”

一、概述

万方数据知识服务平台（http://www.wanfangdata.com.cn/）是由北京万方数据股份有限公司、中国科技信息研究所联合研制开发的一个以科技信息为主的网络化信息服务系统。

万方数据内容涵盖自然科学和社会科学各个领域，信息资源类型包括期刊论文、学位论文、会议论文、专利文献、科技报告、成果、标准、法规、地方志、视频、OA 论文等。

其中，期刊论文是万方数据的重要组成部分，包括中文期刊和外文期刊，其中中文期刊共 8 000 余种，核心期刊 3 200 种左右，基本包括中国科技论文与引文数据库中的核心期

刊，并拥有中华医学会系列期刊的独家授权，涵盖了自然科学、工程技术、医药卫生、农业科学、哲学政法、社会科学等各个学科；外文期刊主要来源于外文文献数据库，收录了1995年以来世界各国出版的20 900种重要学术期刊。

二、检索功能

万方数据知识服务平台提供多种检索功能，包括基本检索、高级检索、专业检索和作者发文检索。

（一）基本检索

基本检索是万方数据知识服务平台主页上方的默认检索功能，此功能可以通过选择检索框上方的全部、期刊、学位、会议、专利、科技报告、成果、标准、法规、地方志、视频等来实现不同文献类型和范围的检索。单击检索框可对检索字段进行限定，基本检索模式下系统提供题名、作者、作者单位、关键词、摘要5种限定字段（图5－16）。

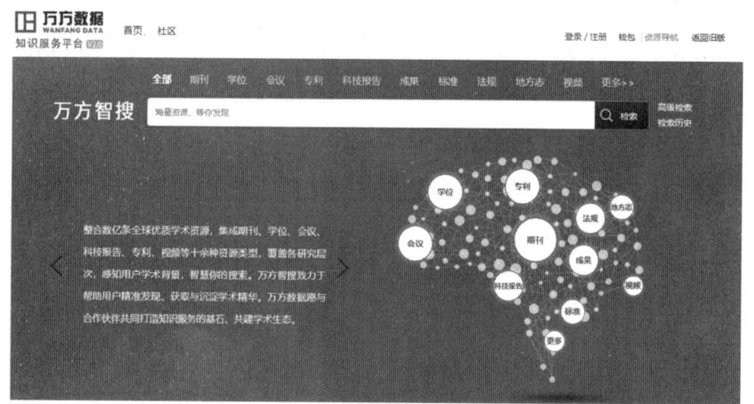

图5－16　基本检索界面

（二）高级检索

点击基本检索框后面的“高级检索”，可以进入高级检索界面。此界面又分为高级检索、专业检索和作者发文检索三种检索模式，默认为高级检索。

在高级检索模式下默认有三个检索框，用户可以点击前方的＋、－图标来增加或减少检索框的数量。每个检索框中可以输入检索词，并在前方下拉菜单中选定检索字段，以及各检索框之间的逻辑关系，逻辑关系包括与、或、非，并可通过后方的下拉菜单选择模糊或精确检索方式。用户还可以同时选择检索框上方的文献类型和下方的检索时间范围进行限定检索。

因为不同类型的文献所具有的特征不同，所以不同文献类型所能检索的字段也不同。因此，检索字段下拉菜单中显示的字段会因用户所选文献类型的范围有所变化，所选文献类型越多，可选择检索字段越多。其中，“主题”字段为包括标题、关键词和摘要三个字段的集合字段。

在高级检索界面，系统还提供了“智能检索”功能，实现检索词的中英文扩展和主题词扩展。

检索历史保存了本次登录系统后所有的检索策略、检索数据库和检索时间，并可以对

检索历史进行删除和导出操作（图 5－17）。

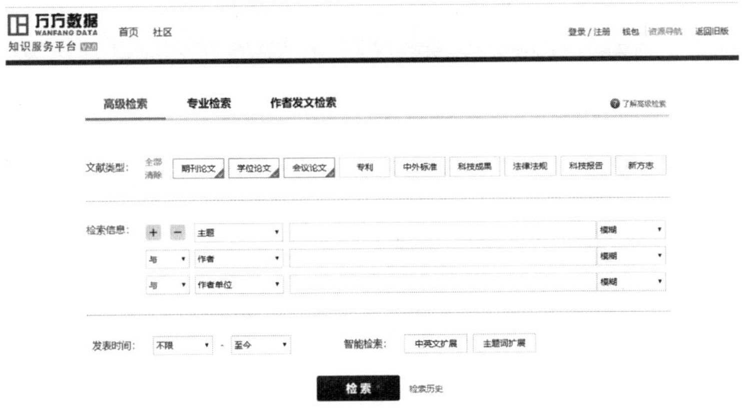

图 5－17　高级检索界面

（三）专业检索

专业检索需要用户熟悉该系统的检索技术和检索语言。检索时，用户需要将能够表达检索课题需求并能够被系统识别的检索表达式输入检索框进行检索。用户可以使用逻辑运算符、双引号以及特定符号等各种运算符构建检索表达式实现检索需求，是更灵活、方便地构造检索式的检索方式（图 5－18）。

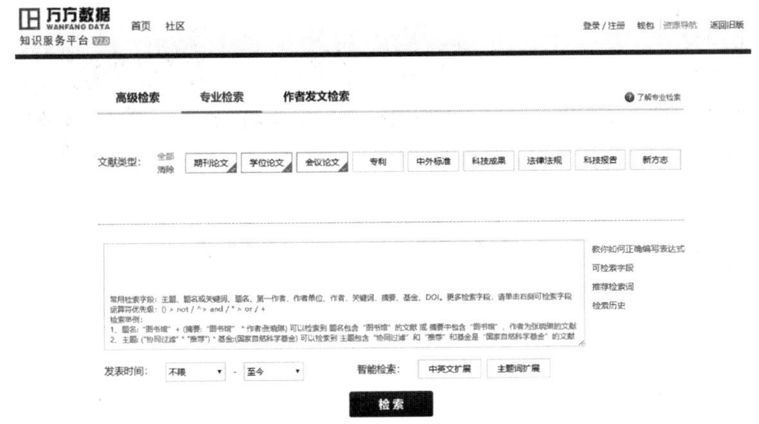

图 5－18　专业检索界面

在专业检索界面，系统还提供了“推荐检索词”功能。点击此按钮弹出推荐检索词对话框，用户可以将科学技术要点、立项报告正文等与检索课题相关的文本输入或粘入其中，系统会在下方推荐检索词供用户参考。

（四）作者发文检索

在该检索模式下可以通过输入作者名称和作者单位等字段来精确查找相关作者的学术成果，系统默认精确匹配，用户可自行选择精确还是模糊匹配。同时，可以通过点击输入框前的“＋”号来增加检索字段。若某一行未输入作者或作者单位，则系统默认作者单位为上一行的作者单位（图 5－19）。

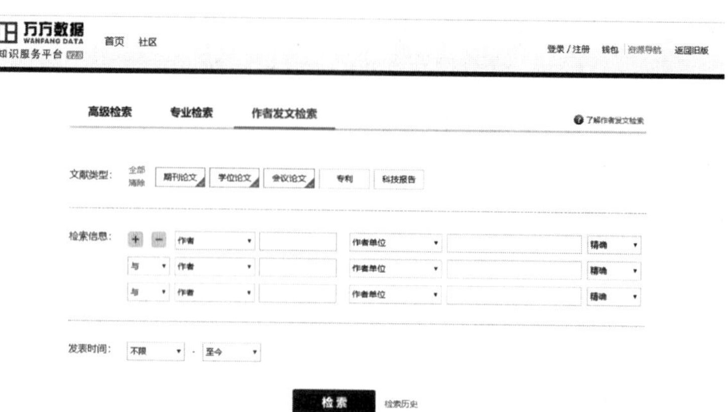

图 5－19　作者发文检索界面

三、检索结果

（一）检索结果的显示

检索结果页面提供了精简和详细两种模式显示文献。各种检索方式的精简模式检索结果显示情况一致，详细模式页面布局略有不同，系统默认详细模式（图 5－20、图 5－21）。

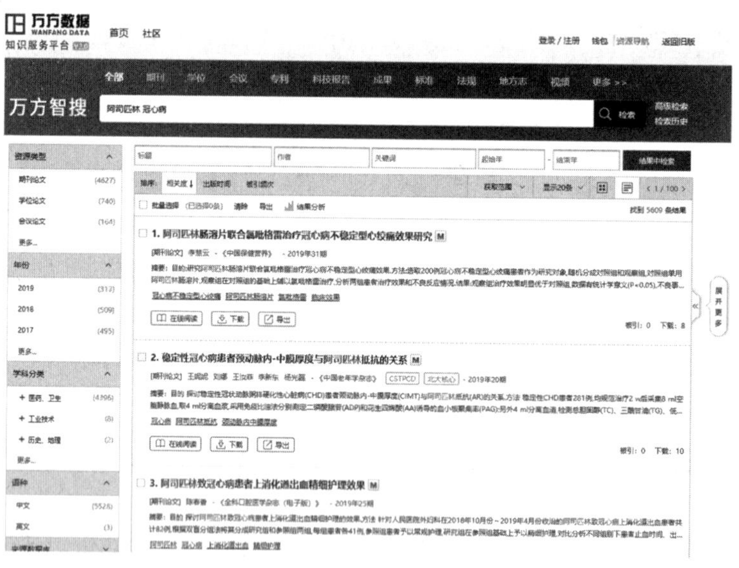

图 5－20　基本检索的检索结果详细模式显示界面

检索结果的排序方式默认为相关度优先，即按相关度由高到低排序检索结果。另外还可按出版时间和被引频次排序。

界面左侧提供了按资源类型、年份、学科分类、语种等不同角度进行分析的聚类结果，用户可根据需要选择，以便对检索结果进行限定，提高检索的准确率。还可以在检索结果上方进行“结果中检索”，实现二次检索。

点击文章题目，打开详细信息页面，可以了解到该文献的题名、摘要、作者、关键词等信息，可以链接到与当前文献研究方向、主题、内容相似或相关的“相似文献”，还可以链接到“相关主题”“相关机构”“相关学者”等。

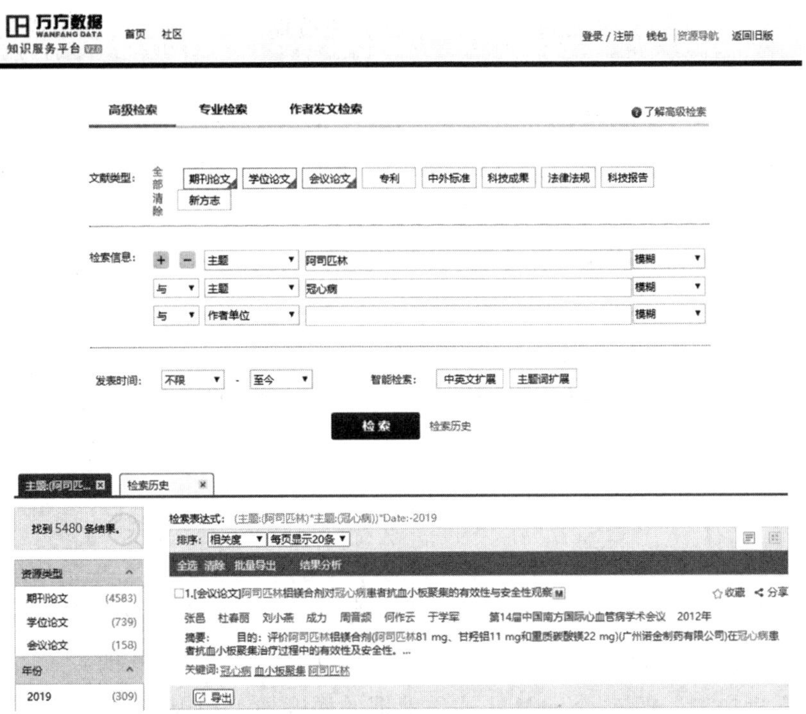

图5-21　高级检索的检索结果详细模式显示界面

（二）题录的保存

在检索结果页面可以选择一条、多条或全部检索结果，并可将所选检索结果按参考文献格式、NoteExpress、EndNote等不同的输出格式复制或导出。

（三）全文的显示与保存

在文献题录下方点击“在线阅读”或“下载”，可以查看或以PDF格式下载该文全文。

扫码“学一学”

第四节　中国生物医学文献服务系统

一、概述

中国生物医学文献服务系统（SinoMed）是由中国医学科学院北京协和医学院医学信息研究所/图书馆开发研制的集检索、统计分析、免费获取、全文传递服务于一体的生物医学中外文整合文献服务系统。

（一）收录范围

SinoMed涵盖资源丰富、学科范围广泛、年代跨度大、专业性强、更新及时，能全面、快速反映国内外生物医学领域研究的新进展。现整合了以下5种资源。

1. 中国生物医学文献数据库（CBM）　收录1978年至今国内出版的生物医学学术期刊2 900余种，其中2019年在版期刊1 890种。全部题录均进行主题标引和分类标引，同时对作者机构、发表期刊、所涉基金等进行规范化加工处理，支持在线引文检索，辅助用户开展引证分析。

2. 西文生物医学文献数据库（WBM） 收录世界各国出版的重要生物医学期刊文献题录2 900余万篇，其中协和馆藏期刊6 300余种，免费期刊2 600余种。年代跨度大，部分期刊可回溯至创刊年。

3. 中国医学科普文献数据库（CPM） 收录1989年以来近百种国内出版的医学科普期刊，文献总量达43万余篇。重点突显养生保健、心理健康、生殖健康、运动健身、医学美容、婚姻家庭、食品营养等与医学健康有关的内容。

4. 北京协和医学院博硕学位论文库（PUMCD） 收录1981年以来协和医学院培养的博士、硕士的学位论文全文，范围涉及医学、药学各专业领域及其他相关专业，可在线浏览。

5. 中国生物医学引文数据库（CBMCI） 收录1989年以来中国生物医学学术期刊文献的原始引文2 000余万篇，经归一化处理后，引文总量达640余万篇。所有期刊文献引文与其原始文献题录关联，以支持引文检索与引证分析。

（二）功能特色

系统支持文献检索、引文检索、期刊检索、原文索取及数据服务。其中文献检索可以进行跨库检索，也可以选择单个库检索。该系统的功能特色有以下几项。

1. 数据深度加工、规范 SinoMed注重数据的深度加工和规范化处理。根据美国国立医学图书馆《医学主题词表（MeSH）》（中译本）、中国中医科学院中医药信息研究所《中国中医药学主题词表》以及《中国图书馆分类法 医学专业分类表》对收录文献进行主题标引和分类标引。其中，CBM还对作者机构、发表期刊、所涉基金等进行规范化加工，以提升机构、期刊及基金查询分析的准确性与全面性。

2. 检索功能强大、方便 该系统支持跨库检索、快速检索、高级检索、多内容限定检索、主题词表辅助检索、主题与副主题扩展检索等多种检索功能，并增加了作者/第一作者检索、作者单位/第一作者单位检索、基金检索等字段检索功能，以及检索词智能提示、通讯作者/通讯作者单位检索、检索表达式实时显示在编辑窗口、跨库检索表达式逻辑组配、拓宽二次检索途径等功能。

3. 全文服务方式多样 在整合各类原文链接信息的基础上，借助协和医学院图书馆丰富的馆藏资源和与维普等数据服务商的合作，同时依托国家科技图书文献中心（NSTL），建立起强大全文传递服务系统。用户能获取协和医学院博硕士学位论文、直接获取免费期刊文献原文、获得外文非免费原文链接及通过SinoMed文献传递服务系统申请付费式原文索取等全文服务。

4. 个性化服务 用户注册个人账号后，能拥有SinoMed的“我的空间”权限，享有检索策略定制、检索结果保存和订阅、检索内容主动推送及邮件提醒、写作助手、引文追踪、使用统计等个性化服务。

二、检索方法

（一）跨库检索

进入SinoMed，默认状态下是跨库检索，也可以从SinoMed各子文献数据库首页右上角的数据库下拉菜单里进入跨库检索。跨库检索能同时在SinoMed平台集成的多个数据库进

行检索。如在“中国生物医学文献数据库”“西文生物医学文献数据库”“北京协和医学院博硕学位论文库”“中国医学科普文献数据库”中查找标题包括“利福平”的文献，只需在跨库检索高级检索页面的“构建表达式”中选择“标题”，输入“利福平”，再执行“检索”操作，即可查找到所需文献。

SinoMed 支持通配符检索，即截词检索，系统支持单字通配符（?）和任意通配符（%）两种通配符检索方式，具体含义如下。

（1）单字通配符（?）　替代一个字符。如：输入“血？动力”，可检索出含有血液动力、血流动力等的文献。

（2）任意通配符（%）　替代任意个字符。如：输入“肝炎%疫苗”，可检索出含肝炎疫苗、肝炎病毒基因疫苗、肝炎减毒活疫苗、肝炎灭活疫苗等的文献。

（二）快速检索

SinoMed 中所有数据库均支持快速检索。快速检索是在数据库的常用字段内执行智能检索。

在各个单库中，常用字段相同，包括标题、摘要、关键词、主题词四个字段。智能检索是基于系统预先构建的自由词—主题词转换表，可将输入的检索词转换成表达同一概念的一组词进行检索的方式，即自动实现检索词及其同义词、检索词对应主题词及该主题词所含下位词的同步检索。快速检索支持词与词间的逻辑组配检索，且对检索词的数量没有限制，词间用空格分隔，默认为“AND”逻辑组配关系。以 CBM 为例，检索“异烟肼与利福平联合用药”的有关文献，在快速检索状态下输入“异烟肼 利福平”，系统进行智能检索，检索式为“（"异烟肼"［常用字段］OR "异烟酸肼"［常用字段］OR "异烟肼"［主题词］）AND（"利福平"［常用字段］OR "利福平"［主题词］）”（图 5－22）。

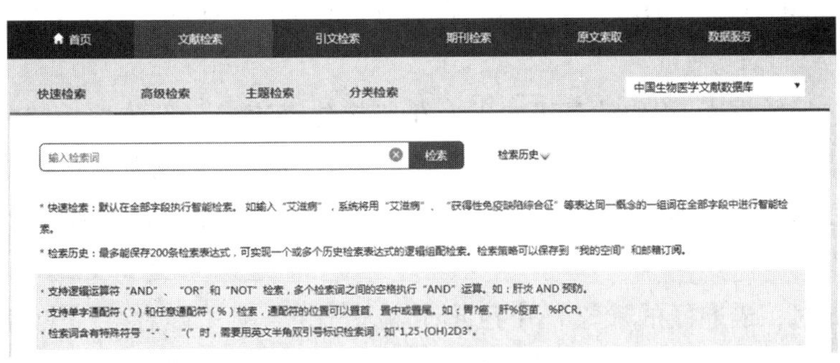

图 5－22　SinoMed 快速检索

需要将多个英文单词作为一个检索词时，或者检索词含有特殊符号“－”“（”时，需要用英文半角双引号标识检索词，如"hepatitis B virus""1，25－（OH)$_2$－2－D3"。

（三）高级检索

高级检索提供了选择字段、智能检索、精确检索、限定检索和检索历史等功能。支持多个检索入口、多个检索词之间的逻辑组配检索，方便用户构建复杂检索表达式。

高级检索中可选字段包括常用字段、核心字段、标题、摘要、作者等 22 个选项。其中，核心字段由中文标题、关键词、主题词三个字段组成，与“常用字段”相比，剔除了“摘要”项，可提高查准率。

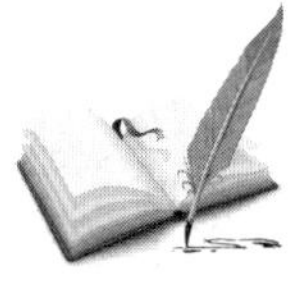

精确检索是指在关键词、主题词、分类号、作者等字段中可进行的检索结果与检索词完全匹配的检索方式。与之对应的模糊检索亦称包含检索，即检索词包含在命中文献的检索字符串中。例：检索作者“张明”的文献，在不勾选“精确检索”的情况下即进行模糊检索，可检出作者为“张明”“刘张明”“张明丽”等的文献。与精确检索相比，模糊检索能够扩大检索范围，提高查全率。如无特殊说明，CBM 系统中默认进行的是模糊检索。

高级检索界面含有限定检索功能，可对检索结果的语种、年代、文献类型、年龄组、性别、对象类型等进行限定。进行限定检索时，可以在检索前设置限定条件，也可以在检索后设置限定条件，还可以根据需要随时修改限定条件。如果是在检索后设置限定条件，或对限定条件进行了修改，需点击“检索”才能对当前检索条件执行新的限定检索。

检索历史最多保存 200 条检索表达式，并且可以从中选择一个或者多个检索表达式进行逻辑运算，或者指定部分或全部检索表达式构建检索策略并保存到我的空间。

该系统支持的逻辑运算符有三种，分别为“AND”（逻辑与）、“OR”（逻辑或）和“NOT”（逻辑非），三者间的优先级顺序为：NOT > AND > OR。可以通过以下两种方法进行逻辑组配检索。

（1）直接输入法　在快速检索框中的检索词或检索表达式之间直接使用“AND”“OR”或“NOT”（不区分大小写），高级检索框中的检索词或检索表达式之间直接使用“AND”“OR”或“NOT”（只能采用大写）。检索词或检索表达式与逻辑组配符号之间需要有空格。

（2）在检索历史界面，依次选中欲组配的检索式，选择“AND”或“OR”按钮即可实现“AND”和“OR”操作。而欲从检索式 1 中去除检索式 2 的内容，需要先选择检索式 1，再点击“AND”或“OR”按钮，之后选择检索式 2，最后点击“NOT”按钮。

例如，在 CBM 中查找 2017 年后发表的阿司匹林治疗血栓的综述文献。可以进行如下操作。

第一步：选择数据库 CBM 的高级检索，在“构建表达式”部分选择“常用字段”，在其后的检索框中分别输入“阿司匹林”和“血栓”，两字段之间的逻辑算符选择“AND”。

第二步：在“年代”部分选择开始时间“2017 -”。在限定检索部分的文献类型选项中选择“综述”。

第三步：此时，最上面的检索框中已形成检索式：" 阿司匹林" ［常用字段：智能］AND " 血栓" ［常用字段：智能］AND 综述［文献类型］AND 2017 - ［日期］，点击检索按钮即可得到检索结果（图 5 - 23）。

（四）主题检索

主题检索是对系统标引的主题词字段进行检索的途径。输入检索词后，系统将在《医学主题词表（MeSH）》中文译本及《中国中医药学主题词表》中查找对应的中文主题词。也可通过“主题导航”，浏览主题词树查找需要的主题词。

如在 CBM 的主题检索中查找阿司匹林治疗脑血栓方面的文献。可以进行如下操作。

第一步：进行课题分析，该课题的主要概念为阿司匹林、脑血栓，分别应组配副主题词治疗应用、药物疗法。两个概念分别检索，不分先后顺序，其逻辑关系为

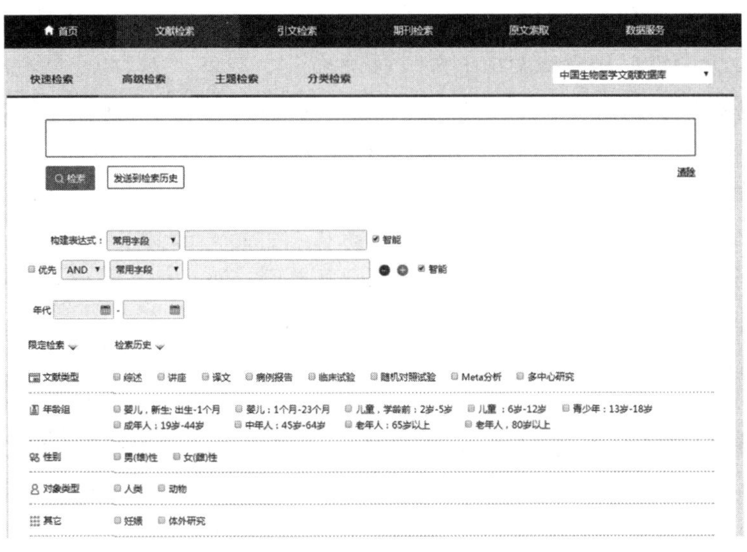

图 5－23　CBM 高级检索

“AND”。

第二步：进入 CBM 的主题检索页面，在检索入口选择“中文主题词”，输入“阿司匹林”后，点击“查找”按钮。在出现的主题词列表中找到其主题词“阿司匹林”，点击该词。

第三步：选择副主题词“治疗应用”，此时主题检索选项可以选择“加权”“扩展”，加权检索即检索带星号＊的主题词，可提高检索结果的相关性；扩展检索是选择该主题词及其下位词进行检索。点击“发送到检索框”。

第四步：在检索框中输入“脑血栓”，点击查找。在主题词列表中选择“颅内血栓形成”，点击该主题词。

第五步：选择副主题词“药物疗法”，逻辑算符选择“AND”，点击“发送到检索框”。(图 5－24)

第六步：点击“检索”按钮，得到检索结果。

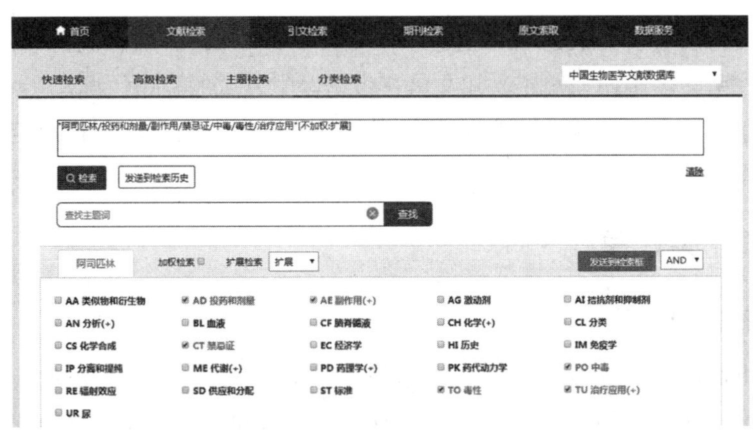

图 5－24　CBM 主题检索

(五) 分类检索

分类检索是对数据库中记录的分类号字段进行检索的途径。分类检索从文献所属的学

科角度进行查找，能提高族性检索效果。输入类名或分类号后，系统将在《中国图书馆分类法　医学专业分类表》中查找对应的类号或类名。

例如，在 CBM 的“分类检索”中查找“肺肿瘤的药物疗法”方面的文献。

第一步：在 CBM 的分类检索页面的检索框中输入“肺肿瘤”，点击“查找”，在列出的分类名中找到“肺肿瘤”，点击该分类名。

第二步：在分类词注释详细页面，显示了该分类可组配的复分号、详细解释。可以根据检索需要，选择是否“扩展检索”。“肺肿瘤的药物疗法”应选择复分号“药物疗法、化学疗法”。选中后“发送到检索框”（图 5－25），再点击“检索”按钮，即可检索出“肺肿瘤的药物疗法”的相关文献。

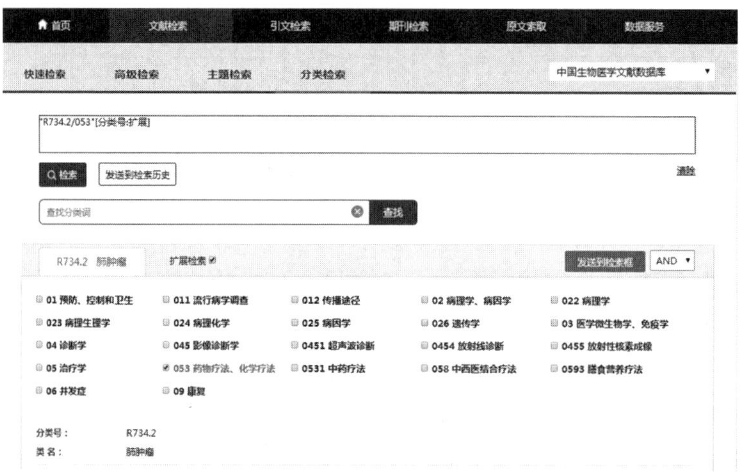

图 5－25　CBM 分类检索

（六）期刊检索

期刊检索提供从期刊途径获取文献的方法。可以通过刊名、出版地、出版单位、期刊主题词、ISSN 等途径查找期刊，并能对期刊的发文情况进行统计与分析。

（七）引文检索

引文检索支持从被引文献题名、主题、作者/第一作者、出处、机构/第一机构、资助基金等途径查找引文，帮助了解感兴趣文献在生物医学领域的引用情况。

在引文检索结果界面，用户还能对检索结果做进一步的限定，包括限定被引频次、被引年代、引文发表年代等。

三、检索结果处理

（一）检索结果显示

检索结果页面可以设置显示的格式（题录、文摘）、每页显示的条数（20 条、50 条、100 条）、排序的规则（入库、年代、作者、期刊、相关度、被引频次），并且可以进行翻页操作和指定页数跳转操作。

CBM 对检索结果从核心期刊、中华医学会期刊、循证文献三方面进行了分类（图 5－26）。

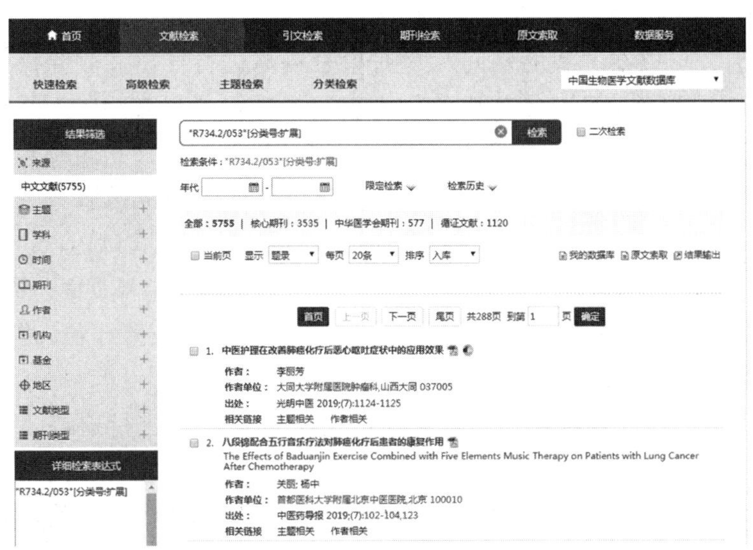

图 5－26　CBM 检索结果显示

（二）检索结果输出

在检索结果页面，用户可根据需要点击结果输出，选择输出方式、输出范围、保存格式。

（三）检索结果筛选

检索结果页面左侧，可从来源、主题、学科、时间、期刊、作者、机构等维度对检索结果进行聚类筛选，点击统计结果数量可以在检索结果页面中展示所需内容。

点击检索结果界面右侧，结果统计处的“分析”按钮，可查看从主题、学科、作者、期刊、时间、地区六方面的分布统计。点击“结果浏览”可查看限定后的结果。系统还通过统计图来展示限定检索后的详细内容，并提供保存或打印功能。

（四）获取免费全文

SinoMed 的全文有三类：中文期刊文献全文、北京协和医学院博硕学位论文全文和外文生物医学期刊文献全文。

（1）如果读者所在单位订购了维普中文数据库，可以利用 SinoMed 提供的维普中文全文链接功能获取中文期刊文献全文。

（2）如果读者所在单位订购了北京协和医学院博硕学位论文，可以进入北京协和医学院博硕学位论文库检索结果页面，点击标题右侧的全文链接图标，即可获取学位论文全文。

（3）SinoMed 对网络生物医学免费期刊及其文献进行了整理。进入 WBM 检索结果页面，点击“原文链接”中展示的图标，用户可以查找免费期刊文献线索并获取全文。如果读者所在单位拥有一定的外文资源电子馆藏，可以从中选择单位拥有的电子馆藏直接获取该篇文献原文。

四、个性化服务

用户注册个人账号后便能拥有 SinoMed 的“我的空间”权限，享有检索策略定制、检索结果保存和订阅、检索内容主动推送及短信、邮件提醒等个性化服务。

1. 我的检索策略　在已登录了“我的空间”的前提下，从检索历史页面，勾选一个或

者多个记录，保存为一个检索策略，并且可以为这个检索策略赋予贴切的名称。

保存成功后，可以在“我的空间”里对检索策略进行导出和删除操作。点击策略名称进入策略详细页面，可对策略内的检索表达式进行“重新检索”“删除”和“推送到邮箱”。邮箱订阅是指将有更新的检索结果定期推送到用户指定邮箱，可以设置每条检索表达式的推送频率，并可浏览和删除任意记录的邮箱推送服务。通过策略详细页面的“重新检索”，可以查看不同检索时间之间新增的数据文献。

2. 我的数据库 在登录了“我的空间”的前提下，从检索结果页面，可以把感兴趣的检索结果添加到“我的数据库”。在“我的数据库”中，可以按照标题、作者和标签查找文献，并且可以对每条记录添加标签和备注信息。

3. 引文追踪器 引文追踪器用于对关注的论文被引情况进行追踪。当有新的论文引用此论文时，用户将收到登录提示和邮件提示。对于单篇文献，在登录了“我的空间”的前提下，可以创建“引文追踪器”，并发送到“我的空间”，追踪该引文的最新被引情况。在“我的引文追踪”页面，可以对创建的引文追踪进行“重新检索”和“删除”操作。

4. 我的反馈 登录“我的空间”后，用户可以在“我的反馈”中提交 SinoMed 使用过程中的相关疑问和需求，由专人定期回复，回复结果可在“我要查看”页面进行查询和浏览。

5. 数据服务 基于 API 接口，SinoMed 面向 Web 应用提供基于 REST 协议的服务，包括但不限于搭建集成检索平台、构建 Web Widge 插件、开发 APP 或微信小程序等。基于多年来对发文机构的规范，SinoMed 面向医院等用户提供机构文献元数据服务，用来构建机构知识库、评价机构学科影响力、评价机构科研人员产出等。

扫码“练一练”

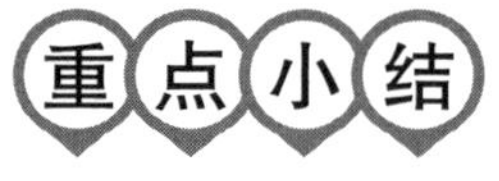

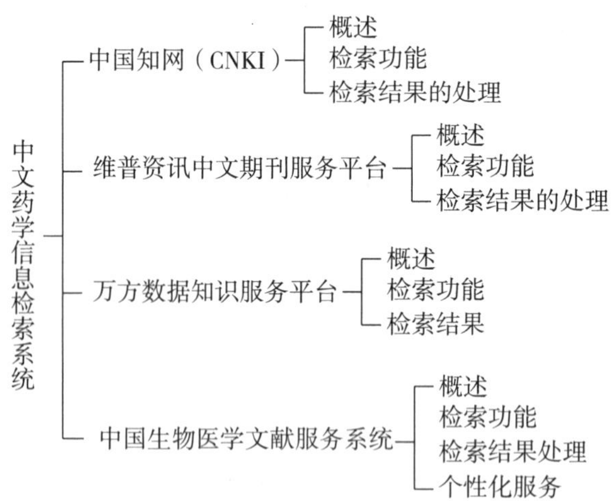

（勾　丹　李修杰）

第六章　外文文摘型药学信息检索系统

学习目标

1. **掌握**　SciFinder 检索系统、PubMed、Integrity、Web of Science 核心合集、EMBASE、BIOSIS Previers 的检索功能。

2. **熟悉**　SciFinder 检索系统、PubMed、Integrity、Web of Science 核心合集、EMBASE、BIOSIS Previers 的基本检索规则和检索结果的处理方法。

3. **了解**　MICROMEDEX Healthcare 系列数据库和 PharmaProjects 数据库收录的主要内容及特点。

外文文摘型数据库具有内容丰富、报道及时、查找迅速、信息质量较高等特点，已成为药学科研人员不可或缺的获取信息的来源。

扫码“学一学”

第一节　SciFinder

一、概述

（一）SciFinder 简介

SciFinder 由美国化学学会（American Chemical Society，ACS）旗下的美国化学文摘社 CAS（Chemical Abstract Service）出品。CAS 在出版 CA 及 CA on CD 的同时，于 1997 年首次出版 CA 的网络版。SciFinder 整合了 Medline 数据库、欧洲和美国等 63 家专利机构的全文专利资料，以及 CA1907 年至今的所有内容。涵盖了包括应用化学、化学工程、普通化学、物理、生物学、生命科学、医学、聚合体学、材料学、地质学、食品科学和农学等诸多领域。可以通过网络直接查看 CA1907 年以来的所有期刊文献和专利摘要，以及 1.51 亿的化学物质记录和 CAS 注册号。SciFinder 是化学和生命科学研究领域中不可或缺的研究工具，也是世界上信息量最大，最具权威性的检索系统之一。

（二）SciFinder 的主要内容

SciFinder 的内容包括 CAplus、MEDLINE、REGISTRY、CASREACT、CHEMCATS、CHEMLIST 六种数据库，现分述如下。

1. CAplus　CAplus 是世界上最大最权威的化学化工文献数据库，收录了 1907 年以来全世界 63 个专利授权机构的专利（含专利族）文献、5 万多种科技期刊（包括目前仍在出版的数千种）论文、会议论文、技术报告、图书、学位论文、评论、会议摘要、e－only 期刊、网络预印本等。此外还包括 1907 年以前的 18 万篇期刊论文及专利文献。内容基本与印刷版 CA 和光盘 CA on CD 相同。现共有文献记录约 5000 余万篇（数据截止至 2019 年 6 月）。

2. MEDLINE　MEDLINE 是美国国立医学图书馆出版的世界上最具权威的生物医学文

献数据库，收录了1946以来全世界80多个国家的5600余种期刊，现有文献数据2900余万篇（数据截止至2019年6月）。

3. REGISTRY　REGISTRY是世界上最大、最全面的物质数据库，收录了1800年以来的来源于期刊论文、专利、化学物质目录等中的物质，现共收录1.51亿个有机及无机化合物，以及6800多万蛋白质和核酸序列（数据截止至2019年6月）。通过该数据库可检索到物质的同义词、分子式、环分析数据、立体结构、实验特性数据及计算特性数据及核酸及蛋白质序列等数据，数据库每日更新。

4. CASREACT　CASREACT为反应数据库，收录了1840年以来1.16亿条单步及多步反应，包括了1420万种物质合成制备信息。包括有机反应、有机金属反应、无机反应、生化反应等。通过该数据库可检索到反应物及产物的立体结构信息；产物、反应物、试剂等的化学物质登记号；化学反应的产率及催化剂等信息。数据库每日更新。

5. CHEMCATS　CHEMCATS为商业来源数据库，收录了全世界约410个厂商及490余种化学品目录，内容包括目录名称、订购号、化学名称和商品名、化学物质登记号、结构式、质量等级等，目前可检索到1.087亿个化学物质（有登记号的物质为4000万个）的最新商业来源信息（数据截止至2019年6月），包括供货商的联系信息、价格情况及运送方式。数据即时更新。

6. CHEMLIST　CHEMLIST为管制化学品数据库，收录全世界1980年至今的15个国家/地区的管制化学品名录及目录，是查询备案/管控化学品信息（化学名称、别名、库存状态）的工具。用户可通过该数据库了解某化学品是否被管控，以及被哪个机构控制。目前收录的管制化学品已超过39.4万余种（数据截止至2019年6月）。数据库每周更新。

（三）SciFinder的检索功能

SciFinder的检索界面如图6－1所示，其检索功能主要包括文献检索、物质检索和反应检索。

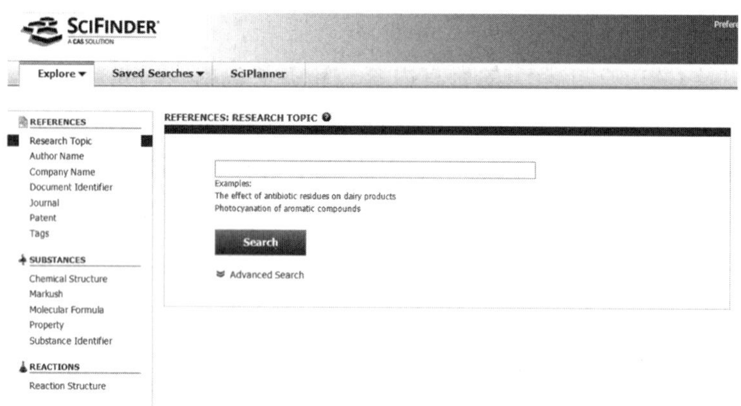

图6－1　SciFinder的检索界面

二、SciFinder的文献检索

（一）SciFinder文献检索的途径

在SciFinder中，可通过主题（Research Topic）、作者（Author Name）、机构（Company Name）、文献标识符（Document Identifier）、期刊（Journal）、专利（Patent）及标记

(Tags) 几种方法检索文献。

1. 主题检索

(1) 主题检索的方法

①在 SciFinder 的主界面中，点击 REFERENCES 下面的“Research Topic”。

②出现主题检索的对话框，在对话框中输入描述研究主题的单词或短语。如欲检索阿司匹林分析的文献可输入“analysis of aspirin”，点击［Search］按钮，如图 6－2 所示。

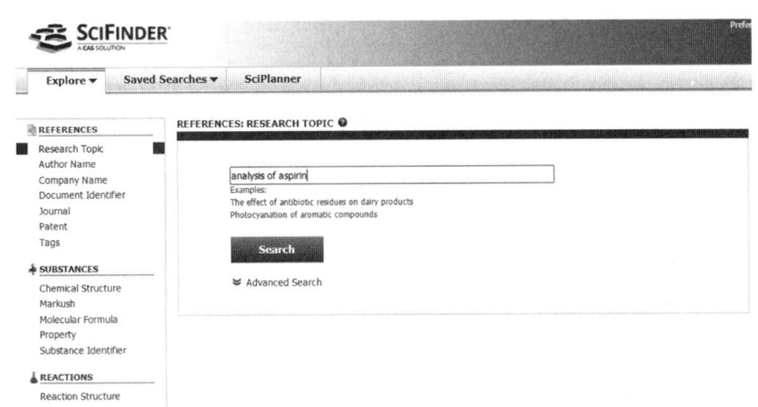

图 6－2　SciFinder 的主题检索

另外，在该对话框下方有［Advanced Search］按钮，可对检索结果进行一定的过滤，可对出版年、文献类型、语种、作者、机构进行限定。当然，也可以不选该过滤功能，而通过检索结果后处理功能即 Analysis/Refine 功能进行检索限定，详见后续介绍。

③出现备选结果集 Research Topic Candidates 窗口，如图 6－3 所示。

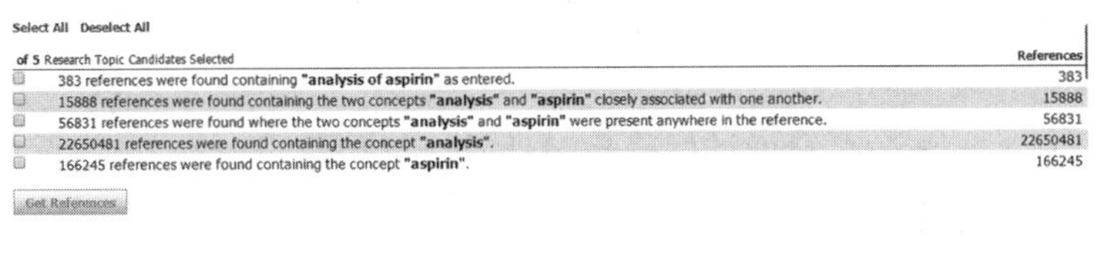

图 6－3　主题检索的备选结果集

SciFinder 根据检索词之间的关系强度列出几种检索结果及相应的文献数。其中“383 references were found containing ‘analysis of aspirin’ as entered.”表示有 383 篇文献含有输入短语“analysis of aspirin”；“15888 references were found containing the two concepts ‘analysis’ and ‘aspirin’ closely associated with one another.”表示“aspirin”与“analysis”出现在同一句话的文献有 15888 篇；“56831 references were found where the two concepts ‘analysis’ and ‘aspirin’ were present anywhere in the reference.”表示同时含有‘aspirin’和‘analysis’两词的文献有 56831 篇；只含有“analysis”的文献为 22650481 篇；只含有“aspirin”的文献有 166245 篇。

④检索者可根据自己的检索需求在前面的方框中勾选合适的备选文献集，通常选择“closely associated with one another”，点击［Get References］获取相关文献（图 6－4）。

(2) 主题检索中检索词的处理　在主题检索时，输入检索词之后 SciFinder 会自动提取

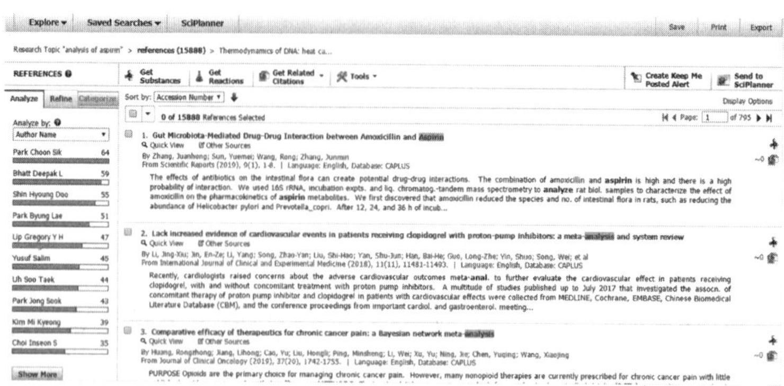

图6-4 主题检索结果

出主题概念，通过寻找介词或其他连接词确定多个词之间的关系，并且会自动排除干扰词。如本例中，SciFinder 会找出两个主题概念：aspirin 和 analysis，并自动排除 of。除此之外，SciFinder 内部词典会对词进行以下的处理，包括以下内容。

①同义词查询　如本例键入“analysis”后，会自动查找 determination 及其他的同义词。

②不同词形查询　除进行同义词查询外，SciFinder 还会自动查找 analysis 的不同词形，如 analyze，analysing 等词形。

③缩写　输入 chem 会自动查找其全称 chemical。

④美式和英式拼写　输入 color 会自动查找 colour。

（3）主题检索的技巧

①一般选择 2～3 个 concepts（关键词），最多不超过 5 个。

②最好使用介词分开关键词；介词能被识别。

③识别常用缩写、单复数、过去式等。

④支持同义词，近义词检索。

⑤不能用？或 *（删减字符或通配符），自动进行截词。

⑥不支持布尔运算符。

2. 作者检索　根据作者姓名可以检索到该作者发表的所有文献。

（1）作者检索的方法

①在 SciFinder 的主界面中，点击“REFERENCES”下面的“Author Name”。

②出现作者检索窗口，如图 6-5 所示，在 Last name 对话框下输入作者的姓，可以选择性的在右边的 First 和 Middle 对话框中输入作者的名或名的缩写字母以及中间名或中间名的缩写字母。如欲检索姚新生发表的文献可如下图输入，点击［Search］按钮。

③出现 Author Candidates 窗口，该窗口包含了满足检索需求的所有作者名单，按字母顺序排列，并注出每一种名字的文献数。

④选择欲检索作者姓名的拼写形式，点击［Get References］即可检索该作者发表的文献。为防止漏检，要勾选作者姓名的所有可能拼写形式，如本例中可选择 YAO X，YAO X S，YAO XIN S，YAO XINSHENG，YAO XIN SHENG，YAO XIN-SHENG 等拼写形式。

（2）作者检索技巧

①必须填入 Last name（姓）全称，如果不能确认则可选择下面的选项（alternative spelling）。

②不区分大小写；对于复姓如 O’Sullivan，Chace-Scott，or Johnson Taylor 可直接输入。

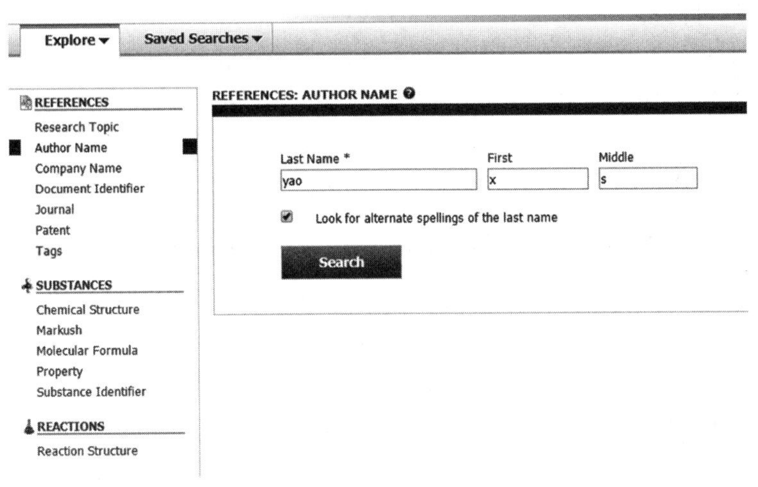

图 6－5　作者检索界面

③如果带有元音变音的，输入字母即可，或在后面接一个 e。

④对于不确认的名，可以输入首字母。

3. 机构检索　机构检索可用来检索特定机构发表的所有文献。

（1）机构检索的方法

①在 SciFinder 的主界面中，点击 REFERENCES 下面的 “Company Name”。

②出现机构检索窗口，如图 6－6 所示，在对话框中输入欲检索的机构名称。如欲检索沈阳药科大学的文献可输入 “shenyang pharmaceutical university”，点击［Search］按钮，即可查得沈阳药科大学发表的所有文献。

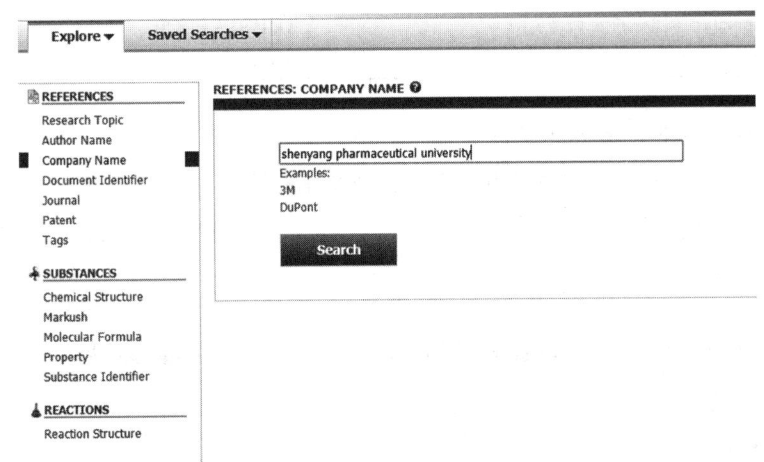

图 6－6　机构检索界面

（2）机构检索的技巧

①可输入机构的全称或缩写。

②不要使用布尔逻辑运算符。

③SciFinder 要查找包含所有输入词的文献，输入词越多，文献越少，因此要尽量减少词的输入数量。

④SciFinder 会使用内部的机构名称同义词典，以提高机构检索的查全率，但对合并的机构或机构名称的变更不能同时检索。

4. 文献标识符检索

（1）在 SciFinder 的主界面中，点击 REFERENCES 下面的“Document Identifier”。

（2）出现文献标识符检索窗口，如图 6－7 所示，在窗口中输入欲检索的文献标识符。

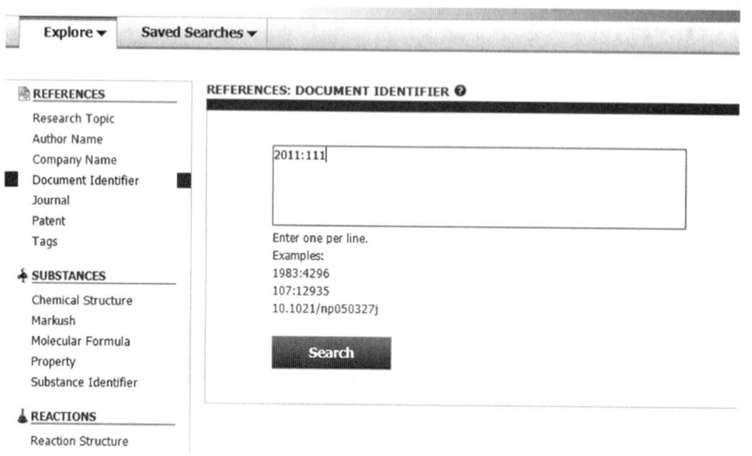

图 6－7　文献标识符检索界面

（3）文献标识符中可输入的信息如表 6－1 所示。

表 6－1　文献标识符信息

名称	举例
CA Accession Number（CA 文摘号）	120：15297 1994：15297
Patent number（专利号）	CA 2107100
Patent application number（专利申请号）	JP 1992－502228
Priority application number（优先权专利号）	IT 1998－B0661
PubMed ID（PubMed ID 号）	2004123

5. 期刊检索　期刊检索的步骤如下。

（1）在 SciFinder 的主界面中，点击 REFERENCES 下面的“Journal”。

（2）出现期刊检索界面，如图 6－8 所示，在窗口中输入欲检索的期刊信息。

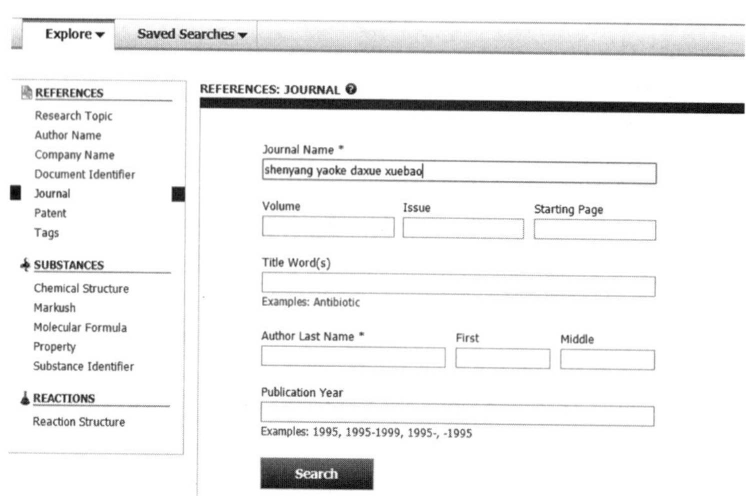

图 6－8　期刊检索界面

（3）可输入信息如下。

①期刊名称　在“Journal Name”下可输入欲检索的期刊名称，注意中文刊名采用汉语拼音的形式，并且以词为单位输入，如欲检索《沈阳药科大学学报》上的文献，应输入“shenyang yaoke daxue xuebao”。并且可同时限定出版年（publication year）、卷（volume）、期（issue）以及起始页（starting page）以进行精确检索。

②标题中的单词　在“Title Words”中可输入文献标题中所含有的单词。

③作者姓名　在“Author”对话框下可输入作者的姓名，具体输入方法见“作者检索”中的介绍。

6. 专利检索

（1）在 SciFinder 的主界面中，点击 REFERENCES 下面的“Patent”。

（2）出现专利检索界面，如图 6－9 所示，在窗口中输入欲检索的专利信息。

（3）可按以下信息进行专利检索。

①专利号：在“Patent Number”下输入欲检索的专利号。

②专利权人：在“Assignee Name”下输入欲检索的专利权人名称。

③发明人：在“Inventor”下面输入专利发明人的名称，具体输入方法参见作者检索的介绍。

④出版年：在“Publication Year”下输入出版年。

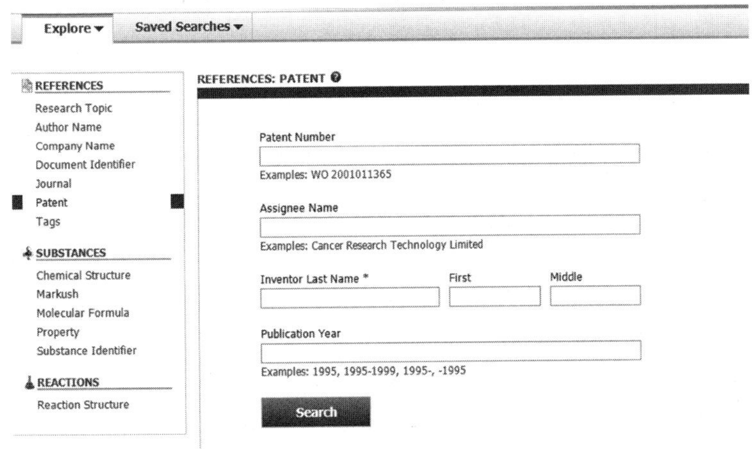

图 6－9　专利检索界面

7. 标记检索

（1）在 SciFinder 的主界面中，点击 REFERENCES 下面的“Tags”。

（2）出现标记检索界面，如图 6－10 所示，从按照字母顺序排列的标记列表中，选择一个标记获取与之相关的文献。

标记检索的前提是在阅读文献时对文献加过标记，在文献显示的界面下方，点击“Edit Tags”，如图 6－11 所示，即可对浏览的文献加标记，同类文献加相同的标记，便于对文献进行归纳整理。

（二）SciFinder 文献信息及链接功能

1. 单篇文献信息　在文献检索结果界面，点击文章的题目，即可链接到单篇文章的信息，如图 6－12 所示，可获得文献的标题、作者、出处、摘要、索引等信息。

2. 链接功能　在文献检索结果的显示界面的上部，提供了链接功能，如图 6－13 所示。可链接以下信息。

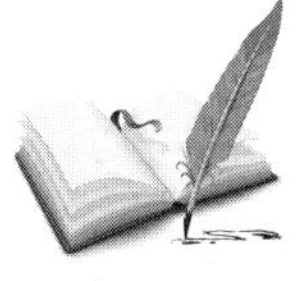

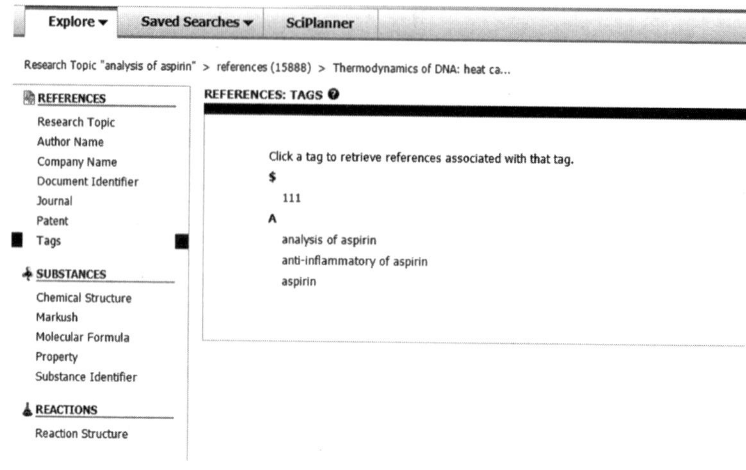

图 6－10　标记检索界面

16. Low-dose aspirin can reduce colorectal cancer mortality after surgery: A 10-year follow-up of 13 528 colorectal cancer patients

By: Sung, Joseph J. Y.; Ho, Jason M. W.; Chan, Felix C. H.; Tsoi, Kelvin K. F.

Background and Aim : The chemopreventive effect of aspirin in colorectal cancer (CRC) is well studied, but its benefit in patients after CRC diagnosis and surgery is unclear. This study aims to investigate the effects of low-dose aspirin use in mortality among CRC patients after surgery. Methods : Patients were analyzed in two cohorts: (i) patients taking aspirin before CRC diagnosis and continued or discontinued aspirin after surgery and (ii) patients, who never used aspirin before CRC diagnosis, received or did not receive aspirin after surgery. CRC-related mortality and all-cause mortality were the primary and secondary outcomes. Sub-distribution hazard ratio (SHR) for competing-risk CRC mortality was fitted to adjust for other causes of death; hazard ratio (HR) was used to compare all-cause mortality. Results : A total of 13 528 CRC patients were included. Among 3292 patients with regular aspirin use before CRC diagnosis, 2658 (80.7%) continued aspirin and 634 (19.3%) discontinued aspirin after surgery. Continuous use of aspirin significantly reduced CRC-related mortality (SHR: 0.69, 95% confidence interval [CI]: 0.59-0.81) and all-cause mortality (HR: 0.61, 95% CI: 0.55-0.68). Among 10 236 patients who did not use aspirin before CRC diagnosis, 1054 patients (10.3%) received aspirin after surgery and 9182 (89.7%) did not. Aspirin initiated after surgery reduced CRC-related mortality (SHR: 0.88, 95% CI: 0.80-0.98) and all-cause mortality (HR: 0.87, 95 % CI: 0.81-0.94). Conclusions : Irresp. of aspirin use before surgery for CRC, low-dose aspirin after surgery lowers risk of both CRC-related mortality and overall mortality.

Indexing

Pharmacology (Section1)

Tags

0 Tags | Edit Tags

Comments

0 Comments　**Sort by:** Newer First | Older First

No comments

图 6－11　加标记的界面

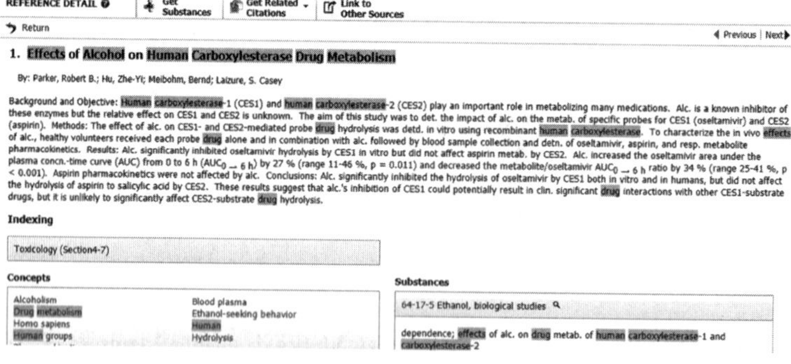

图 6－12　单篇文献的信息

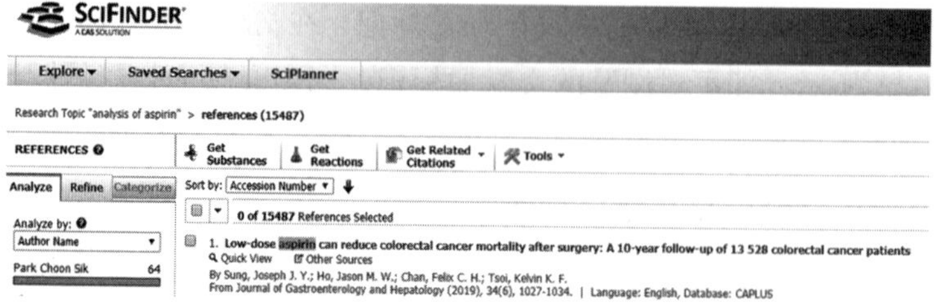

图 6－13　文献检索的链接功能

（1）链接物质（Get Substances）　可链接到文献中提到的物质，并且可对物质的研究角色进行选择，该功能操作的文献数目上限是 1000 篇，详见图 6－14。

Get Substances

Retrieve substances for:

- ◉ All references
- ○ Selected references

Limit results to:

- ☐ Adverse Effect, including toxicity
- ☐ Analytical Study
- ☑ Biological Study
- ☐ Combinatorial Study
- ☐ Formation, nonpreparative
- ☐ Miscellaneous
- ☐ Occurrence
- ☐ Prophetics in Patents
- ☐ Preparation
- ☐ Process
- ☐ Properties
- ☐ Reactant or Reagent
- ☐ Uses

Get　Cancel

图 6－14　链接物质

（2）链接反应（Get Reactions）　可链接到文献中涉及到的所有的反应，该功能操作的文献数目上限是 1000 篇。

（3）链接引文（Get Related Citation）　其中包括：①Get Cited，可以获取检索到的文献（或选择的那部分文献）引用了哪些文献；②Get Citing，可以获取检索到的文献（或选择的那部分文献）被哪些文献引用了。该功能操作的文献数目上限是 500 篇，获取引用与被引用文献的数据最早回溯到 1997 年。

（4）链接全文（Get Full Text）　对全文进行链接有两种方式，一种是利用 Patent Pak 链接获取专利文献的 PDF 格式全文，另一种是利用 Other Sources 链接获取 SciFinder 文献数据库之外的全文资源。

（5）其他工具

①Remove Duplicates：去重。

②Combine Answer Sets：组合检索结果。

③Add Tag：加标记。

（三）SciFinder 文献检索的后处理功能

SciFinder 与很多检索系统的设计理念不同，SciFinder 提倡检索者从广域的概念开始检索，获得大量相关的信息，然后利用其提供的强大的后处理功能来保证检索结果的准确与精炼。

1. 分析工具　分析工具按特定分析条件将检索结果分为若干子集进行分类分析，再以柱状图形显示。分析范围可以是全部或选定的检索结果，分析得到的子集可按照字母或所占比例排列，并可以二次检索。

在检索结果界面的左侧是进行后处理的区域，如图 6－15 所示，点击［Analyze］按钮，在下拉列表中，选择某一项分析功能，如图 6－16 所示，启动分析工具，SciFinder 提供了 12 种文献分析功能。

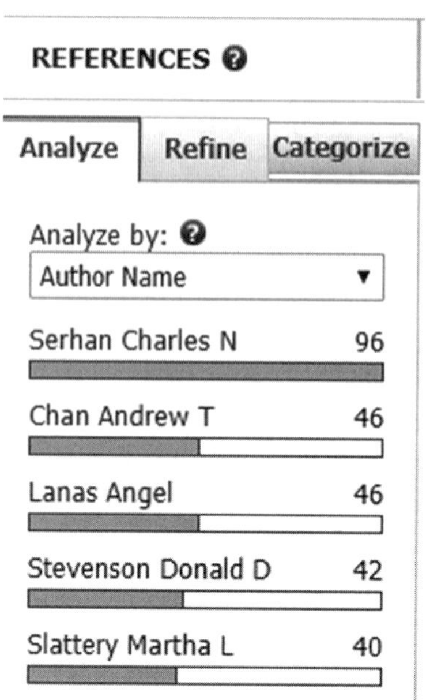

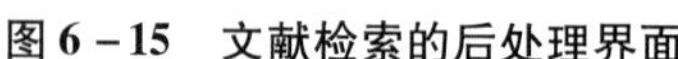

图6-15 文献检索的后处理界面

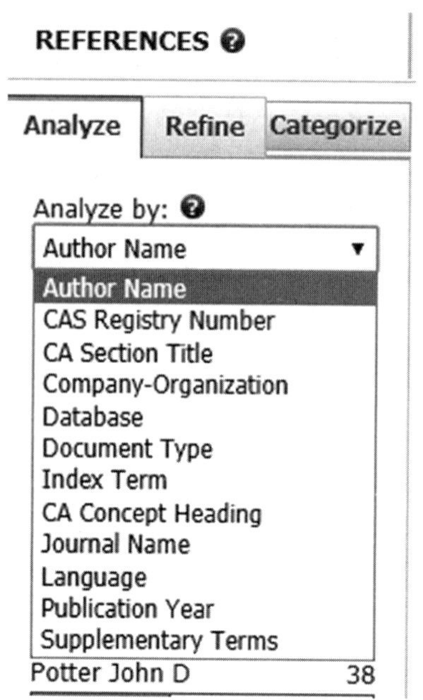

图6-16 文献检索的分析工具

（1）作者分析（Author Name） 可以得到检索结果中发表文献的作者排名，帮助确定相关领域核心著者群，排在前几位即为该领域的研究专家。

（2）CAS登记号分析（CAS Registry Number） 了解文献中出现的物质及其应用。

（3）CA小类分析（CA Section Title） 了解在不同研究领域文献分布情况。

（4）机构分析（Company - Organization） 发现某一领域的核心研究机构。

（5）来源数据库分析（Database） 了解文献在CAplus和MEDLINE两个文献数据库的分布情况。

（6）文献类型分析（Document Type） 了解文献类型如综述、期刊论文、专利的文献量排名，帮助分析研究信息的新颖性、成熟性、系统性、实用性等不同文献类型以反映科学的研究过程。

（7）索引词分析（Index Term） 分析检索结果中检索词出现频率，帮助确定文献主要内容及重新确定检索词。

（8）概念标题分析（CA Concept Heading） 分析文献中概念索引中的词，帮助检索者分析文献的概念分布。

（9）来源期刊分析（Journal Name） 发现该研究领域的核心期刊。

（10）文献语种分析（Language） 了解有关文献的语种分布情况，帮助了解信息的地域流向。

（11）出版年分析（Publication Year） 了解该领域的研究历史和发展，热点时代。

（12）辅助索引词分析（Supplementary Terms） 帮助分析文献中提到的其他相关内容。

2. 限定工具 限定工具类似二次检索，使检索结果更精确。在图6-15所示界面中，点击［Refine］按钮，启动限定工具（图6-17），SciFinder提供了7种限定手段。

（1）限定研究主题（Research Topic） 对检索结果用其他的主题再作二次检索。如在上述analysis of aspirin检索结果的基础上，欲限定用高效液相色谱法，可对Research Topic

进行限定，输入“hplc”，点击［Refine］即可。

（2）限定作者（Author）　直接获得自己关心的作者发表的文献。

（3）限定机构（Company Name）　直接获得自己关心机构的文献。

（4）限定文献类型（Document Type）　查找感兴趣的文献类型，如期刊、专利、学位论文等。

（5）限定出版年（Publication Year）　直接获得自己关心年份的文献。

（6）限定文献语种（Language）　直接获得关心语种的文献。

（7）限定来源数据库（Database）　可以限定文献是来源于 CAplus 还是来源于 MEDLINE。

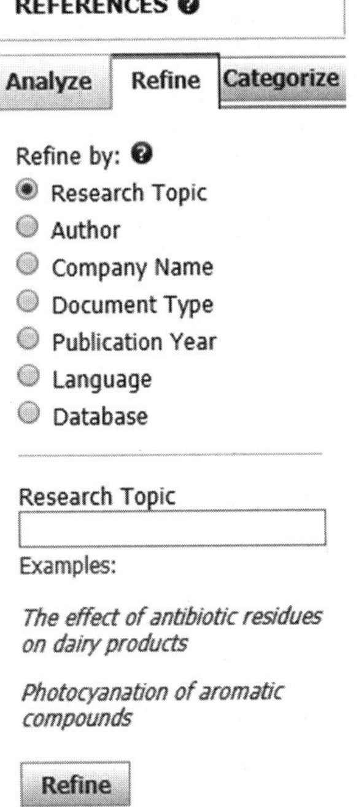

图 6－17　文献检索的限定工具

3. 主题分类工具　SciFinder 根据文献的索引词将文献分为 12 个一级主题类目，详见下面的介绍，每个一级类目下又分为若干个二级类目。主题分类工具可以帮助检索者选择特定的主题类别。在如图 6－15 所示界面，点击［Categorize］按钮，进行主题分类，如图 6－18 所示，左边第一列为一级类目，选择特定类目后，第二列显示二级类目，选择特定的二级类目后，右边显示该类下的索引词及相应的文献数。

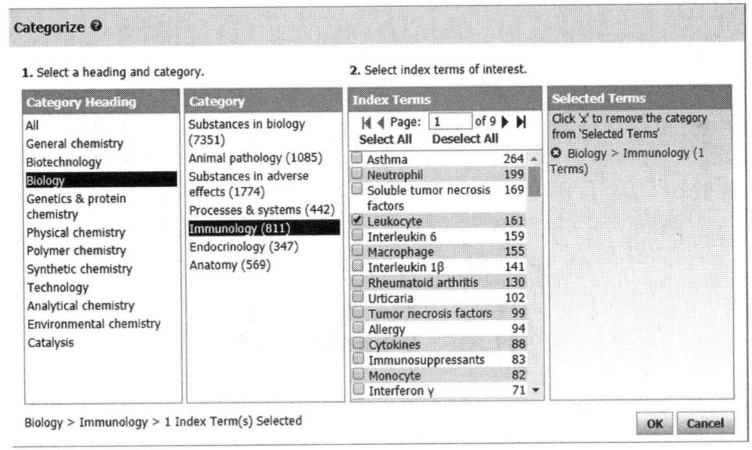

图 6－18　文献检索的主题分类工具

（1）普通化学（General Chemistry）

（2）生物学（Biology）

（3）生物技术（Biotechnology）

（4）分析化学（Analytical Chemistry）

（5）物理化学（Physical Chemistry）

（6）遗传及蛋白质（Genetics and Protein）

（7）化学（Chemistry）

（8）工业技术（Technology）

（9）聚合物化学（Polymer Chemistry）

（10）环境化学（Environmental Chemistry）

（11）合成化学（Synthetic Chemistry）

（12）催化（Catalysis）

三、SciFinder 的物质检索

（一）SciFinder 物质检索的途径

在 SciFinder 中，可通过化学结构（Chemical Structure）、马库什（Markush）、分子式（Molecular Formula）、物质性质（Property）及物质标识符（Substance Identifier）五种途径来检索 CAplus 和 MEDLINE 数据库中的化学物质，SciFinder 提供了强大的后处理功能对检索结果进行限定。

1. 化学结构检索（Chemical Structure）

（1）化学结构检索的工具　点击 SUBSTANCES 下的“Chemical Structure”，即进入化学结构检索界面，该窗口包括垂直工具栏、水平工具栏和结构绘制区，如图 6－19 所示，现将工具按钮分述如下。

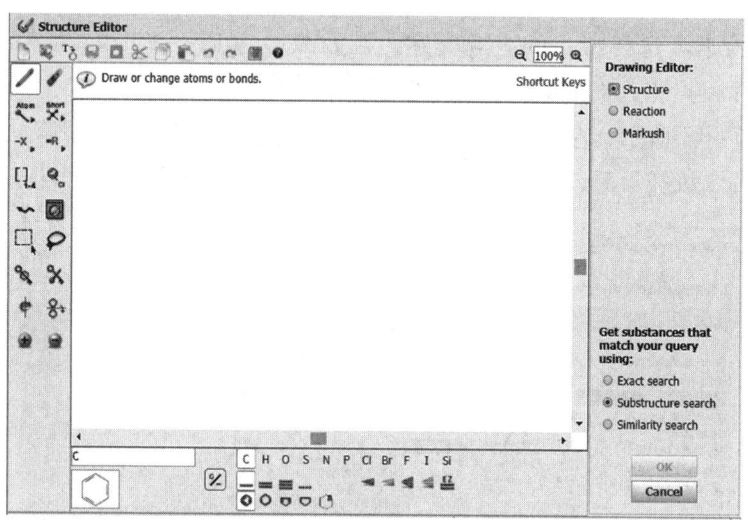

图 6－19　化学结构检索工具

①铅笔工具：用来绘制原子和键。

②橡皮擦工具：用来删除在结构中的原子或键。

③原子菜单工具：用来选择原子的工具，按下原子菜单图标，并持续按着鼠标的左键，化学元素周期表将会从原子菜单工具中出现（图 6－20）。

④快捷方式菜单工具：快捷方式菜单工具可使检索者简单快捷地绘制结构，按下快捷方式菜单图标，快捷方式菜单将会出现（图 6－21）。

⑤ X 菜单工具：X 菜单工具（X Menu Tool）用于绘制可变基团，按下 X 菜单工具图标，出现如图 6－22 所示的可变原子菜单。

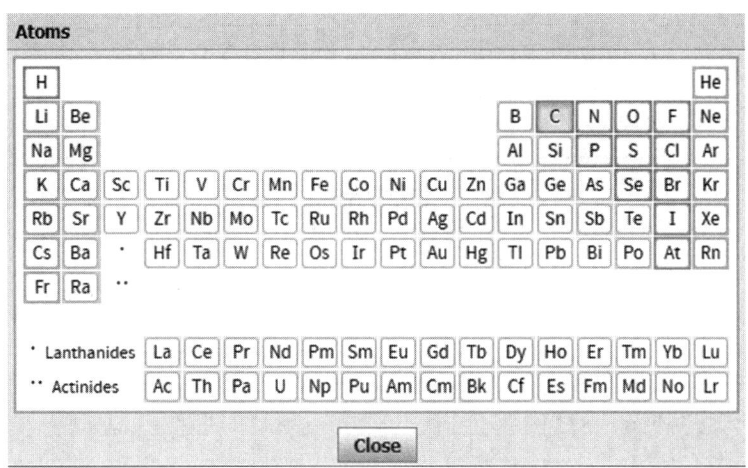

图 6－20　原子菜单工具

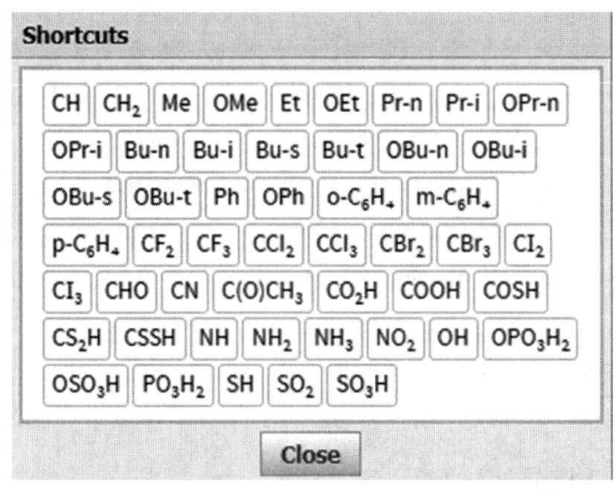

图 6－21　快捷方式菜单工具

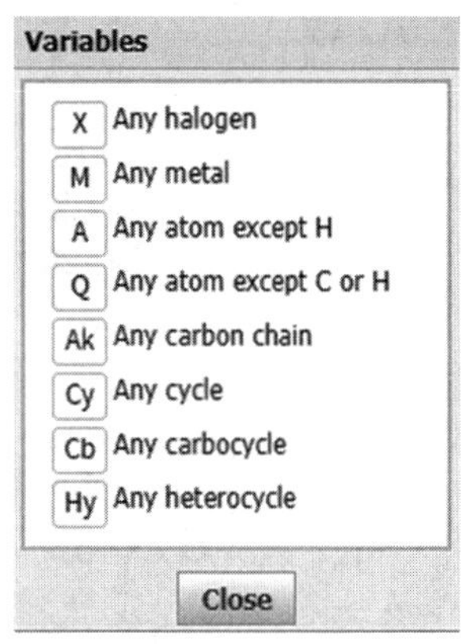

图 6－22　X 菜单工具

⑥ R 基团工具：用于设定原子位点上的取代基，点击 R 基团工具，R 基团设定框便会出现（图 6－23）。

⑦ 重复单元工具：用来绘制重复的单元结构。

⑧ 可变取代位置工具：用于绘制取代基与环上多个位置的取代。

⑨ 碳链工具：用于绘制碳链。

⑩ 模板工具：用来绘制从模板菜单（图 6－24）中已选取的模板。

⑪ 选择工具：用来选择原子、键、碎片和整个结构。

⑫ 套索选择工具：用来选择结构和结构碎片。

⑬ 环锁定工具：禁止环取代。

⑭ 原子锁定工具：禁止原子取代。

⑮ 旋转工具：以某特定的结点为中心点，顺时针或逆时针地转动结构。

⑯ 镜面旋转工具：做镜面旋转。

⑰ 正离子工具：用来放置正离子（＋）在结点上。

⑱ 负离子工具：用来放置负离子（－）在结点上。

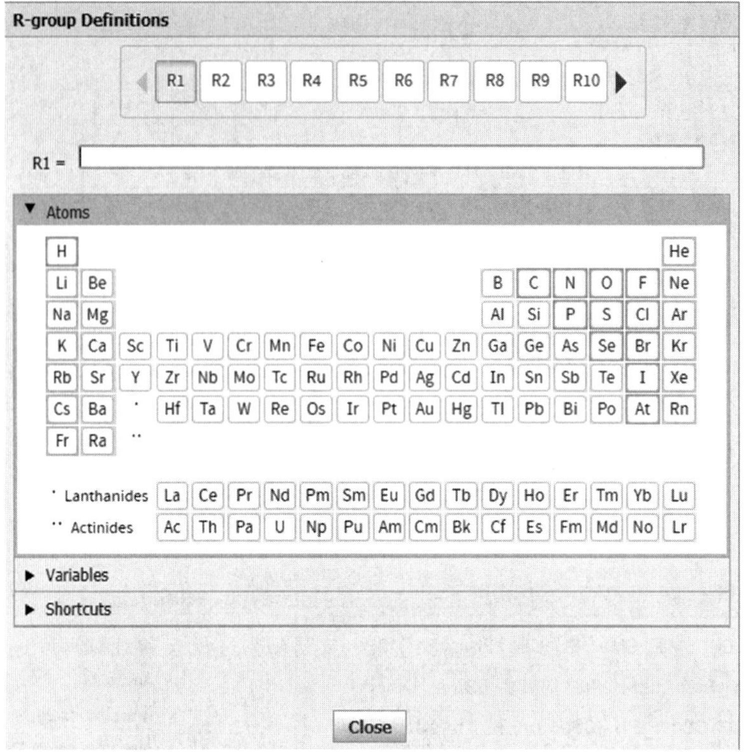

图 6－23　R 基团工具

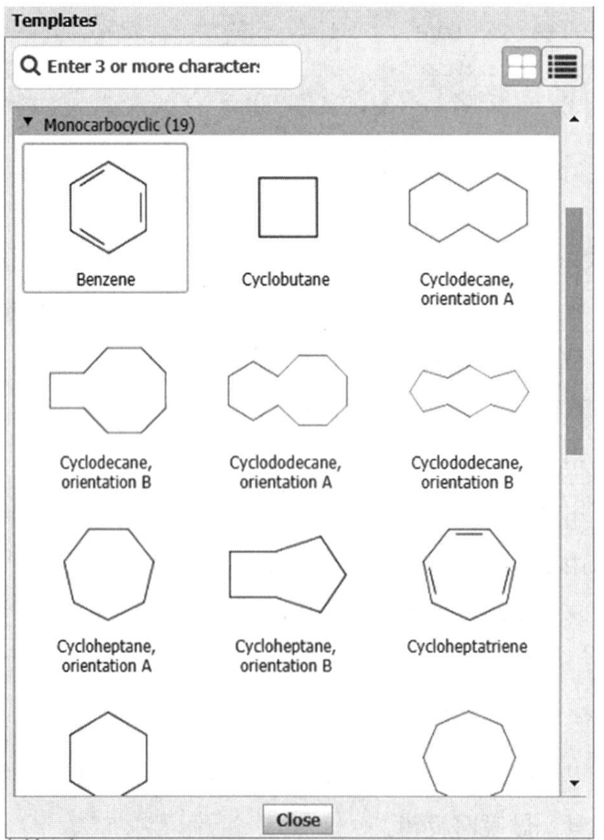

图 6－24　模板菜单

⑲ 苯环工具：用来绘制苯环。

⑳ 环己烷环工具：用来绘制环己烷环。

㉑ 环戊二烯环工具：用来绘制环戊二烯环。

㉒ 环戊烷环工具：用来绘制环戊烷环。

㉓ n 环工具：用来绘制由 3 ~ 15 个碳原子所组成的单环。

（2）化学结构检索的方法　如欲检索下列化学物质，在结构绘制区利用各种结构绘制工具画出化学结构，在图 6 – 19 界面的右上方，选择［Structure］，在其右下方有三种检索方式可以选择，即精确检索、亚结构检索和相似结构检索，选择其中的一种，点击［确定］，即可进行检索，出现如图 6 – 25 所示的窗口。

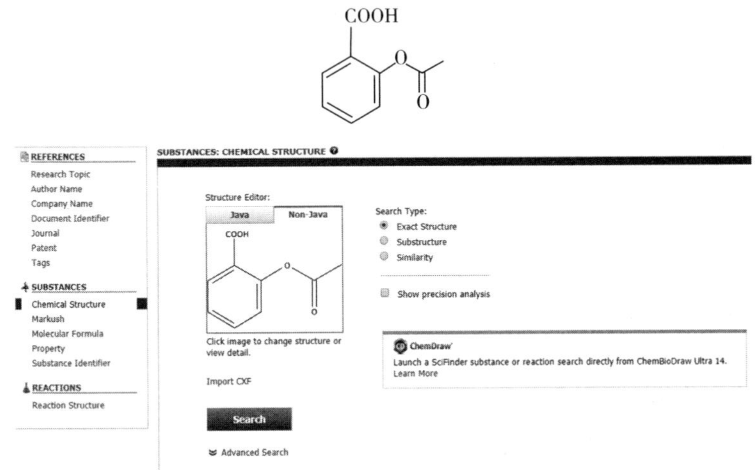

图 6 – 25　化学结构检索界面

①精确结构检索：选择［Exact Search］即可进行精确结构检索，精确结构检索用来检索已绘制的结构，找出相同物质，结果见图 6 – 26。进行精确结构检索，检索结果会包含以下各类型的化合物。

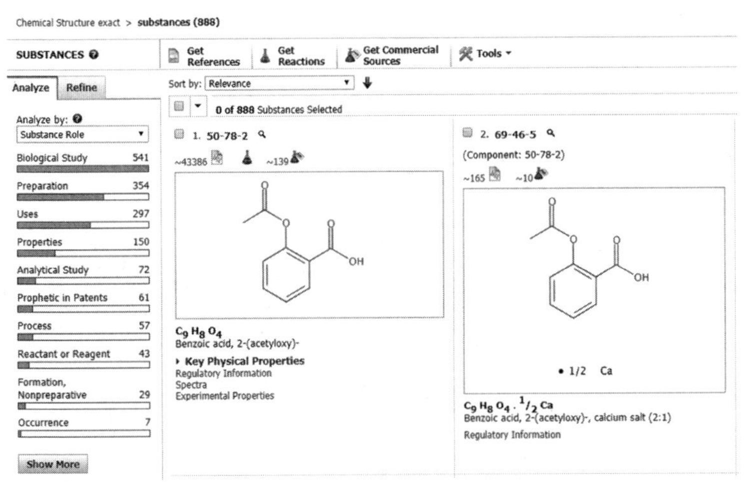

图 6 – 26　精确结构检索结果

a. 与已绘制的结构完全相同的物质。

b. 同位素化合物。

c. 配位化合物。

d. 单体组成的聚合物。

e. 混合物。

f. 物质的盐。

g. 异构体。

②亚结构检索：选择［Substructure Search］即可进行亚结构检索，亚结构检索可以得到物质的修饰信息，检索结果见图6-27，亚结构检索时，可以得到下列物质。

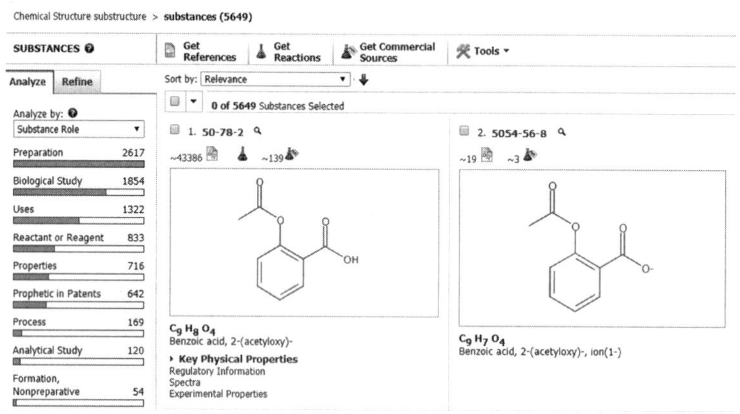

图6-27　亚结构检索结果

a. 与已绘画的结构完全相同（与精确结构检索相同）。

b. 包含检索结构的多元物质，例如：聚合物、混合物和盐等。

c. 在指定位置有取代基和包含检索结构的物质。

d. 检索结构的环系为结果物质环系的一部分。

在检索亚结构的结果中，亚结构的部分会被突出显示成红色，让用户很容易地便能辨认出亚结构部分。

③相似结构检索：选择［Similarity search］进行相似结构检索，首先会出现相似度分析窗口，选择期望的相似度分值（图6-28），点击［Get substance］按钮，便可获得检索结果（图6-29），通过该检索方式，可以获得下列物质：

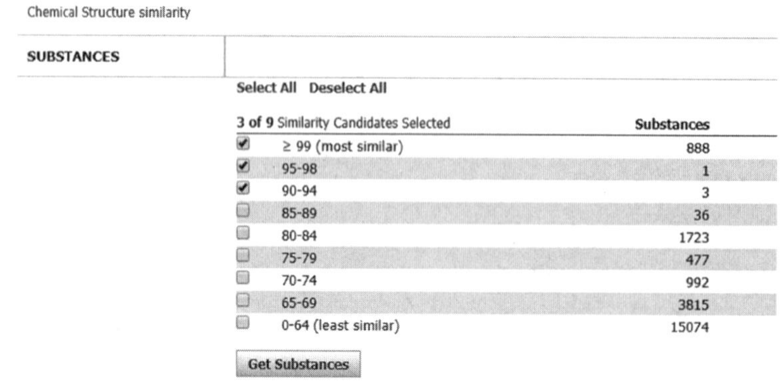

图6-28　相似度的选择

a. 与已绘画的结构完全相同（与精确结构检索相同）。

b. 包含检索结构的多元物质，如聚合物、配合物等。

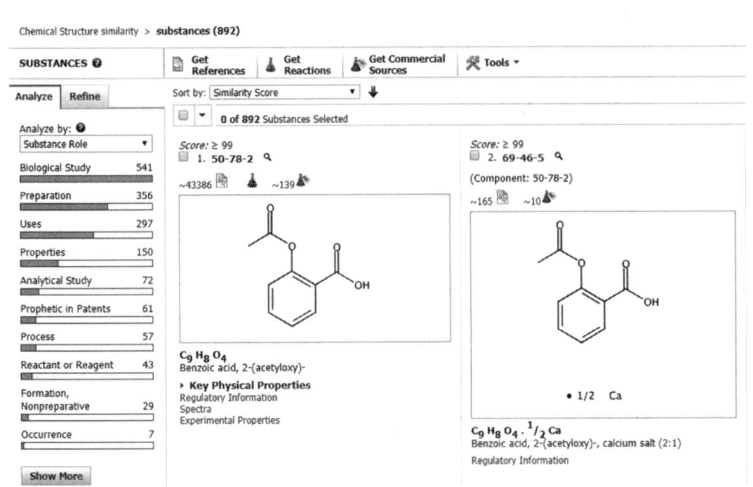

图 6-29　相似结构检索结果

c. 结构相似的物质，但元素成分、取代基和其位置有所不同。

d. 结构相似的物质，但只有少部分与检索结构互相符合。

e. 与检索结构相似，但有不同大小的环结构。

物质的精确结构检索、亚结构检索及相似结构检索的比较见表 6-2。

表 6-2　物质检索三种检索方式比较

检索类型	能检索到的结果	不能检索到的结果
精确结构检索 Exact Search	（1）与检索的结构完全相同，以及其多元物质； （2）互变异构体	含取代基的物质
亚结构检索 Substructure Search	（1）与检索的结构完全相同，以及其多元物质； （2）互变异构体； （3）含取代基的物质	两者的结构相似，但并不是其亚结构
相似结构检索 Similarity Search	（1）与检索的结构完全相同，以及其多元素物质； （2）有相似结构的物质，但其元素成分、取代基和其位置与检索的结构不同； （3）两者的结构相似，但并不是其亚结构； （4）物质含有的环数目和检索的结构不同	结果的结构有较大的取代基

另外，在化学结构检索之前，图 6-25 窗口中，可通过［Advanced Search］的条件限定来缩小范围至理想结果。化学结构检索可对以下信息进行过滤：物质种类、结构组分、是否有商业来源、是否有参考文献、研究类型（图 6-30）。

2. 马库什检索（Markush）　点击 SUBSTANCES 下的“Markush”，即进入马库什检索界面，与化学结构检索界面基本一致，马库什检索可以直接检索出与结构相关的专利信息，用于做初步的专利评估。马库什检索虽为物质检索的一种，但其检索结果为专利文献信息（图 6-31）。

3. 分子式检索（Molecular Formula）　点击 SUBSTANCES 下的“Molecular Formula”，即进入分子式检索界面（图 6-32），在对话框中输入欲检索的分子式，点击［Search］便可进行检索。

分子式输入规则如下：

①单字母元素不用区分大小写，双字母元素首字母大写，第二字母小写，数字不用下标。

Search

Advanced Search Always Show

Characteristics	Single component
	Commercially available
	Included in references
Classes	Alloys
	Coordination compounds
	Incompletely defined
	Mixtures
	Polymers
	Organics, and others not listed
Studies	Analytical
	Biological
	Preparation
	Reactant or reagent

图 6－30　化学结构检索的条件限定

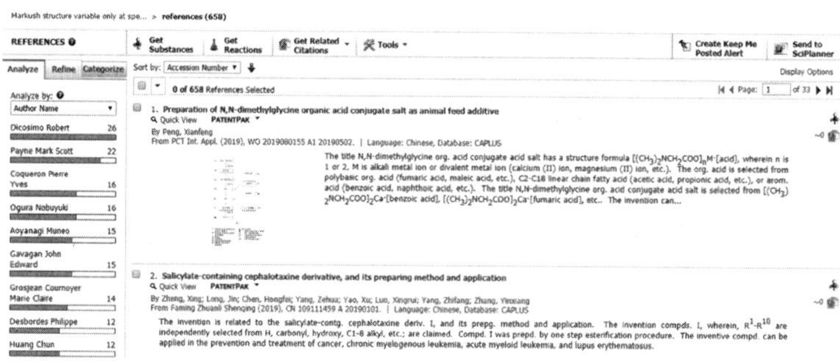

图 6－31　马库什检索结果

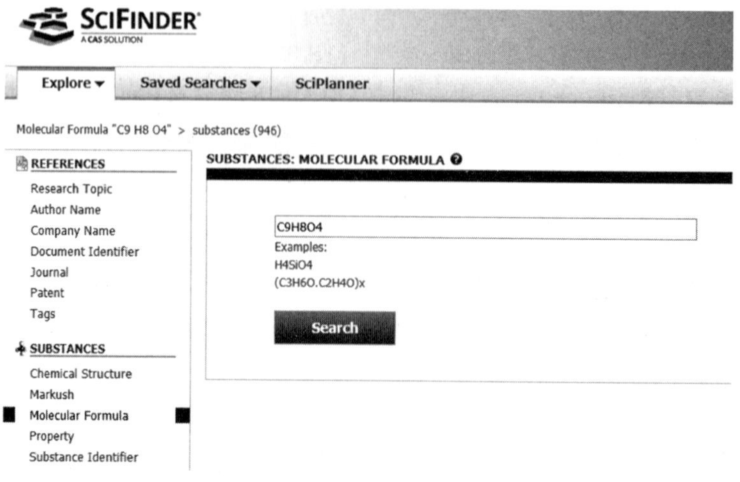

图 6－32　分子式检索界面

②输入时不同元素之间不必须用空格隔开。

③多组分物质，各组分以．相连，如 C4H11NO3. C2H4O。

④输入盐类，可分为酸碱组分以．相连。

⑤聚合物则输入单体组成以括号加 x，如（C8H8. C4H6）x。

4. 性质检索（Property） 点击 SUBSTANCES 下的“Property”，即进入性质检索界面（图 6－33），上部可对物质的实验特性进行限定，下部可限定物质的计算特性。如欲检索沸点在 200～300℃之间的物质，在 Experimental 下面选择“Boiling Point”，之后在右边的 Value or Range 下输入“200～300”，即可完成性质的筛选。

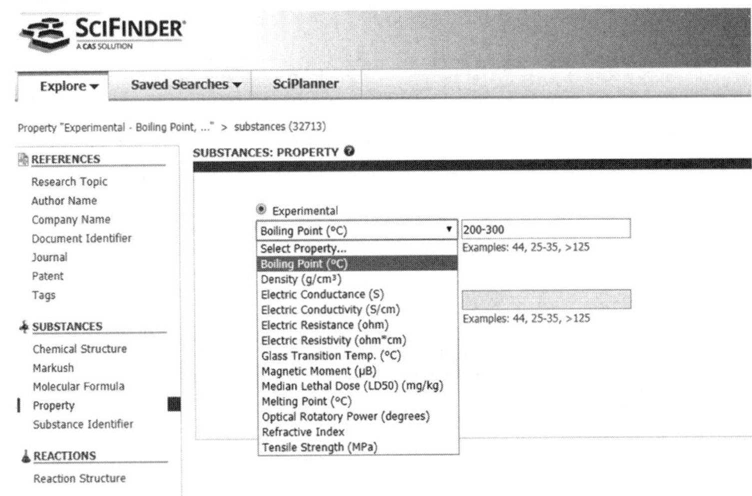

图 6－33 性质检索界面

5. 物质标识符检索（Substance Identifier） 点击 SUBSTANCES 下的“Substance Identifier”，即进入物质标识符检索界面（图 6－34）。

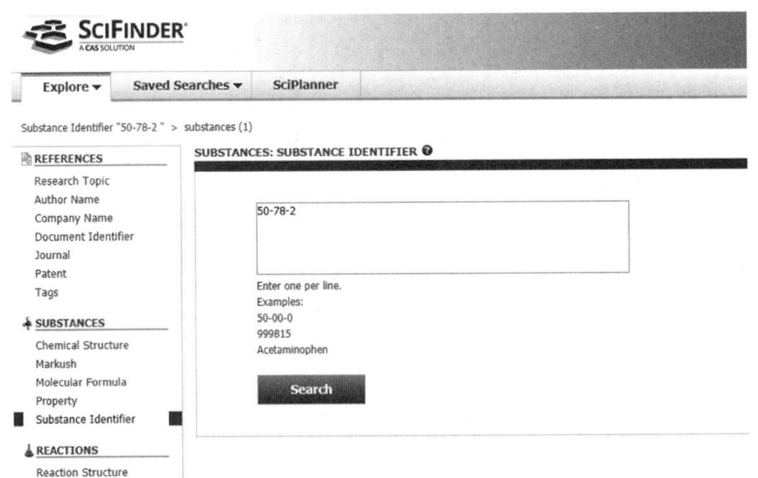

图 6－34 物质标识符检索界面

在输入物质标识符时，应注意：

①可输入物质的化学名、俗名、商品名、缩写、CAS 登记号等。

②每行只能输入一个标识符。

③不用区分大小写。

④可以包括空格和标点符号。

⑤CAS 登记号包含连字符。

（二）SciFinder 物质信息显示及链接

1. 单个物质的信息

（1）基本信息　在物质检索结果窗口，点击某个物质结构上方的登记号，即可得到物质的详细数据，如图 6－35 所示，详细数据信息包括：登记号、分子式、CA 中标准索引名、其他名称、实验特性数据和计算特性数据及相关资料。

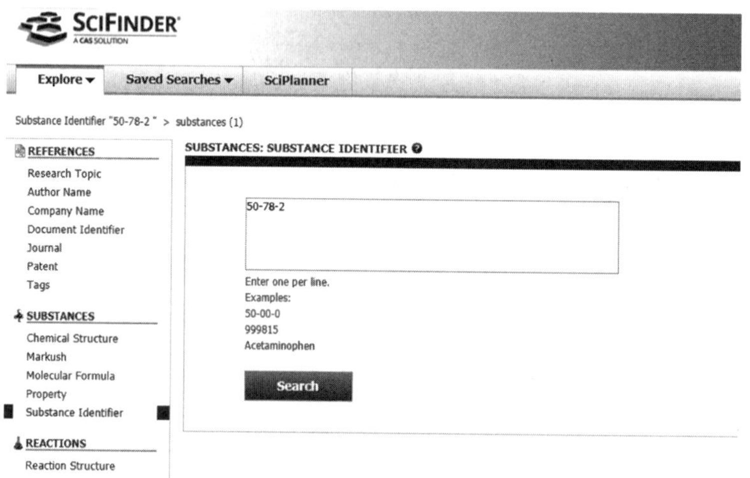

图 6－35　物质的详细信息

（2）文献信息　显示与该物质相关的参考文献，点击该图标后会出现如图 6－36 所示的对话框，可对物质研究应用于哪些方面进行选择。

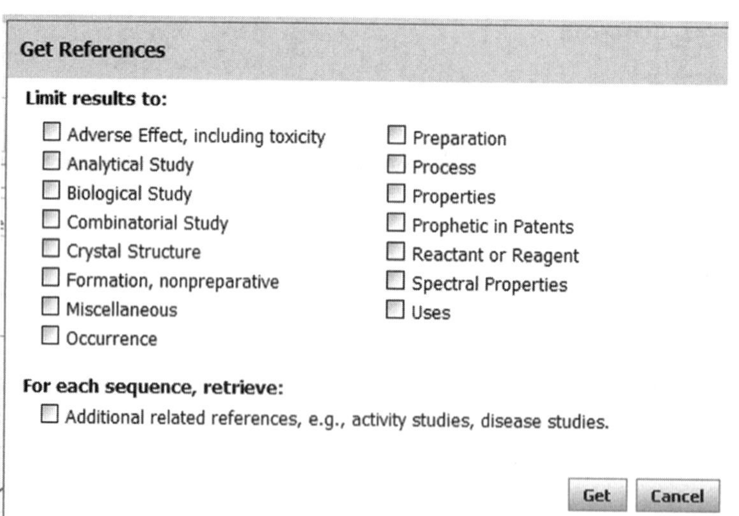

图 6－36　文献信息

（3）反应信息　显示物质的反应数据，点击该图标后会出现如图 6－37 所示的对话框，选择该物质在反应中的角色后，即可得到物质的反应信息。

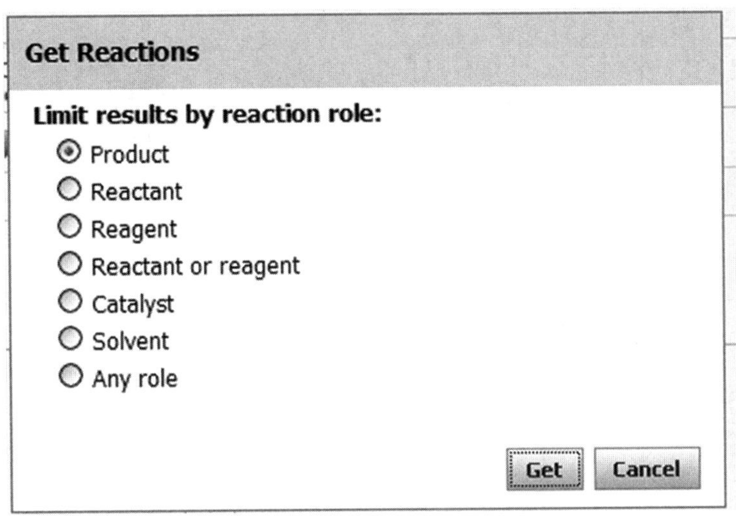

图 6－37　反应信息

（4）商业来源信息　显示物质的商业来源数据（图 6－38），可以得到该物质包括价格、质量、纯度、公司联系方式等更详细的商业来源信息。

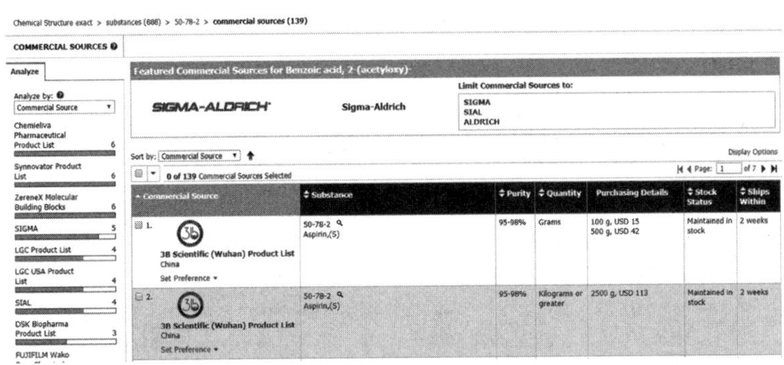

图 6－38　商业来源信息

（5）管制信息　在物质检索结果窗口，点击某个物质结构下方的“Regulatory Information”，即可得到物质的详细数据（图 6－39），可查询该物质在各个国家的管制信息。

图 6－39　管制信息

（6）谱图信息　在物质检索结果窗口，点击某物质结构下方的“Spectra”，即获得该物质的谱图信息，点击“See Spectrum”链接，可看到其谱图（图 6－40）。

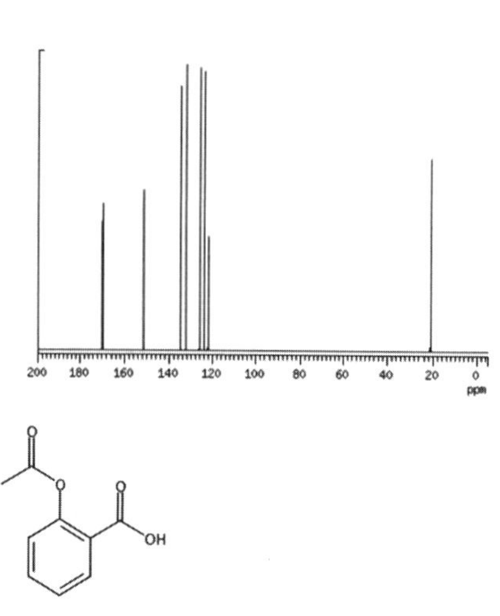

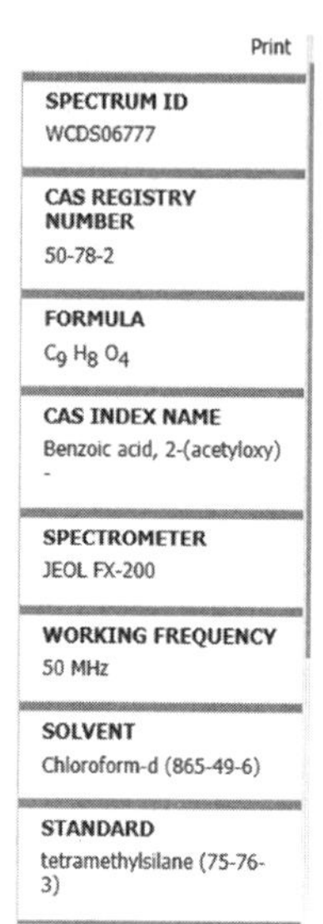

图 6－40　谱图信息

（7）实验特性信息　在物质检索结果窗口，点击某物质结构下方的“Experimental Properties”，即可获得该物质的实验特性信息（图 6－41）。包括生物学特性、化学特性、密度特性等。

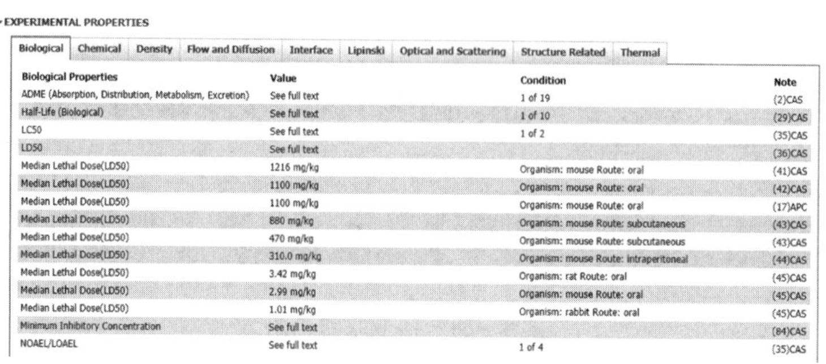

EXPERIMENTAL PROPERTIES

Biological | Chemical | Density | Flow and Diffusion | Interface | Lipinski | Optical and Scattering | Structure Related | Thermal

Biological Properties	Value	Condition	Note
ADME (Absorption, Distribution, Metabolism, Excretion)	See full text	1 of 19	(2)CAS
Half-Life (Biological)	See full text	1 of 10	(29)CAS
LC50	See full text	1 of 2	(35)CAS
LD50	See full text		(36)CAS
Median Lethal Dose(LD50)	1216 mg/kg	Organism: mouse Route: oral	(41)CAS
Median Lethal Dose(LD50)	1100 mg/kg	Organism: mouse Route: oral	(42)CAS
Median Lethal Dose(LD50)	1100 mg/kg	Organism: mouse Route: oral	(17)APC
Median Lethal Dose(LD50)	880 mg/kg	Organism: mouse Route: subcutaneous	(43)CAS
Median Lethal Dose(LD50)	470 mg/kg	Organism: mouse Route: subcutaneous	(43)CAS
Median Lethal Dose(LD50)	310.0 mg/kg	Organism: mouse Route: intraperitoneal	(44)CAS
Median Lethal Dose(LD50)	3.42 mg/kg	Organism: rat Route: oral	(45)CAS
Median Lethal Dose(LD50)	2.99 mg/kg	Organism: mouse Route: oral	(45)CAS
Median Lethal Dose(LD50)	1.01 mg/kg	Organism: rabbit Route: oral	(45)CAS
Minimum Inhibitory Concentration	See full text		(84)CAS
NOAEL/LOAEL	See full text	1 of 4	(35)CAS

图 6－41　实验特性信息

2. 链接功能

（1）链接文献（Get References）　在如图 6－42 所示的物质检索结果界面，点击上部的“Get References”，可链接到提到这些物质的文献信息，并可对文献的物质的研究角色进行选择（图 6－36）。

（2）链接反应（Get Reactions）　在如图 6－42 所示的物质检索结果界面，点击上部的 Get Reactions，可链接到这些物质参与的反应的信息，首先要对物质在反应中的角色进行选择（图 6－37）。

（3）链接商业来源（Get Commercial Sources）　在如图 6－42 所示的物质检索结果界面，点击上部的 Get Commercial Sources，可链接到物质的商业来源信息（图 6－38）。

（三）SciFinder 物质检索的后处理功能

SciFinder 物质检索与文献检索一样也拥有强大的后处理功能，对检索结果进行精确和提炼。

1. 分析工具　分析可以更好地了解检索物质的结构，而分析其环构造、原子取代和键

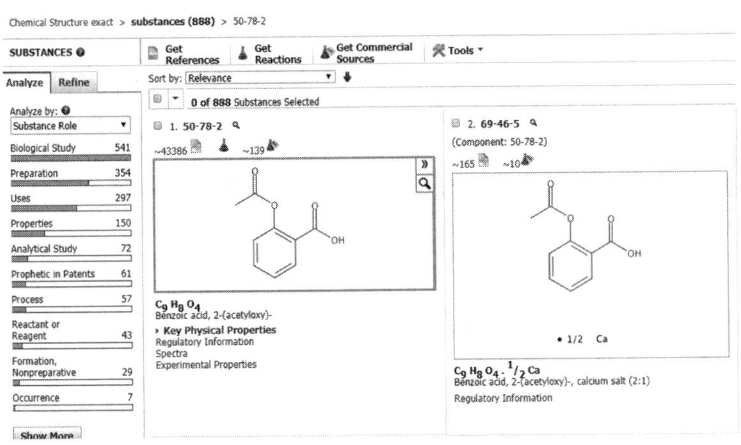

图 6－42　链接文献

等，有助于找出理想结构。

在检索结果界面的左侧是进行后处理的区域，点击［Analyze］按钮，在下拉列表中，选择某一项分析功能，如图 6－43 所示，启动分析工具，SciFinder 提供了 6 种物质分析功能。

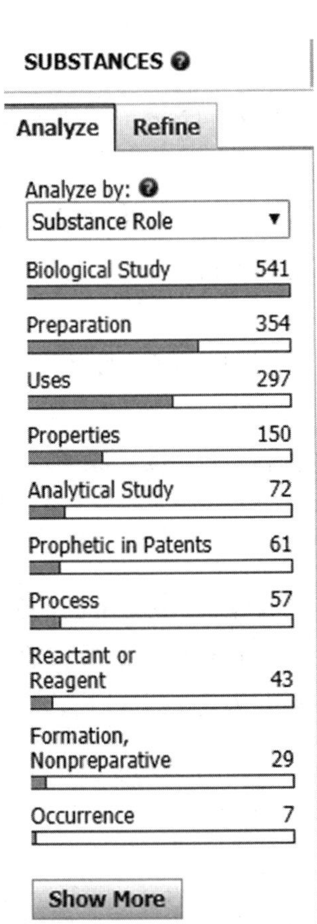

图 6－43　物质检索的分析功能

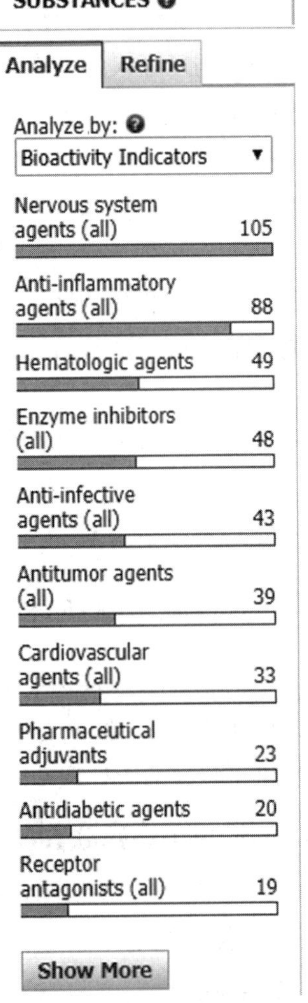

图 6－44　生物活性分析

（1）生物活性分析（Bioactivity Indicators） 可按生物活性选择需要的物质，结果如图6－44所示。

（2）是否有商业来源信息分析（Commercial Availability） 可选择有（或无）商业来源信息的物质。

（3）元素组成分析（Elements） 分析物质的元素组成，可选择含某种元素的物质。

（4）是否有反应信息分析（Reaction Availability） 可选择有（或无）反应信息的物质。

（5）物质的研究角色分析（Substance Role） 分析物质在研究中的角色。

（6）作用靶标分析（Target Indicator） 对物质的作用靶标进行分析。

2. 限定工具 在物质检索时，如果检索到的物质太多，可以使用物质检索的限定功能对检索结果进行精炼。在如图6－43所示的检索结果，点击［Refine］，在下拉列表中，选择某一项限定功能，启动限定工具，SciFinder共提供了8种物质限定手段（图6－45）。

SUBSTANCES
Analyze | Refine
Refine by:
Chemical Structure
Isotope-Containing
Metal-Containing
Commercial Availability
Property Availability
Property Value
Reference Availability
Atom Attachment

图6－45 物质检索的限定功能

（1）限定化学结构 进行化学结构限定时，出现化学结构绘制窗口，在已检索的结构旁绘制取代基团或其他结构，点击Get Substances之后，检索结果限制为与新加入的条件匹配。

（2）限定是否包含同位素（Isotope－Containing） 可限定含/不含放射性同位素。

（3）限定是否含金属（Metal－Containing） 可限定含/不含金属。

（4）限定可获得商业来源（Commercial Availability） 限定只检索能/不能获得商业来源的物质。

（5）限定可获得物质的性质（Property Availability） 限定只检索某一性质的物质。

（6）限定物质性质的数值（Property Value） 可以通过限定物质特性的数值来缩小检索范围。

（7）限定是否有文献报道（Reference Availability） 可以限定有/无相关文献报道的物质。

（8）限定取代原子（Atom Attachment） 限定结构中某个结点的取代原子。

四、SciFinder的反应检索

在SciFinder中，可通过化学结构检索反应，并设定物质在反应中的角色（反应物、试剂、产物或任何角色），也可以用反应位置工具和原子绘图工具作精确的反应检索。同时，SciFinder提供了强大的后处理功能对检索到的反应进行分析与限定。

（一）SciFinder反应检索的途径

在SciFinder中，可以通过化学结构和官能团两种方式检索反应。

1. 反应检索的工具

（1）环锁定工具 反应检索中，此工具禁止环取代。

（2）原子锁定工具 在反应检索中，此工具能禁止原子取代。

（3）箭头工具　箭头工具用于反应检索，用于指定在结构图标窗口中的化学反应角色。

（4）反应角色工具　在反应检索中，反应角色工具用来设定反应物、试剂、产物或任何一个在反应中的角色。

（5）原子配对工具　在反应检索中，原子配对工具用于指定反应物和产物的原子配对位置。

（6）反应位置工具　在反应检索中，反应位置工具可以对反应位置的键进行标记。

（7）官能团工具　使用官能团工具，可以官能团名字来绘制和检索反应。

2. 通过化学结构检索反应　以下列结构为例说明化学结构检索反应的方法，要求它是产物，而且不允许环取代。

COOH
O
Me
O

（1）首先在结构绘制窗口利用各种结构绘制工具画出上述结构。点击环锁定工具，限制环取代。

（2）点击反应角色工具和要设定的结构，反应角色对话框将会出现（图 6－46），设定物质在反应中的角色。其中 product 代表产物、reactant 为反应物、reagent 为试剂、reactant/reagent 为反应物或试剂、any role 为任何角色。本例中选择为产物，点击 OK。

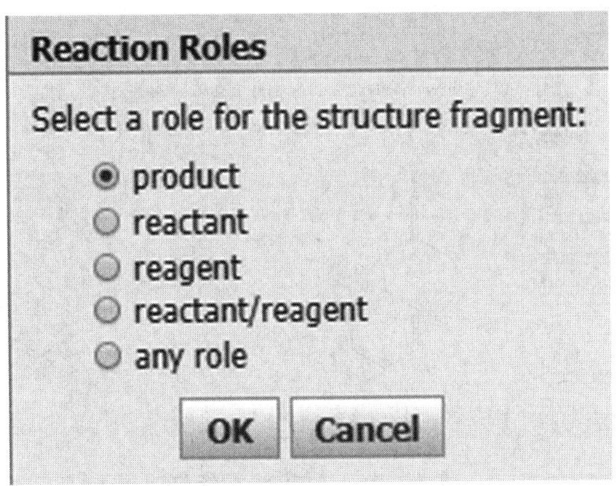

图 6－46　反应角色

（3）在结构绘制板中点击确定，出现反应检索窗口（图 6－47）。

首先选择检索方法，是以该特定结构参与反应，还是以该结构为亚结构参与反应，本例中选择以特定结构参与反应。

如想缩小检索范围，可点击“Advanced Search”进行限定。SciFinder 提供了 6 种反应检索的过滤功能。

①限定溶剂。

②限定不参与反应的官能团。

③限定反应步数。

④限定反应类型：包括生物转化、催化反应、化学选择、组合、电气化学反应、气相

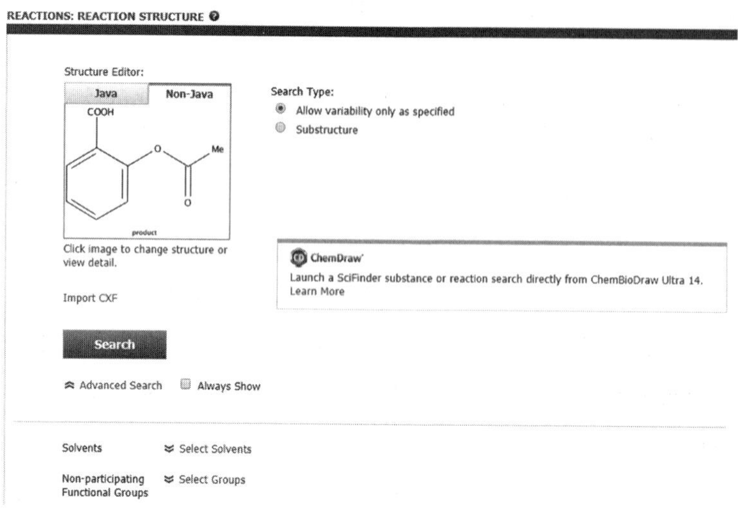

图 6-47　反应检索界面

反应、非催化化学、光化学、放射化学、区域选择及立体选择。

⑤限定来源：限制为来源于专利文献/非专利文献。

⑥限定出版年。

选择后点击“Search”即可得到检索结果（图 6-48）。

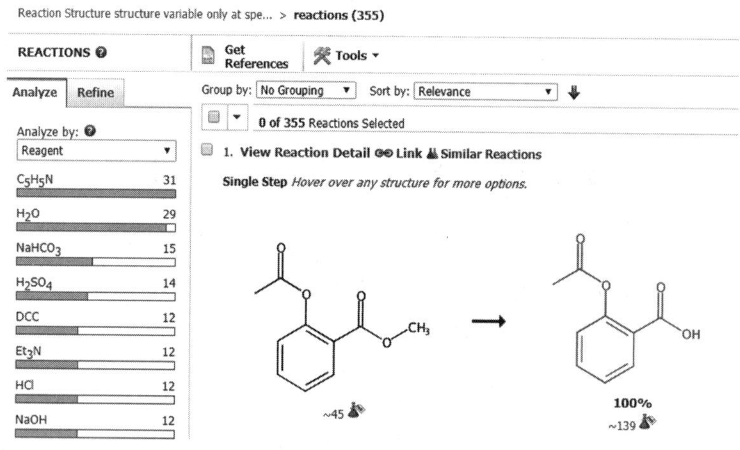

图 6-48　反应检索结果

3. 通过官能团检索反应　SciFinder 可通过官能团名称而不必画结构检索反应。

如欲检索由芳基卤生成卤酸的反应，过程如下。

（1）点击官能团工具图标出现官能团对话框（图 6-49）。

该例中选择卤化物（HALIDES）中的芳基卤（Aryl Halide）和卤酸（Acid Halide）。

（2）在结构图标窗口中绘制好官能团，点击反应角色工具图标，出现反应角色对话框，选择芳基卤为反应物，卤酸为产物。

（3）点击箭头工具图标来绘制反应箭头，从芳基卤至卤酸。

（4）点击确定即可完成反应检索。

（二）SciFinder 反应信息显示及链接

1. 单个反应信息　在如图 6-48 所示的检索界面，点击每个记录的“View Reaction

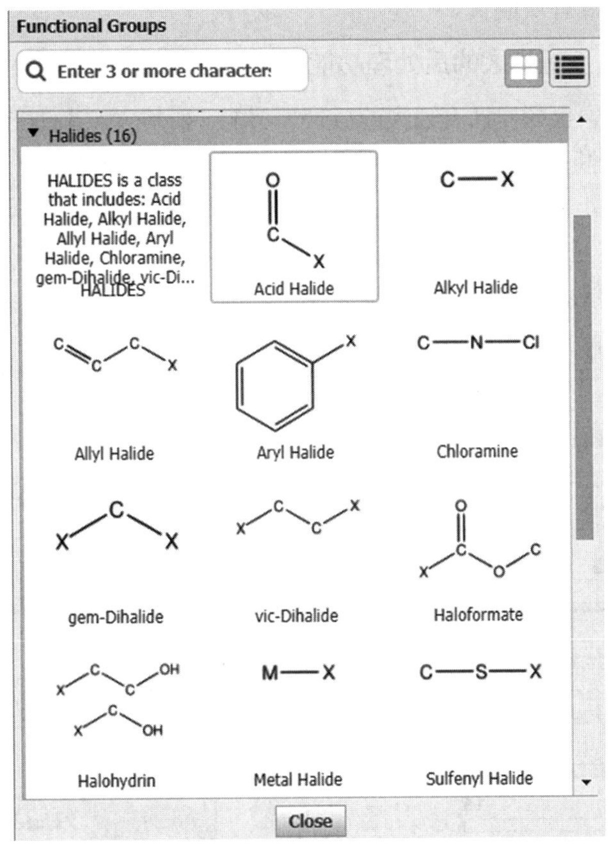

图 6－49　官能团对话框

Detail”，即可查看每个反应的详细信息。如图 6－50 所示，在每条记录中，可得到反应式、详细反应条件、CAS 的编者写下的重点（NOTE）、反应的产率等。

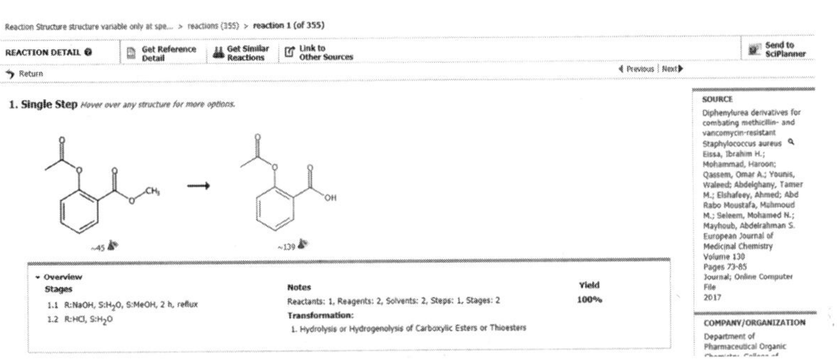

图 6－50　单个反应信息

点击记录上方“Get Reference Detail”，可获得报道此反应的文献信息；点击“Get Similar Reactions”可获得相似反应，检索者可以限定相似的程度；点击“Link to Other Sources”可获取 SciFinder 文献数据库之外的全文资源。

2. 链接功能

（1）链接文献　在图 6－48 反应检索结果界面，点击“Get References”，可获得所有反应或已选择的部分反应的文献链接。

（2）工具　在 Tools 中选择“Find Additional Reactions”，可获取附加反应信息，附加反应信息检索结果会合并入现有反应结果中，并出现在最后。对于这些附加反应信息，在文

献中只有文字描述而没有反应式。

（三）SciFinder 反应检索的后处理功能

SciFinder 反应检索也同样拥有强大的后处理功能，对检索结果进行精确和提炼。

1. 分析工具 分析可以更好地了解检索到的反应，如分析其催化剂、溶剂和反应步骤等信息，有助于找出理想的反应，以上述化学结构检索反应的例子来说明反应检索的分析功能。

在如图 6－48 所示的检索结果窗口点击 Analyze，启动分析工具（图 6－51）。SciFinder 提供了 13 种反应分析功能。

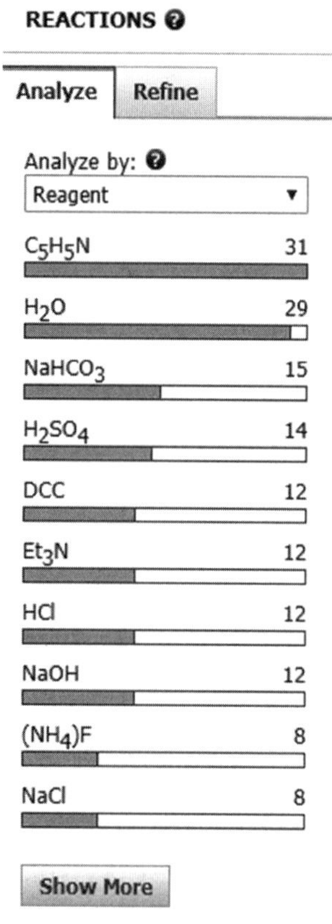

图 6－51 反应检索的分析功能

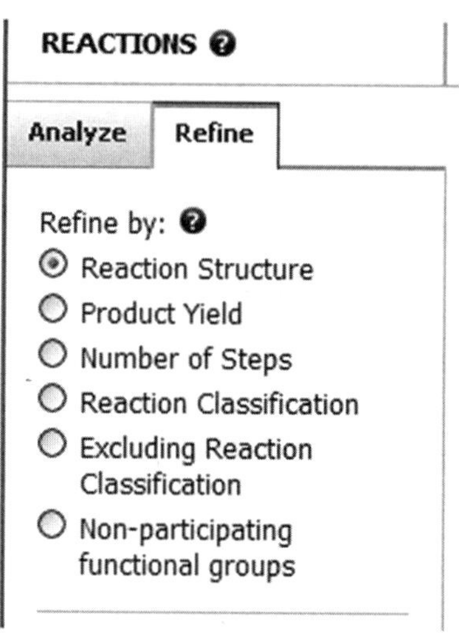

图 6－52 反应检索的限定功能

（1）作者分析（Author Name） 帮助确定相关领域核心著者群。

（2）催化剂分析（Catalyst） 选择感兴趣的催化剂。

（3）机构分析（Company－Organization） 发现该研究领域的核心研究机构。

（4）文献类型分析（Document Type） 了解该反应来源文献类型及文献量排名，帮助分析研究信息的新颖性、成熟性、系统性、实用性。

（5）实验过程（Experimental Procedure） 对实验过程进行分析。

（6）刊物分析（Journal Name） 发现该研究领域的核心期刊。

（7）语种分析（Language） 了解该反应文献的语种分布情况，帮助了解信息的地域流向。

（8）实验方法可获得性分析（MethodsNow） 获得详细的实验操作方法、实验材料、

实验条件、实验设备等信息。

（9）反应步数分析（Number of Steps）　选择希望得到的反应步数。

（10）产率分析（Product Yield）　选择合适的产率。

（11）出版年分析（Publication Year）　了解该反应的研究历史和发展，热点时代。

（12）试剂分析（Reagent）　选择感兴趣的试剂。

（13）溶剂分析（Solvent）　选择感兴趣的溶剂。

2. 限定工具　限定工具可以使反应检索的结果更精确。在如图 6－48 所示的检索结果窗口点击 Refine 按钮，启动限定工具（图 6－52），SciFinder 提供了 6 种反应限定手段。

（1）限定反应结构　如在该例中，限定反应物必须为苯甲酸，选择“Reaction Structure”，进入结构绘制窗口，利用结构绘制工具画出苯甲酸的结构；点击反应角色工具图标，选择反应角色为反应物；点击箭头工具图标，绘制反应箭头；点击确定，即可完成反应结构限定。

（2）限定产率　在 Refine 下面，选择“Product Yield”，便能限制检索反应的产率范围或指定产率，输入最高和最低的产率范围。

（3）限定反应步数　选择“Number of Steps”，出现限定反应步数对话框，输入想限制的步骤数目或范围，即可完成指定步数范围的反应检索。

（4）限定反应类型　SciFinder 将反应归类，检索者可根据需要只选出特定类型的反应查看。点击“Reaction Classification”，检索者可选择包括某一反应类型。

（5）排除反应类型　检索者可根据实际情况选择不需要的反应类型，点击“Excluding Reaction Classification”进行排除。

（6）限定不参与反应的官能团　检索者可根据实际情况限定不参与反应的官能团，选择“Non－Participating Functional Groups”，即可进行限定。

五、SciFinder 的辅助功能

（一）调用已保存的检索结果

在 SciFinder 中，可以对已保存的检索结果重新调用。方法是：点击主检索界面的“Saved Searches”下的“Saved Answer Sets”，出现如图 6－53 所示的界面，可以重新加载之前的检索结果，也可对两个检索结果进行逻辑关系的运算。

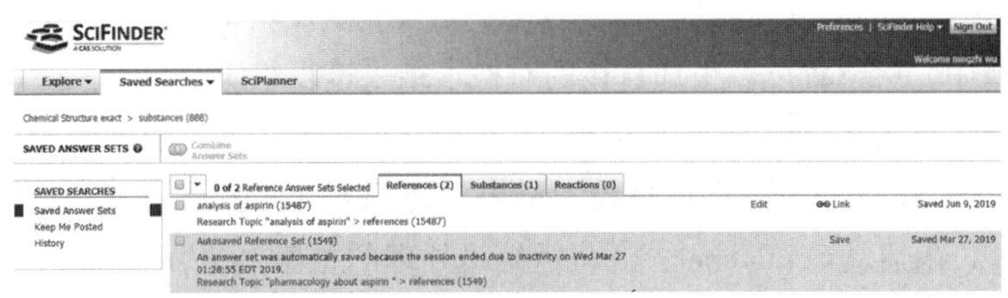

图 6－53　调用已保存的检索结果

（二）组合检索功能

在 SciFinder 中，可以对调用的检索结果进行组合检索。方法是：在如图 6－53 所示的检索界面选择欲组合的检索结果，选好后点击上部的“Combine Answer Sets”，出现如图 6－54所示的检索界面，共有以下四种组合关系。

（1）Combine　做逻辑或运算。

（2）Intersect　做逻辑与运算。

（3）Exclude　做逻辑非运算，排除第二个检索结果。

（4）Exclude　做逻辑非运算，排除第一个检索结果。

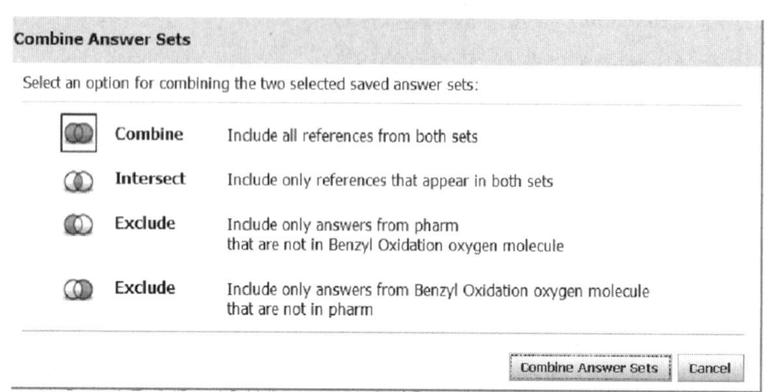

图6－54　组合检索功能

（三）定题查询提醒

在 SciFinder 中，可设置定题查询。方法是：在如图6－55所示的检索结果界面中，点击“Create Keep Me Posted Alert”，通过定题查询提醒，可随时跟踪最新科研进展。对已保存的定题查询提醒随时可以进行编辑。

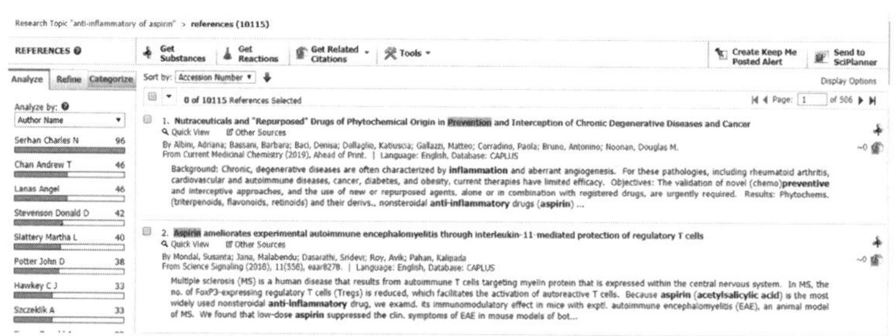

图6－55　定题查询提醒

（四）SciPlanner

SciPlanner 是 SciFinder 近年来新增加的一个功能，SciPlanner 是一个特定的工作区域，在这个工作区域中，检索者可以更加直接的对检索结果进行组织、管理。

方法如下：①首先将检索结果发送至 SciPlanner。在如图6－56所示的检索结果界面中，点击“Send to SciPlanner”即可将检索结果发送到 SciPlanner；②点击主检索界面上部的“SciPlanner”，来启动 SciPlanner；③将欲编缉处理的检索结果用鼠标拖拽至 SciPlanner；④对 SciFinder 中的检索的反应、实验步骤、物质以及参考文献等根据自己需要进行整合，如图6－56所示；⑤对自定义的编辑结果进行打印、存盘等。

六、检索结果处理

在如图6－57所示的检索结果界面中，有“Save”“Print”和“Export”三个选项可对检索结果进行处理。

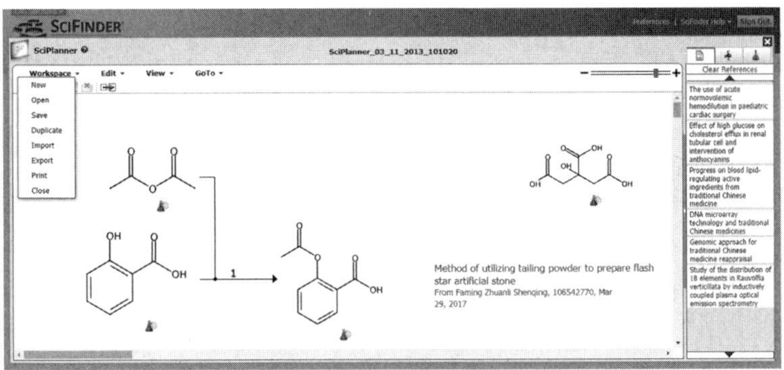

图 6－56　SciPlanner 界面

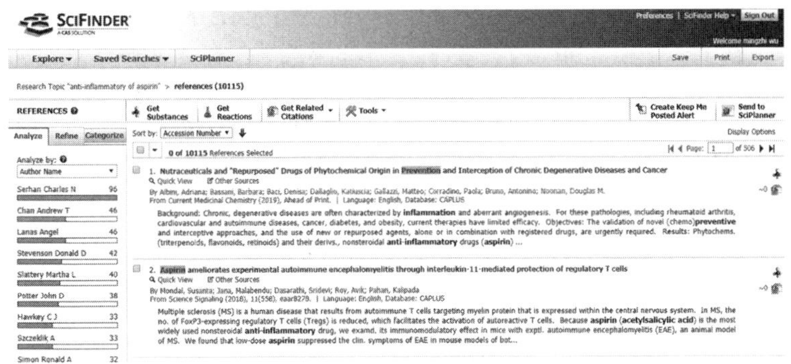

图 6－57　检索结果处理

（一）保存检索结果

在检索结果界面，选择“Save”，可保存检索结果，但使用该命令，检索结果不是保存到本地，而是保存到服务器上，登录后可查看。

（二）打印检索结果

在检索结果界面，选择“Print”，出现如图 6－58 所示的界面，可将检索结果转成 PDF 文件，之后对 PDF 格式的结果可以进行打印存盘等操作。

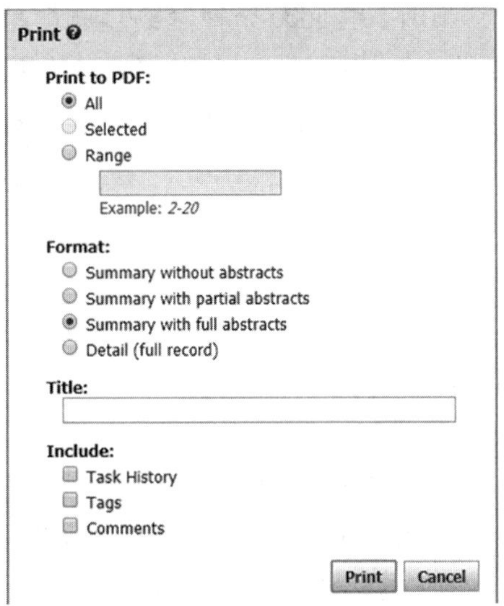

图 6－58　打印检索结果

（三）输出

在检索结果界面，选择“Export”命令可将检索结果输出到本地，其中 Citation Manager 可将检索结果导入 EndNote 等文献管理工具当中，Offline Review，可用于脱机浏览（图 6－59）。

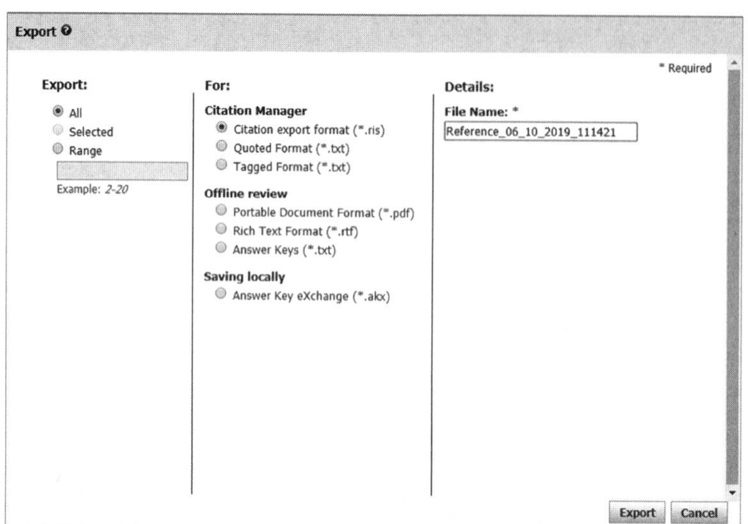

图 6－59　输出检索结果

扫码“学一学”

第二节　PubMed

一、概述

PubMed（http：//www. ncbi. nlm. nih. gov/pubmed）是美国国立医学图书馆（NLM）下属的国家生物技术信息中心（NCBI）开发的、基于 WWW 的生物医学文献检索系统。从 1997 年 6 月起，PubMed 在网上免费向全世界的用户开放。该系统通过网络途径免费提供包括 80 多个国家的 5600 余种主要生物医学文献的书目索引文摘数据库，并提供部分免费和付费的全文链接服务，目前有文献记录共计 2900 万条（数据截止至 2019 年 6 月）。它具有界面友好、检索途径多、功能齐全、链接点多、更新周期短、部分文章可在网上直接获得全文等特点，并且由于 NCBI 与多家出版商达成协议，出版商在期刊出版之前或在期刊出版的同时，将期刊论文题录提供给 PubMed，通过部分文献的链接可到达出版商的网站，从而获取相应期刊的全文，因而深受用户欢迎，是世界上使用最广泛的免费生物医学文献检索系统。

PubMed 收录的文献来源于三个部分，即 MEDLINE、In Process Citations 和 Publisher－Supplied Citations。

（1）MEDLINE　MEDLINE 是 NLM 最早的数据库，内容涉及医学、护理学、牙科学、兽医学、卫生保健和基础医学等。目前，收录 1940 年以来世界上 80 多个国家和地区的 5600 余种生物医学期刊。累计收录的文献 2900 多万余条，每条记录均带有［PubMed－indexed for MEDLINE］标记，且每条记录均有唯一的 PMID（PubMed Unique Identifier）号，内容每周更新一次。

（2）In Process Citations　In Process Citations 是临时性医学文献数据库，该数据库从 1998 年 6 月起新增，每天收录由 MEDLINE 期刊出版商提供的尚未经过规范化处理的数据，这些数据经过标引（增加 MeSH 词、出版类型等）之后进入 MEDLINE，同时从 In Process Citations 中删去。这些记录带有［PubMed－in process］标记。

（3）Publisher - Supplied Citations　Publisher - Supplied Citations 是由出版商提供的文献信息，标有［PubMed - as supplied by publisher］。这些记录每天都在不停地向 In Process Citations 中传送，加入到 In Process Citations 后，原有的标记将改为［PubMed - in process］，之后经过 MeSH 标引之后进入 MEDLINE，标记为［PubMed - indexed for MEDLINE］。此外，由于被 PubMed 收录的期刊所涉及学科范围较广，有些文献已超出了 MEDLINE 的收录范围（如地壳运动、火山爆发等），从而不能进入 MEDLINE，但仍然存在于 PubMed 中，其标记为［PubMed］。另外，出版商也会将在编的期刊提供给 PubMed，这部分记录记有［Epub ahead of print］。

二、检索功能

（一）PubMed 的检索途径

PubMed 的检索方法包括基本检索、Mesh 检索以及高级检索等。

1. 基本检索　图 6 - 60 为基本检索窗口，在检索式输入框中输入检索词，单击［Search］按钮或按回车键，PubMed 将会自动开始检索，在基本检索中可以进行主题检索、作者检索、期刊检索、短语检索、布尔逻辑检索及截词检索。

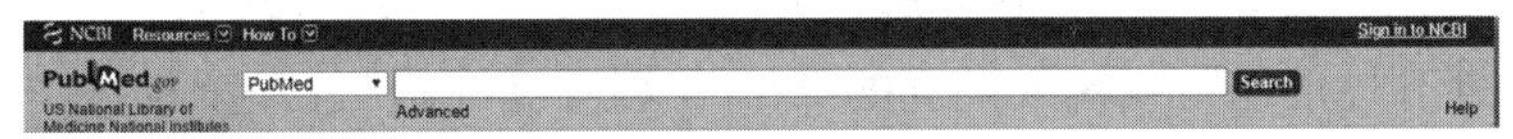

图 6 - 60　PubMed 的基本检索

（1）基本检索的自动词语匹配　在基本检索框中，输入一个或多个检索词，PubMed 对于输入检索框中的任何检索词，将按照 MeSH 转换表（MeSH Translation Table）、刊名转换表（Journal Translation Table）、作者全称转换表（Full Author Translation Table）、项目调研者或合作者全称表（Full Investigator（Collaborator）Translation Table）、作者索引表（Author Index）以及项目调研者或合作者索引表（Investigator（Collaborator）Index）的顺序进行自动转换，然后进行检索。

①MeSH 转换表　包括 MeSH 词、副主题词等。如果系统在该表中发现了与检索词相匹配的词，就会自动将其转换为相应的 MeSH 词和 Text Word 词进行检索。

例如：键入“vitamin c”，系统将其转换成" ascorbic acid"［MeSH Terms］OR（" ascorbic"［All Fields］AND " acid"［All Fields］）OR " ascorbic acid"［All Fields］OR " vitamin c"［All Fields］后进行检索。

②刊名转换表　刊名转换表包括刊名全称、MEDLINE 中的缩写和 ISSN 号，该转换表能把键入的刊名全称转换为 MEDLINE 中的缩写之后进行检索。

例如，在检索提问框中键入：“American Journal of Pharmaceutical Education”，PubMed 将其转换为" Am J Pharm Educ"［Journal］OR " american journal of pharmaceutical education"［All Fields］后进行检索。

③作者全称转换表　作者全称转换表收录 2002 年以前作者的全称，可以是作者全称的自然顺序或者是倒置的顺序。

④项目调研者或合作者全称表　如果键入的词语未在上述各表中找到相匹配的词，而且键入的词不是单个词，将查询项目调研者或合作者全称表，可以按名称的正常顺序或者是倒置的顺序转换。

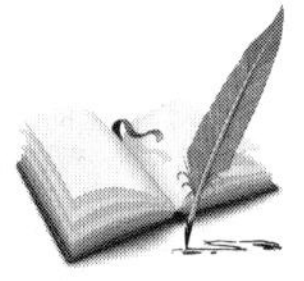

⑤作者索引表　如果在上述的表中均未找到匹配词，又不是作者或调研者名称的全称，也不是单个词，系统就查作者索引表。

⑥项目调研者或合作者索引表　如果在以上各表中均未找到匹配词，系统将查找项目调研者或合作者索引表。

如果按照以上六个转换表仍然找不到匹配词，PubMed 就会把该词组断开后再重复上述自动词汇转换过程，直到找到与键入的词语相匹配词语为止。若仍然没有匹配词，单个词会被联在一起（用 AND）在全部字段中检索。

（2）主题检索　在检索式输入框中输入表达课题主题内容的单词或词组，即可进行主题检索。

如欲检索“阿司匹林药理学方面的文献”，可输入“aspirin pharmacology”，点击［Search］即可。

（3）作者检索　在检索框内输入作者姓名，格式为：姓 + 空格 + 名缩写（不用标点），系统会自动在作者字段内进行检索。

如欲检索 smith ab 发表的文献，在检索式输入框直接输入 smith ab，点击［Search］即可。

（4）期刊检索　在基本检索中可进行期刊检索，其输入形式有三种：期刊的全称、MEDLINE 中的期刊标准缩写或键入期刊的 ISSN（国际标准出版物代码）号进行检索。

如欲检索“American Journal of Pharmaceutical Education”上的文献，可直接输入“American Journal of Pharmaceutical Education”或“Am J Pharm Educ”或“0002 - 9459”均可完成检索。

（5）强制短语检索　在 PubMed 中，如欲检索某个词组的文献，不希望进行自动词语转换，可将该短语用双引号括起来，来强制系统进行短语检索。例如，在 PubMed 主页的检索提问框中键入“single cell”，然后点击［Search］，系统会将其作为一个不可分割的词组在数据库的全部字段中进行检索。使用双引号检索，自动词语匹配功能将自动关闭。

（6）布尔逻辑检索　在检索输入框中可输入逻辑表达式进行检索，逻辑运算符为 AND、NOT 和 OR。如，可输入“aspirin AND pharmacology”进行检索。

（7）截词检索　在基本检索中也可进行截词检索，截词符为星号（*），它可代表多个字符，将“*”加在检索词后表示对所有以该词开头的词进行检索，如输入“pharm*”，可以检出含有 pharmacology，pharmacy，pharmaceutical 等词的文献。使用截词功能时，自动词语匹配功能也将自动关闭。

2. MeSH 检索

（1）MeSH Database 简介　MeSH 是 Medical Subject Headings 的缩略词，即医学主题词，是用规范化的医学术语来描述生物医学概念，MeSH Database 是美国国立医学图书馆用于标引、编目和检索生物医学文献的英文受控词表系统。美国国立卫生研究院（National Institutes of Health，NIH）的工作人员按 MeSH 词表规定，浏览生物医学期刊全文后标引出每篇文献中的 MeSH 主题词，用 MeSH 检索可以提高查全率和查准率。

MeSH Database 主要收录了主题词、副主题词、补充概念和款目词四种类型。

①主题词　是用于描述事物或内容的规范化词汇，包括生物医学文献中能表达与医学科学相关的概念并具有检索意义的常用词汇。主题词具有单一性，原则上一个语词只表达一个概念，一个概念只用一个语词表达。如关于癌症肿瘤比较常用的词有 neoplasms、cancer、carcinoma 等，但 MeSH 只选择了 neoplasms 作为主题词。因此，关于癌症方面的文献，无论文章中使用的是哪个词，标引和检索时使用的主题词只能是 neoplasms，有利于提高文献的查全率。

②副主题词　是对主题词进行限定的词汇，本身无独立的检索意义，通常用“/”与主题词一起使用，在不增加主题词数量的前提下使表达的文献内容更为确切，提高了查准率。目前使用的副主题词共有 83 个，不是每个主题词均能和所有的副主题词进行组配。

③补充概念　又称补充化学物质名称，用于标引 MEDLINE 中出现的化学物质和毒品等，并在 PubMed 中可用化学物质名称字段［NM］进行检索的概念。目前 MeSH Database 中共收录约 455000 个补充概念。

④款目词　是主题词的同义词或相关词。可将自由词引见至主题词。款目词是丰富和增强词表功能的一种方式。

（2）MeSH 检索方法　在 PubMed 的主页点击［MeSH Database］链接，或在检索区的下拉列表中直接选择 MeSH，即可进入 MeSH 检索界面，在检索式输入框输入检索词，点击［Go］即可进行 MeSH 检索。

如欲检索肺炎的药物治疗可按以下顺序操作。

①在输入框中输入“pneumonia”，点击［Search］，出现如图 6－61 所示的界面，共有 37 个与 pneumonia 相关的主题词，选择第一个，即 pneumonia 主题词，点击单词的链接。

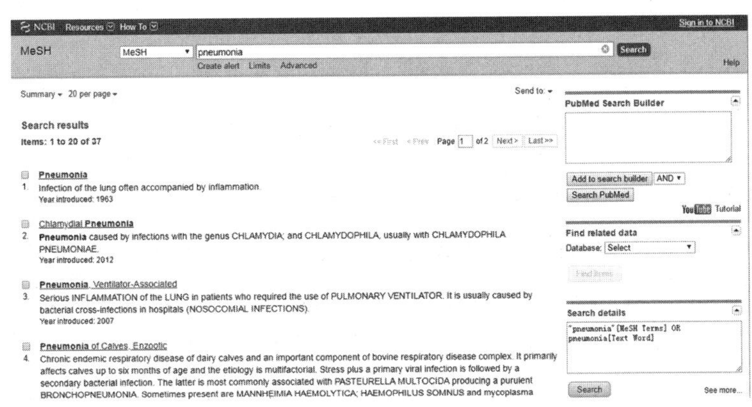

图 6－61　PubMed 的 MeSH 检索

②点击单词的链接后，出现如图 6－62 所示的窗口。在主题词 pneumonia 下面出现可以与该主题词组配的副主题词，本例中欲检索关于肺炎的药物治疗，因此副主题词选择“drug therapy”，另外，在副主题下方有两个复选框：一是“Restrict to MeSH Major Topic.”，意为限定为主要主题词，如勾选将提高检索结果的查准率；二是“Do not include MeSH terms found below this term in the MeSH hierarchy.”，意为不进行下位词的扩展，即不检索该词的下位概念词，检索者可根据需要进行选择。此外，在下面还会显示检索词的同义词及相关词，但这些均为非 MeSH 词，在界面的最下方为该检索词的树状结构图。

③点击［Add to Search Builder］按钮，可将检索式填加到检索框中，之后点击“Search PubMed”执行检索。

3. 高级检索　从 2009 年开始，PubMed 增加了高级检索（Advanced Search），点击基本检索框下面的［Advanced］按钮，即进入高级检索界面（图 6－63）。

PubMed 高级检索将检索式构建器（Search builder）、构建器（Builder）和检索史

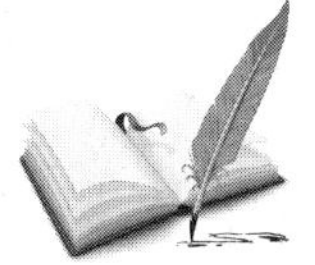

（History）整合到一个界面，方便检索者一站式完成复杂课题的检索。

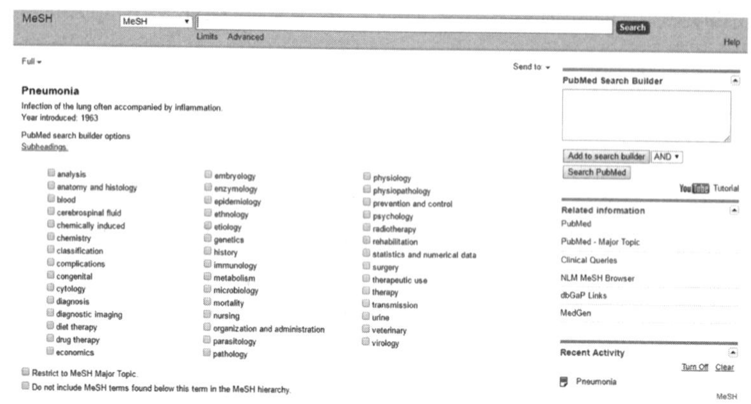

图 6-62　副主题词选择界面

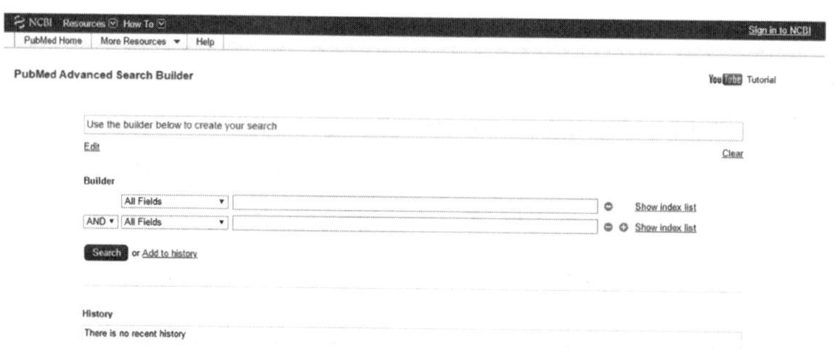

图 6-63　PubMed 的高级检索

（1）检索式构建器　点击 Search builder 下方的［Edit］按钮，检索者可在 Search builder 的输入框中直接灵活的编写检索表达式，之后点击下方的［Search］按钮即可进行检索。一般情况下 Search builder 与 Builder 联合使用。

（2）构建器　可对主题词、标题、作者、刊名等 42 个字段进行限定，并且对于每个字段 PubMed 均提供了索引表进行浏览（Index）。通过检索构建器可方便快捷地实现多个字段的组配检索，提高查准率；也可以调用检索历史，完成复杂的布尔逻辑运算。

（3）检索史　对检索记录进行保存形成检索史，检索史主要用于查看检索策略，显示内容包括：检索式序号、添加到构建器（add to builder）、检索提问式（query）、检索结果数量（items found）及检索时间（time）。

4. 其他检索方法

（1）期刊检索（Journals in NCBI Databases）　点击主页的［Journals in NCBI Databases］，进入期刊检索界面（图 6-64）。在检索框中输入期刊所属学科、全称、刊名缩写或 ISSN 号，甚至刊名中的一部分，便可查找到特定期刊的全称及出版情况。并可以浏览这些期刊，还可了解录入这些期刊的电子出版商网址等信息。

（2）单篇引文匹配器（Single Citation Matcher）　单篇引文匹配器是用于查找某一篇文献的准确信息。在 PubMed 主页点击［Single Citation Matcher］即可进入检索界面，可通过文献的出处（刊名、出版日期、卷、期、页）、作者姓名、篇名中的信息等进行检索。

（3）多篇引文匹配器（Batch Citation Matcher）　点击 PubMed 主页的［Batch Citation Matcher］，即进入多篇引文匹配器的检索界面，允许一次输入多个检索条件，获得多篇匹

配文献，但是输入内容必须遵循规定的格式，其中刊名和著作必须是 MEDLINE 标准缩写形式。

（4）临床查询（PubMed Clinical Queries） 这是专为临床医生设计的检索服务，可提供以下三方面信息的检索。

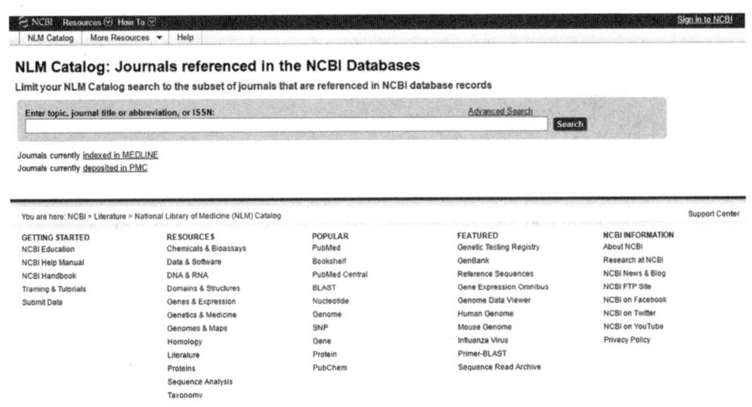

图 6－64 期刊检索界面

①Clinical Study Categories 可查询疾病的诊断、治疗、病因、预后和临床实践指南五个方面的文献。

②Systematic Reviews 可检索系统评价、Meta 分析、临床试验评论以及循证医学等方面的文献。

③Medical Genetics 可检索医学遗传学方面的文献。

（二）PubMed 的检索规则

1. 布尔逻辑检索 在 PubMed 中，分别用 AND、OR 和 NOT 来代表布尔逻辑的与、或以及非关系。而且布尔算符一定要大写，运算顺序是从左至右，如想改变顺序，需加括号。

2. 截词检索 PubMed 用 * 号代表无限截词，如输入“pharm *”，可检索“pharmacology”“pharmacy”“pharmceutical”等词形。

3. 字段限制检索 PubMed 共有 80 多个字段，大部分为可检字段，少数为非可检字段，常见字段见表 6－3，检索格式为：检索词［字段标识符］。

表 6－3 PubMed 的主要字段

字段标识符	全称	注释
AD	Affiliation	首作者机构名称及地址
TI	Title	文章标题
TIAB	Title/Abstract	文章标题/摘要
AU	Author	作者
1AU	Author－First	第一作者
LASTAU	Author－Last	最后作者
SO	Source	出处
TA	Journal Title Abbreviation	刊名
VI	Volume	卷号
IP	Issue	期号
IS	ISSN	国际标准连续出版物号

续表

字段标识符	全称	注释
MH	MeSH Terms	主题词
MAJR	MeSH Major Topic	主要主题词
SH	MeSH Subheading	副主题词
PA	Pharmacological Action MeSH Terms	药理作用主题词
TW	Text Words	TI、AB、MH、SH 等中的词
LA	Language	语言
PT	Publication Type	出版类型
PMID	PubMed Unique Identifier	PubMed 标识码
RN	EC/RN Number	酶命名号或化学物质登记号

4. 短语检索 PubMed 中短语检索的方法是在短语上加双引号。进行强制短语检索时，PubMed 将不执行自动词语匹配。

三、检索结果处理

（一）检索结果的显示

PubMed 检索结果显示界面（图 6－65），共分三个区域。

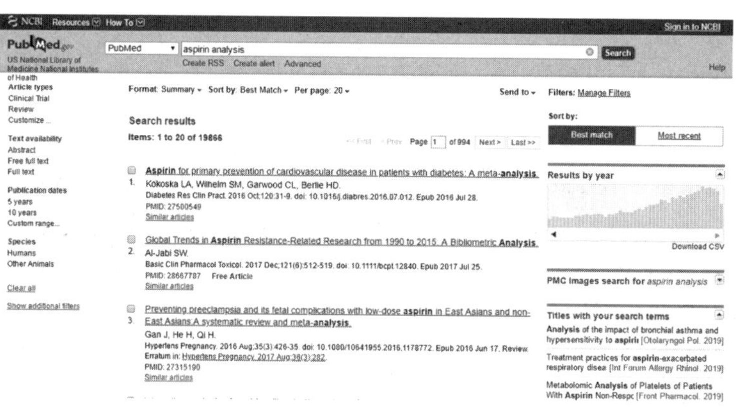

图 6－65 PubMed 检索结果

1. 限定区 显示界面的最左侧为检索结果的限定区。可进行以下各方面的限定。

（1）文献类型（article types） 可限定临床试验、综述、会议、Meta 分析、随机对照实验、系统评价等文献类型。

（2）文本可得性（text availability） 有三个选项，即：可获得摘要、全文以及免费全文，检索者可根据实际情况进行选择。

（3）出版日期（publication dates） 可选择 5 年内、10 年内或某一时间段内的文献。

（4）研究对象（species） 可限定为人类、动物。

（5）语言（languages） 可对文献的语种进行选择。

（6）性别（sex） 对研究对象的性别进行选择，可限定为男性（雄性）或女性（雌性）。

（7）期刊种类（journal categories） 对期刊的种类进行选择。可限定为临床核心期刊、护理学期刊、牙科学期刊、MEDLINE 期刊。

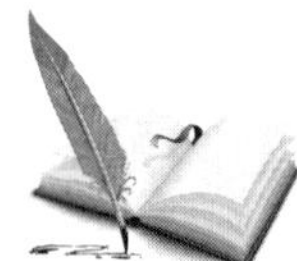

（8）年龄组（ages）　年龄组限定，可对研究对象的年龄进行限定。

（9）检索字段（search fields）　可以将检索词限定在特定字段当中。

（10）主题（subjects）　对主题进行限定。可限定为艾滋病、医学伦理学、癌症等主题。

2. 记录显示区　中间区域为记录显示区，检索者可通过检索结果界面左上方的 Display Setting 对记录的格式、每一页显示的数量及排序规则进行设置。

（1）显示格式

①Summary 格式：该格式包括文献的篇名、著者、刊名、出版年、卷期页码、PMID 号、记录状态、相关文献的链接等，如为免费全文，则提供 Free Article 链接。

②Summary（txt）格式：以纯文本形式显示 Summary 格式的所有信息，方便导入到 Office 等办公软件中。

③Abstract 格式：除包括 Summary 格式的内容外，还包括作者机构和地址、摘要、关键词、主题词、人名主题、物质名称等。

④Abstract（text）：以纯文本的形式显示 Abstract 格式的所有内容，方便导入到 Office 等办公软件中。

⑤MEDLINE 格式：以字段标识形式出现的全记录格式，此格式可输出到文献管理器中。

⑥XML 格式：显示 XML（可扩展标记语言）格式的记录信息，方便将检索结果作为网络数据在 Web 上进行转换和描述。

⑦PMID List 格式：仅显示每条记录的 PMID 号。

（2）每页显示的数量　每页显示的文献数量可设置为 5、10、20、50、100、200，检索者可根据实际情况进行选择。

（3）排序规则

①Most Recent：按入库时间排序。

②Best Match：按相关度排序。

③Publication Date：按出版时间排序。

④First Author：按首作者排序。

⑤Last Author：按最后作者排序。

⑥Journal：按期刊名称排序。

⑦Title：按文献题名排序。

3. 其他链接区　在检索结果显示界面的右侧提供了其他的相关链接。

（1）Manage Filters　选择 Manage Filters，可以在 My NCBI 中设定最多 15 个自己常用的 Filters。

（2）Results by year　历年出版文献数量的柱状图，鼠标滑动可显示某一年的文献数量。

（3）PMC Images search for　PMC 中和检索内容相关的图片链接。

（4）Find related data　相关数据的检索。即链接至引用检索结果的其他 NCBI 数据库，可显示检索结果的引证文献。

（5）Search details　显示检索词的自动匹配过程。

（6）Recent Activity　显示 8 小时内检索者在 NCBI 的操作。

（二）检索结果的输出

对于检索结果，PubMed 提供了多种输出方法，通过点击页面的［Send to］下拉菜单可以进行选择。

（1）File　将检索结果以文件的形式保存，格式可以为Summary（txt）、Abstract（txt）、XML、MEDLINE以及PMID。

（2）Clipboard　将检索结果发送到剪切板，最多可保存500条记录，保存时间为8小时。

（3）Collections　注册用户选择Collections，可以将检索结果保存在My NCBI中，在My NCBI中可以对检索结果进行浏览、删除、排序等操作。

（4）E-mail　可以将检索结果发送到自己的邮箱中，此项限制每次最多发200条记录。

（5）Order　如果用户无法获得免费的全文，可用Order选项通过NLM的LoansomeDoc文献传递系统向NLM订购全文，此为需付费的服务。

（6）My Bibliography　也是NLM的个性化服务的一部分，可以帮助用户保存、管理和共享自己书目文献的一种参考工具，最多存储500条文献记录。

（7）Citation manager　使用文献管理器创建一个文件夹以保存检索结果，保存的上限为200条记录。

第三节　Integrity

扫码“学一学”

一、概述

（一）Integrity简介

Clarivate Integrity是专门为制药行业开发的可靠、翔实的事实型数据库，能为制药企业、研究机构和大学研发人员提供可靠、翔实、连续、深层次的科研信息。同时，将行业专门知识与创新技术结合，为重要决策者们提供金融与风险、法律、税务、财会、知识产权与科技等领域的智能信息及解决方案。

该数据库能帮助研发人员在研发工作早期做出正确决策，缩短了药物研发的周期，加速“药物发现”向“临床应用”的转化过程。通过对药物研发的动态监测，避免了医药研发机构和企业研发经费与时间的重复浪费，最大限度地降低了科研风险。数据库内容每天更新。

（二）Integrity主要内容

Integrity收集了生物医药文献、专利文献、会议、行业新闻、研发进程、公司报告等信息，数据深度索引、高度关联，以报告、动画、靶标作用通路图等生动的形式表现发展动态。数据库整合了13个知识领域的综合性药物研发信息，为药物研发市场调研、寻求研究合作伙伴等提供全面、高质量的信息支持，为新药研发人员提供独特的知识解决方案。

（1）药物和生物制品（Drugs & Biologics）　收录近50万种活性化合物，其中40多万种含有化学结构式。可检索这些上市或在研药物最新的试验数据及其相似化合物。

（2）靶标与作用通路（Targets & Pathways）　收录近3 000种有作用通路信息的靶标。

通过动画演示各靶点参与信号通路的过程及各靶点在通路中的相互作用。

（3）基因组学（Genomics）　收录30 000多条基因组记录。

（4）生物标记物（Biomarkers）　收录近20 000种生物标记物信息，从分子水平探讨发病机制，为临床医生提供早期诊断依据。

（5）有机合成（Organic Synthesis）　收录20 000多条药物合成方案。

（6）实验药理（Experimental Pharmacology）　收录1700 000多条药理和毒理实验数据。

（7）实验模型（Experimental Models）　收录30 000多种实验药理学常用的实验模型。

（8）药代动力学与代谢（Pharmacokinetics/Metabolism）　收录600 000多条药物动力学和药物代谢实验数据。

（9）临床研究（Clinical Studies）　收录105 000多条受试药物临床试验方案及数据。

（10）疾病综述（Disease Briefings）　收录150多份重大疾病综述，包括流行病学调查、病因学、诊断、治疗、预防、发病机制、最新公开的重要文献概览等。

（11）公司与研究机构（Companies & Research Institutions）　收录15 000多个公司和研究机构的研发信息。

（12）文献（Literature）　收录2000 000多条医药学文献。

（13）专利（Patents）　收录300 000多条药物相关专利。

二、检索功能

登录网址 https：//integrity. clarivate. com/integrity/xmlxsl/，输入用户名和密码点击“Login”进入数据库检索主界面快讯区，见图6－66。

Welcome

Registered Users

If you already have a User Name and Password to use Clarivate Analytics Integrity, enter them here and click Login

User Name

Password　Login

Forgotten login details? Please click here

Use of this service is offered to Authorized Users on the condition that they accept the Terms of Use

First-time Users

If your company/institution has licensed Clarivate Analytics Integrity under the self-registration mode, click here to register　Self-Register

图6－66　Integrity 数据库检索登录界面

常见问答（Frequently Asked Questions）能帮助研究人员快速解决检索中所遇到的各种问题。学习中心（Learning Centers）包括注册免费在线课程、基本操作录音课程和检索实例等内容，以视频课程方式在线学习检索方法，并附有文本快速学习指南。集锦（Highlights）报道当日新闻、当日新发布的重要专利和行业会议发布的最新信息。本周视点（Weekly Insights）指出一周内新报道的具有治疗作用的新化合物或作用靶点、重要的研发事件、具有潜在治疗前景的基因相关报告及本周发布的重要专利文献和临床试验信息。值得注意的是，为保证下次正常登录该数据库，请点击 Exit 正常退出。

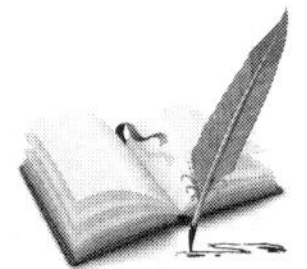

Thomson Reuters Integrity 有三个不同的检索方法，分别为基本检索、高级检索和结构检索，如图 6 - 67 所示。

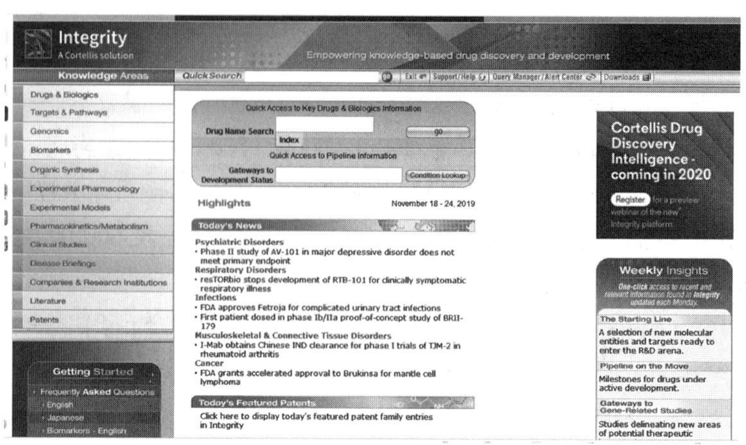

图 6 - 67　Integrity 检索主界面

（一）快速检索

数据库检索主界面中，快速检索共有 3 个检索入口。“Quick Search” 输入框可以输入药物名称、化合物名称、作用机制、靶标、疾病名称、公司名称、专利号等作为检索词，检索结果把 13 个知识领域的相关信息全部列出。“Quick Access to Key Drugs & Biologics Information” 检索中的 “Drug Name Search” 输入框为药物信息的快速检索入口，与 “Quick Search” 输入框输入内容不同，在此仅可输入或者通过 “Index” 词表选择感兴趣的药物，仅能查看其相关药物信息列表。“Quick Access to Pipeline Information” 检索中的 “Gateways to Development Status” 为药物研发阶段的快速检索入口，可通过适应证词表快速查看药物名称、适应证和研发阶段等信息。

1. 常规快速检索（Quick Search）　图 6 - 68 为常规快速检索窗口，在检索式输入框中输入检索词，单击 “go” 按钮将会自动开始检索。如检索有关阿司匹林（aspirin）的 13 个知识领域所有信息，检索结果如图 6 - 68 所示。可快速查找到阿司匹林的化学物质登记号（50 - 78 - 2）、化学名、别名、分子式、结构式、分子量、上市时间、治疗领域、分子作用机制、细胞作用机制、靶标与作用通路、生物标记物、有机合成路线、体内代谢过程、研发机构、动物模型、专利、实验药理学、临床及临床前实验研究和疾病研究进展等文献信息。

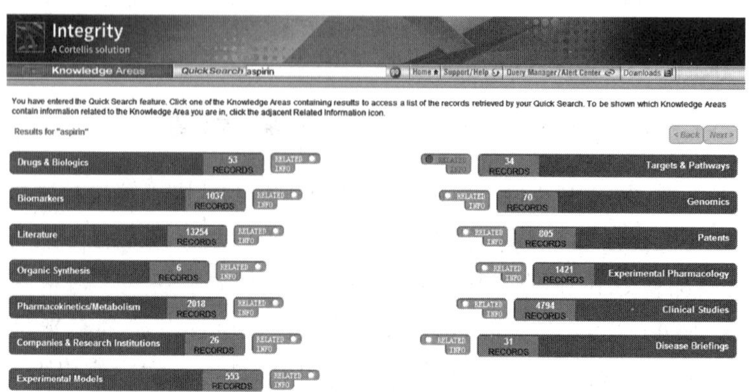

图 6 - 68　Integrity 常规快速检索

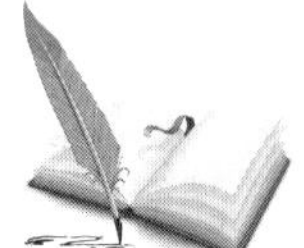

2. 药物和生物制品快速检索（Quick Access to Key Drugs & Biologics Information） 图6－69为药物和生物制品快速检索窗口。以检索硫酸阿托品（atropine sulfate）为例，点击“Index”按钮，出现值选择列表（List of Value - Selection）窗口，输入框中输入“atropine”，单击“Lookup”按钮，找到“atropine sulfate”，单击“OK”。在“Drug Name Search”字段出现“atropine sulfate”，单击“go”即可得到其基本药物信息。此检索方法所得结果与图6－68所示不同，仅能得到13个知识领域中的第一个领域即药物和生物制品信息。

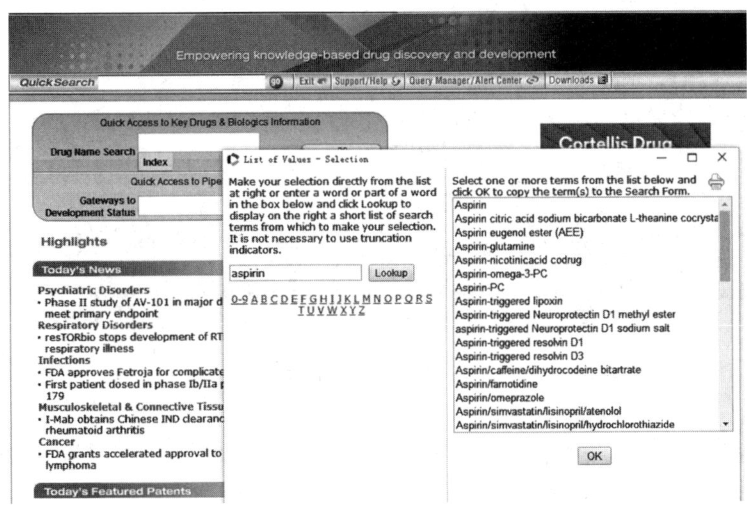

图6－69　Integrity药物和生物制品快速检索

3. 适应证、药物研发阶段快速检索（Quick Access to Pipeline information） 图6－70为适应证、药物研发阶段快速检索窗口。以检索人免疫缺陷病毒感染（HIV Infection）为例，单击“Gateways to Development Status”字段后面的“Condition Lookup”按钮，借助适应证词表快速查看适应证、研发阶段信息列表，找到“AIDS”，选择“Infection，HIV”，检索到335种治疗艾滋病的药物信息。信息包括每种药物的入藏号、作用机制、生产国家和机构、治疗领域、研发状态、给药途径、药品规格。通过入藏号可以得到药物报告，通过公司可以获取公司报告。

（二）高级检索

高级检索（Advanced Search）共可检索13个知识领域的信息，包括药物和生物制品、靶标与作用通路、基因组、生物标记物、有机合成路线、实验药理学、动物模型、药代动力学、临床试验、疾病综述、机构、专利、文献的检索。

1. 药物和生物制品（Drugs & Biologics） Drugs & Biologics可以检索药物和生物制品相关信息。根据表格提示选择检索字段，字段包括药物名称、化学名、CAS登记号、分子式、分子量、研发阶段、上市时间、机构名称、适应证、作用机制、产品分类等，见图6－71。然后在检索框内直接输入检索关键词或通过Index选择标准检索词。每个字段右边都有相应的标准词表，点击打开词表窗口，在检索框输入检索词查找或在词表中选择标准检索词。勾选“Lead Compounds”复选框表示同一篇文献（专利）中出现了多个化学结构时，检索结果只返回其中活性最好的一个结构。勾选“Under Active Development”复选框表示检索研发阶段处于从临床前至注册的过程中，且在最近的12～18个月之内仍处于当前研发状态的药物。“Clear Form”可清除已设置的检索条件，“Session History”显示24小时内的检

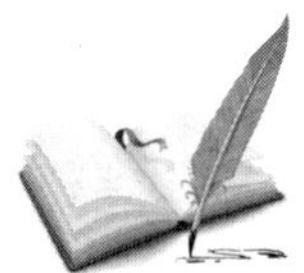

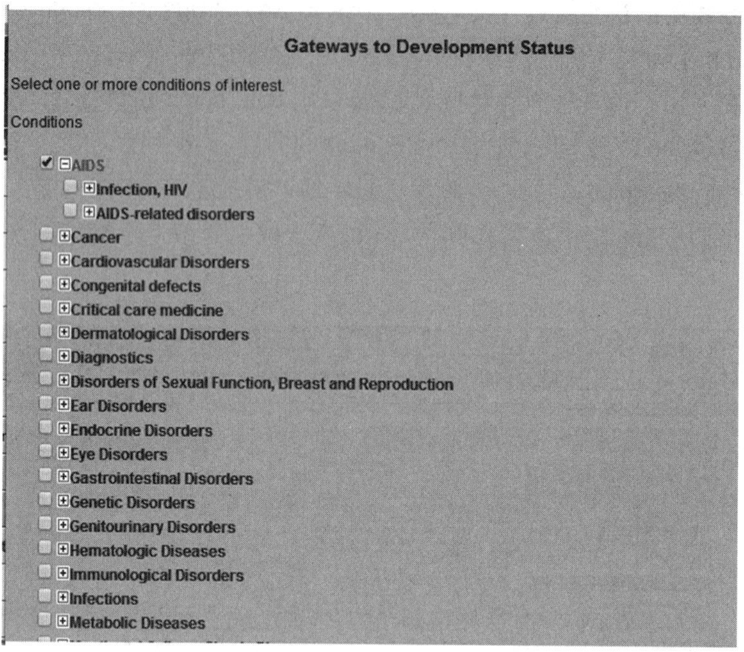

图 6-70　Integrity 适应证、药物研发阶段快速检索

索策略，并可对检索式进行编辑、保存或运行。以检索阿司匹林的药品信息为例，选择"Drug Name"字段，并赋予该字段的值为"aspirin"，点击"Start"按钮，即可完成检索。

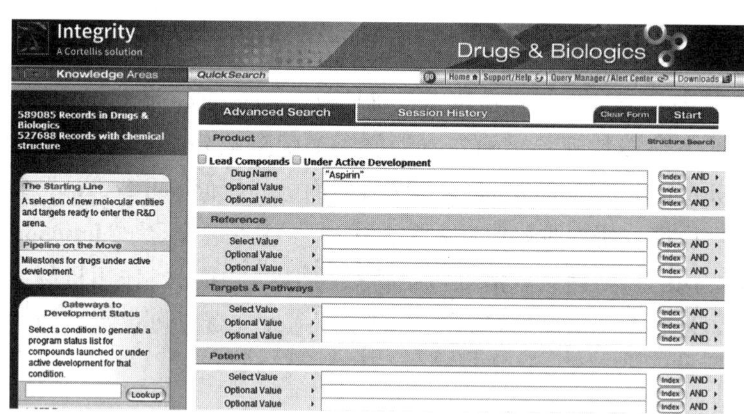

图 6-71　Integrity 药物和生物制品检索界面

2. 靶标与作用通路（Targets & Pathways）　靶标与作用通路检索是 Integrity 数据库独具特色的检索途径，为揭示疾病的发病机制和药物作用机理提供可视化、全方面的信息。图 6-72 为"Targets & Pathways"检索界面。根据表格提示选择检索字段，点击"Select Value"或"Optional Value"选择字段，字段包括靶点名称、基因号、蛋白库编号、靶点、科学动画等。以检索 NF-kappaB 为例，选择字段"Target Name"，通过"Index"选择靶点名 NF-kappaB（NFkB），点击"Start"按钮，得到与 NF-kappaB 靶点相关疾病谱（如胃肠道疾病、眼病、皮肤病、结缔组织、肾病、膀胱癌等）、靶点报告、通过 NF-kappaB 靶点发挥作用的药物和作用通路图。如治疗膀胱癌的药物作用的靶点有很多，NF-kappaB 是其中一个最重要的靶点，见图 6-73、图 6-74。

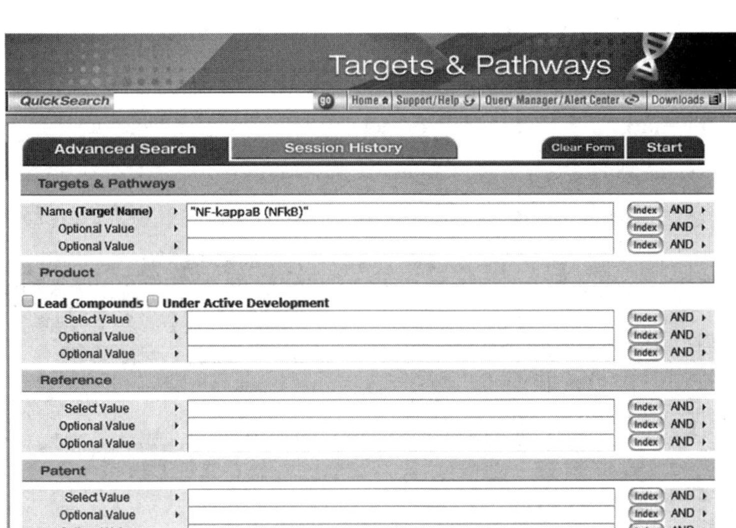

图 6－72　Integrity 靶标与作用通路检索界面

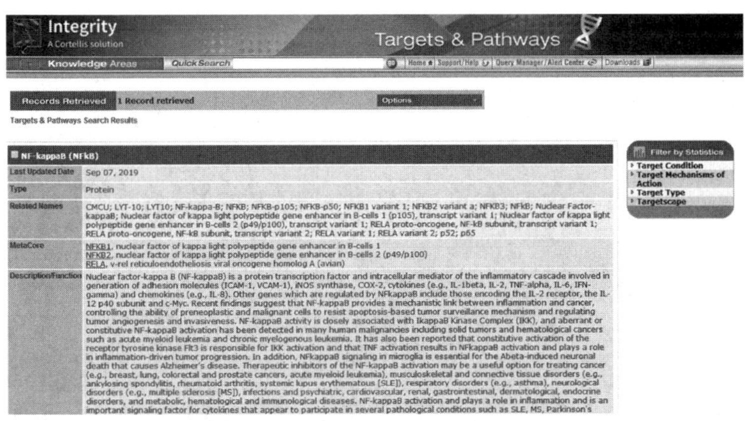

图 6－73　Integrity 靶标与作用通路

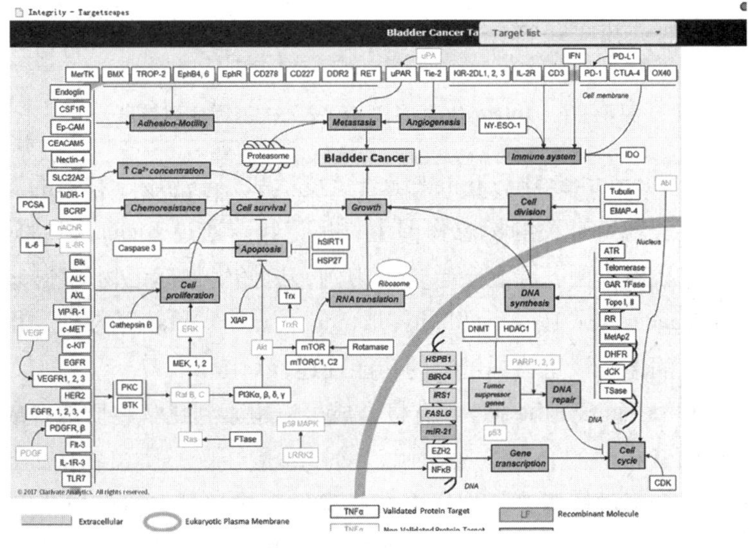

图 6－74　Integrity 治疗膀胱癌药物的作用靶点与通路图

3. **基因组学（Genomics）** 基因组学是研究生物基因组和如何利用基因的一门学问。用于概括涉及基因作图、测序和整个基因组功能分析的遗传学分支。以检索基因名为“HCD2”（Hydroxysteroid（17 – beta）dehydrogenase 10，transcript variant 1）的基因组学信息为例，选择字段“Gene Name”，通过“Index”选择基因名“HCD2”，点击“Start”按钮，得到其基因组学信息（基因功能描述、EC 分类、基因序列等），见图 6 – 75、图 6 – 76。

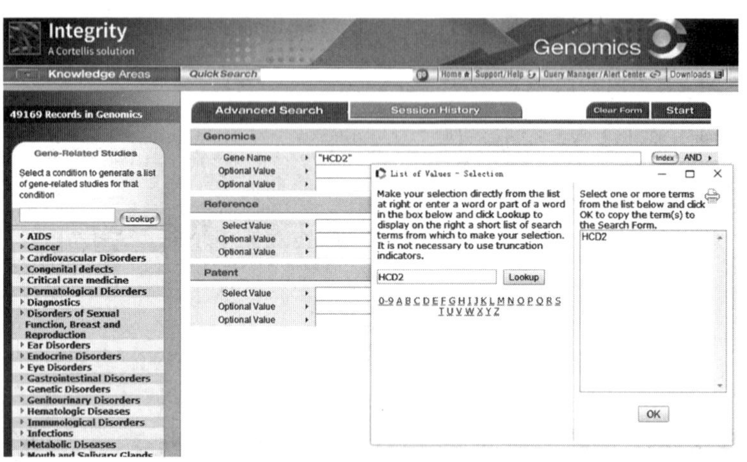

图 6 – 75 Integrity 基因组学检索

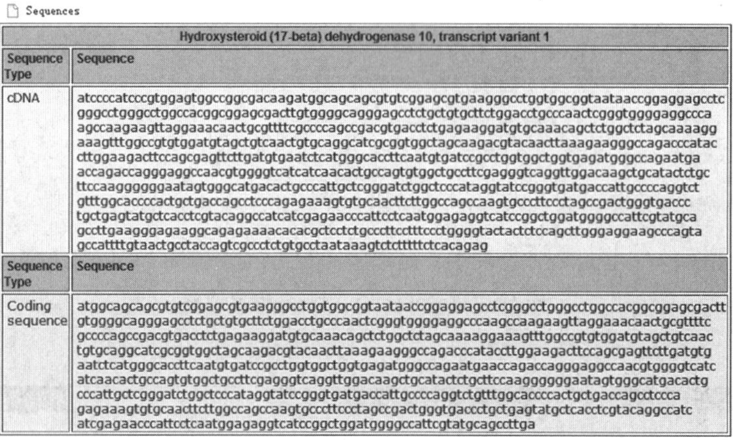

Sequences

Hydroxysteroid (17-beta) dehydrogenase 10, transcript variant 1	
Sequence Type	Sequence
cDNA	atccccatcccgtggagtggccggcgacaagatggcagcagcgtgtcggagcgtgaagggcctggtggcggtaataaccggaggagcctc gggcctgggcctggccacggcggagcgacttgtggggcagggagcctctgctgtgcttctggacctgcccaactcgggtggggaggccca agccaagaagttaggaaacaactgcgttttcgccccagccgacgtgacctctgagaaggatgtgcaaacagctctggctctagcaaagg aaagtttggccgtgtggatgtagctgtcaactgtgcaggcatcgcggtggctagcaagacgtacaacttaaagaagggccagacccatac cttggaagacttccagcgagttcttgatgtgaatctcatgggcaccttcaatgtgatccgcctggtggctggtgagatgggccagaatga accagaccagggaggccaacgtggggtcatcatcaacactgccagtgtggctgccttcgagggtcaggttggacaagctgcatactctgc ttccaaggggggaatagtgggcatgacactgcccattgctcgggatctggctcccataggtatccgggtgatgaccattgccccaggtct gtttggcaccccactgctgaccagcctcccagagaaagtgtgcaacttcttggccagccaagtgcccttccctagccgactgggtgaccc tgctgagtatgctcacctcgtacaggccatcatcgagaacccattcctcaatggagaggtcatccggctggatggggccattcgtatgca gccttgaagggagaaggcagagaaacacacgctcctctgcccttcctttccctggggtactactctccagcttgggaggaagcccagta gccattttgtaactgcctaccagtcgccctctgtgcctaataaagtctctttttctcacagag
Sequence Type	Sequence
Coding sequence	atggcagcagcgtgtcggagcgtgaagggcctggtggcggtaataaccggaggagcctcgggcctgggcctggccacggcggagcgactt gtggggcagggagcctctgctgtgcttctggacctgcccaactcgggtggggaggcccaagccaagaagttaggaaacaactgcgttttc gccccagccgacgtgacctctgagaaggatgtgcaaacagctctggctctagcaaaggaaagtttggccgtgtggatgtagctgtcaac tgtgcaggcatcgcggtggctagcaagacgtacaacttaaagaagggccagacccataccttggaagacttccagcgagttcttgatgtg aatctcatgggcaccttcaatgtgatccgcctggtggctggtgagatgggccagaatgaaccagaccagggaggccaacgtggggtcatc atcaacactgccagtgtggctgccttcgagggtcaggttggacaagctgcatactctgcttccaaggggggaatagtgggcatgacactg cccattgctcgggatctggctcccataggtatccgggtgatgaccattgccccaggtctgtttggcaccccactgctgaccagcctccca gagaaagtgtgcaacttcttggccagccaagtgcccttccctagccgactgggtgaccctgctgagtatgctcacctcgtacaggccatc atcgagaacccattcctcaatggagaggtcatccggctggatggggccattcgtatgcagccttga

图 6 – 76 Integrity 基因“HCD2”的基因序列信息

4. **生物标记物（Biomarkers）** 近年来随着免疫学和分子生物学技术的发展，科学家们提出了一类与细胞生长增殖有关的标志物即生物标记物。通过 Biomarkers 模块可以检索到生物标记物信息。以检索 I 型乳腺癌敏感蛋白为例，选择生物标记物“Name”字段，通过 Index 选择“Breast cancer type 1 susceptibility protein”，点击“Start”按钮，得到与 I 型乳腺癌敏感蛋白相关的疾病谱及该生物标记物的功能描述，见图 6 – 77。

5. **有机合成（Organic Synthesis）** 有机合成可以检索到化学物质的合成方案、中间体及试剂信息。以检索紫杉醇的合成方案为例。紫杉醇是红豆杉属植物中的次生代谢产物，由于其提取来源稀少和不可持续，长期以来紫杉醇的合成都是有机合成研究中重点研究课题之一。研究人员希望通过有机合成紫杉醇来降低生产成本，并通过研究其衍生物的性质加深对其作用机制的了解。点击“Organic Synthesis”，表格检索包括有机合成（Organic Synthesis）、产品（Product）、文献（Reference）和专利（Patent），每方面检索分别包括不

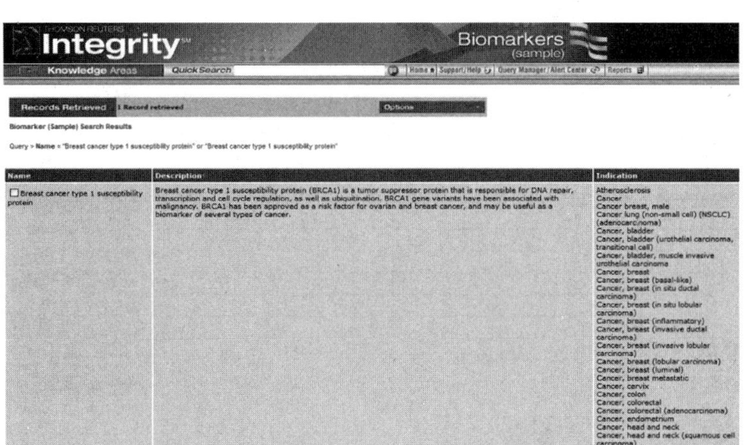

图 6－77　Integrity 生物标记物检索

同的 3 个检索字段。点击每个检索字段右边按键会出现下拉框，再选择具体的检索字段，见图 6－78。选择“Drug（End Product）Name”字段，点击“Index”选择标准检索词，在索引中查找“paclitaxel”，点击“Start”按钮，检索到紫杉醇合成方案、中间体信息、试剂信息、专利文献，见图 6－79，图 6－80。

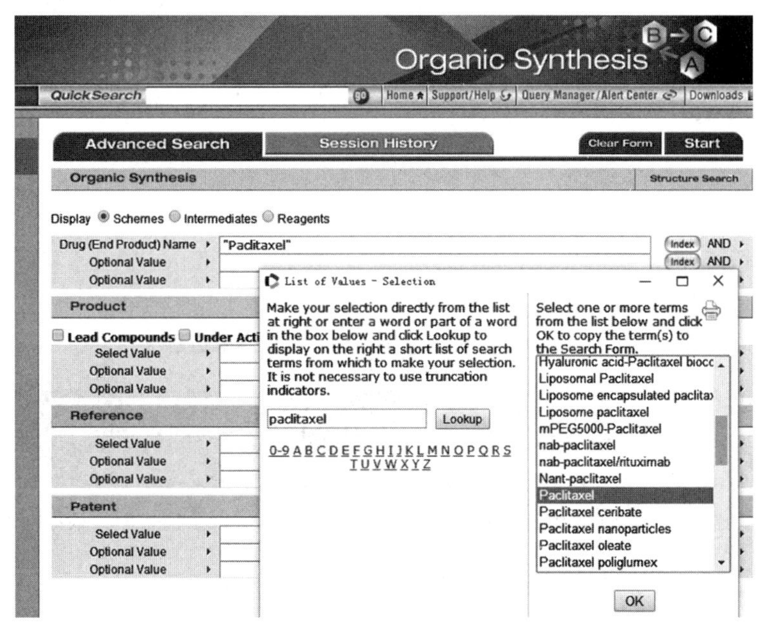

图 6－78　Integrity 有机合成检索

6. 实验药理学（Experimental Pharmacology）　实验药理学可检索到传统经典实验方法和最近发展起来的新技术、新方法，为药理学研究人员提供整体的知识和概念。以检索阿司匹林的半数致死量为例。图 6－81 为“Experimental Pharmacology”检索界面。根据表格提示选择检索字段，选择字段“Parameter”，通过“Index”选择参数 LD_{50}，再选择字段“Optional Value”，选择“Drug Name”，通过“Index”选择字段值为 aspirin，点击“Start”按钮，检索到口服或静脉给药的 Swiss 小鼠、Balb/c 小鼠、Wistar 大鼠的 LD_{50} 的值，见图 6－81 和图 6－82。

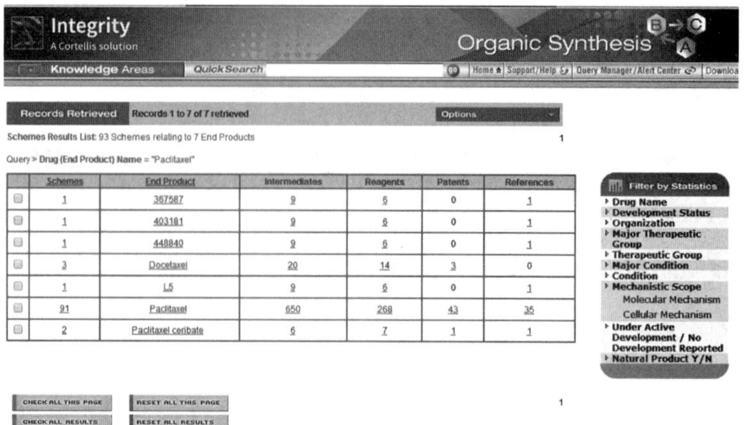

Schemes	End Product	Intermediates	Reagents	Patents	References
1	367587	9	6	0	1
1	403181	9	6	0	1
1	448840	9	6	0	1
3	Docetaxel	20	14	3	0
1	L5	9	6	0	1
91	Paclitaxel	650	268	43	35
2	Paclitaxel ceribate	6	7	1	1

图 6－79　Integrity 有机合成方案、中间体、试剂信息

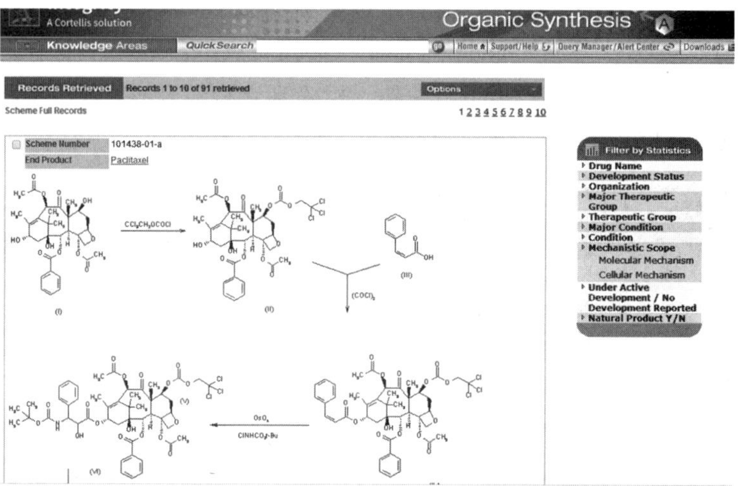

图 6－80　Integrity 紫杉醇的合成方案信息

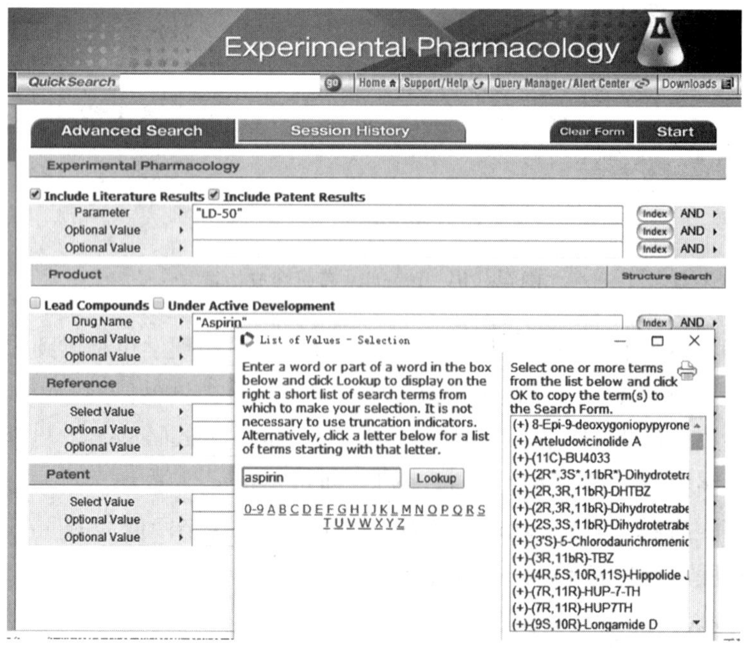

图 6－81　Integrity 实验药理学检索

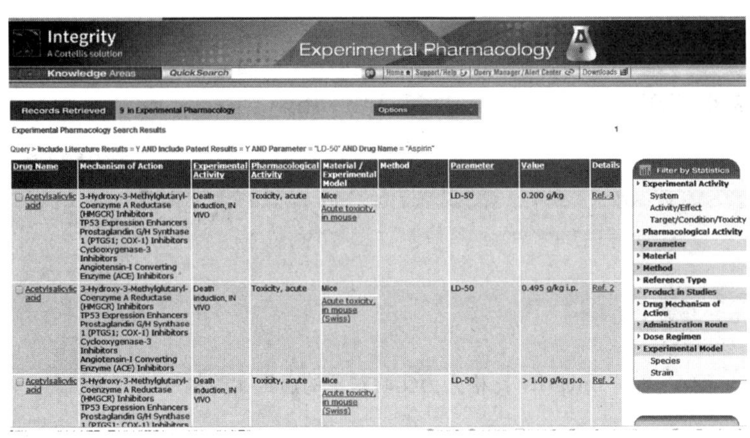

图 6－82　Integrity 阿司匹林的半数致死量信息

7. **实验模型**（Experimental Models）　实验模型是一种研究方法，类似于假说实验法。这种未加证明的理论被研究者构建成模型，并对该模型逐一实验证明。以检索狗为实验对象的急毒实验为例，选择字段“Model Name”，通过 Index 选择“Acute toxicity, in dog”，点击“Start”按钮，检索到以比格犬（beagle）为实验对象做急毒实验的受试药物，这些药物分别处于临床或已上市阶段，见图 6－83 和图 6－84。

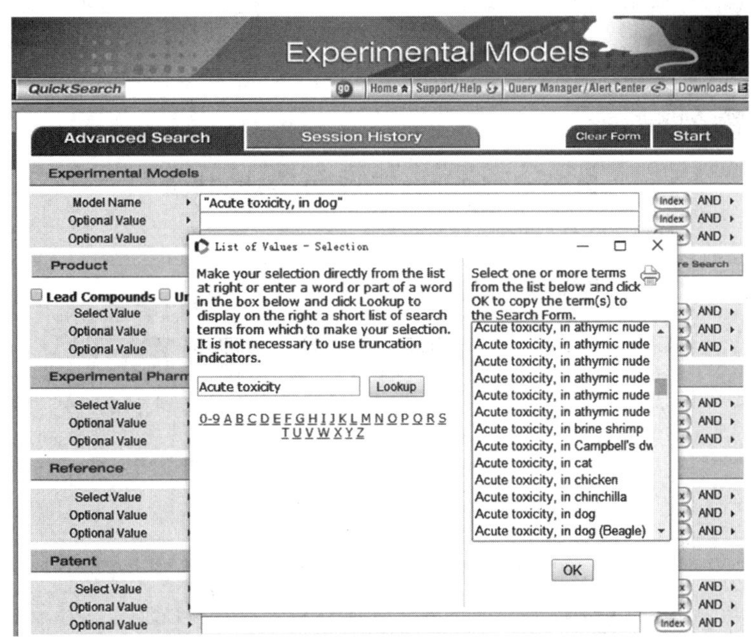

图 6－83　Integrity 实验模型检索

8. **药代动力学与代谢**（Pharmacokinetics/Metabolism）　药代动力学与代谢是研究药物在动物体内的含量随时间变化规律的科学，主要研究药物在机体内的吸收、分布、代谢及排泄过程。药物动力学对指导新药设计、优化给药方案、改进剂型、研发高效、低毒的药物制剂发挥了重大作用。以检索阿司匹林在狗体内的代谢为例，根据表格提示选择检索字段“Model”，通过“Index”选择“Dogs”，再选择字段“Optional Value”，选择“Drug Name”，通过“Index”选择字段值为 aspirin，点击“Start”按钮，检索到阿司匹林在狗体内的代谢共有 38 项研究，见图 6－85 和图 6－86。

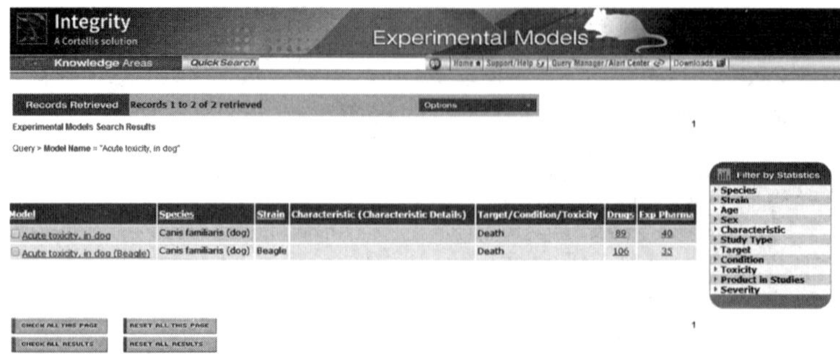

图 6-84　Integrity 比格犬为实验对象的急毒实验的受试药物信息

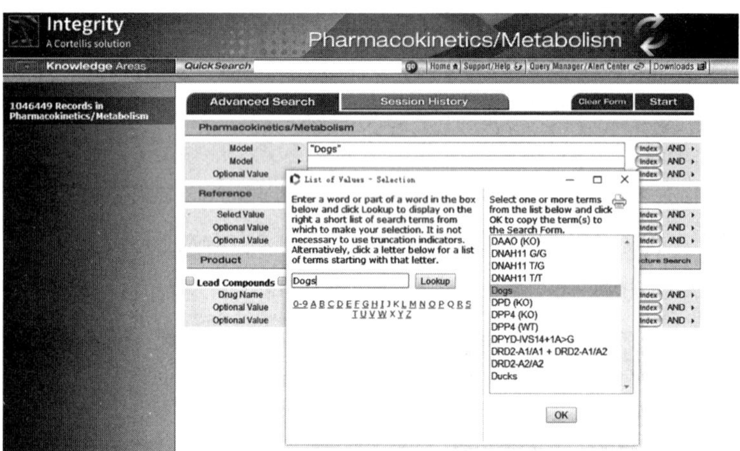

图 6-85　Integrity 药代动力学与代谢检索

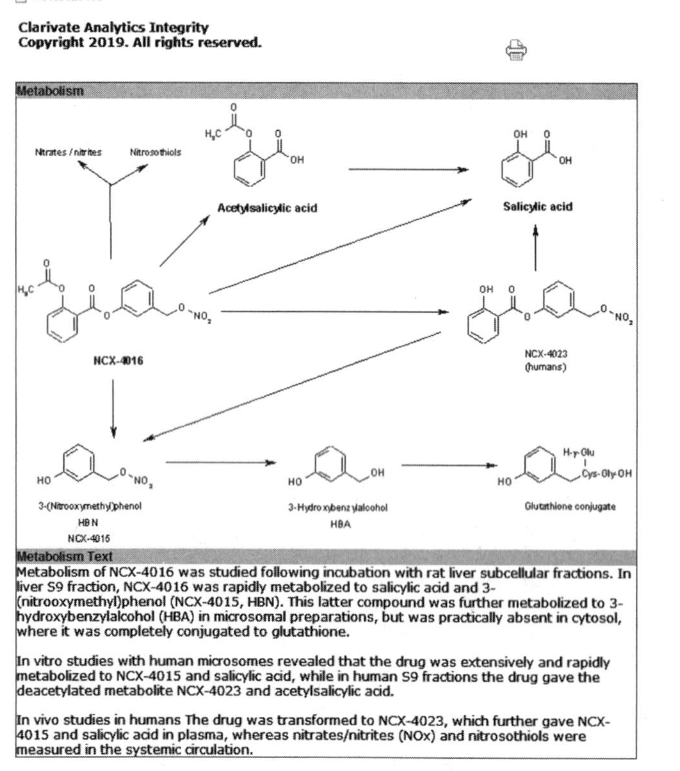
Metabolites

Clarivate Analytics Integrity
Copyright 2019. All rights reserved.

Metabolism

Metabolism Text

Metabolism of NCX-4016 was studied following incubation with rat liver subcellular fractions. In liver S9 fraction, NCX-4016 was rapidly metabolized to salicylic acid and 3-(nitrooxymethyl)phenol (NCX-4015, HBN). This latter compound was further metabolized to 3-hydroxybenzylalcohol (HBA) in microsomal preparations, but was practically absent in cytosol, where it was completely conjugated to glutathione.

In vitro studies with human microsomes revealed that the drug was extensively and rapidly metabolized to NCX-4015 and salicylic acid, while in human S9 fractions the drug gave the deacetylated metabolite NCX-4023 and acetylsalicylic acid.

In vivo studies in humans The drug was transformed to NCX-4023, which further gave NCX-4015 and salicylic acid in plasma, whereas nitrates/nitrites (NOx) and nitrosothiols were measured in the systemic circulation.

图 6-86　Integrity 阿司匹林在狗体内的代谢产物信息

9. 临床研究（Clinical Studies）　选择“Clinical Studies”模块能检索临床试验的相关内容，可按疾病、研究设计、处置方式等方面检索Ⅰ、Ⅱ、Ⅲ、Ⅳ期临床试验信息。以检索阿司匹林与其他药物的比较研究为例，选择检索字段研究方案（Study Design），通过“Index”选择“Comparative”，再选择字段“Optional Value”，选择“Drug Name”，通过“Index”选择字段值为aspirin，点击“Start”按钮，检索到临床上与阿司匹林进行比较研究1 100项，研究方案包括开放比较研究、开放随机对照研究和回顾比较研究等，可以获得与阿司匹林进行比较的药物名称、每项研究的受试患者数量、实验目的和结论等信息，见图6－87和图6－88。

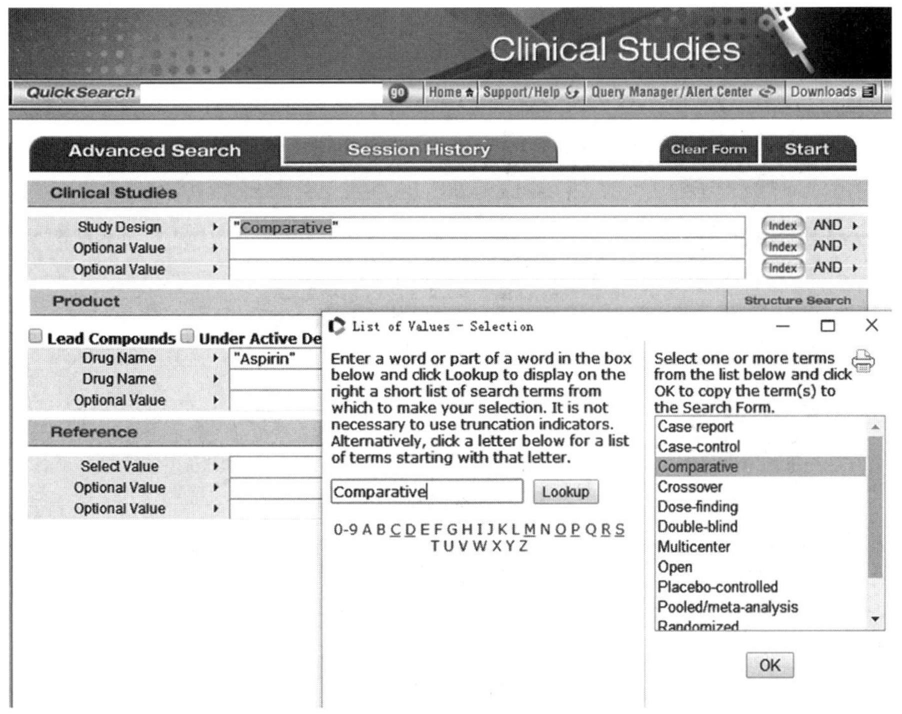

图6－87　Integrity临床研究检索

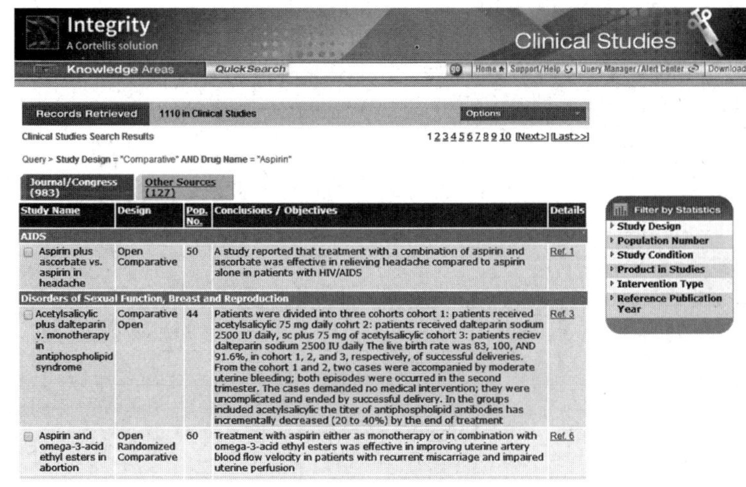

图6－88　Integrity的阿司匹林与其他药物的比较研究信息

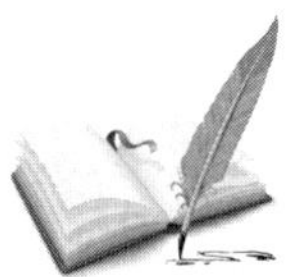

10. 疾病综述（Disease Briefings） 疾病综述包括各种疾病的发现过程、病因学、流行病学调查数据、治疗费用、诊断方法、防治方法、涉及的靶点、相关药物、学会指南、研究现状和研究趋势、药物研发阶段及研发机构等信息。以检索肺癌相关信息为例，选择“Disease Briefings”中的“Cancer”，找到“Lung Cancer”，可查到肺癌分类、易患风险、死亡率和病死率、诊断、预防、治疗方法、407 种治疗药物和文献 239 篇，见图 6－89。

11. 公司与研究机构（Companies & Research Institutions） 可按机构名称、相关机构、总部、主要活动、产品指标（如年产量、产品名、地区）和公司经济指标进行检索。以检索 Bayer 公司生产阿司匹林的情况为例，选择字段“Optional Value”，选择“Drug Name（Pro. Economic Data）”，通过“Index”选择字段值为 aspirin，在诸多公司中浏览检索到 Bayer 公司，可检索到 Bayer 公司生产的阿司匹林在镇痛、发热、心绞痛、血栓症适应证的年销售额，见图 6－90 和图 6－91。

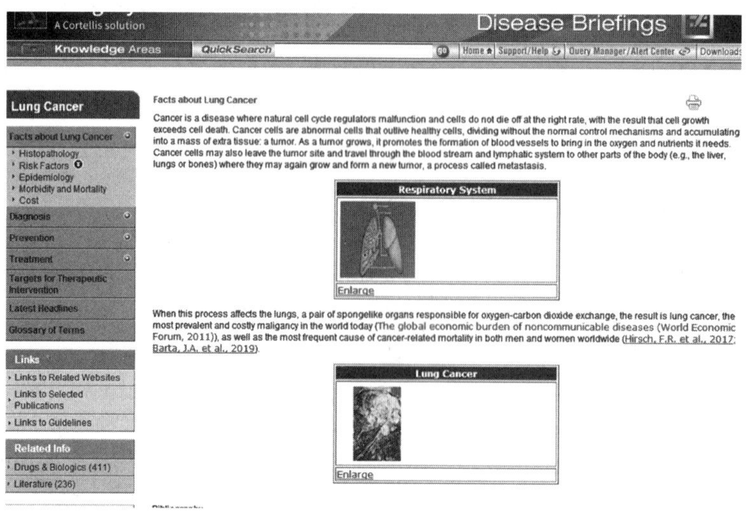

图 6－89　Integrity 疾病综述检索

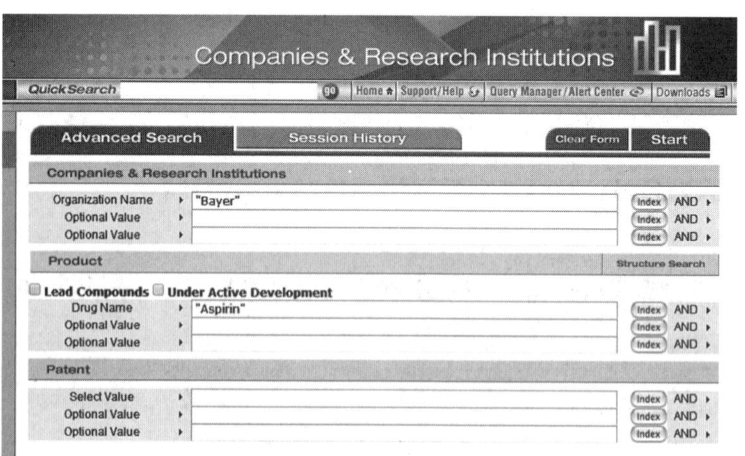

图 6－90　Integrity 公司与研究机构检索

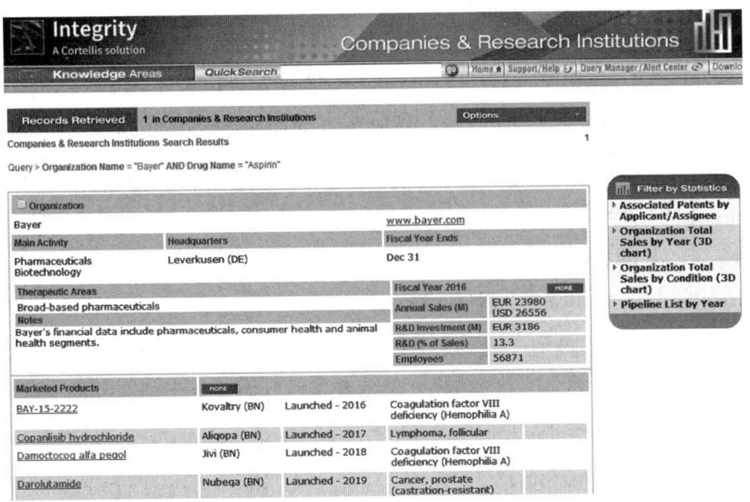

图 6－91　Integrity 检索 Bayer 公司生产阿司匹林信息

12. 文献（Literature）　Integrity 数据库中的文献检索与其他文献数据库没有差异，可按标题、全文、作者、出处等检索文献。以检索题目中含阿司匹林的文献为例，选择字段 “Optional Value”，选择 “Title”，通过 “Index” 选择字段值为 aspirin，可检到相关文献 5 565 篇，见图 6－92。

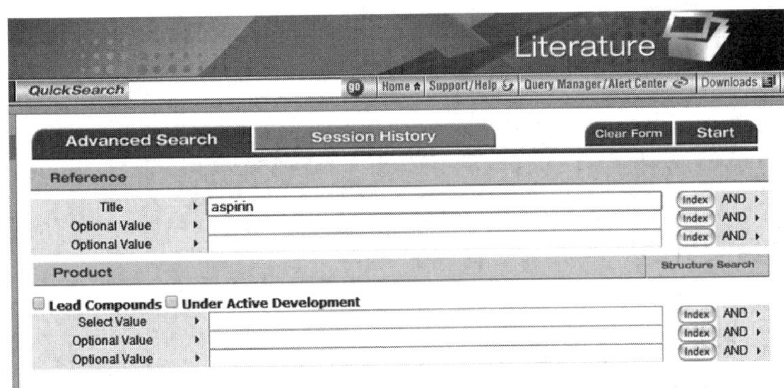

图 6－92　Integrity 文献检索

13. 专利（Patents）　Integrity 数据库中的专利检索可按题目、摘要、疾病名称、发明人、专利号、公布日期、失效日期检索专利。以检索阿司匹林治疗癌症的专利文献为例，选择字段 “Optional Value”，选择 “Title/Abstracts”，通过 “Index” 选择字段值为 aspirin，再选择字段 “Condition”，通过 “Index” 选择字段值为 “Cancer”，可检到相关专利 19 篇，见图 6－93。

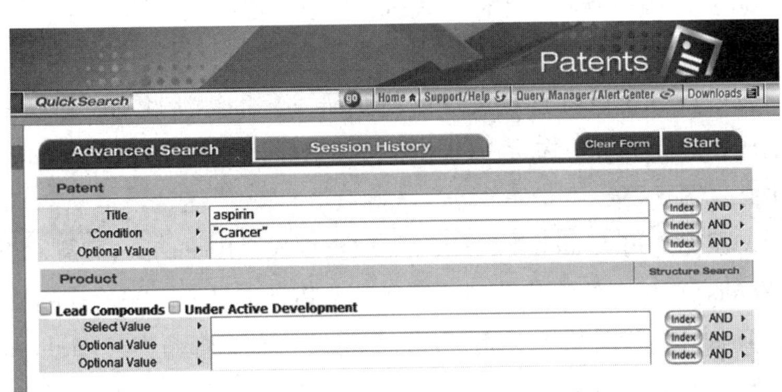

图 6－93　Integrity 专利检索

（三）结构检索

Integrity 支持 Accelrys Draw、ISIS/Draw、ChemAxon Marvin Applet 和 CambridgeSoft CS ChemDraw Plugin 4 种结构软件。在进行结构检索（Structure Search）时，初次使用需按照提示安装插件，确保浏览器没有阻止弹出窗口的提示。首先需选择安装以上软件，打开化学结构式检索面板，再确定结构检索的类型，包括亚结构检索（Substructure）、精确结构检索（Exact Structure）和相似结构检索（Similarity）。确定好结构检索策略后，还可结合"Guide to Structure Search Options"设定检索条件，见图 6－94。

如检索阿司匹林在感染方面的相关专利，选择"Drugs"&"Biologics"知识领域，点击"Structure Search"，双击白色面板打开结构式编辑器，应用结构式编辑器绘制阿司匹林结构式或导入已有结构文件，限定检索类型为精确结构检索。在检索表格选择"Condition"字段，从"Index"中检索"Infections"，点击"Start"按钮，通过统计分析过滤功能，得到专利文献。

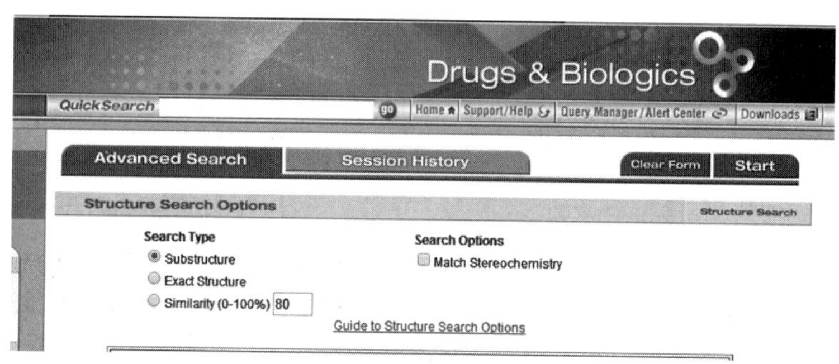

图 6－94　Integrity 结构检索

三、检索结果处理

（一）检索结果分析

分析检索结果以可视化方式如水平图、垂直图或饼图显示。检索结果可按照药物研发阶段、治疗领域、药物种类、上市时间、作用机制、天然药物来源、机构、给药途径等进行分析。

以检索治疗 Diabetes type 2（Ⅱ型糖尿病）的药物为例，选择"Drugs"&"Biologics"模块的"Condition"字段，Index 列表选择"Diabetes type 2"，共得到治疗Ⅱ型糖尿病的药物和生物制品 12 766 种。因为所得药物种类太多，所以有必要对其进行分析限定以得到更为精确的信息，见图 6－95。

按照药物研发阶段分析，可直观发现已停止研发，生物活性筛选阶——临床前研究，Ⅰ、Ⅱ、Ⅲ期临床，已经上市药物所占的比重，其中处于生物活性筛选阶段的治疗Ⅱ型糖尿病的药物最多，见图 6－96。

按机构分析，默克公司（Merck & Co.）、瑞士罗氏（Roche）、辉瑞（Pfizer）、诺和诺德公司（Novo Nordisk）生产的治疗Ⅱ型糖尿病的药物种类最多。按治疗领域分析，内分泌药物（Endocrine Drugs）、代谢药物（Metabolic Drugs）、心血管药物（Cardiovascular Drugs）、神经疾病药物（Neurologic Drugs）、胃肠药物（Gastrointestinal Drugs）在治疗Ⅱ型糖尿病的应用最为广泛。按分子作用机制分析指出通过二肽基肽酶、葡糖激酶活化剂发挥作用的药

物较多。按药物种类分析，多肽类（Polypeptides）、胰高血糖素样肽 1（glucagon - like Peptide 1）、甲基黄嘌呤（methylxanthines）、前体药物（prodrug）在治疗Ⅱ型糖尿病方面发挥着重要作用。按作用靶点分析，二肽基肽酶（Dipeptidyl - peptidase）、γ - PPAR 受体（PPAR gamma）、葡糖激酶（glucokinase）、蛋白质酪氨酸磷酸酶（protein tyrosine phosphatase）是药物治疗Ⅱ型糖尿病的常见作用靶点。按给药途径分析，口服（oral）、皮下（subcutaneous）、静脉（intravenous）、肠胃外（parenteral）、局部（topical）、吸入（inhaled）、腹膜内（intraperitoneal）、鼻内喷雾（intranasal spray）在治疗Ⅱ型糖尿病的药物中是主要的给药途径。

Query > Condition = "Diabetes type 2"

Entry Number	Highest Phase	Code Name	Generic Name	Brand Name	Product Category	Therapeutic Group	Mechanism of Action	Organization
070448	Launched-1956		Tolbutamide	Dolipol Orinase	Sulfonylureas	Antidiabetic Drugs Type 2 Diabetes, Agents for	K(ATP) Channel Blockers	Pfizer (Originator) Mylan Allergan Sanofi
090096 *	Launched-1985	AC-201 AC-203 CCP-020 KW-4800 M-01AX21 SF-277 4HU6J11EL5 (UNII code)	Diacerein (USAN; Rec INN) Diacerhein Diacetylrhein	Art Artrodar Fisiodar Verboril		Treatment of Musculoskeletal & Connective Tissue Diseases (Miscellaneous) Treatment of Gout Osteoarthritis, Treatment of Dermatological Genetic Disorders, Treatment of Diabetic Nephropathy, Agents for Type 2 Diabetes, Agents for	NLRP3 Inflammasome Inhibitors Signal Transduction Modulators Caspase 1 (IL-1beta Converting Enzyme) Inhibitors IL-1beta Inhibitors	Kyowa Kirin Proter (Originator) Abiogen Paracelsus Medizinischen Privatuniv Castle Creek Pharmaceuticals Gentili (Originator) TWi Pharmaceuticals Negma-Lerads
090344 *	Launched-1992	Ono-2235	Epalrestat (Rec INN)	Kinedak		Neurodegenerative Diseases, Treatment of Treatment of Diabetic Complications Breast Cancer Therapy Diabetic Neuropathy, Agents for Type 2 Diabetes, Agents for	Aldose Reductase Inhibitors	Bionevia Pharmaceuticals (Originator) Ono (Originator) Sun Yat-sen University
090417	Launched-1989	Bay-g-5421	Acarbose (USAN; Rec INN)	Glucobay Glucor Prandase Precose		Type 2 Diabetes, Agents for	Lysosomal alpha-Glucosidase (GAA) Inhibitors	Bayer (Originator)

Filter by Statistics
- Development Status
- Organization
- Major Therapeutic Groups
- Therapeutic Group
- Major Condition Groups
- Condition
- Mechanistic Scope
  - Molecular Mechanisms
  - Cellular Mechanisms
- Major Product Categories
- Product Category
- Launch Year
- Target
- Under Active Development / No Development Reported
- Filter Only Lead Compounds
- Natural Source Categories
- Natural Source Scientific Name
- Prescription/ Indication Type
- Administration Route

图 6 - 95　Integrity 分析过滤功能

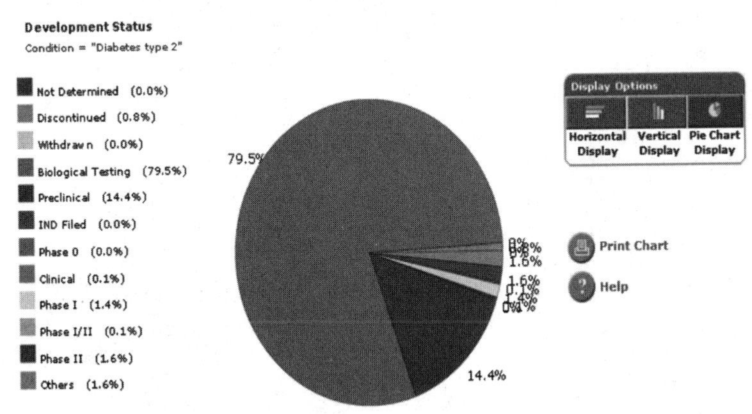

图 6 - 96　Integrity 按照药物研发阶段分析

（二）检索结果输出

Integrity 数据库对检索结果的处理功能非常强大，见图 6 - 97。

1. 输出中心（Export Center）　Export Center 可以输出感兴趣的检索结果，提供 Excel、Word、BizInt、SDFile 和 ISIS for Excel 5 种输出格式。输出字段包括记录编号（Entry Number）、化学物质 CAS 登记号（CAS Registry No.）、分子式（Molecular Formula）、分子量（Molecular Weight）、最高研发状态（Highest Phase）、处于积极研发状态（Under Active Development）、化学名称/描述（Chemical Name/Description）、CD 编号（Code Name）、通用名

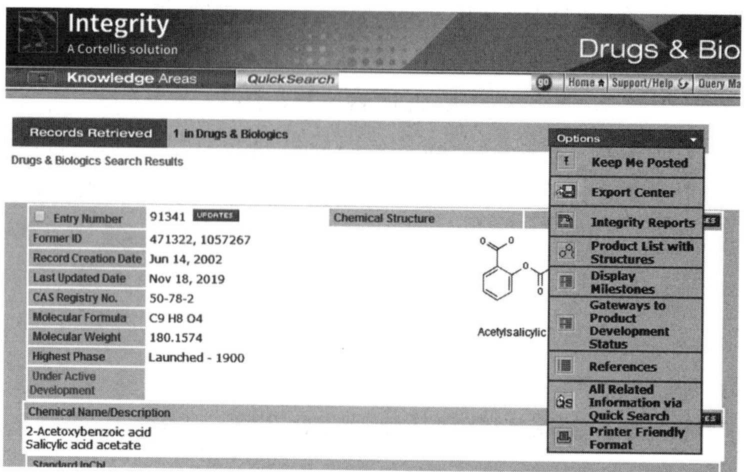

图 6-97 Integrity 的后处理功能

称（Generic Name，GN）、商品名称（Brand Name，BN）、药物名称（Drug Name，CD，GN，BN）、分子机制（Molecular Mechanism）、细胞机制（Cellular Mechanism）、治疗领域（Therapeutic Group）、处方类型（Prescription/Indication Type）、作用机制（Mechanism of Action）、机构（Organization）、天然原料（Natural Source）、疾病发展状态（Condition Development Status）、里程碑事件列表（Milestones Table）、产品汇总（Product Summary）、相关基本专利（Related Basic Pate nt）、链接结构图像（Link to Integrity structure image），见图 6-98。

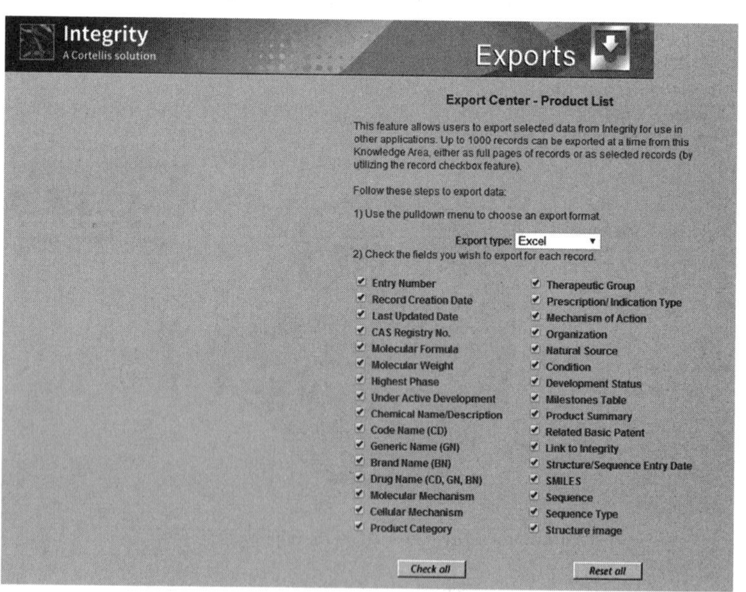

图 6-98 Integrity 的输出中心后处理功能

2. Integrity 报告（Integrity Reports） Integrity Reports 可以将检索结果以报告形式保存在账号中，便于随时登录查看、管理已保存的 Integrity 报告，见图 6-99。

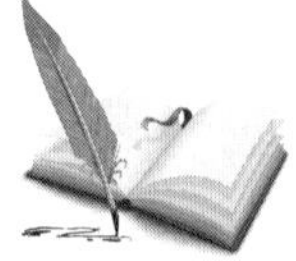

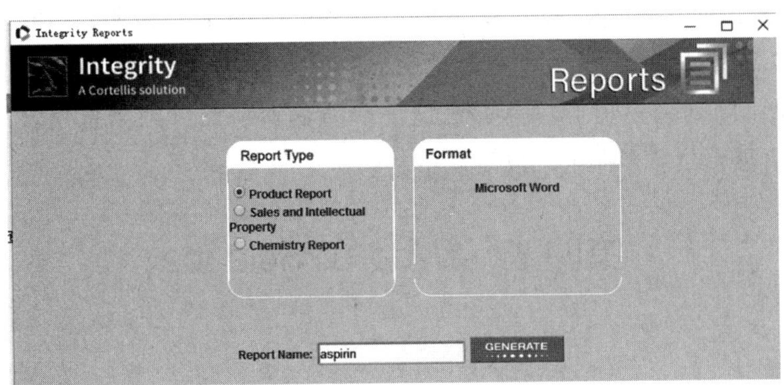

图 6－99　Integrity 数据库的报告后处理功能

3. 友好打印格式（Printer Friendly Format）　Printer Friendly Format 为检索结果便于打印提供友好界面。

（三）辅助功能

1. 订制提醒功能（Keep Me Posted）　勾选感兴趣记录前的复选框，即可以保存检索表达式并订制提醒功能，同时对这些记录的更新创建 E－mail 跟踪。输入提醒名称和描述信息，选择有信息更新时需要提醒的字段名称及更新频率（日更新、周更新、月更新），即完成创建提醒功能。更新字段包括更新最高研发阶段（Updated Highest Phase Field）、处于积极研发状态（Updated“Under Active Development”Flag）、新化学物质 CAS 登记号（New CAS Registry Number）、新作用机制（New Mechanism of Action）、新疾病（New Condition）、新研发状态列表（Development Status Table Newly Available）、里程碑事件（New Milestone）、新相关文献（New Related Reference）、新结构（New/Updated Structure）、新化学名称（New Chemical Name）、新产品名称（New Product Name）、新治疗领域（New Therapeutic Group）、新机构（New Organization）、重要里程碑历史事件（Milestone History Newly Available）、新相关专利族（New Related Patent Family），见图 6－100。

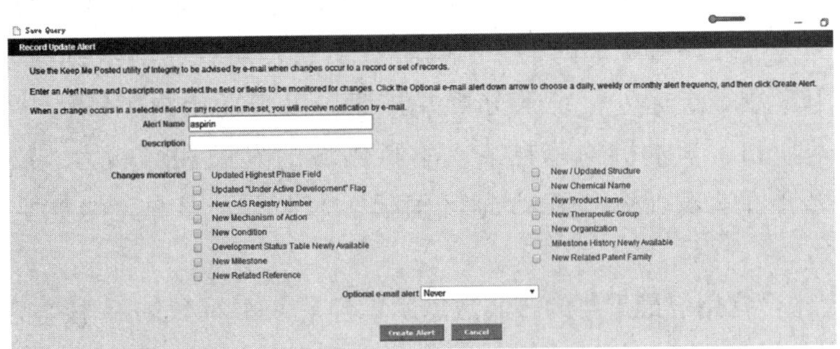

图 6－100　Integrity 的订制提醒功能

2. 产品结构（Product List with Structures）　Product List with Structures 将检索结果列表中的化学结构显示在列表中，便于查看结构。

3. 显示重要事件（Display Milestones）　Display Milestones 将药物和生物制品、疾病、机构等按照重要事件进行显示。

4. 产品研发状态（Gateways to Product Development Status）　Gateways to Product Development Status 将药物和生物制品按照研发阶段进行显示。

5. 文献（References）　References 列举与检索结果相关的参考文献或专利。

6. 快速检索相关信息（All Related Information via Quick Search） All Related Information via Quick Search 可快速检索到所有与检索结果相关的信息，且每一类信息以条形按钮表示，可显示返回的记录数，点击条形按钮进一步查看对应的详细信息列表，如疾病综述、药理学、靶点信息、公司、临床试验等。

第四节 Web of Science

扫码“学一学”

一、概述

Web of Science 是世界著名的、多学科的、综合性网络引文检索平台，其前身是美国情报信息研究所（ISI）于1958 年创刊的印刷型引文检索工具《科学引文索引》（Science Citation Index，SCI）。Web of Science 内容涵盖科技、社会科学和人文科学等各个学科领域，收录期刊、会议、专利、图书等多种文献以及数据信息。Web of Science 的检索功能强大，用户可跨库检索、单库检索、引文检索、引文跟踪、创建引文报告以及信息分析和管理等功能，能够实现信息检索、获取、分析与评价的一体化。

Web of Science 平台整合的数据库有 Web of Science 核心合集 、KCI – Korean Journal Database、MEDLINE、Russian Science Citation Index、SciELO Citation Index 等。另外，还有 Journal Citation Reports（期刊引用报告，JCR）和 Essential Science Indicators（基本科学指标，ESI）等信息分析工具。JCR 是国际公认的多学科期刊评价工具，在 Web of Science 主页上方有其检索入口，但可能因某些单位未购买该产品而不能进行检索。JCR 分为 Science Edition（自然科学版）和 Social Sciences Edition（社会科学版）两版，一般每年的 6 月会发布上一年的 JCR 引文报告。JCR 报告中可查看 Web of Science 收录期刊的影响因子、5 年影响因子、即年指数、引文量和发文量等统计数据，供用户评价期刊的质量，了解期刊在本学科中的排名等信息。ESI 是衡量科学研究绩效、跟踪科学发展趋势的基本分析评价工具。ESI 是基于 SCIE 和 SSCI 所收录的文献记录而建立的引文分析数据库，对生物学、临床医学、农学等 22 个学科领域的科学家、期刊、学术机构、国家/地区等的发文量及被引次数等指标进行统计分析并排序，以帮助用户了解在一定排名范围内的科学家、学术期刊、学术机构等在某一学科领域的发展和影响力。ESI 已成为当今世界范围内用以评价学术机构、国家/地区国际学术水平及影响力的重要评价指标工具之一。

该检索平台中最常用、最重要的核心数据库集合是 Web of Science 核心合集，其中汇集了 6 个引文索引数据库和 2 个化学索引数据库。收录来自各个研究领域的数千种学术期刊及会议录上的文献信息。

Web of Science 核心合集中的数据库包括以下内容。

（1）Science Citation Index Expanded（SCI – Expanded，SCIE，科学引文索引扩展版） 收录 1900 年至今的 9200 多种权威的科技期刊，涵盖的学科有农业、生物学、环境科学、工程技术与应用科学、医学、物理学、化学、行为科学等 178 个自然科学学科。

（2）Social Sciences Citation Index（SSCI，社会科学引文索引） 收录 3 400 多种社会科学期刊，最早可回溯至 1900 年。涵盖的学科有人类学、历史、地理、经济、法律、情报学

和图书馆学、语言学、哲学、心理学等58个社会科学研究领域。

（3）Arts & Humanities Citation Index（A & HCI，艺术与人文引文索引）　收录世界1 800多种权威艺术与人文科学期刊，最早可回溯至1975年。涵盖的学科有考古学、建筑学、艺术、古典作品、历史、语言学、文学、音乐、哲学、广播影视、宗教和戏剧等。

（4）Conference Proceedings Citation Index－Science（CPCI－S，科学会议录引文索引）原名为ISTP（科学技术会议录索引），收录1990年至今以专著、丛书、预印本、期刊、报告等形式出版的自然科学方面的会议文摘和索引信息。

（5）Emerging Sources Citation Index（ESCI，新兴资源引文索引）　收录2005年以来全世界254个学科，7700多种艺术和人文科学期刊的文献和引文信息。

（6）Book Citation Index（图书引文索引）　收录2005年至今的涉及科学、社会科学以及人文科学等多学科的10万多种科技图书及引文信息，包括自然科学（BkCI－S）、社会科学及人文（BkCI－SSH）两个版本。

（7）Current Chemical Reactions（CCR－EXPANDED，最新化学反应）　包含摘自知名期刊和数十家专利授予机构的单步骤或多步骤新合成方法。所有方法均带有总体反应流程，每个反应步骤均配有图形。最早的数据可回溯至1840年，其收录的化学反应数量已超过100万个。

（8）Index Chemicus（IC，化合物索引）　收录1993年以来国际一流期刊上报道的新的有机化合物的化学结构与评论数据，其中许多记录展示了从最初的原料到最终产品的整个化学反应过程。是获取最新化合物信息的重要信息源。目前收录量超过260万。

二、检索功能

Web of Science平台整合了多个数据库，由于各数据库的结构和功能的差异，因此在跨库检索“所有数据库”界面的检索功能会比较少。基于此，本节重点讨论其最核心的数据库集合Web of Science核心合集的检索功能。

（一）检索途径

Web of Science核心合集提供基本检索（Search）、被引参考文献检索（Cited Reference Search）、高级检索（Advanced Search）、作者检索（Author Search）和化学结构检索（Structure Search）五种检索途径。

1. 基本检索　基本检索是Web of Science核心合集的默认检索页面（图6－101）。该检索途径是用户最常使用的，用于检索该库收录的来源文献的信息。

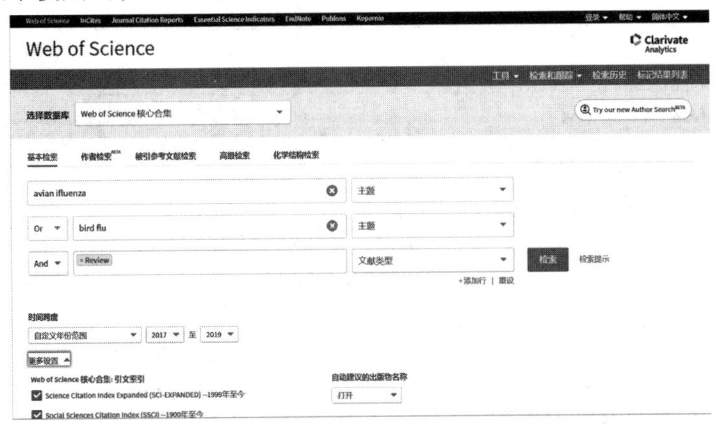

图6－101　Web of Science核心合集的基本检索界面

检索框后的“主题”是对检索词出现的字段进行的限定。可通过下拉菜单限定其他的检索字段，如标题、作者、团体作者、编者、出版物名称、出版年、地址、文献类型、语种等。

同其他数据库的基本检索一样，此功能可以进行多个检索条件的组合检索。点击检索框下方的“+添加行”，可以增加一个或多个检索条件（输入检索词并选择限定字段），并可以在检索框的左侧选择各个检索条件之间的逻辑关系（AND、OR、NOT）。

界面下方还可以对文献出版的时间（“时间跨度”）和检索的数据库范围（“更多设置”）进行选择限定。

例如，欲检索近3年的有关禽流感的综述文献（图6-101）。检索步骤如下。

①在第一个检索框中输入“avian influenza”“bird flu”（词组用半角双引号括起，进行精确检索，可提高查准率）等禽流感的英文不同表达形式，之间用逻辑OR连接，选择“主题”字段。

②点击“添加另一字段”，在第二个检索框后的字段列表选“文献类型”，然后在检索框中出现的选项中选“Review”。

③检查两条件间的逻辑关系。因AND是系统默认的逻辑算符，而此次检索，亦是逻辑AND的关系，故不用修改。之后在时间跨度栏中分别选择起止时间（2017～2019年）。最后点击“检索”按钮，执行检索操作。随即可看到检索结果界面。

2. 被引参考文献检索 被引参考文献检索是通过被引用文献查找引用文献的检索途径。被引用文献（cited paper）是指列于文献末尾或脚注的参考文献（reference），又称引文。而列有参考文献的文献称为施引文献或引用文献（citing paper）。

引用文献与被引用文献是相对的，某文献相对于它的参考文献来说是引用文献，而当该文献被其他文献引用后就成了那篇文献的被引用文献。这就形成了一种引用与被引用的关系链。具有引文检索的数据库能够提供上述引用与被引用文献的检索，为文献和科研的追根溯源提供帮助。

被引参考文献检索的检索字段有被引作者、被引著作（被引文献所在的书名或刊名）、被引年份、被引卷、被引期、被引页、被引标题。可对单个字段进行检索，也可以添加检索字段进行多字段检索。多字段检索时，字段之间的逻辑关系只能是AND。

在对某一作者进行被引检索时，要注意同名同姓现象造成的误检。可通过文献主题、期刊名称和作者机构等其他信息加以鉴别。

如图6-102进入“被引参考文献检索”界面。当需要检索某一作者、某一著作（包括文章、专利、图书、会议论文等）被引用的情况时，可以使用该检索功能。

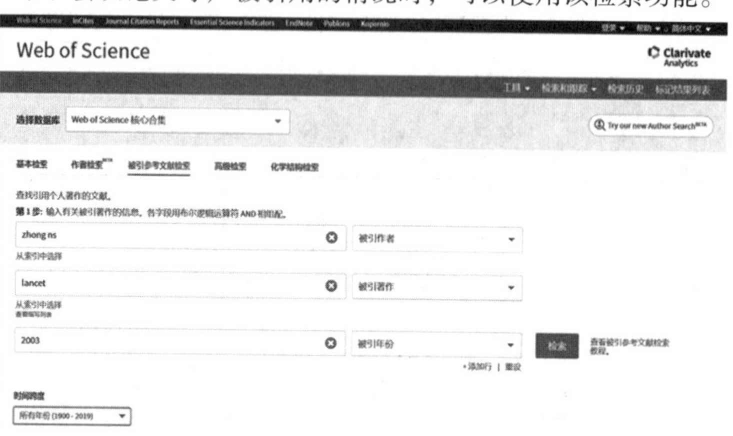

图6-102 被引参考文献检索界面（第1步）

例如，欲了解钟南山院士于2003年在LANCET杂志上发表的文章被引用的情况。可以进行如下操作。

①点击进入被引参考文献检索界面，在被引作者框中输入Zhong NS；在被引著作框中输入LANCET；在被引年份框中输入2003。然后点击“检索”按钮（图6－102）。

②在随后出现的界面中选择复选框，以确定被引参考文献（图6－103）。这是由于参考文献的格式不同造成的，因此通过这一步骤可以人工提高检索的准确性。本例中，出现的3条均应选中，然后点击完成检索按钮，继而获得引用了该论文的文献信息。另外，该步骤下方提供了语种和文献类型的限定条件以进一步提高检索准确性。

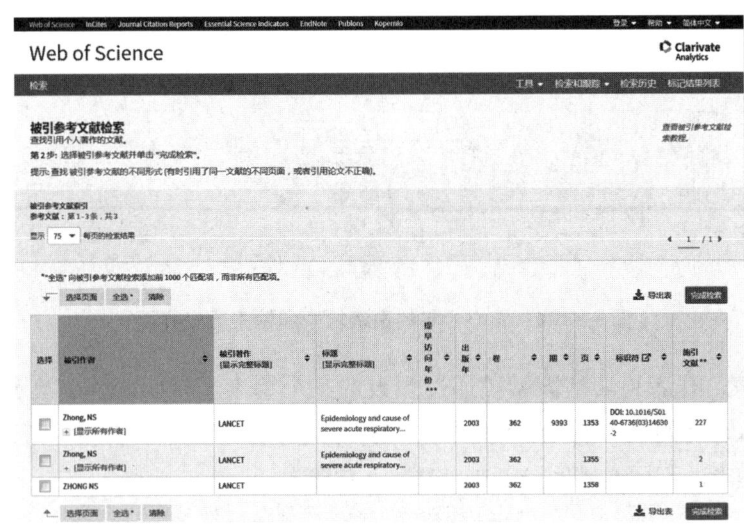

图6－103　被引参考文献检索界面（第2步）

在图6－103中，第一条索引条目的标题为可选链接，点击可查看该被引文献的全记录信息，只有是Web of Science的来源文献，才有此链接。而后面两条条目，显然是该文献在被引用时，由于某种原因造成的错误书写形式。如果点击“标识符”列的DOI号码，可看到该文献原文。

以上为利用被引参考文献检索界面来检索某篇文献被引用情况的示例，利用Web of Science的基本检索同样也可查看文献的被引用情况，因为在该库的检索结果记录中，含有被引频次信息，点击被引频次即可查看该文的被引用情况。

3. 高级检索和检索历史　高级检索是为用户提供的运用系统支持的各种检索技术编制复杂的检索策略式的界面（图6－104）。只限于来源文献（被该检索系统收录的文献）检索，不能进行引文检索。

用户可以依据右侧的字段和运算符提示编制能够反映检索需求的检索式执行检索。还可在下方选择语种、文献类型和时间跨度对检索结果进行限制。

在高级检索界面的下部可查看检索历史，并可进行以往检索历史的逻辑组配检索（如#1 AND #2）、编辑、保存历史、调用和创建跟踪等。

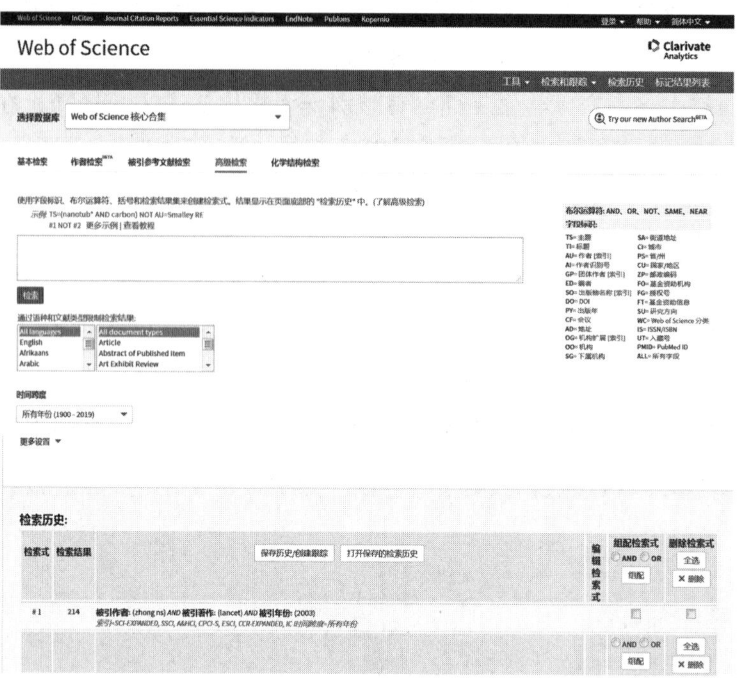

图 6－104　核心合集的高级检索和检索历史界面

4. 作者检索　作者检索是该系统通过预设的三个检索步骤实现作者甄别的检索功能，能够通过“输入作者姓名”“选择研究领域”和“选择组织”三个步骤的筛选，较为简便、准确地将同名作者的不同文献区分开来（图 6－105）。

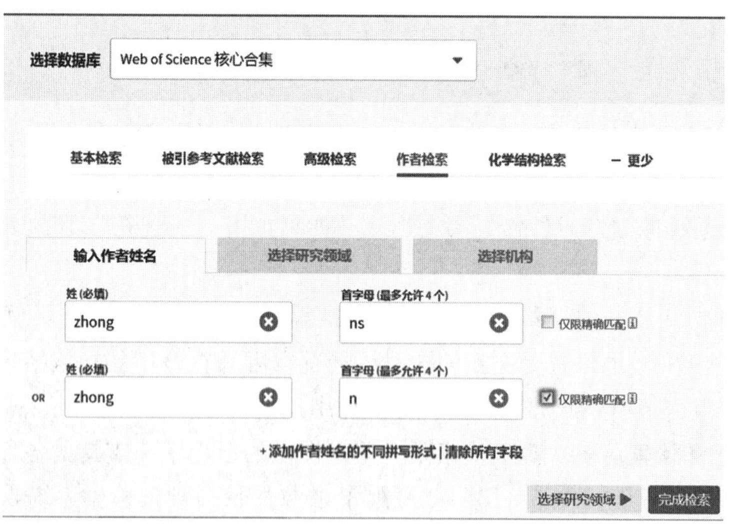

图 6－105　作者检索界面——输入作者姓名

众所周知，同一作者的姓名、地址均可能出现不同的表述形式，同一形式的姓名亦可能是不同的作者，因而造成作者检索的查全率和查准率很难获得理想的效果。该系统通过三步检索设计，可以使用户对作者的研究领域进行限定，对作者的地址列表浏览选择，从而改善检索效果。现以具体实例介绍作者检索的使用方法。

例如，欲检索钟南山院士发表的论文被该库收录的情况。

此类检索课题比较常见，检索前需要了解作者的基本情况，才能更好地提高检索效率。具体检索方法如下。

①进入作者检索界面，输入作者姓名，姓用全称，名为缩写，如图 6－105 所示，在“姓”检索框中输入 Zhong，在名检索框中输入 ns。因为个别论文可能出现 Zhong n 的写法，为了避免漏检，检索时可点击“添加作者姓名的不同拼写形式”增加一个检索条件，在检索框中输入相应的信息。注意，第二种姓名形式输入后，需点选其后的“仅限精确匹配”，进行精确检索。点击“选择研究领域”按钮，进入下一步。

②选择作者所属的研究领域。可以直接选择“LIFE SCIENCES BIOMEDICINE”大类，或者点击其前面的“＋”展开其下位类进行精选。为了防止漏检和减少麻烦，可以选择大类，如图 6－106 所示，当然，这样势必造成误检率的升高。点击“选择机构”按钮，进入下一步。

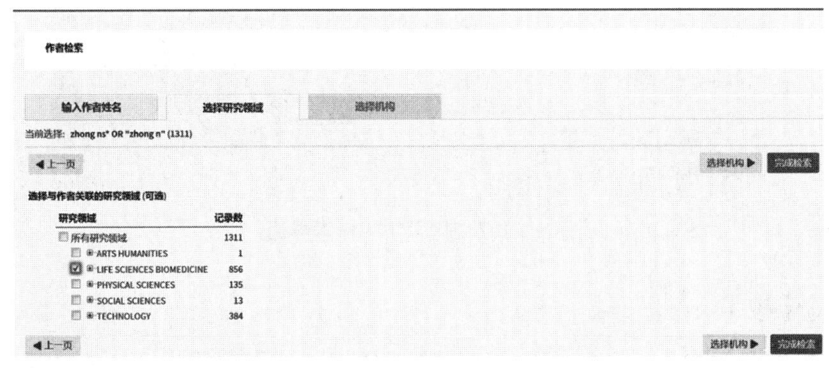

图 6－106　作者检索界面——选择研究领域

③选择与作者相关联的机构。此界面列出机构名称的缩写索引供用户选择。用户需要在了解作者背景的前提下进行认真的筛选，之后点击“完成检索”，获得检索结果。

最后，在检索结果界面的左侧还可进行精炼检索结果，可进一步选择限定条件，如出版年、学科类别、文献类型、机构扩展、作者、语种、国家/地区等。

5. 化学结构检索　化学结构检索是专门为满足化学与药学研究人员的需求而设计的数据库检索入口。收集了世界核心化学期刊和发明专利的所有最新发现或改进的有机合成方法，提供化学反应综述和实验细节以及化合物的化学结构和相关性质，包括制备与合成方法。

在 IndexChemicus 和 Current Chemical Reactions 两个数据库中可以通过化学结构图或文本词来检索化合物的信息和化学反应的信息。化学结构检索界面（图 6－107）分三个检索区域，分别为化学结构绘图（通过绘制化学物质的化学结构图检索）、化合物数据（通过化合物的名称、分子量等检索）和化学反应数据（通过化学反应关键词、化学反应条件等检索）。

检索前需安装免费的化学结构软件。

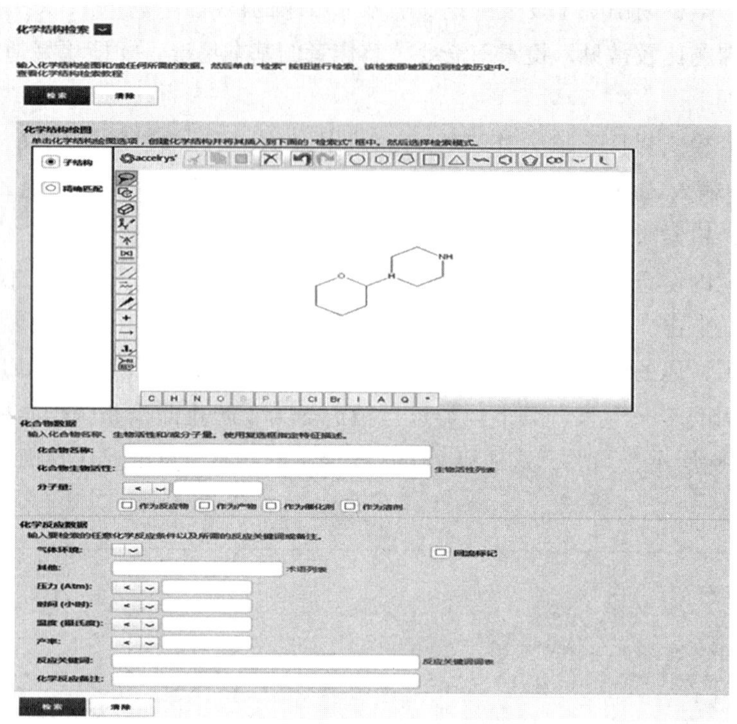

图 6-107　化学结构检索界面

（二）检索技术

每个检索系统支持的检索技术和检索规则不尽相同，因此，为了对检索系统进行有效检索，需要在检索前了解和掌握其支持的检索技术和检索规则情况。

1. 布尔逻辑检索与邻近检索　该系统支持 NOT、AND 和 OR 三种布尔逻辑算符和 SAME、NEAR 两种位置算符，各算符不区分大小写。它们可用于组配检索词和检索结果集合。如果在一个检索式中使用了不同的运算符，则运算符的优先顺序为 NEAR/x > SAME > NOT > AND > OR，可利用圆括号来提前运算优先级。

NOT、AND 和 OR 的功能与其他检索系统一致，在此不赘述。

位置算符 SAME 用于地址字段，它所连接的检索词必须出现在同一个地址的语句中，并非仅出现在同一字段，因此，当检索词相同时，用 SAME 比用 AND 检索的结果更加准确。如检索式为 AD =（Beijing university SAME hospital），则能够检索出在一个作者的地址中有北京大学、医院的文献，但一个作者的地址中有北京大学，另一个作者的地址中有医院的文献不是命中文献。当 SAME 在其他字段使用时，其作用同 AND。另外，如果要检索包含 AND、OR、NOT、NEAR 和 SAME 的地址，需要将使用的逻辑运算符用引号括起，如 Oregon OR "　OR" AND Portland。

位置算符 NEAR 可以在许多字段中使用，但不能用于出版年字段。NEAR/X（X 为数字）表示该运算符连接的两个检索词之间可相隔 X 个单词。例如，acute NEAR/3 pneumonia，要求两词之间最多可有 3 个单词，该检索式可检索出含有 acute interstitial pneumonia，acute haemophilus pneumonia，acute E coli pneumonia，acute fibrinous and organizing pneumonia 等词的文献，从而避免检出“acute and chronic exogenous lipoid pneumonia”的文献。如果只使用 NEAR 连接两个词，则两词之间可相隔 15 个单词。NEAR/0 则表示两词之间紧邻。

2. 大小写形式 检索词和运算符均不区分大小写，即可以使用大写、小写、混合大小写，检索结果相同。

3. 截词检索 该系统提供“＊”“$”和“?”三种通配符。

＊为无限截词符，可替代0到多个字符，一般跟在单词后面，表示检索相同词根不同后缀的检索词，如 gene＊ 可检索 gene、genes、general、generation。

$可替代0或1个字符，如 Cell$，可检索 cell、cells、cello。

?可替代1个字符，一般出现在单词中间，如输入 wom?n，可检出 woman 和 women。

4. 精确检索 要精确检索短语时，可使用""（半角双引号），表示检出文献中含有与引号内完全相同的特定短语，而不对其进行拆分检索。例如，“Heart Diseases”，可以精简检索结果，要求命中文献中 Heart Diseases 作为一个词组出现。如果不使用引号，系统会按照 Heart AND Diseases 的方式进行检索，即默认空格为逻辑与检索。

精确短语检索仅适用于“主题”和“标题”字段。精确检索时，不能在引号内使用$符号。

5. 字段检索 该系统的字段限定符号为=，用于将检索词限定在某一特定的字段中。常用的字段有以下几种。

TS=主题，检索论文的标题、作者关键词、摘要和 Keywords Plus 四个字段。Keywords Plus 是该系统为论文扩增的检索词，来自该论文引文的标题之中。

TI=标题，标题是指期刊论文、会议文献、图书、图书章节等的完整标题。

AU=作者，在2006年以后的论文中，虽然系统出现了两种形式的作者姓名写法（增加了作者全名的形式），但检索者最好首选传统的姓氏在先，一个或多个名字首字母在后的形式来检索作者，才能保证较好的查全率。当然，还需用其他检索方式作为补充。

AD=地址，包括来源文献提供的所有作者的完整地址。

另外，还有 SO（出版物名称）、GP（团体作者）、PY（出版年）等可检字段。

三、检索结果处理

1. 检索结果显示 如图6－108所示，检索结果的默认显示格式为题录格式，题录右侧为该文被引频次。每页默认显示10条记录（可在该页下方修改每页显示）。另外在有全文的记录下方设有全文链接按钮及查看摘要按钮。

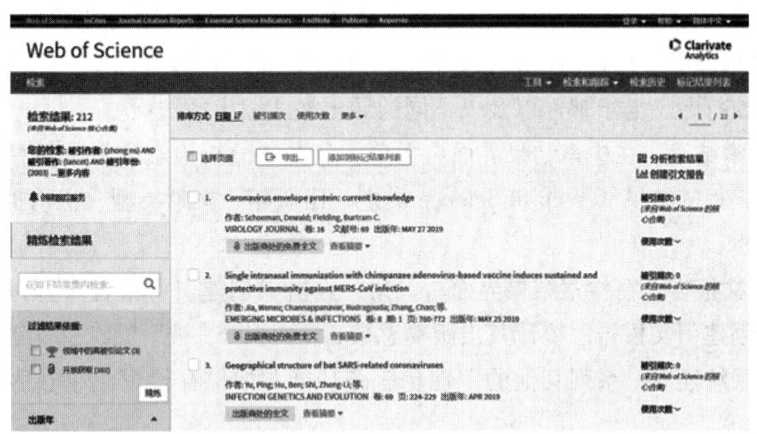

图6－108 被引检索结果界面

如点击每篇标题链接即可看到全记录格式，查看其详细信息（图6－109）。在该界面可查看该文的引文网络，包括被引频次、其引用的参考文献、最近最常施引的文献等，并可创建引文跟踪。点击被引频次上方的数字，可查看该文献的施引文献，即该文发表后引用了此文献的文献；点击引用的参考文献上方的数字，可查看该文献所引用的其他文献；创建引文跟踪则是系统通过电子邮件通知该文的最新被引情况的功能，跟踪服务有效期一年，可续订。

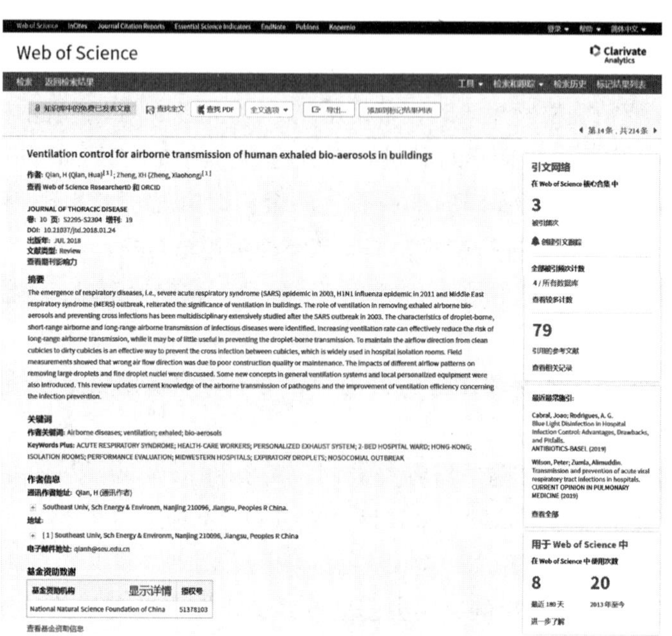

图6－109　检索结果的全记录格式

2. 检索结果排序　检索结果的排序方式，系统默认为按出版日期降序排列。可以点击后面的其他排序方式来改变检索结果的排序，如被引频次、使用次数、第一作者、来源出版物名称等的升序或降序排列。

3. 精炼检索结果　检索结果页面左侧为检索结果的精炼区（图6－108），可以对检索结果进行不同角度的分类和统计，并可进行选择限定，以此对检索范围进行缩小和精炼，提高查准率。包括过滤结果依据、出版年、Web of Science 类别、文献类型、机构扩展、基金资助机构、作者、来源出版物名、语种、国家/地区、开放获取等。另外，在该区上方还设有二次检索框，可输入检索词或检索式进行逻辑与检索，进一步缩小检索范围。

4. 检索结果输出　检索结果的上方有“导出”按钮，点击可选择一系列可对检索结果进行的操作，如打印、电子邮件以及以不同的导出格式输出的选项。

5. 分析检索结果　在检索结果界面右上角，点击“分析检索结果”链接，即可通过结果分析工具对获得的结果从 Web of Science 类别、出版年、文献类型、机构扩展等不同字段排序的进行分析。

6. 创建引文报告　在检索结果界面右上角，点击“创建引文报告”即可对所有或者选中的检索结果创建引文报告，统计其出版物总数、h－index、被引频次总计等数据。

另外，该系统还有一系列其他的个性化服务功能，如保存检索结果在服务器、建立检索跟踪服务等。

扫码"学一学"

第五节　Embase

一、概述

Embase 是由荷兰爱思唯尔公司编辑出版的生物医学文献检索系统，整合了荷兰医学文摘数据库（Excerpta Medica database，Embase）和 MEDLINE 数据库的文献记录。Embase 整合了 Embase 数据库 1974 年以来和 MEDLINE 数据库 1950 年以来的文献记录，涉及 70 多个国家和地区的 7000 多种期刊，包含大量欧洲和亚洲医学刊物。该库网址为 www. embase. com，不提供免费检索服务，对用户实行 IP 控制或用户名 - 密码限制。

Embase 的内容涉及临床医学、公共卫生、牙科学、护理学、兽医学、辅助医学、药物研究（药理学、药剂学、毒理学等）、生物医学工程、生物技术、基础生物学及人类医学等学科领域。

Embase 检索系统有较成熟的主题词表 Emtree。Emtree 是一个由 15 个分支组成的等级排列的受控词表，包括优先词（preferred term）或叙词（descriptor）和相当于副主题词的连接词（link term）。

二、检索方法

（一）基本检索规则

1. 布尔逻辑运算符　包括逻辑与（AND）、逻辑或（OR）和逻辑非（NOT）。逻辑运算符的前后都要有空格，运算先后顺序为 NOT > AND > OR。可以采用圆括号改变其先后顺序，最先执行括号内的检索式。

2. 词组检索　使用自然语言检索，可以用单词或词组进行检索，检索词组时需加半角单（双）引号，不分大小写，如"heart infarction"。如果对词组不使用单（双）引号，则按 heart AND infarction 的规则检索。使用连字符"-"也可以限定为词组检索，如 clinical-trial 等同于"clinical trial"。

3. 截词符　包括？和 *。符号？代表一个字符，例如 catheter?，可检索出含有 catheters 的文献记录，但不能检出含 catheter 或 catheterization 的记录。符号 * 代表 0 个、1 个或多个字符，如 sul * ur，可检索出含 sulfur、sulphur 等词的文献记录。

4. 位置算符　包括 NEAR/n 和 NEXT/n。NEAR/n 算符代表两检索词间距离在 n 个词之内（不包括 n），且两词不分先后顺序。例如，symptom NEAR/5 headache 可检索出含有 symptom 和 headache 两检索词且词间最多有 4 个词、两词不分先后顺序的文献记录。NEXT/n 算符代表两检索词间距离在 n 个词之内（不包括 n），且两词词序与输入的前后顺序相一致。位置算符 NEAR 和 NEXT 可以与圆括号、截词符、字段限定等连用，例如，(symptom * NEAR/5 (headache * OR "head ache")): TI, AB，可检索出含 symptom headache * 或含 symptom head ache 的文献记录。

5. 字段限定检索　在检索词或词组（须用半角引号括起来）后输入冒号加字段名（即，检索词：字段名 1，字段名 2，字段名 3，...），可以限定在指定字段中进行检索。如"(headache *): ti, ab"代表只在标题和摘要字段中查找含有 headache 或者 headaches 等词的文献记录。

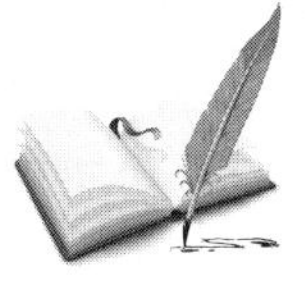

6. 序号检索 每执行一次检索，系统将自动为该检索式赋予一个序号，可通过“Session Results”查看。对于已执行的检索式间的逻辑运算，可直接以其序号代替，如#1 AND #2、#3 OR #4 等。

（二）检索途径

Embase 提供了快速检索（Quick）、临床问题检索（PICO）、PV Wizard 检索、医疗器械检索（Medical device）、高级检索（Advanced）、药物检索（Drug）、疾病检索（Disease）、设备检索（Device）、文章检索（Article）和作者检索（Authors）10 种检索途径（图 6－110）。此外，还可通过浏览主题词（Emtree）、期刊（Journals）列表进行浏览检索。

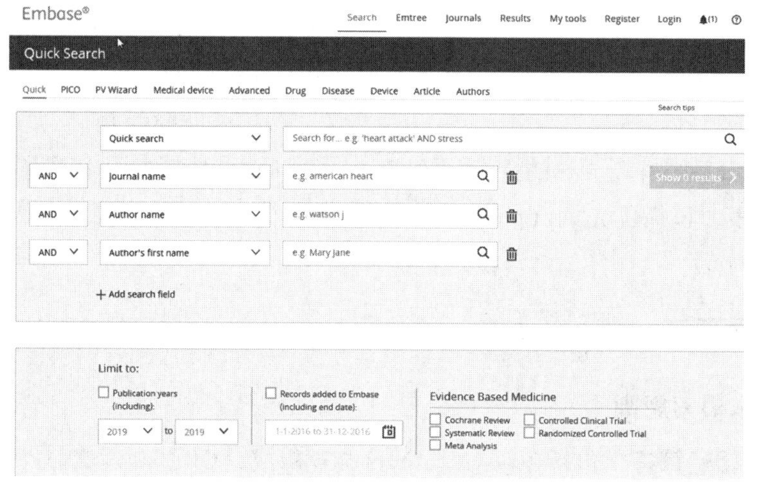

图 6－110 Embase 主界面

1. 快速检索 Embase 默认检索界面或点击“Search”下拉菜单“Quick”进入快速检索，有检索词输入框和检索限定选项组成。

检索限定选项包括：①是否为扩展检索（Search as broadly as possible（map, explode, search also as free text in all fields））：默认为选中状态，自动将输入的检索词转化为主题词进行扩展检索，同时该检索词也作为关键词进行检索，两者执行“逻辑或”运算；若该检索词没有对应的主题词，则仅作为关键词检索。若取消选中“Extensive search”，仅将检索词作为关键词进行检索。②出版年代范围：“Publication Years from to：”对检索文献的年代范围进行限定，默认为全部年限。

在检索词输入框中可输入单个词或词组，也可用布尔逻辑运算符（NOT、AND、OR）、截词符（*、?）和位置算符（NEAR/n、NEXT/n）等将检索词或词组构成检索表达式。默认为在所有字段中检索，也可以限定在某些字段中检索。输入检索词时，检索框的下方自动提示相关的 Emtree 主题词及使用该主题词检出的文献记录数，如图 6－111。

2. 高级检索 如果需要复杂的检索或增加更多的限制，可以利用“高级检索”优化检索结果。点击“Search”下拉菜单“Advanced”进入高级检索界面，如图 6－112。

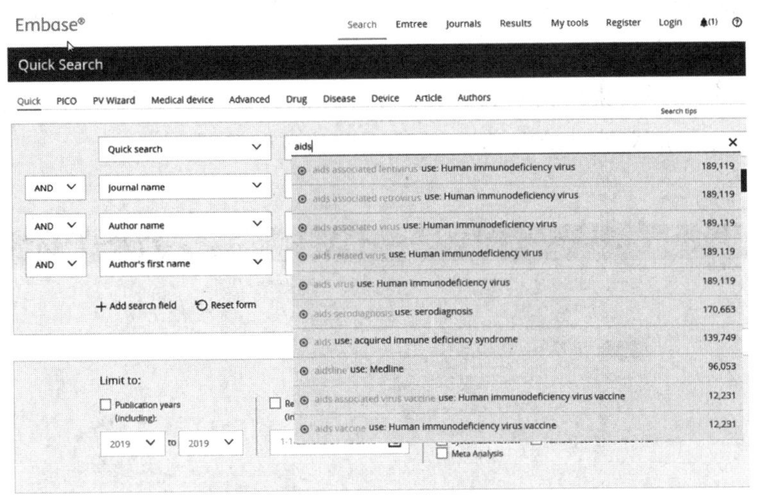

图 6-111　检索词提示功能

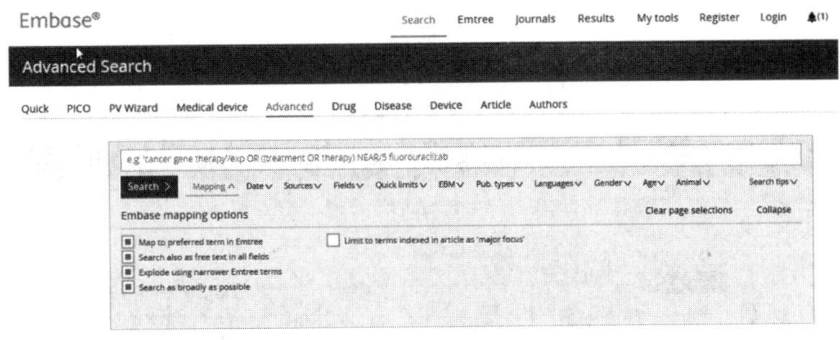

图 6-112　高级检索界面

检索式的输入方法同“快速检索”，点击“Search”即开始检索。也可以选择“Search”右边的选项，从映射转换（Mapping）、出版日期（Date）、来源（Sources）、检索字段（Fields）、检索限定（Quick limits）、循证医学（EBM）、出版类型（Pub. types）、语种（Languages）、性别（Gender）、年龄（Age）、动物（Animal）几个方面对检索进行限定。

（1）映射转换　针对所输入的检索词是否进行扩展检索、加权检索或同义词检索等进行限定。

Map to preferred term inEmtree：主题词转换。系统将检索词自动转换成 Emtree 主题词进行检索，若没有对应的主题词则执行关键词检索。词组未加引号时，其中的每一个词将单独进行 Emtree 主题词对照，没有对应主题词的采用关键词检索，而有对应主题词的将采用主题词检索，如输入检索词 heart attacks（无引号）进行检索，attacks 为复数形式，Emtree 中没有对应的主题词，而 heart 对应的主题词为 heart，因此系统将执行主题词‘heart’和关键词 attacks 的组配检索。

Search also as free text in all fields：同时以自由词在全部字段中进行检索。

Explode using narrower Emtree terms：扩展检索。即同时检索对应的 Emtree 主题词及其下位主题词。

Search as broadly as possible：查全检索。进行检索词对应主题词的扩展检索，同时将该检索词对应主题词及其同义词作为关键词在全部字段中检索，两者之间为逻辑或运算。

Limit to terms indexed in article as ′major focus′：加权检索。将以检索词作为主要或者重点论述内容的文章检索出来。

（2）出版日期　对检索出文献的出版日期的限定，如图 6－113。可以限定文献的出版年限范围，也可以限定文献收录入 Embase 数据库的日期范围。

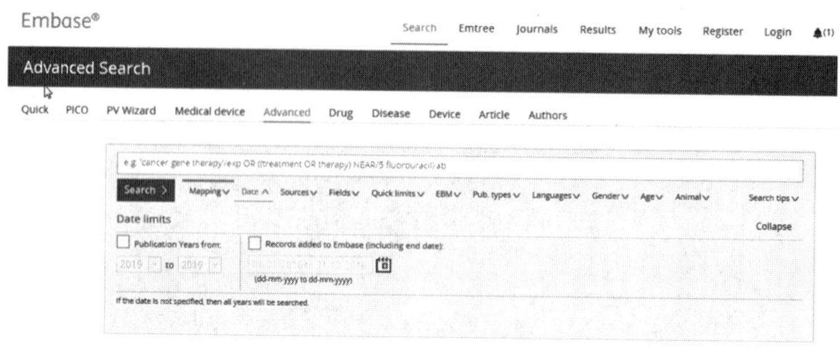

图 6－113　高级检索“日期”限定选项

（3）来源　对检出文献记录来源进行设定，如图 6－114。可以选择 Embase、MEDLINE 或同时选择两者。

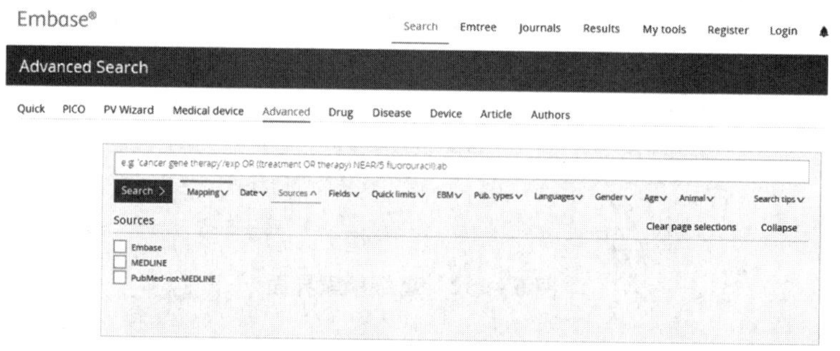

图 6－114　高级检索“来源”限定选项

（4）字段　列出 Embase 的检索字段及其标签，如图 6－115。选中具体的检索字段后，可限定检索词只出现在该字段。检索式自动加冒号和字段标签。

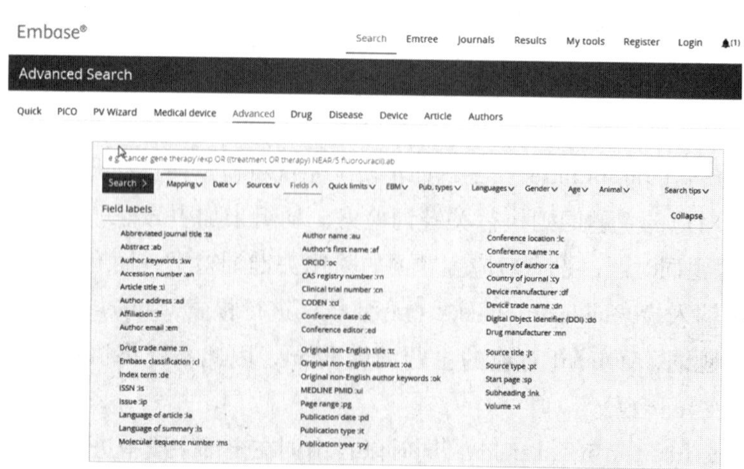

图 6－115　高级检索“字段”限定选项

（5）快速限定项（Quick Limits）　限定有关人类（Humans）、有关动物（Animals）、带有摘要（Abstract）、优先权期刊（Priority Journals）文献、仅为英文（Only in English）、已

出版论文（Article in Press）、待出版论文（In Process）、带有分子序列号（With molecular sequence number）、带有临床试验注册号（With clinical trial number），如图6－116。其中，优先权期刊是指根据是否有编审委员会、是否有同行评议、英文语种、含有参考文献等标准评审出的优先期刊，大约1800种，占Embase期刊总数的1/3。

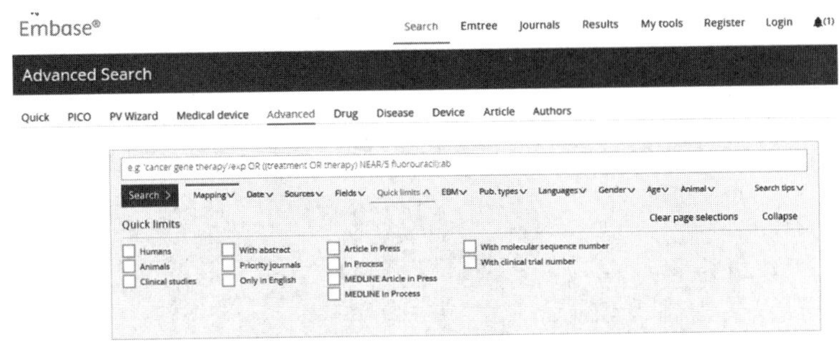

图6－116　高级检索“快速限定”限定选项

（6）循证医学（EBM）　将检索结果限定在循证医学相关的文献类型，即Cochrane协作中心综述（Cochrane Review）、系统综述（Systematic Review）、对照临床试验（Controlled Clinical Trial）、随机对照试验（Randomized Controlled Trial）、荟萃分析（Meta Analysis），如图6－117。

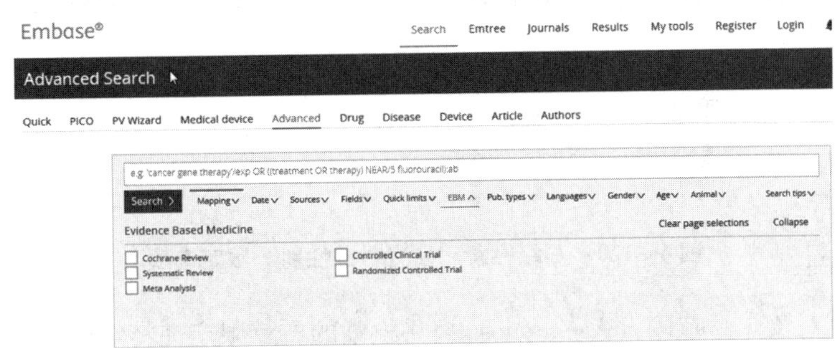

图6－117　高级检索“循证医学”限定选项

（7）出版类型（Pub. types）　将检索结果限定在特定的文献类型，原著论文（Article）、处理中的论文（Article in Press）、会议摘要（Conference Abstract）、会议论文（Conference Paper）、会议综述（Conference Review）、数据论文（Data Papers）、编者按（Editorial）、勘误（Erratum）、通信（Letter）、注释（Note）、综述（Review）、简短调查（Short Survey），如图6－118。

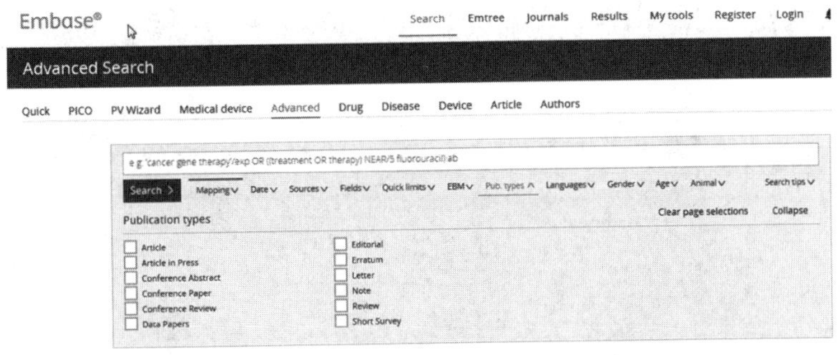

图6－118　高级检索“出版类型”限定选项

（8）语种（Languages） 将检索到的文献限定在特定的语言，包括英语（English）、德语（German）、汉语（Chinese）、日语（Japanese）等，如图6－119。

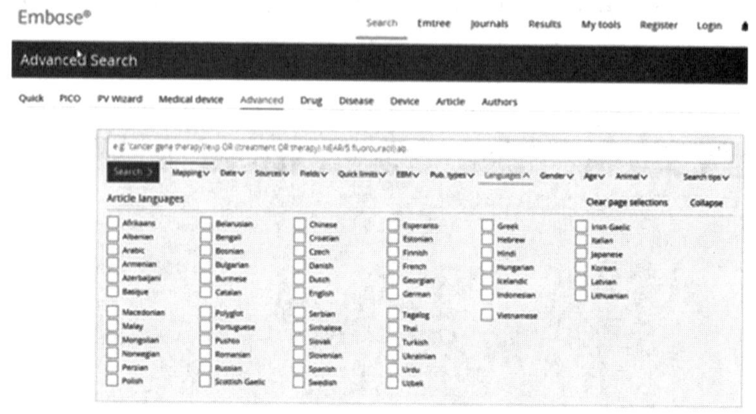

图6－119 高级检索“语种”限定选项

（9）研究对象性别（Gender） 将检索的文献限定在特定的性别，包括雄性（Male）、雌性（Female），如图6－120。

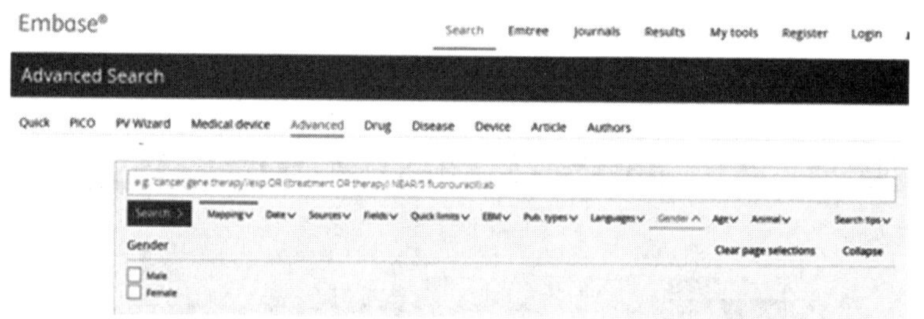

图6－120 高级检索“研究对象性别”限定选项

（10）研究对象年龄范围（Age groups） 将检索的文献限定在特定的年龄范围，包括胚胎（Embryo：first trimester）、胎儿（Fetus：second/third trimester）、新生儿（Newborn：up to 1 month）、婴儿（Infant：1 to 12 months）、儿童（Child：1 to 12 years or unspecified）、学龄前儿童（Preschool child：1 to 6 years）、学龄儿童（School child：7 to 12 years）、青少年（Adolescent：13 to 17 years）、青年人（Young adult：18 to 24 years）、成年人（Adult：18 to 64 years）、中年人（Middle aged：45 to 64 years）、老年人（Aged：65 + years）、老老年人（Very elderly：80 + years），如图6－121。

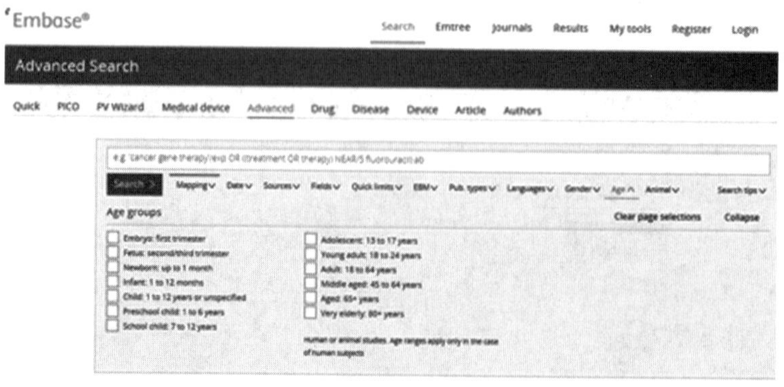

图6－121 高级检索“研究对象年龄范围”限定选项

（11）动物（Animal）　将检索的文献限定在特定的动物研究类型，包括动物细胞（Animal Cell）、动物实验（Animal Experiment）、动物模型（Animal Model）、动物组织（Animal Tissue），如图 6－122。

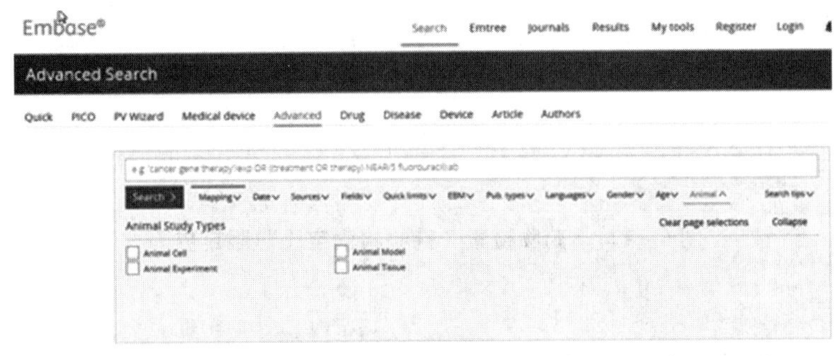

图 6－122　高级检索“动物”限定选项

3. 药物检索　通过药物名称查找文献，并可以进行药物副主题词、给药途径副主题词的限定检索（图 6－123）。所输入的检索词必须为药物名称，且需要使用半角引号将多词药物名括起，不支持截词符和布尔逻辑算符检索。系统默认选择进行药物名的 Emtree 主题词对照的选项（Map to preferred term in Emtree），并按对应的 Emtree 主题词进行扩展检索（Explode using narrower Emtree terms）。此外，系统提供了其他三个选项：同时将药物名称作为自由词在所有字段进行检索（Search also as free text in all fields）、尽可能扩大检索（Search as broadly as possible）和限定为主要主题词（Limit to terms indexed in article as ′major focus′）。

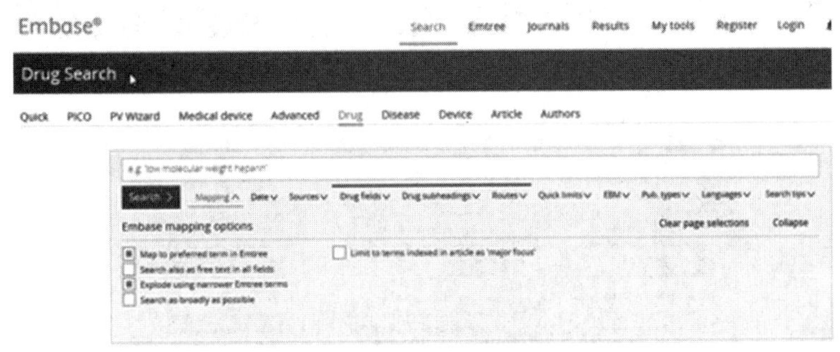

图 6－123　药物检索界面

除“高级检索”界面下的限定选项外，“药物检索”还提供药物字段、药物副主题词、给药途径的限定检索（图 6－124、图 6－125、图 6－126），分别在药物检索字段（Drug fields）、药物副主题词（Drug Subheadings）和给药途径（Routes）检索框中进行设定。

点击前面的复选框，可以选择多个副主题词，同时在该限定框的下方出现 AND 和 OR 单选框，用来限定多个副主题词间的关系。如检索“low molecular weight heparin”的治疗作用或药物剂量方面的文献，则须选中 OR 单选按钮连接 drug therapy 和 drug dose 副主题词，Embase 执行′low molecular weight heparin′/exp/dd_ do，dd_ dt 检索。如果同时使用药物副主题词和给药途径副主题词进行限定，则两者之间为逻辑与关系。

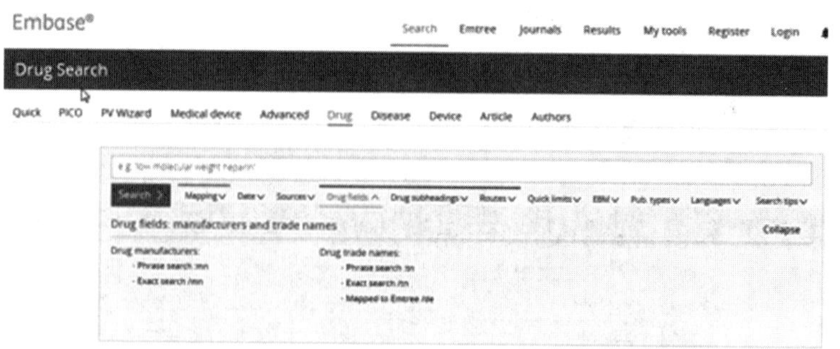

图 6－124　药物检索“药物检索字段”限定界面

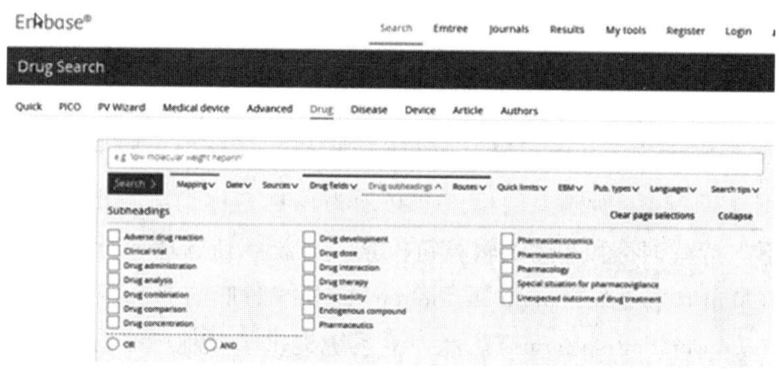

图 6－125　药物检索“药物副主题词”限定界面

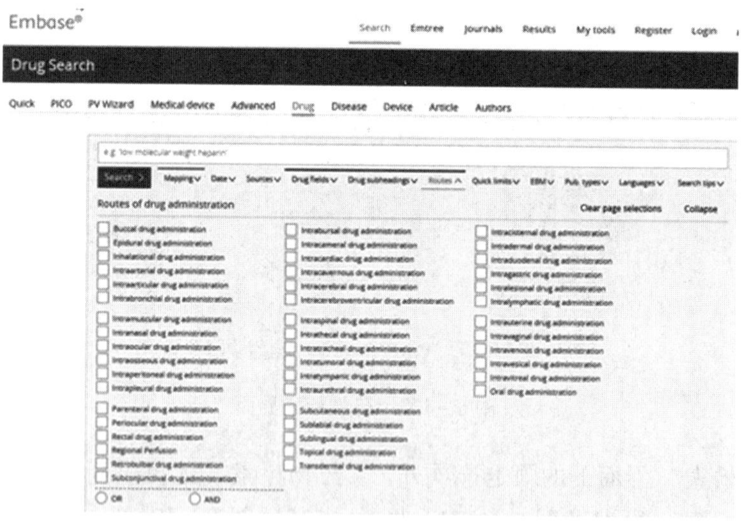

图 6－126　药物检索“给药途径”限定界面

4. 疾病检索　通过疾病名称查找文献，并可以进行疾病副主题词的限定检索（图 6－127）。在“疾病名称”检索框中，采用半角引号输入疾病的名称，如“acute myeloblastic leukaemia”，系统自动将该词进行 Emtree 主题词对照，并按对应的 Emtree 主题词进行检索。不支持截词符和布尔逻辑算符检索。

除“高级检索”界面下的限定选项外，“疾病检索”还提供了疾病副主题词（Disease Subheadings）的限定检索（图 6－128），方法同“药物检索”中“药物副主题词”。

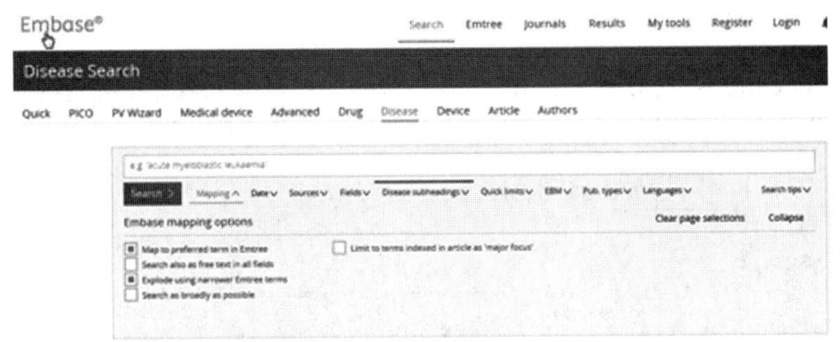

图 6－127　疾病检索界面

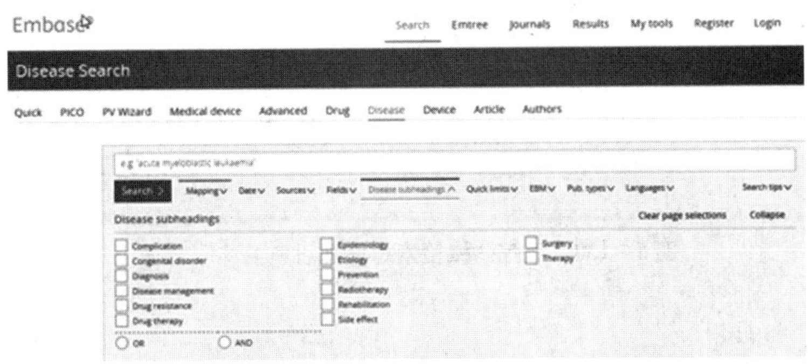

图 6－128　疾病检索“疾病副主题词”限定界面

5. **医疗器械检索**　通过医疗器械名称和副作用查找文献（图 6－129）。可在“医疗器械名称”检索框和“副作用名称”检索框中通过在列表中选择的方法加入医疗器械名称或副作用。

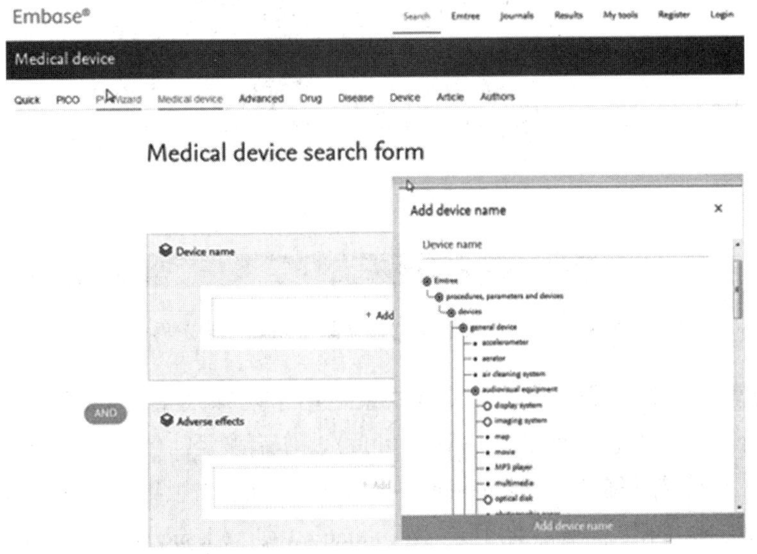

图 6－129　医疗器械检索界面

选择好医疗器械的名称后，医疗器械检索界面还提供了增加同义词（Add 2 synonyms）、副主题词（Include subheading），以及限定检索细节（Query details）（图 6－130、图 6－131）的功能。

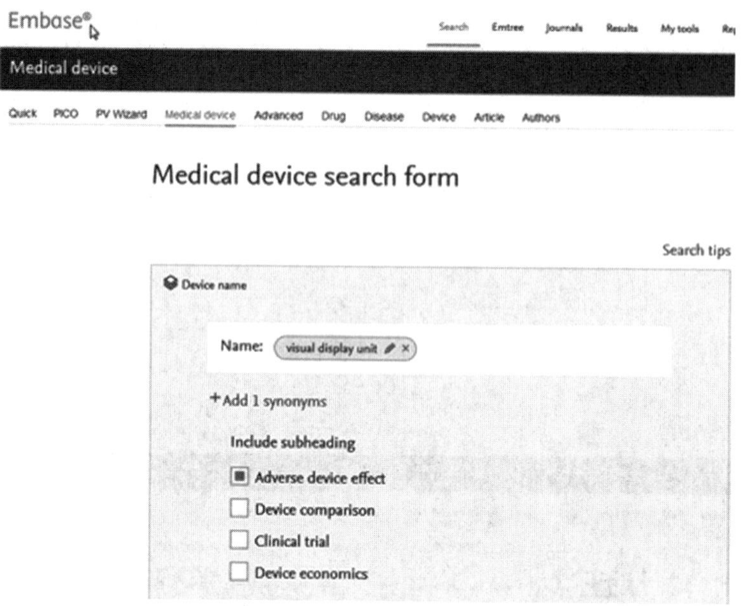

图 6-130　医疗器械检索“增加设备名称”界面

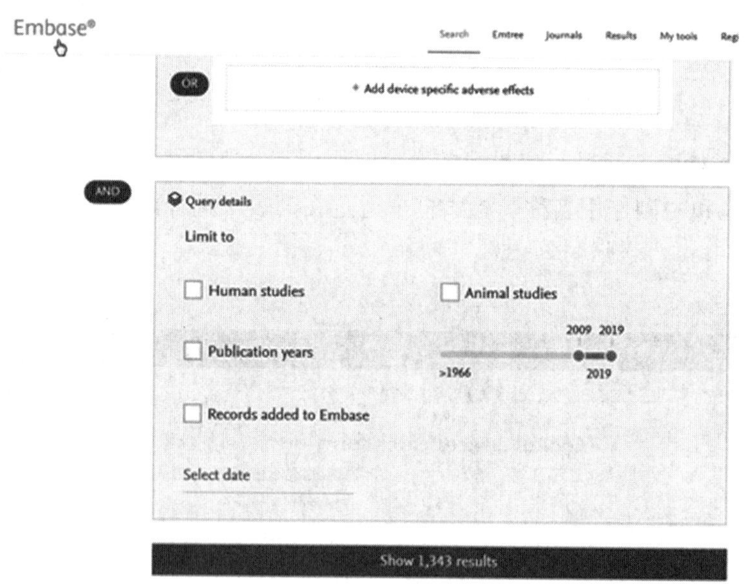

图 6-131　设备检索“设备副主题词”限定界面

6. 文章检索（Article Search）　文章检索适用于已知线索的文献记录检索（图 6-132）。检索字段包括：论文标题（Article title）、作者姓名（Author name）、期刊全称（Journal Title）、期刊缩写名称（Abbreviated journal Title）、出版年代范围（Publication Years from to）、ISSN、CODEN 代码、期刊卷（Volume）、期（Issue）及文章起始页码（First page）。

作者姓名字段：姓在前，名在后；姓用全称，名用缩写。如 Smith J. C. 、Wang C. Y. 等。如果作者名称含有两个或两个以上的词，名的首字母之间可以用空格代替，如 Smith J C、Wang C Y 等。如果不能确定作者名中多个词的首字母，可以采用更简短的形式表示，如 Smith J 等。

期刊全称、期刊缩写名称检索字段：可直接输入期刊全名或期刊缩写名，如 new eng-

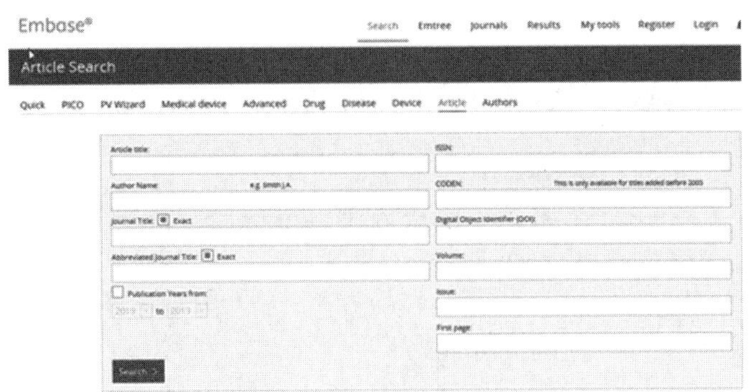

图 6 – 132　文章检索界面

land journal of medicine，系统默认为精确匹配检索。若去除“精确检索（Exact）”勾选项，且刊名未使用英文单（双）引号括起，则运行模糊匹配检索。

7. 主题词工具　点击页面上方的 Emtree 标签，进入“主题词工具（Browse Emtree）”检索界面（图 6 – 133），查询检索区（Query Builder）由“主题词查找（Find Term）”和“主题词分类浏览（Browse by Facet）”两部分组成。前者执行主题词检索，返回检出的文献记录；后者用于查找适合的 Emtree 主题词，查看范畴注释，浏览树形结构等。

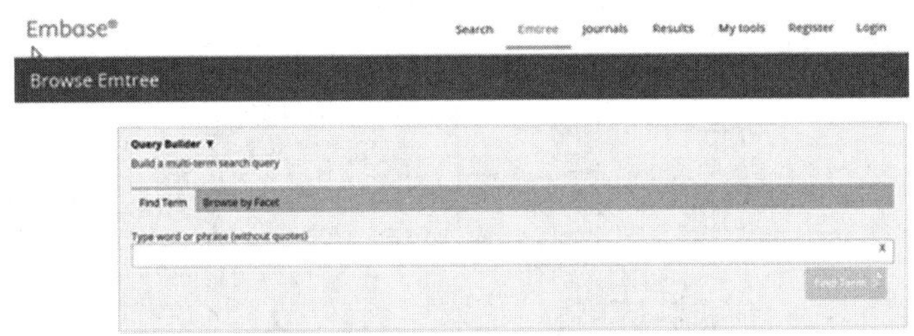

图 6 – 133　主题词工具界面

（1）查找合适的主题词　点击“主题词查找（Find Term）”，在其下方的检索框中输入要查找的检索词或词组（不加引号），点击 Find Term 按钮，系统将按字顺列出包含所输入检索词或词组的所有同义词及对应主题词（蓝色字体），用户可以浏览选择合适的主题词（图 6 – 134）。如果 Emtree 中没有与输入检索词相匹配的主题词，则返回与其意义接近的主题词。若检索词输入错误，系统将给出提示词以供更正。

点击“主题词分类浏览（Browse by Facet）”标签后，显示出 Emtree 等级结构树的 15 个组成分支，再点击所需浏览的分支，则其下位主题词显现，层层点击，直到找到合适的主题词或最小的不再细分的主题词（图 6 – 135）。

用户可以通过查看一个主题词的树状结构（上位词、下位词及同位词）、同义词、多兰得词典（Dorland’s dictionary）等确定适合的检索用主题词。

（2）主题词检索　确定符合检索需要的主题词后，可从以下几个途径执行主题词检索，如图 6 – 136。

直接点击 Emtree 树状结构表中该主题词后的“1，379 Records”，获取以该主题词及其下位主题词标引的所有文献记录。

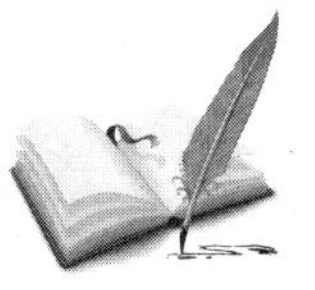

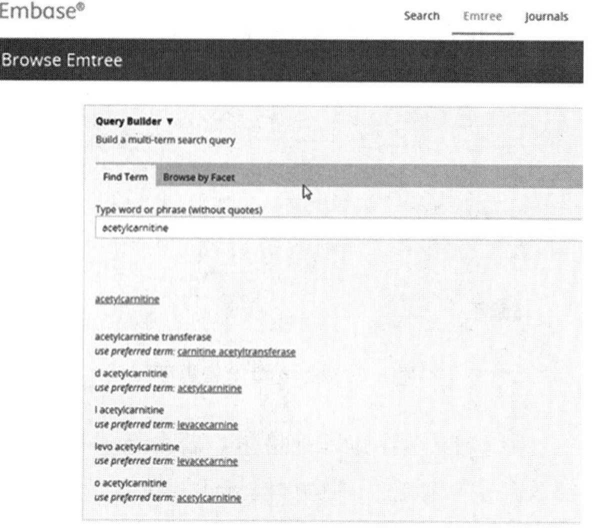

图 6－134　主题词查找界面

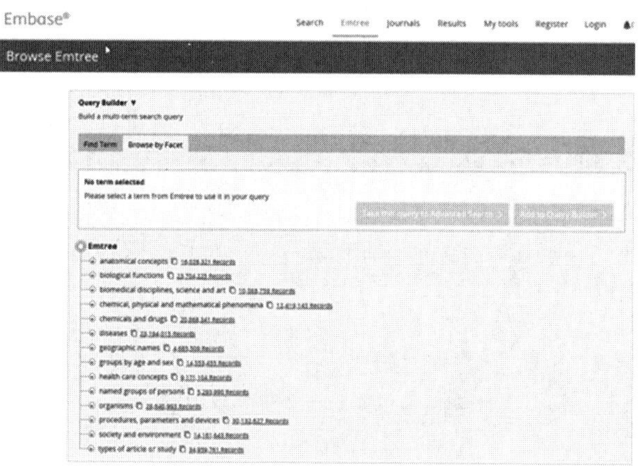

图 6－135　主题词分类浏览界面

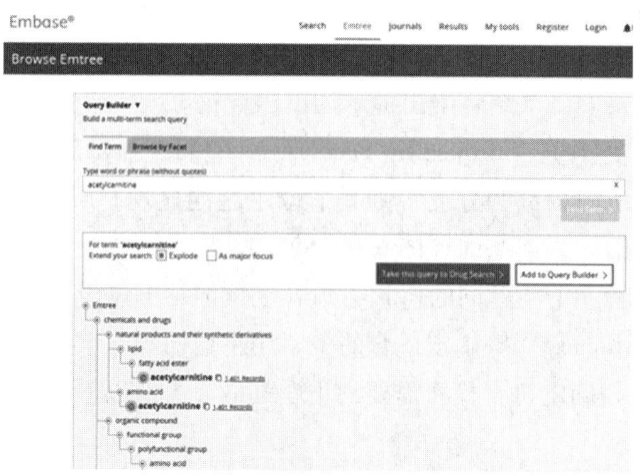

图 6－136　主题词检索界面

进行扩展检索（Explosion）或加权检索（As major focus）限定后，点击“Take this query to Drug Search”（or Disease Search）按钮，系统会根据所输入的检索词是疾病主题词

或是药物主题词，将该主题词自动添加到“疾病检索”或“药物检索”界面，从而进行副主题词限定检索及其他更多限定选项。

进行扩展检索（Explosion）或加权检索（As major focus）限定后，点击“Add to Query Builder”按钮，将选中的主题词添加到本页面上方的“Query Builder”检索框中。当向该框中再添加其他检索词时，与前一个检索词的关系为 AND 关系。点击“Search”按钮，执行主题词检索；点击“Take this query to Advanced Search”按钮，“Query Builder”框中的检索请求转移到高级检索界面，设置更多限定选项。

8. 期刊检索　点击页面右上角的 Journals 标签，进入期刊检索（Browse Journals）界面，可以按照 A－Z 字顺浏览 Embase 收录期刊（不包括 MEDLINE 独有期刊）（图 6－137）。选取相应的期刊名，点击显示卷、期信息，进而可以看到该期刊某一期上的文献记录（图 6－138）。通过点击期刊名称后的“About”链接，可以查看该刊的有关信息，包括期刊名、出版商、出版商地址、联系电话、ISSN、CODEN、出版频率等。

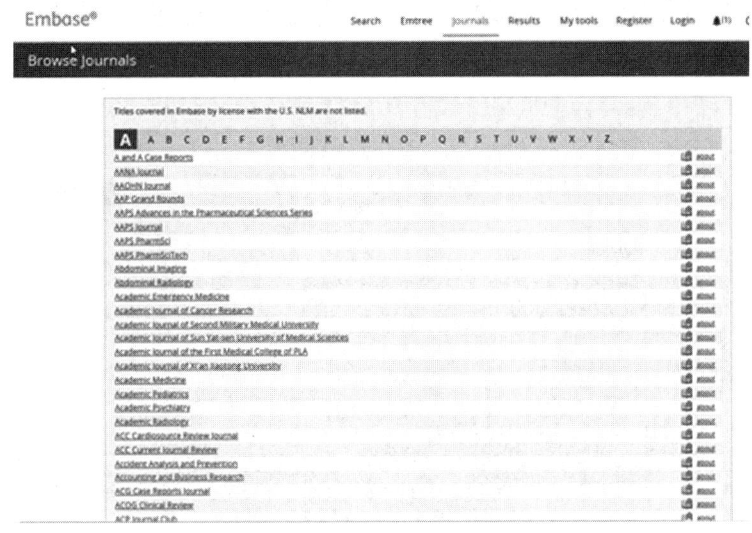

图 6－137　期刊检索界面

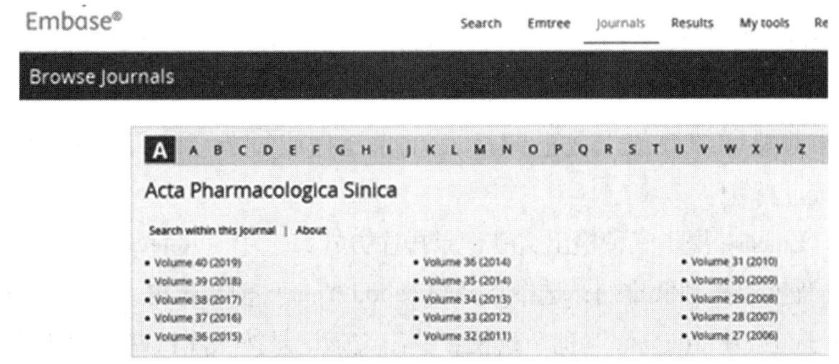

图 6－138　Embase 收录期刊的详细界面

9. 作者检索　点击页面右上角的 Authors 标签，进入作者检索界面，可以集中找到某一作者所发表的文献（图 6－139）。作者姓名输入格式同“文章检索”的格式要求，但有一点不同的是，当作者名字不止一个时，名字首字母之间不能使用空格，而只能使用“.”（如可以使用 Smith J. A.，不能使用 Smith J A）。当作者名称较长或不确定时，可检索前半部分主要词根，如输入 Smith，Embase 将把以 Smith 开头的作者姓名如 Smith J、Smith J. A、

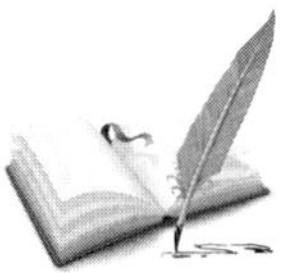

Smith J. A. C 等列出，用户只需选择所要检索的作者姓名，然后点击 Find author 按钮，就可以查找所选的作者姓名，多个作者名之间默认为 OR 关系（图 6－140）。

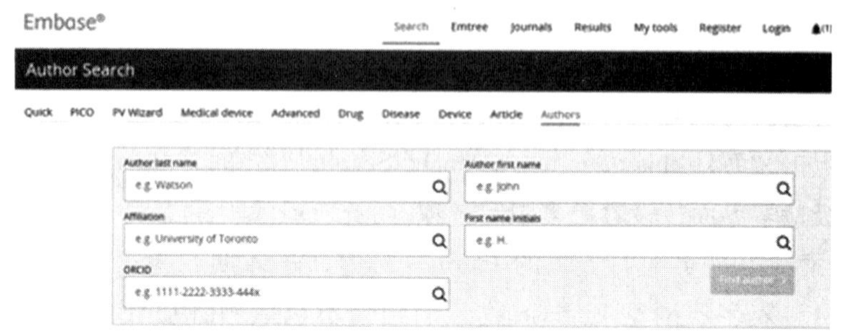

图 6－139　作者检索界面

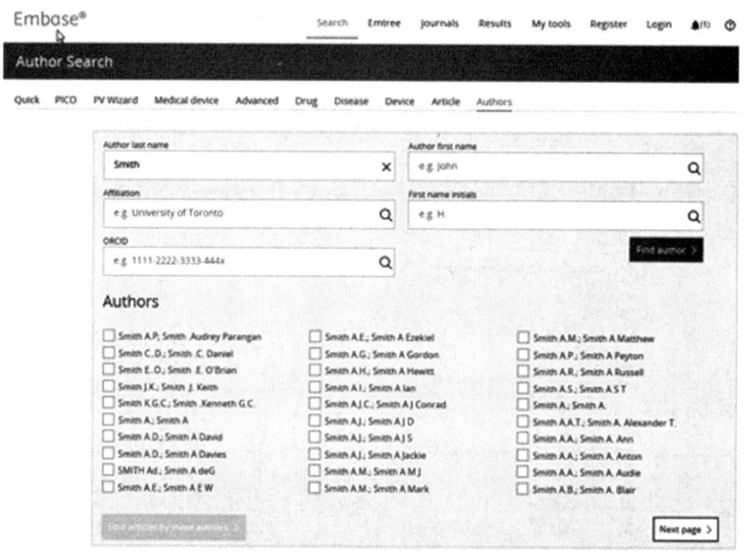

图 6－140　作者姓名选择界面

（三）检索结果处理

1. 检出文献记录　检索结果区的左上角显示当前检索式的检出记录数（如 2 080），如图 6－141。点击左上角的 Result 按钮，显示当前检索式的记录来源、检索表达式、主题词对照结果等检索策略详细信息。通过 select 后的单选框或每条记录前的复选框可以对检索出的记录进行筛选、标记。

（1）排序　Embase 提供三种检出文献记录排序方式，选中“Relevance”前单选框，检出文献记录按相关性程度由高到低排列；选中“Publication Year”前单选框，检出文献记录按出版年由近及远排列；选中“Entry Date”前单选框，检出文献记录按入库日期由近及远排列。

（2）查看　默认记录显示方式为简短格式，包括篇名、作者、出处、来源数据库等。点击每个记录的篇名，可查看该条记录的全字段信息（图 6－142），除简短记录格式字段内容外，全部字段还包括摘要、主题词和副主题词、通讯作者地址、作者地址、文献类型、语种、期刊信息、药物信息等。如果只显示题录信息，可以选择页面上方的下拉菜单，选择“Citations only”（图 6－143）。

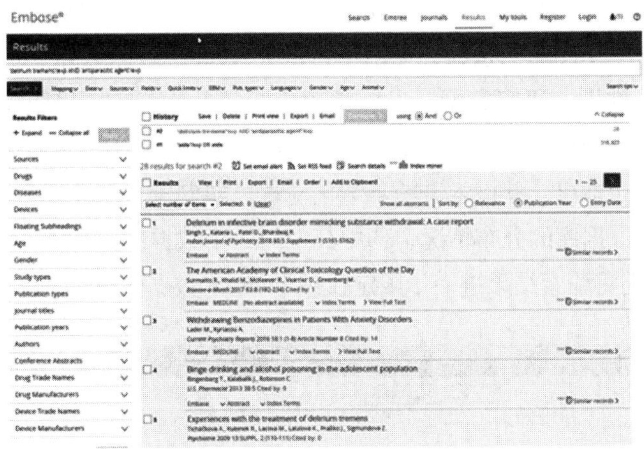

图 6-141　检索结果页面

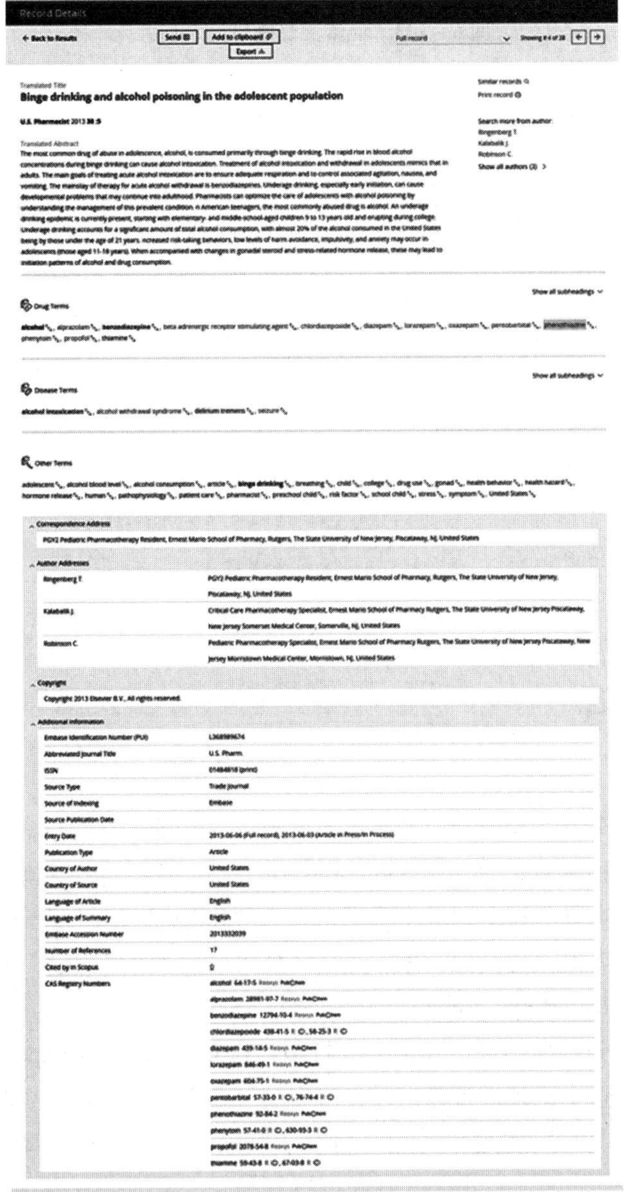

图 6-142　检索文献记录全部字段显示格式

点击检索结果显示区左上角的 View 按钮，也以全记录格式显示选中记录。

（3）细化　点击“Refine”按钮，显示本次检索结果的来源数据库、药物、疾病、出现的副主题词、年龄、性别、研究类型、出版类型、期刊名称分布、出版年、作者、是否为会议摘要、药物商品名、药物生产商、设备商品名、设备生产商（图 6－144），可利用其中的信息了解检索结果的分布情况，并检索进一步细化检索。如点击“Sources”、显示出检索结果在 Embase 和 MEDLINE 数据库的分布情况，选中其中的一个数据库，如 EMASE 后，再点击上方的“Apply”按钮，则将检索结果进一步限定仅被 Embase 数据库收录的文献。

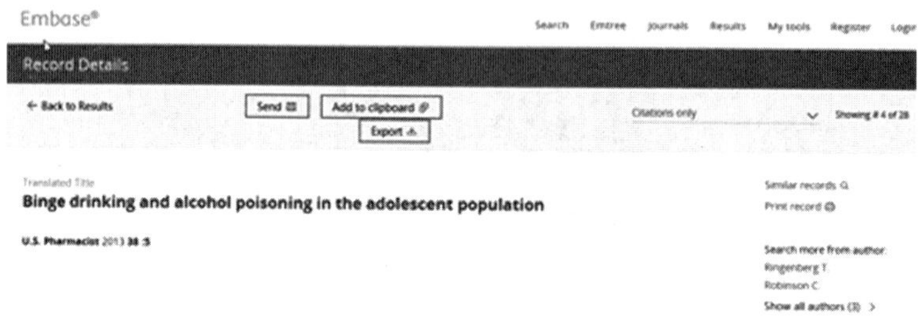

图 6－143　检索文献题录显示格式

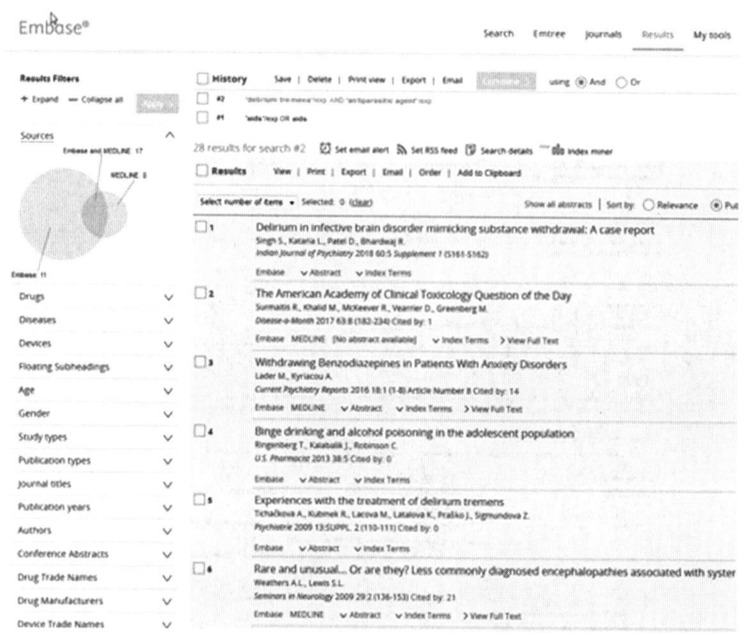

图 6－144　检索结果细化页面

（4）链接　在简短记录格式下，点击“Abstract”查阅摘要信息；点击“Index Terms”查阅主题词与副主题词信息；点击“View Full Text”链接全文；点击“Cited by”链接到 Scopus 中该文的引用文献。在全记录格式下，点击“Related Articles”查找相关文献；点击作者名称可列出该作者发表的其他文献；点击“CAS Registry Numbers”“Molecular Sequence Numbers”链接到 NCBI 的信息记录等。

（5）输出　可通过检索结果区左上方的打印（Print）、输出（Export）和发送电子邮件（E－mail）等按钮对选中记录进行输出操作；定制（Order）通过付费形式定制原文；加入粘贴板（Add to Clipboard）将选中的记录暂存于粘贴板，统一对选择记录进行输出处理，可自动去除重复记录。

2. 检索历史　默认在检索结果上方显示检索历史（History），点击 Collapse 链接可以展

开和关闭检索历史的显示，如图 6－145，该界面保存了每一步检索的表达式及检出记录数。

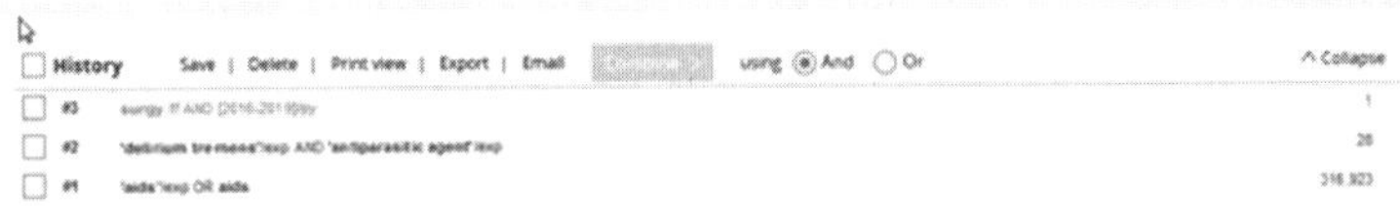

图 6－145　检索历史页面

检索历史框下的功能键可对检索式进行如下操作。

Save：对一条或多条选中的检索式进行保存，但要首先注册。保存的是检索式而不是检索出来的文献，检索式可被调用，系统更新检索结果。

Delete：删除一条或多条选中的检索式。对于组合检索式，当其下位的组合检索式被删除时，该检索式也将被删除。

Print view：以打印的格式查看检索表达式。

Export：输出所选的检索式。

E－mail：将一条或多条选中的检索式设定为邮件提醒，系统定期将检索出的最新文献发送到用户的电子信箱中，也需要先注册。

Combine：进行检索式之间的逻辑运算。操作方法为，勾选两条或两条以上检索式前的复选框，选中 And 或 Or 单选按钮，点击 Combine 功能键执行选中检索式之间的逻辑组合检索。

第六节　BIOSIS Previews

扫码“学一学”

一、概述

BIOSIS Previews 是由美国生物科学情报服务社（BioSciences Information Service，简称 BIOSIS）编辑出版的生命科学研究的文摘数据库。它由 Biological Abstracts（BA，生物学文摘）、Biological Abstracts/RRM（生物学文摘－综述、报告、会议）及 BioResearch Index（生物研究索引）三部分组合而成。BIOSIS Previews 约 90% 的记录含有摘要，部分可以链接到全文。BIOSIS Preview 覆盖了所有生命科学相关学科领域，包括分子生物学、植物学、动物学、生态学、生物化学、医学、制药学、农业科学、兽医学、生物技术、实验仪器与方法等，目前收录了世界上 100 多个国家和地区的 6500 多种生命科学期刊文献和 1500 多种非期刊文献（包括会议文献、专利文献、图书章节、报告等），文献记录总数超过 1800 万条。数据每周更新，年新增数据量超过 56 万条。网络版 BIOSIS Previews 目前主要整合在 Web of Science 检索平台和 Ovid 检索平台，本文以 Web of Science 平台上 BIOSIS Previews 检索为例。

BIOSIS Previews 支持自然语言检索，用户可直接使用自然语言中的字、词或句子进行检索。如查找“儿童肥胖的治疗”，可在检索框中输入 treatment for childhood obesity，系统将自动提取实词 treatment、childhood 和 obesity，去除虚词 for 进行检索。检索式的构建变得简单而直接，但只能在简单检索（Basic Search）模式下执行。

二、检索方法

（一）检索规则

1. 布尔逻辑运算 主要有逻辑与（AND）、逻辑或（OR）和逻辑非（NOT）。逻辑运算符的前后都要有空格，且运算先后顺序为 NOT > AND > OR。可以采用圆括号改变其先后顺序，括号内的检索式最先执行。

2. 截词符检索 支持使用截词符来替代单复数、多种变异表达形式等，截词符包括?、#、＊和＄。符号? 代表0或1个字符，例如 flavo? r，可检索出含有 flavor 或 flavour 的文献记录；符号#代表1个字符，如 flavo#r，可检索出含有 flavour 的文献记录；符号＊、＄代表0个或多个字符，如 pig＊或 pig＄，可检索出含有 pig、pigs、piggery、piggeries、piglet、piglets、pigeon 或 pigeons 的文献记录。

3. 词组检索 支持词组检索，可直接输入多词词组或用英文半角单（双）引号括起，如输入" physician patient"，或" physician patient"，可检索出现 physician patient 词组的文献。若不需要将多词作为词组进行检索，需在词间用 AND 进行逻辑运算，如 physician AND patient，检索同时含有 physician 和 patient 的文献记录。若要精确查找短语，请用引号括住短语。例如，检索式 " energy conservation" 将检索包含精确短语 energy conservation 的记录。这仅适用于“主题”和“标题”检索。

如果输入不带引号的短语，则将检索包含您所输入的所有单词的记录。这些单词可能连在一起出现，也可能不连在一起出现。例如，energy conservation 将查找包含精确短语 energy conservation 的记录，还会查找到包含短语 conservation of energy 的记录。

输入带连字号或不带连字号的检索词可以检索用连字号连接的单词和短语。例如，speech – impairment 可查找包含 speech – impairment 和 speech impairment 的记录。

4. 位置算符检索 支持检索词间位置与距离的限定，使用 NEAR/x 可查找由该运算符连接的检索词之间相隔指定数量的单词的记录。该规则也适用于单词处于不同字段的情况。用数字取代 X 可指定将检索词分开的最大单词数。如果只使用 NEAR 而不使用 /X，则系统将查找其中的检索词由 NEAR 连接且彼此相隔不到 15 个单词的记录。需要注意的是，不能在“主题”和“标题”检索式中将 AND 运算符作为 NEAR 运算符的一部分使用。例如，检索式 TS = （Brown NEAR " spider bite"）是有效的。但是，TS = （Brown NEAR spider bite）就是无效的，因为 AND 是检索词 spider 与 bite 之间的隐含运算符。如果来源项目（如期刊、书籍、会议录文献或其他类型）的标题中包含单词 NEAR，检索时应使用引号（" "）将其引起。例如，以下检索式是有效的，structure and dynamics of acetonitrile " near" an anatase。如果未使用引号，系统会返回如下错误消息：“检索错误：NEAR 运算符使用无效”。

在“地址”检索中，使用 SAME 将检索限制为出现在“全记录”同一地址中的检索词。需要使用括号来分组地址检索词。例如：AD = （McGill Univ SAME Quebec SAME Canada）查找在“全记录”的“地址”字段中出现 McGill University 以及 Quebec 和 Canada 的记录。当在其他字段（如“主题”和“标题”）中使用时，如果检索词出现在同一记录中，SAME 与 AND 的作用就完全相同。如果在检索式中使用不同的运算符，则会根据 NEAR/x > SAME > NOT > AND > OR 的优先顺序处理检索式，使用括号可以改写运算符优先级。

5. 字段检索 将检索词或检索式限定在指定字段中进行检索。可以通过字段检索

(Search Fields) 进行设定，也可以输入字段缩写名进行限定，格式为：字段缩写名 = (检索式)。例如 TI = ((salmon OR pike) NEAR/10 virus) 可查找其中的标题中 salmon 或 pike 与 virus 相隔不到 10 个单词的记录。

(二) 检索途径

Web of Science 平台上 BIOSIS Previews 具有基本检索 (Search) 和高级检索 (Advanced Search) 两种途径 (图 6-146)。在使用基本检索和高级检索时，有多个检索字段可供选择。此外，在检索输入框下方，可以进一步设置检索条件，包括选择检索的索引名称、是否打开自动建议的出版物名称和默认情况下显示的检索字段数 (图 6-147)。

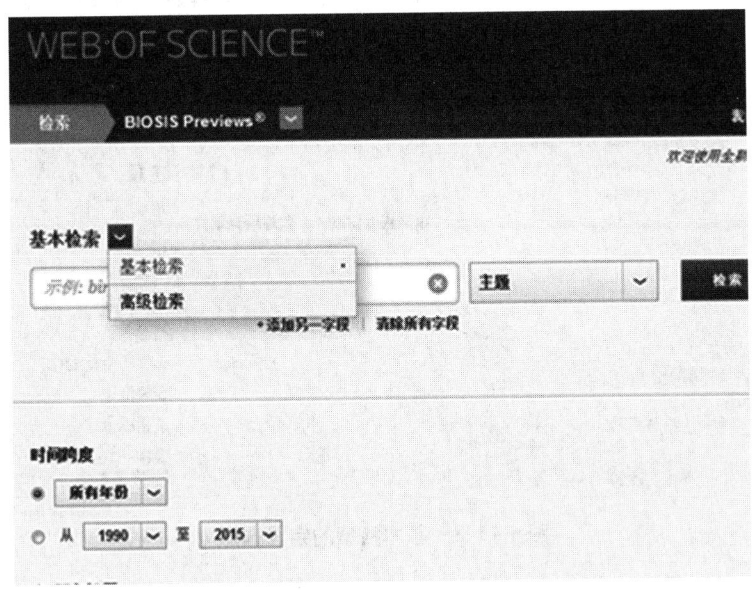

图 6-146 BIOSIS Previews 主界面及检索途径

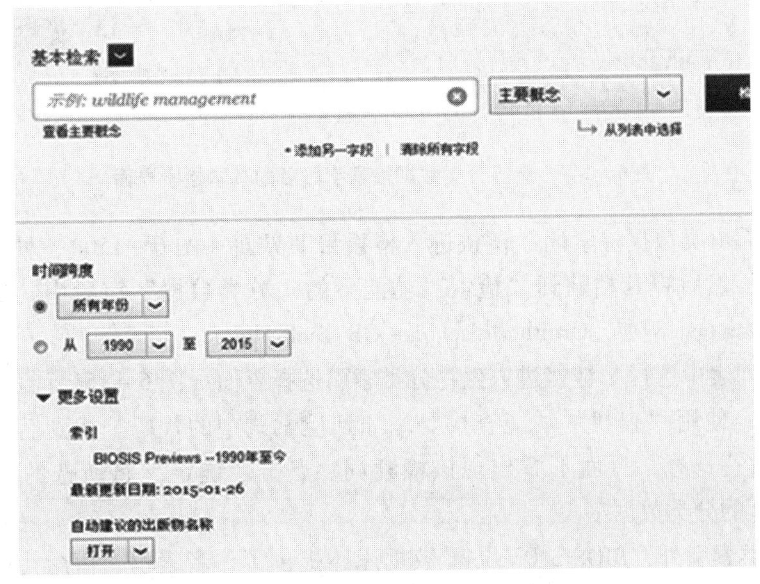

图 6-147 BIOSIS Previews 的检索设置

1. 基本检索 默认检索界面，点击检索区左上方的“基本检索”标签也可切换到该页面。该模式下检索式输入支持使用自然语言，支持布尔逻辑算符 (AND、OR、NOT)、位

置算符（NEAR、SAME）、截词符（?、#、*、$）等语法功能。

检索框输入的检索词不区分大小写，可以使用大写、小写或混合大小写。例如，AIDS、Aids 以及 aids 可查找相同的结果。

在各个检索字段中，检索运算符（AND、OR、NOT、NEAR 和 SAME）的使用会有所变化。例如：在"主题"字段中可以使用 AND，但在"出版物名称"或"来源出版物"字段中却不能使用。可以在多数字段中使用 NEAR，但不要在"出版年"字段中使用。在"地址"字段中可以使用 SAME，但不能在其他字段中使用。

基本检索中提供的检索字段包括：主题、地址、出版年、分类数据、主题概念、概念代码、化学与生化名称、会议信息、识别码、语种等检索字段（图 6－148）。选择其中一个检索字段后，检索框的示例出现改变，并且提供检索词表的链接（图 6－149）。

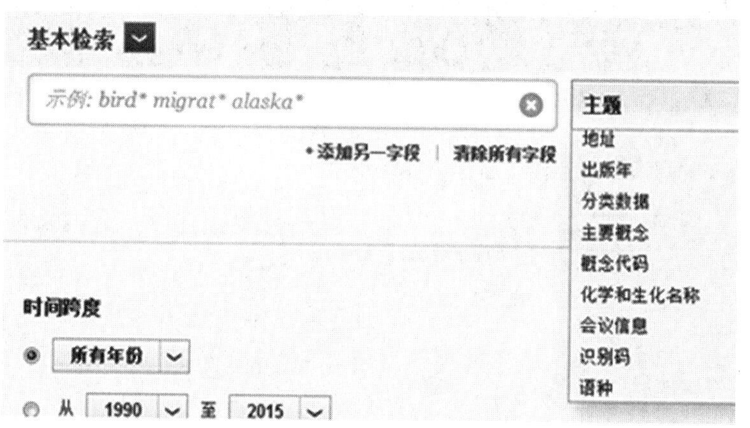

图 6－148　基本检索的字段选择

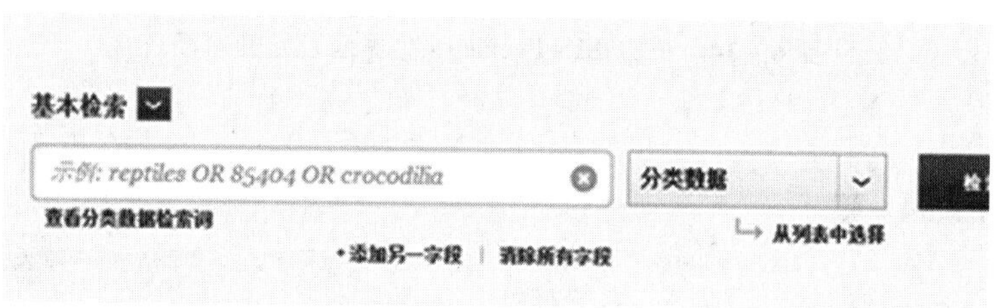

图 6－149　选择分类数据检索字段后的基本检索界面

点击"查看分类数据检索词"链接进入检索帮助界面（图 6－150），可以从所附列表中复制检索词，然后将其粘贴到"检索"功能下的"分类数据"字段中。用布尔运算符 OR 分隔多个检索词。例如：Ornithorhynchidae OR Tachyglossidae。

点击"从列表中选择"链接进入生物分类索引选择界面（图 6－151），可以浏览 Super Taxa 分层结构，使用"查找"功能查找要添加到检索式中的代码。找到后，点击前面的"添加"按钮进行选择，页面下方出现该检索词，点击"确定"将所选的检索词传输至"检索"页面上的分类数据字段。

除生物分类索引外，BIOSIS Previews 数据库还提供了作者索引、概念代码索引、团体作者索引、主要概念索引、出版物名称索引等检索辅助工具。可以通过查找索引词的方式添加检索词。

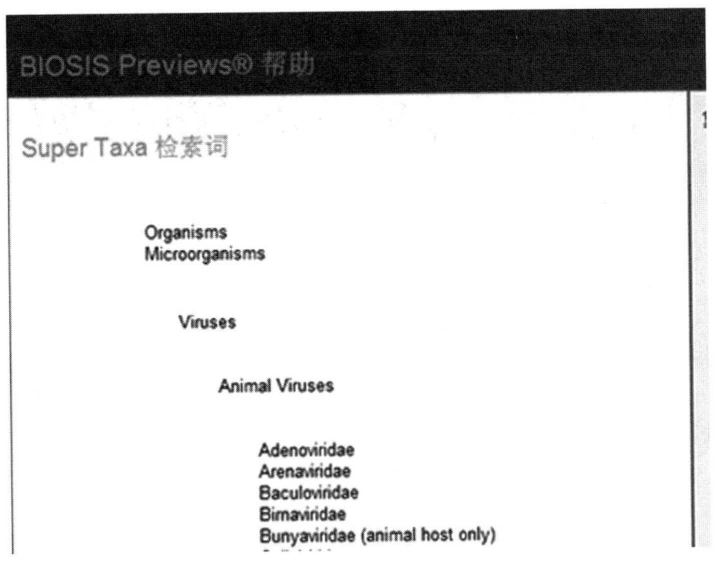

图 6－150　分类数据检索词列表

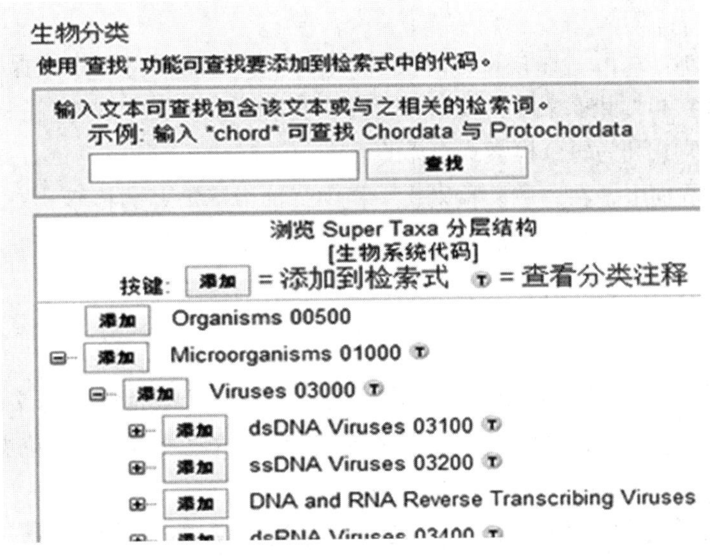

图 6－151　分类数据索引

2. 高级检索　点击“高级检索”按钮，进入高级检索界面（图 6－152）。可以使用字段标识、布尔运算符、括号和检索结果集来创建检索式。结果显示在页面底部的“检索历史”中。

在高级检索的文本框中输入带有字段标识的检索式，例如，TS = biodeterioration；TS = (biodeterioration AND food)；TS = biodeterioration AND #1；TI = mad cow disease *；AU = Smith A *；SO = Cell。检索字段在页面的右侧有说明。

在高级检索界面，可以创建检索式并对其进行组配。例如：#1 OR #2，查找检索式 #1 和 #2 中的所有记录，包括这两个检索式共有的记录。

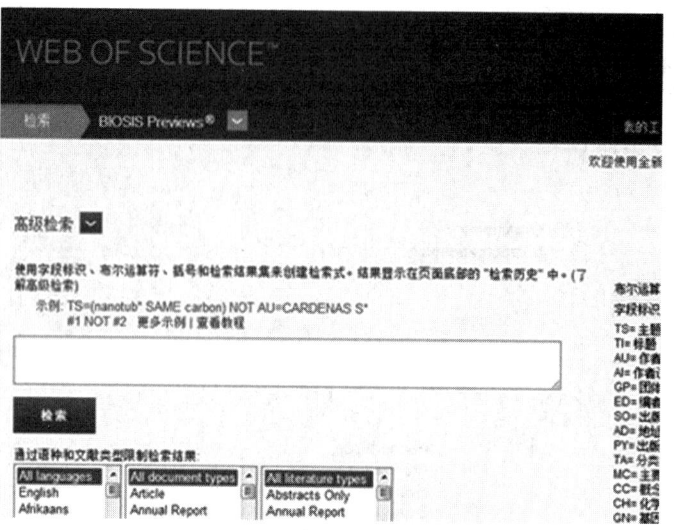

图 6－152　高级检索界面

在检索界面的下方，提供了通过语种、出版类型、文献类型和分类注释四种限定检索结果的方式。

检索历史显示，点击“保存检索历史/创建跟踪”按钮可将检索式保存到检索历史文件，以便日后检索和打开该文件。最多可以将“检索历史”表中的 40 条检索式加以保存。检索历史包含检索式和为每个检索式选择的设置。

在高级检索界面上，在“删除检索式”栏中，选中不需要的检索式对应的复选框，然后单击删除将历史检索式从检索历史表中删除。或单击全选按钮选择所有检索式，然后单击删除从检索历史表中删除所有检索历史。

（三）检索结果处理

1. 检索结果查看　“检索结果”页面上的所有题录记录都是来源文献记录（图 6－153），页面右侧以简短的记录格式查看检索结果。简短的记录格式包括论文的标题、作者、来源和来自 Web of Science 核心合集的被引频次。

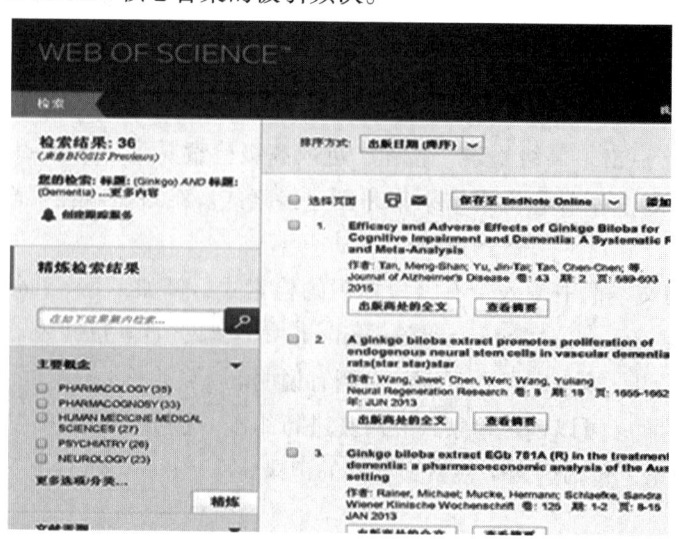

图 6－153　检索结果显示页面

页面左侧栏中显示检索出这些结果的检索式，同时还会显示检索出的结果数量。单击更多链接将显示所选的时间跨度和所选的任何数据限制（例如文献类型和语种）。

在页面左侧的“精炼检索结果”面板，可以进一步精炼检索结果、排除特定记录，或者按照记录数或字母顺序对记录进行排序。

单击“分析检索结果”按钮，转至分析检索结果页面以分析来自检索的字段数据。此功能可以从所选字段中提取出数据值。

要过滤或减少“检索结果”页面上的记录，在“精炼检索结果”文本框中输入检索词，然后单击检索。此检索只返回原始结果中包含所输入的检索词的记录。此检索词可按任何顺序在检索到的记录中显示。

2. 全记录　点击检索结果中的标题链接，可查看数据库中所包含的记录的全部信息（图6－154）。文献标题显示在页面的顶部。除简要记录格式显示的字段外，还包括摘要、地址、出版商、研究方向、主要概念、概念代码、分类数据、疾病名称、化学数据、基因名称数据、综合叙词、文献类型、语种、入藏号、PubMed ID、ISSN、方法与设备等其他信息。

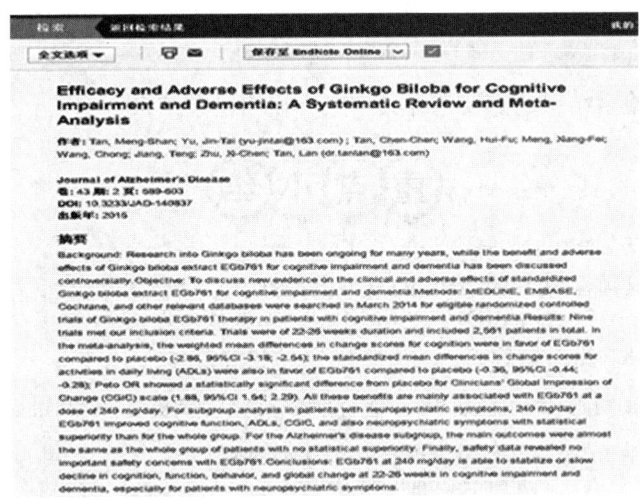

图6－154　检索结果全记录显示页面

页面右侧的“被引频次”计数显示了所发表的论文被Web of Science核心合集中的其他论文引用的总次数。该链接将转至Web of Science核心合集中对应引文索引中的“施引文献”页面。“引用的参考文献”计数显示了当前记录所引用的文献数量。单击该链接可查看引用参考文献的列表。可以通过该列表查看所引用的各参考文献的全记录。是否能访问引用参考文献的全记录受所在机构的订阅范围限制。

单击记录标题上的标记结果列表按钮，可将当前记录添加到您的“标记结果列表”。确保加号图标变成了复选标记图标。复选标记右侧的数字标识在当前会话中添加到“标记结果列表”的记录数量。单击页面顶部菜单栏上的标记结果列表按钮，转至“标记结果列表”页面。

3. 检索结果输出　将记录添加到“标记结果列表”中，以后即可从“标记结果列表”页面（图6－155）中对这些记录进行打印、保存、通过电子邮件发送、订购或导出操作。

在“检索结果”“全记录”以及“标记结果列表”页面上提供了输出记录的选项。首先要选择记录与数据。选择要输出的记录包括：①页面上的所选记录，选中各条记录的复选框。②页面上的所有记录。③从NN到NN条记录，选择记录范围。选择要包括在每条记录中的数据包括：①作者、标题、来源/摘要：包括题录字段和作者摘要。②全记录：包括“全记录”页面上的所有数据。

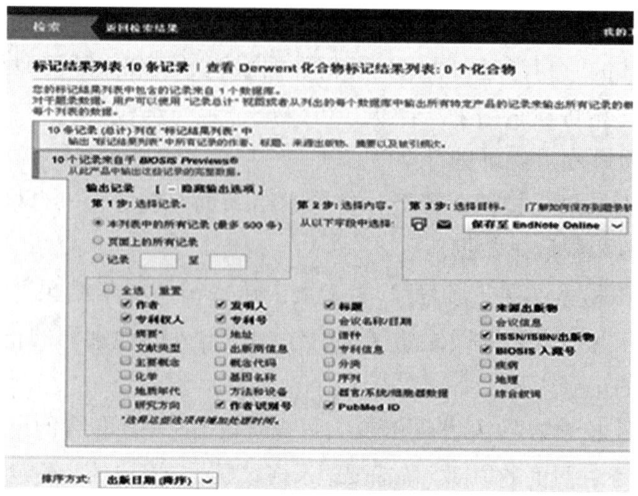

图 6－155　“标记结果列表”页面

接下来，选择输出选项，例如：①打印；②通过电子邮件发送；③保存到 EndNote 在线；④保存到 EndNote 桌面；⑤保存到 ResearcherID，我撰写这些出版物；⑥保存为其他文件格式。

可以根据保存检索结果的需要选择其中之一输出检索结果。

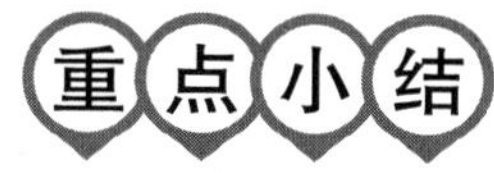

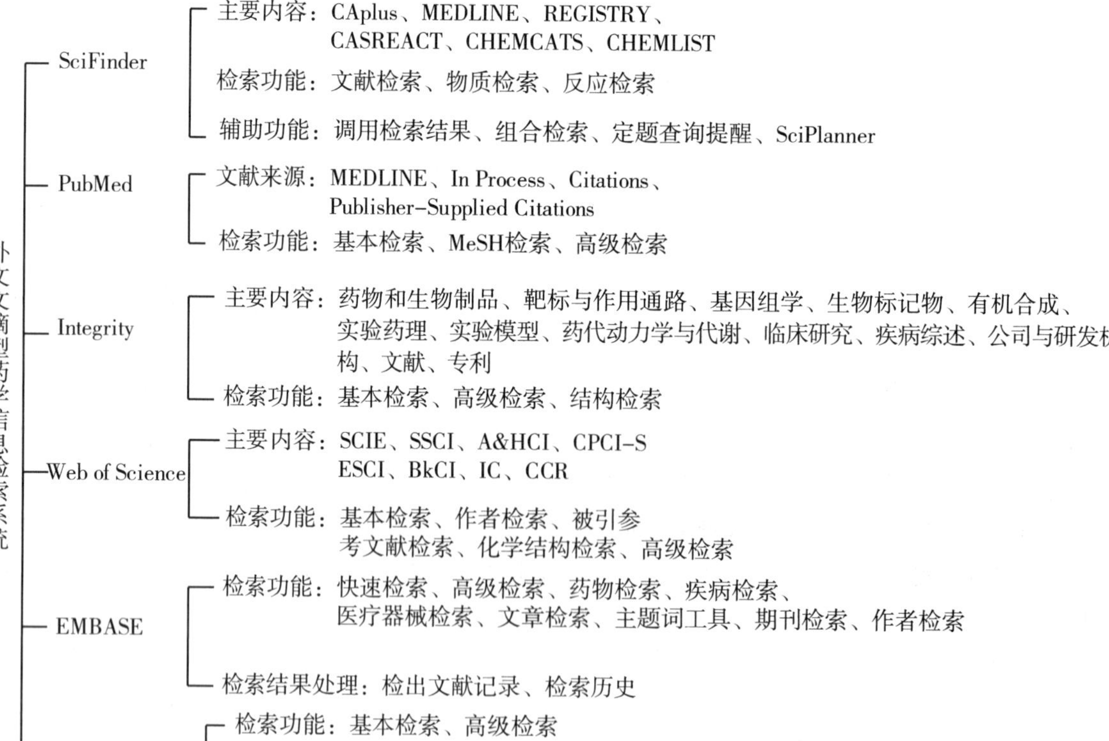

扫码“练一练”

（吴明智　佟　岩　李玉玲　张　玢）

第七章　外文全文型药学信息检索系统

学习目标

1. 掌握　ScienceDirect、EBSCOhost、SpringerLink 和 Thieme 的检索途径。

2. 熟悉　ScienceDirect、EBSCOhost、SpringerLink 和 Thieme 的基本检索规则。

3. 了解　ScienceDirect、EBSCOhost、SpringerLink 和 Thieme 的个性化服务设置和检索结果后处理功能。

外文全文电子资源能够及时反映世界科技最新动态与成果，已经成为高校教学和科研中重要的参考资源，是科研人员获取国外科技信息的重要来源。本章对外文全文型药学信息检索系统作以阐述。

扫码“学一学”

第一节　ScienceDirect 数据库

一、概述

世界著名出版商荷兰 Elsevier 公司是历史悠久的跨国科学出版公司，1880 年建立了现代意义上的 Elsevier 公司，至今已有 100 多年的历史。其出版的期刊是世界公认的高质量学术期刊，内容涉及数学、物理、化学、生命科学、计算机、医学、环境科学、材料科学、航空航天、工程技术与能源科学、地球科学、天文学、商业及经济管理和社会科学等学科。其中的大部分期刊都是 SCI、EI 等国际公认的权威大型检索数据库收录的各个学科的核心学术期刊。该公司建立有全文数据库，并通过网络提供服务。期刊全文数据回溯时间长，最早的期刊 LANCET 回溯年限为 1823 年。2000 年清华大学与该公司合作在中国设立了两个服务器，为中国用户开通使用。

ScienceDirect（http：//www. sciencedirect. com）是 Elsevier 公司的核心产品，自 1999 年开始向用户提供电子出版物全文服务。该数据库收录 4 000 多种期刊和 30 000 种丛书、手册、参考工具书。

二、检索功能

ScienceDirect 提供三种检索方法：浏览检索（browse）、快速检索（quick search）和高级检索（advanced search）。

（一）检索途径

1. 浏览检索　进入 ScienceDirect 主页，该页面提供了三种浏览检索途径。

（1）按主题浏览检索　该数据库可按主题浏览期刊或者图书。共有 4 个主题：物理科学与工程（Physical Sciences and Engineering）、生命科学（Life Sciences）、医药卫生（Health Sciences）和社会科学与人文科学（Social Sciences and Humanities）。4 个主

题共包括 24 个学科分类：化学工程、化学、计算机科学、地球与行星科学、能源、工程、材料科学、数学、物理学和天文学、农业和生物科学、生物化学、遗传学和分子生物学、环境科学、免疫学和微生物学、神经科学、医学和牙科、护理和保健职业、药理学，毒理学和制药科学、兽医科学和兽医、艺术与人文、商业，管理和会计、决策科学、经济学，计量经济学和金融学、心理学、社会科学。单击感兴趣的主题类目，即可链接到这个主题类目中的刊名列表，而且在任意类目中，期刊也是按字母排列的。例如：在“Physical Sciences and Engineering”主题类目下的“Chemistry”次主题类目列表中，选择刊名“Analytical Biochemistry”即可链接到该刊。点击某卷某期，可以直接浏览该期发表论文的题目、作者、出处和摘要，选择感兴趣的论文并点击 PDF 可直接下载全文，见图 7－1。

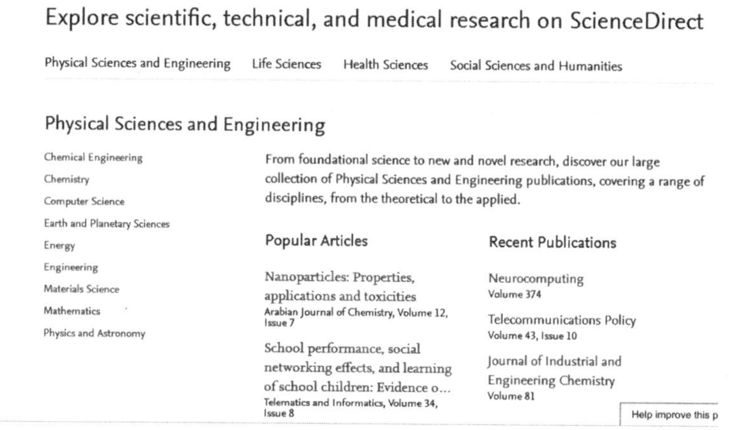

图 7－1　ScienceDirect 按主题类目浏览检索

（2）按出版物字顺浏览检索　该数据库可按刊名字母顺序浏览期刊或者图书，见图 7－2。单击任意字母，则显示以该字母开头的相关期刊、图书、丛书、手册、参考工具书列表。例如想浏览期刊“Pathophysiology”，则点击字母 P 开头的出版物，即可从中查找到该刊。

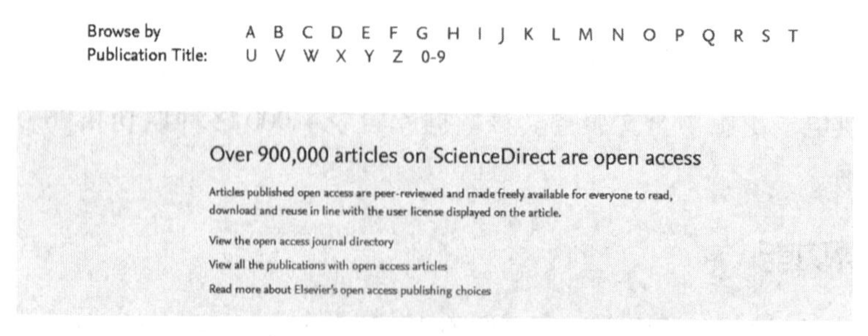

图 7－2　ScienceDirect 按出版物字顺浏览检索

（3）热点论文和最新出版物浏览检索　该数据库将各个学科的热点论文和最新出版物进行统计，用户可根据学科重点阅读系统推荐的论文。如浏览学科“Life Sciences”的热点论文，点击“Popular Articles”和“Recent Publications”下即为推荐论文，结果如图 7－3。

2. 快速检索　快速检索可检索的字段有主题、作者、出版物（期刊/书）名称、出版

物卷、期和页码。在主题输入区域输入多个检索词时，系统自动在各个检索词之间进行AND运算，需要精确匹配的短语，可用双引号括起来。以作者姓名作为检索点时，应使用作者的姓氏加上名字全称或名字首字母缩写进行检索。如检索2019年发表的关于聚糖酐的文献，可在检索框中输入“dextranomer”，再通过“Refine Filters”进行过滤检索，选择出版年2019年，如图7-4所示。

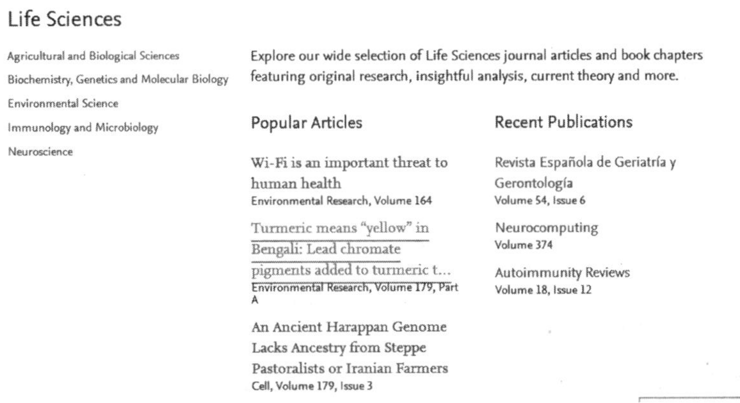

图7-3　ScienceDirect热点论文和最新出版物浏览检索

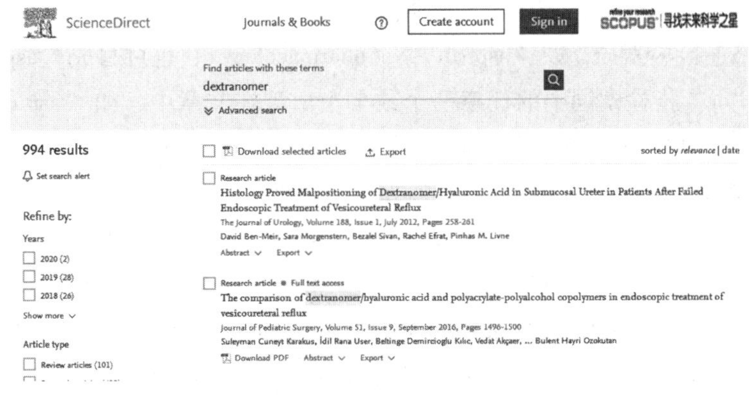

图7-4　ScienceDirect快速检索

3. 高级检索　高级检索可检索的字段有：刊名或书名（journal or book title）、出版年（Years）、作者（Authors）、作者所属机构（Author affiliation）、题名-文摘-关键词整合字段（Title, abstract or author-specified keywords）、数据对象唯一标识符（DOI）、国际标准期刊号（ISSN）、国际标准书号（ISBN）、文献类型（Article types）。

在输入框内输入检索词或短语后选择文献类型，并限定出版时间等。例如检索2015-2019年以来关于超氧化物歧化酶和炎症之间关系的文献，在输入框内分别输入检索词“superoxide dismutase”和“inflammation”，字段分别选择“Title, abstract or author-specified keywords”和“Title”，同时选择出版时间为2015-2019，点击“Search”，如图7-5所示。

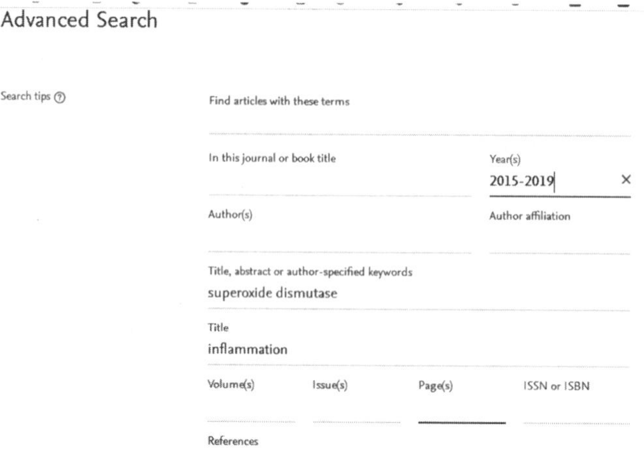

图 7-5 ScienceDirect 高级检索

（二）基本检索规则

1. 布尔逻辑运算符 应用布尔逻辑运算符连接检索词，可以进行非、与、或逻辑组配，优先运算顺序为非 > 与 > 或，用括号可以定义运算优先顺序。逻辑非“and not”指排除某个检索条件，如“tetracycline and not toxicology”，指检索四环素非毒性方面的文献。逻辑与“and”为默认算符，即如果要求多个检索词同时出现在文章中，可使用“AND”连接，也可用空格连接检索词，如“aspirin AND pharmacology”，也可写成“aspirin pharmacology”。逻辑或“or”指检索词中的任意一个或多个出现在文章中，如“aspirin or acetylsalicylic acid”，阿司匹林与乙酰水杨酸是同义词，因此用“or”能扩大检索范围。

2. 位置运算符 ScienceDirect 的位置运算符有两种：W/n 和 PRE/n。

（1）A W/n B 表示 A 和 B 两个检索词相隔不超过 n 个词，词序不定。如检索 A 和 B 两个检索词在同一个短语中，可以用 W/5 表示；如检索 A 和 B 两个检索词在同一个句子中，可以用 W/15 表示；如检索 A 和 B 两个检索词在同一个段落里可以用 W/50 表示。如“aspirin W/8 pharmacology”表示 aspirin 与 pharmacology 两个检索词距离最远不超过 8 个词，且没有词序要求。

（2）A PRE/n B 指两个检索词相隔不超过 n 个词，先后次序固定。例如，“analysis PRE/3 aspirin”表示 analysis 与 aspirin 两个检索词距离最远不超过 3 个词，且两个检索词出现顺序与命令顺序一致。

三、检索结果处理

1. 检索结果输出 检索结果以列表形式出现，包括每篇文献的题目、出处、作者、摘要和 PDF 全文。文献集合可按出版时间和相关度排序。点击文献题目可以阅读网络版全文，页面左边为摘要、背景、方法、结果、结论、关键词的导航链接。

检索结果可以通过 Export 直接输出到文献管理软件 Mendeley 或 Refworks，也可以定义文件输出格式，三种检出格式为 RIS（for EndNote，Reference Manager，ProCite）、BibTeX 和 Text。

2. 个性化服务 Science Direct 提供很多个性化服务功能。用户必须通过注册才能获取以上个性化服务。用户通过登录个人账户，可以进行个性化设置、保存、查看检索表达式，

定期查看感兴趣的文献及检索史，见图7-6。邮件提醒功能可为用户提供检索提示、主题提示、期刊提示和引文提示服务等，即为用户及时追踪某学科领域最新进度提供定题服务。

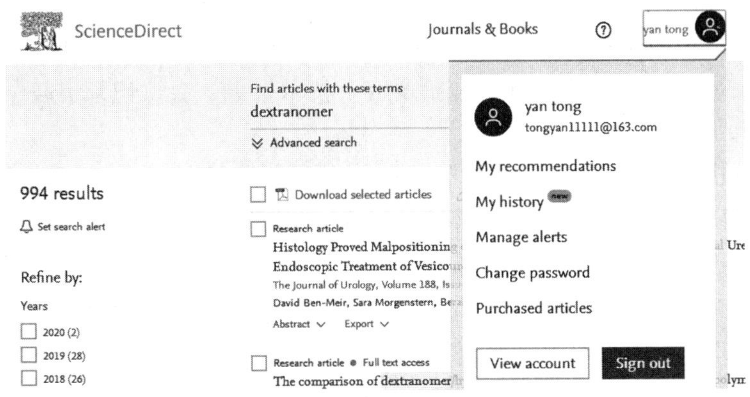

图7-6　Science Direct 的个性化服务

第二节　EBSCO 数据库

扫码“学一学”

一、概述

EBSCO 是集纸本/电子期刊代理、文摘/全文数据库、EBOOK 电子书、电子期刊导航与链接服务器、联邦检索与发现服务等产品于一体的全球知名公司，提供期刊、文献定购及出版等服务，并扩展至教育业及其他文创服务业等行业。开发的文献数据库内容涉及自然科学、社会科学、人文和艺术等多种学术领域。EBSCO 全文数据库（http://search.ebscohost.com/）是 EBSCO Publishing 公司推出的全文检索系统，1994 年开始升级为网络版，主要包括以下数据库。

1. Academic Source Premier（ASP）　ASP 收录 17 133 种期刊的索引和文摘，提供 4 759 种全文期刊（其中 3 991 种全文期刊为同行评审［peer-reviewed］），还包括 378 种非期刊类全文出版物（如书籍、报告及会议论文等）。特别的是 ASP 有 1 705 种全文期刊同时收录在 Web of Science 中，2 911 种全文期刊同时收录在 Scopus 内。涵盖多元化的学术研究领域，包括物理、化学、航空、天文、工程技术、教育、法律、医学、语言学、农学、人文、信息科技、通讯传播、生物科学、公共管理、社会科学、历史学、计算机、军事、文化、健康卫生医疗、艺术、心理学、哲学、国际关系、各国文学等。

2. Business Source Premier（BSP）　BSP 收录 6 360 种期刊索引和文摘，提供 2 169 种期刊全文（其中 1 096 种同行评审期刊），以及 25 425 种非刊全文出版物（如案例分析、专著、国家及产业报告等），380 种全文期刊收录在 Web of Science 内。独特的全文期刊如：Harvard Business Review，Administrative Science Quarterly，Academy of Management Journal，Academy of Management Review，Journal of Marketing，Journal of Marketing Research（JMR），MIS Quarterly，Communications of the ACM，International Journal of Production Research 等。还同时收录：Business Monitor Intl.、EIU：Economist Intelligence Unit 等 1 400 多种知名出版社出版的国家/地区报告。涵盖商业相关领域的议题，如金融、银行、国际贸易、商业管理、市场行销、投资报告、房地产、产业报道、经济评论、经济学、企业经营、财务金融、能源管

理、信息管理、知识管理、工业工程管理、保险、法律、税收、电信通讯等。

3. Educational Resource Information Center（ERIC） ERIC 为美国教育部教育资源信息中心提供的国家级教育学书目数据库。期刊文献收录包括两个重要期刊“the Current Index of Journals in Education”和“Resources in Education Index”在内的近 1 000 种教育专业期刊（回溯至 1966 年）。除此以外还包括研究及技术报告、会议记录、教学工具、教学媒体、教学计划和方法、硕博士论文等。

4. GreenFILE GreenFILE 提供的信息覆盖人类影响环境的各个方面。信息由学术研究、政府提供，包括个人、公司和国家政府对环境的影响以及如何减少这些影响。通过多学科综合研究，GreenFILE 勾画了环境和各种学科之间的联系，比如农业、教育、法律、卫生和技术之间的关系。涵盖的主题包括全球气候变化、绿色生态建筑、污染、可持续农业、可再生能源和回收等。数据库提供了超过 530 000 条记录、索引和摘要以及超过 9 100 条开放获取全文记录。

5. Library，Information Science & Technology Abstracts（LISTA） 图书馆、信息科技文摘索引包括超过 560 种核心期刊，近 50 种优先出版期刊和 125 种选择性期刊，此外还有图书、研究报告和会议记录。主题范围包括图书馆、分类、编目、书目计量学、网络信息检索和信息管理等

6. MEDLINE MEDLINE 提供医学、护理、牙科、兽药、卫生保健系统和临床前科学及其他方面的权威医疗信息，共收录 1966 年至今 5 600 多种期刊的索引与摘要，包含 Index Medicus，the International Nursing Index 及 Index to Dental Literature。MEDLINE 使用 MeSH（医学主题词）索引树、层次结构和副主题词检索生物医学期刊。

7. Newspaper Source Newspaper Source 收录近 400 种各类报刊传媒（涵盖美国各州报纸、国际各大报纸，如 Christian Science Monitor，U. S. A Today，The Washington Post 等）全文。此外，还收录电视和广播新闻全文记录。

8. Regional Business News Regional Business News 将美国所有城市和乡村地区的 80 种商业期刊、报纸和新闻专线合并在一起。该数据库包含美国亚利桑那州、北卡罗来纳州的商业信息、克莱恩纽约商业杂志和得梅因业务记录等。

9. European Views of the America 1493 to 1750 与 John Carter Brown 图书馆合作，提供 1493 年至 1750 年按年代编写的欧洲印制的有关美国的文献，包括 32 000 多笔记录。权威书目（authoritative bibliography）尤为知名，受到全世界各国学者的肯定。涉及的主题有商业、探险、在美英国人、在美荷兰人、在美法国人、英属殖民地、耶稣教会、海盗、奴隶贸易等等。

10. Teacher Reference Center Teacher Reference Center 提供了 280 种期刊索引和摘要。96% 的期刊为同行评议的期刊。主题包括：评估体系、实践研究、继续教育、最新教学研究、课程开发、基础教育、高等教育、教学媒体、语言艺术、文化标准、学校管理、科学与数学和教师再教育。

二、检索功能

点击“选择数据库”进入数据库选择界面，在将要检索的数据库前的方框内打钩，可以选择一个数据库或多个数据库进行跨库检索。但是，由于不同的数据库采用了不同的主题词表而无法同时调用主题词表，所以同时选择多个数据库检索时会影响到某些检索功能的正常使用。选择数据库之后，按“确定”键进入检索界面。

（一）检索途径

EBSCO 提供三种检索途径：基本检索、高级检索和辅助检索。

1. 基本检索　在检索输入框中输入关键词或词组，可以同时使用布尔逻辑算符（and、or、not）构建检索表达式。如检索时不限定字段，基本检索的结果是在所有字段中进行检索。

EBSCOhost 提供四种检索模式：布尔逻辑/词组、查找全部检索词语、查找任何检索词语和智能文本检索。布尔算符/词组支持任何布尔逻辑运算及词组检索；查找全部检索词语指同时含有所有输入检索词，为逻辑与运算；查找任何检索词语指含有任何一个词即可，为逻辑或运算；智能文本检索指尽可能多的输入检索词，再通过限定功能去筛选文献。

为方便用户对检索结果进一步进行限定检索，EBSCOhost 提供了更多的限制扩展条件，包括全文、学术（同行评审）期刊、出版物、出版时间等。尤其可以对图像类型进行快速查看，图像类型包括黑白照片、彩色照片、图形、地图、图表、图解和插图。针对不同的子数据库，还有不同的特殊限制条件。Academic Search Premier、Business Source Premier、GreenFILE Library，Information Science & Technology Abstracts 可以进行出版物类型和页数的限定；ERIC 子数据库可以进行 ERIC 编号、出版物类型、适用对象和语言的限定；MEDLINE 可以进行有文摘、英语、EBM 评论、评论文章、人类、动物、性别、期刊和引文子集的限定；Newspaper Source 可以进行出版物类型的限定；Teacher Reference Center 可以进行页数限定。

以检索阿托品的药理作用为例，在输入框中输入“atropine and pharmacology”，选择布尔逻辑/词组检索模式，限定条件为有全文并为学术（同行评审）期刊，得到关于阿托品药理作用的文献，见图 7－7。

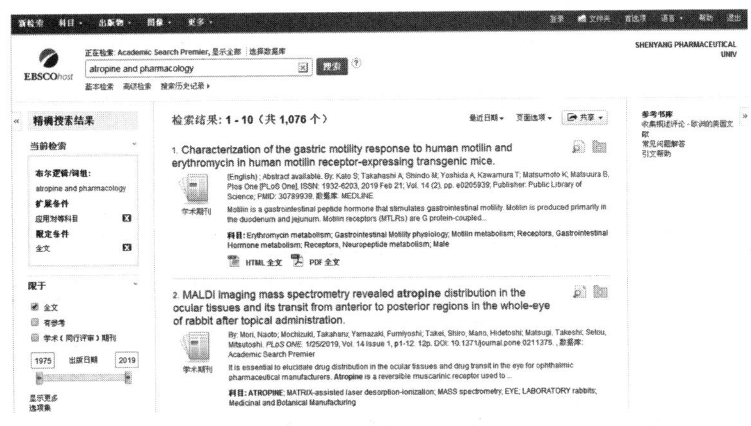

图 7－7　EBSCO 基本检索

2. 高级检索　与基本检索相比，高级检索提供了更多的检索方式和限制条件，可以使用布尔逻辑算符（and、or、not）构建检索表达式，以满足不同用户的检索需求。

Academic Search Premier 可对出版物类型、文献类型、语言、页数、封面报道、PDF 全文进行限定；Business Source Premier 可对出版物类型、文献类型、页数、封面报道、产品名称、NAICS/行业代码、公司/实体、邓白氏编号、股票代码、关于公司的文章、关于行业的文章、关于人物的文章、关于评论和产品的文章和 PDF 全文进行限定；ERIC 可对在缩微胶片上是否可用、ERIC 编号、期刊或文档、教育水平、出版物类型、适用对象和语言进行限定；GreenFILE 可对出版物类型、文献类型、封面报道、页数进行限定；Library，Information Science & Technology Abstracts 可对出版物类型、文献类型、语言、页数进行限定；MEDLINE 可对作者、有文摘、英语、EBM 评论、评论文章、人类、动物、性别、年龄相关性、临床查询、主题子集、期刊和引文子集、出版物类型、语言、动物进行限定；Newspaper Source 可对出版物类型、文献类型、封面报道、PDF 全文进行限定；Regional Business

News 可对文献类型进行限定；Teacher Reference Center 可对页数、PDF 全文进行限定；European Views of the Americas 可对出版年、文献类型、格式、位置进行限定。

以检索金霉素的毒性为例，在高级检索状态下，输入选择字段摘要，输入“aureomycin”和“toxicity”，选择“and”运算，得到有关金霉素毒性的文献，见图 7-8。

3. 辅助检索

（1）科目检索　科目检索是通过规范化的主题词来提高查全率和查准率。科目检索的主题词表是按主题词的字母顺序排列的，可以翻页浏览、查看需要的主题词，也可以在输入框内输入主题词，在列表显示的主题词前面选择打“√”，并选择词语的开始字母、词语包含和相关性排序方式，然后进行检索即可。Academic Search Premier、Business Source Premier、ERIC、GreenFILE、Library，Information Science & Technology Abstracts、MEDLINE 六个子数据库有科目检索功能。

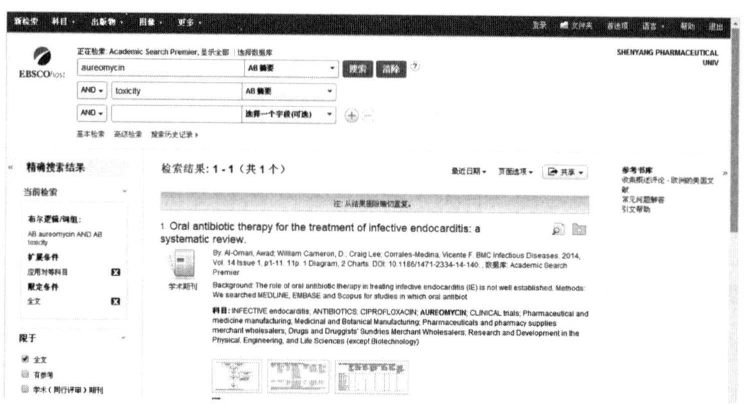

图 7-8　EBSCO 高级检索

以检索链霉素的副作用为例，首先点击科目检索，选择“Academic Search Premier Subject Terms”，在主题词输入框中输入“streptomycin”，点击浏览按钮，系统会给出规范主题词为“streptomycin”，点击添加按钮后，在检索框中自动添加 DE“STREPTOMYCIN”。重复同样过程，在主题词输入框中输入“adverse effect”，点击浏览按钮，系统会给出规范主题词为“DRUGS －Side effects”，点击添加按钮后，在检索框中自动添加 DE“DRUGS－Side effects”，选择布尔逻辑与运算，检索框中出现（DE“STREPTOMYCIN”）AND（DE "DRUG side effects"）表达式，完成检索，见图 7-9，得到关于链霉素副作用的文献。

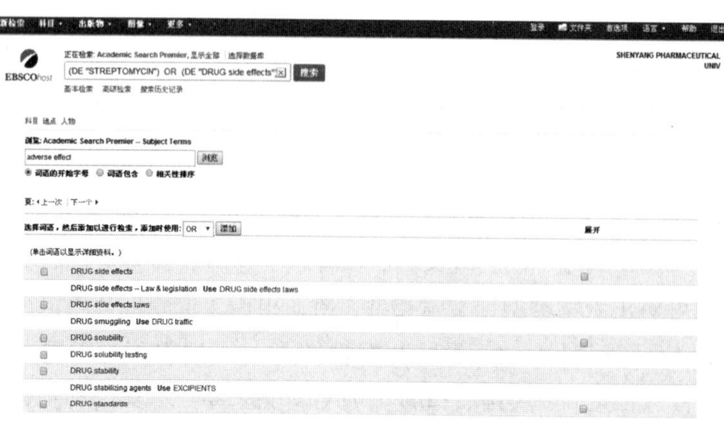

图 7-9　EBSCO 科目检索

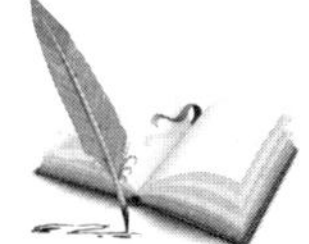

（2）出版物检索　在浏览框内输入有关出版物名称的信息，选择与之适应的检索匹配方式（可按字母顺序、按主题和说明、匹配任意关键字）检索即可。显示结果左侧显示出版物的简介，右侧按年代显示该出版物的文献，点击后可以查看更详细的资料直至查到所需的文献。点击某一刊名，能浏览到该刊的刊名、出版商、文摘、全文的收录年限等信息。Academic Search Premier、Business Source Premier、GreenFILE、Library, Information Science & Technology Abstracts、MEDLINE、Newspaper Source 和 Regional Business News 七个子数据库有出版物检索功能，可按字母顺序、按主题和说明、匹配任意关键字进行浏览检索。

以检索期刊“Medieval Sermon Studies”为例，首先点击出版物检索，选择 Academic Search Premier Subject Terms，在出版物输入框中输入“Medieval Sermon Studies”，点击浏览按钮，系统会检索到该刊，点击添加按钮后，在检索框中自动添加 JN“Medieval Sermon Studies”，图 7-10。点击搜索按钮，检索到该刊发表的论文。

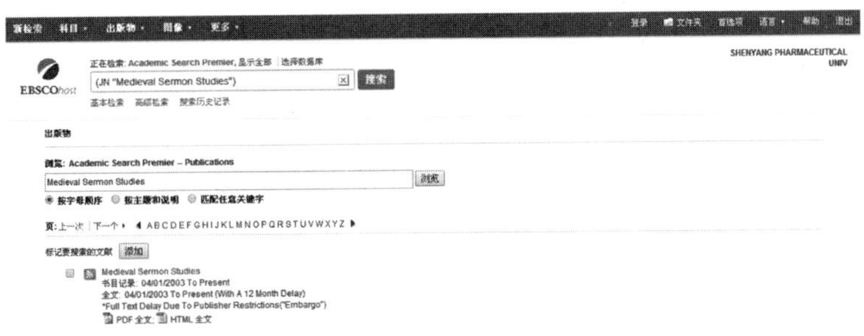

图 7-10　EBSCO 出版物检索

（3）图像检索　进行图像检索时，在输入框中输入检索词或检索表达式，以检索“中国”为例，在输入框中输入 China，然后对图片类型进行限定，包括人物图片、自然科学图片、地点图片、历史图片、地图、标志六种限定方式。见图 7-11。

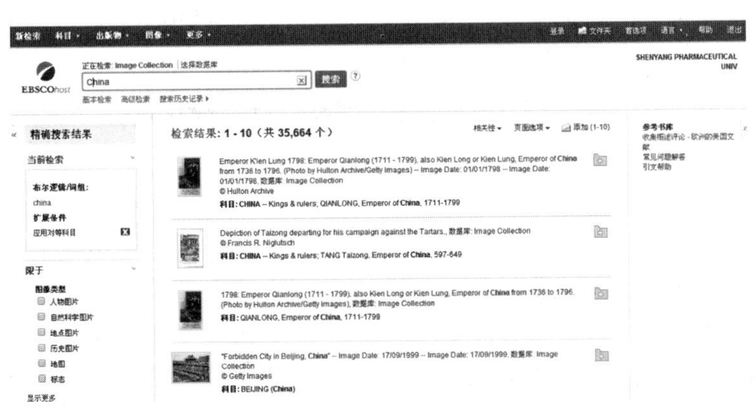

图 7-11　EBSCO 图像检索

除以上检索方法外，EBSCOhost 还提供了公司概况、作者简介、词典、引用匹配和索引等检索方法。

（二）检索规则

EBSCOhost 全文数据库支持布尔逻辑运算，运算符为 AND、OR 和 NOT。截词检索以“?”代替单个字符，“*”代替多个字符。词组检索用“”，引号内词组作为整体查询。优

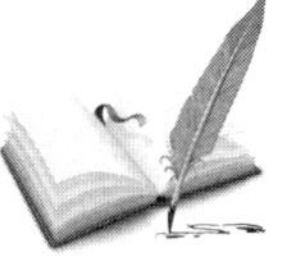

先检索圆括号内的检索表达式。

位置运算符“Nn”表示检索词最多相隔 n 个词，而它们在文献中的出现顺序与输入的顺序无关。如“aspirin N3 analysis”表示检索 aspirin 和 analysis 最远不超过 3 个词的文献，且在文中出现的顺序不限。位置运算符“Wn”表示检索词最多相隔 n 个字符，且它们在文献中出现的顺序必须与输入的顺序相符。如“aspirin W3 analysis”表示检索 aspirin 和 analysis 最远不超过 3 个词的文献，aspirin 出现在前、analysis 出现在后的文献。

三、检索结果处理

检索结果以列表形式显示，该列表对已检索到的文献进行编号，并给出文献的篇名和出处。通过搜索历史记录可以查看检索历史，并对检索结果进行布尔逻辑运算。对检索过的结果可以随时查看或编辑，见图 7－12。

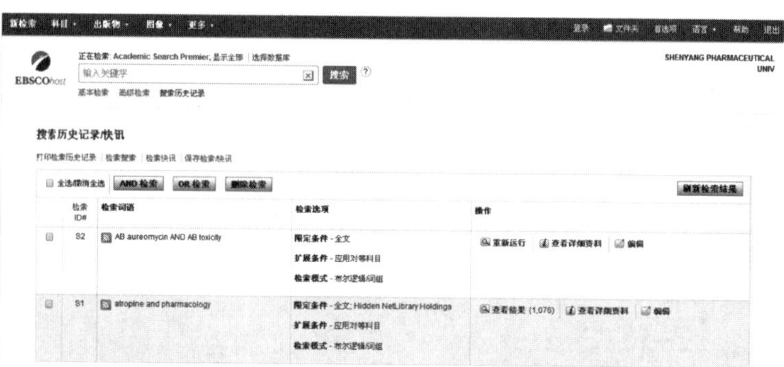

图 7－12　EBSCO 搜索历史记录/快讯功能

结果列表左列还提供筛选条件对文献进行二次检索。检索结果可按照最近日期、最早日期和相关性进行排序。结果格式可以选择标准、简介、仅限标题和详细进行设置。可以设置每个页面显示的记录数量和页面布局（一栏、两栏、三栏）。从结果列表中查看文章中的图像缩略图可以设置成开启或关闭状态，见图 7－13。检索结果的处理方式有打印、E－mail 发送、存盘和添加至文件夹。

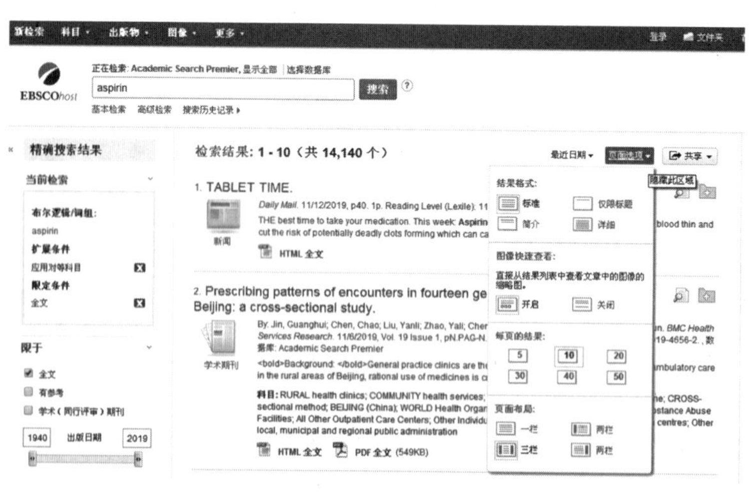

图 7－13　EBSCO 结果的页面设置选项

扫码“学一学”

第三节　SpringerLink

一、概述

SpringerLink（https://link. springer. com/）是由世界著名的科技出版集团——德国的 Springer 出版社研制开发的学术期刊及电子图书的在线数据库系统。2004 年底，Springer 与 Kluwer Academic Publisher 合并。2006 年 8 月，SpringerLink 系统进行了升级，增加了多种新的功能。SpringerLink 收录文献的分布面较广，覆盖了理、工、医、农、文等各个领域，收录文献最多的学科为生物医学和生命科学类。

SpringerLink 将收录的文献分为 24 个学科，包括生物医学（Biomedicine）、商业和管理（Business & Management）、化学（Chemistry）、计算机科学（Computer Science）、地球科学（Earth Science）、经济学（Economics）、教育（Education）、工程学（Engineering）、环境科学（Environment）、地理（Geography）、历史（History）、法律（Law）、生命科学（Life sciences）、文献（Literature）、材料（Materials Science）、数学（Mathematics）、医学和公共卫生（Medicine & Public Health）、药学（Pharmacy）、哲学（Philosophy）、物理学（Physics）、政治学及国际关系（Political Science and International Relations）、心理学（Psychology）、社会科学（Social Sciences）、统计学（Statistics）。

SpringerLink 将期刊、丛书、图书和参考工具书等多种出版物形式整合于同一平台，满足了不同用户的检索需求。SpringerLink 收录的全文期刊已达 3 500 多种，电子丛书 6 000 多种，电子图书 260 000 多种，在线参考工具书 1 200 多种。该数据库支持英文和德文检索，方便了来自多个国家的掌握不同语言的用户。SpringerLink 收录的期刊学术价值较高，大部分是被 SCI、SSCI 和 EI 收录的核心期刊，而且大部分期刊优先以电子方式出版，这些期刊一般先于印刷版出版，大大提高了出版效率，缩短了科学研究成果发表过程所需的时间。

二、检索功能

（一）检索途径

1. 浏览检索

（1）按学科分类浏览检索　按学科分类浏览检索是指按生物医学、商业和管理、化学、计算机科学等 24 个学科领域检索文献的检索方式。以检索生命科学文献为例：点击该学科名称，再按照 Content type（内容类型）、discipline（学科）、Subdiscipline（子学科）和 Language（语言）进行二次检索，从而筛选到所需文献，见图 7－14。

（2）按出版物类型浏览检索　按出版物类型浏览检索是指可以按 journals（期刊）、books（图书）、series（丛书）、protocols（实验室指南）和 reference works（参考工具书）的名称浏览检索文献。以检索期刊论文为例，在期刊刊名列表中点击感兴趣的期刊，如欲检索期刊“Journal of Molecular Neuroscience”中的某一篇论文，直接点击该期刊名称，显示 SpringerLink 收录该刊 1989 年到 2019 年所有论文，可根据已知的卷期号检索到感兴趣的论文，见图 7－15。

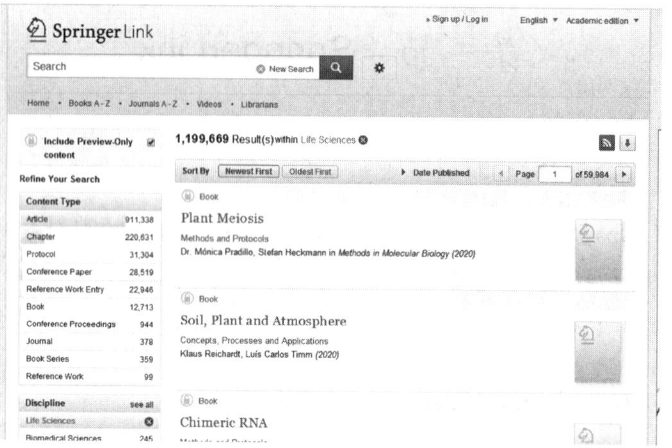

图 7－14　SpringerLink 学科分类浏览检索的限定

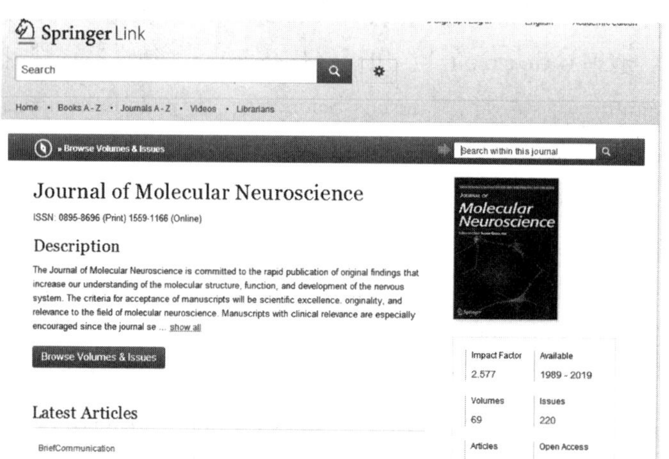

图 7－15　SpringerLink 出版物类型浏览检索

实验室指南是该数据库的特色，它详细、精确地实验操作记录，是一种标准化的、可在实验室再现的“配方”或“方法”，包括操作步骤、试验必需的原材料清单、注释和提醒，提醒使用者在试验过程中需要注意的问题，以及如何解决问题。

SpringerLink Protocols 内容经过同行评议，内容广泛而有深度，能帮助科研人员正确选择从而节约时间并增加实验成功的可能性。SpringerLink Protocols 会根据科技的发展及时地更新内容，有大量经过实际应用的补充资料，因此能帮助研究者重现实验。另外 SpringerLink Protocols 还针对实验设备不够先进的实验室有选择性地选择实验室指南。SpringerLink Protocols 实验室指南数据库收录超过 18 000 条分子生物学及生物医学的实验室指南，是全球最大的经同行评议的在线实验室指南数据库之一。数据库涵盖 1983 年至今的内容，数据每周更新。学科范围包括生物化学、生物信息学、生物工艺学、癌症研究、细胞生物学、遗传/基因、成像/放射医学、免疫学、分子医学、神经系统科学、药理学/毒物学、植物科学、蛋白质科学等。内容主要来自以下著名丛书，分子生物学方法（Methods in Molecular Biology）、分子医学方法（Methods in Molecular Medicine）、生物技术方法（Methods in Biotechnology）、药理学与毒物学方法（Methods in Pharmacology and Toxicology）和神经方法（Neuromethods）等。点击“Protocols”进入实验室指南检索界面。可按照内容类型、学科、子学科、出版物和语种进行二次检索，进而检索到感兴趣的方法指南。

2. 基本检索　基本检索是 SpringerLink 提供的最基本的检索文献的方法，适用于初级检索用户。例如，欲检索有关阿司匹林的药理学主题内容的文献，可以在首页的简单检索输入框中输入“aspirin pharmacology”，因文献量较多，可根据限制条件进行二次检索，缩小检索范围，如限定 Content Type 为“Article”，Discipline 为“Biomedicine”，见图 7－16。

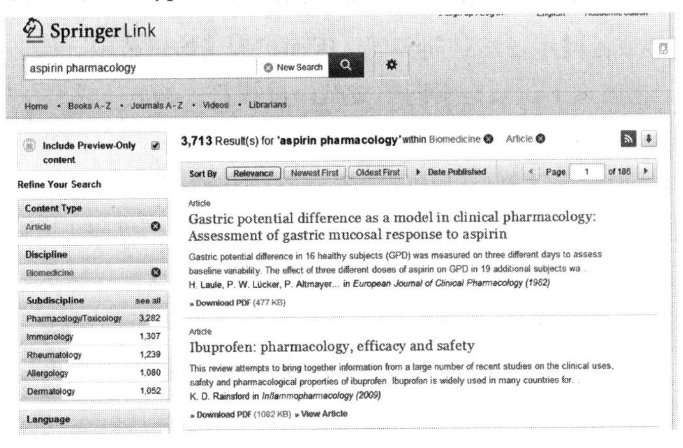

图 7－16　SpringerLink 基本检索

3. 高级检索　用户可在一个或多个检索词输入框中键入检索词，对检索范围进行限定，以达到精确检索的目的。高级检索限制条件包括：“with all of the words”指输入的检索词之间进行逻辑与运算，“with the exact phrase”指输入检索词为精确短语，“with at least one of the words”指输入的检索词之间进行逻辑或运算，“without the words”指检索文献不含有输入的检索词，为逻辑非运算，“where the title contains”指只有题目中含有该检索词的文献才会被检索到，“where the author/editor is”指定作者或编者发表的论文，“Show documents published”指文献出版时间检索，可限定特定时间范围内发表的论文。例如：检索论文篇名中含有阿司匹林但非药理学方面的文献，可以在“where the title contains”后面输入框中键入“aspirin”，“without the words”后面输入框中键入“pharmacology”，点击“Search”得出检索结果，见图 7－17。

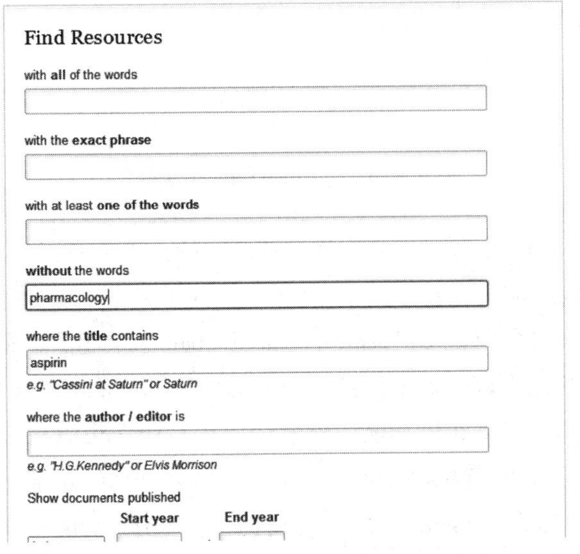

图 7－17　SpringerLink 高级检索

（二）检索规则

灵活地应用检索技术可以使检索结果更精确，SpringerLink 检索技术包括以下几项。

1. 布尔逻辑运算符号（Or、Not、And） 运算符“OR”或“|”指包括其中任一检索词的文献即可被找到。如“aspirin or acetylsalicylic acid”可找到含有阿司匹林或乙酰水杨酸的文献，阿司匹林或乙酰水杨酸是同义词，因而扩大了检索范围，保证了查全率。

运算符“Not”指检索不含某检索词的文献。运算符“And”或“&”指同时含有所有检索词的文献，缩小了检索范围，提高查准率。

2. 检索运算符 检索运算符包括词组检索运算符和截词符等。词组检索运算可精确检索范围，系统中使用英文双引号“”作为词组检索运算符，在检索时将英文双引号内的几个词当作一个词组来看待。例如：检索超氧化物歧化酶的文献，在输入框中输入“Superoxide dismutase”，只检索到含有“Superoxide dismutase”这个词组的文献，见图 7－18。

截词符可扩大检索范围，系统中以通配符“＊”作为截词符，代表零个或 n 个字符。例如检索制备方面的文献，在输入框中输入 prep＊，可检索到包含“preparative”“preparation”和“prepared”等词的文献，同时对检索结果进行了二次限定，如限定细胞生物学和化学领域的德文文献。

如果检索短语中包含标点符号或连词符等特殊符号，系统会将此特殊符号识别为空格，即检索出包含标点符号、连词符和不包含标点符号、连词符的文献。例如：检索“cell fusion”，既可以检索出包含“cell fusion”的文献，也可以检索出包含“cell－fusion”的文献。

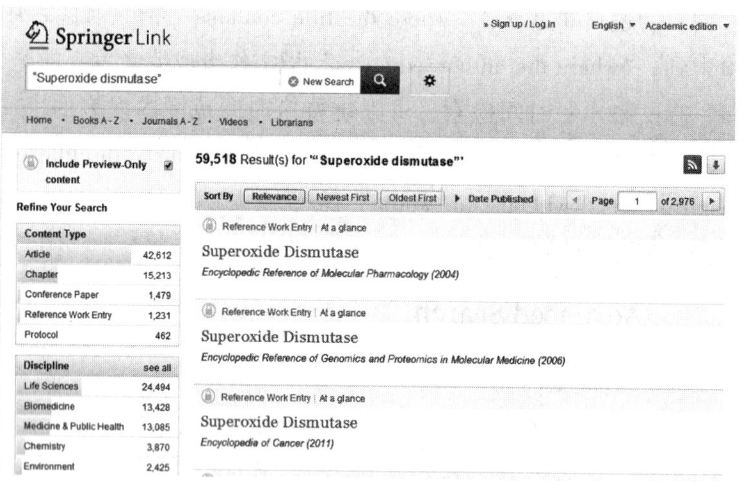

图 7－18 SpringerLink 词组检索

3. NEAR 运算 NEAR 运算可以限定检索词之间的位置关系。A NEAR/n B 表示 A 检索词与 B 检索词之间最远不超过 n 个词（其中 n 小于等于 10），A 检索词与 B 检索词位置关系不做限定。如在输入框中输入“aspirin near/5 pharmacology”，能检索到“aspirin”和“pharmacology”距离最远不超过 5 个词且两检索词词顺没有要求的文献。

该系统还有检索单词自动纠错功能，检索词的拼写错误可以自动被纠正。在简单检索和高级检索对话框中输入拼写错误的单词，检索结果会自动纠错显示。如，在简单检索对话框中输入错误单词“hyprtension”，系统自动提示：“Did you mean ‘hypertension’ rather than ‘hyprtension’?”检索结果中自动将该单词纠正为“hypertension”。

此外，可以在页面右边对话框输入关键词或按照出版状态、出版时间、资源类型、语种和内容分类进行二次检索，用于对当前检索文献集合再次筛选限定。一篇文献的显示页包括出版物书目信息、标记该记录、文摘、查看文章全文标识（PDF）和参考文献，其中部分参考文献可以通过 PubMed 链接直接访问 PubMed 的著录信息。

三、检索结果处理

1. 检索结果显示方式　检索结果可选择按照 Relevance（相关度）、Newest First（最新出版论文优先）、Oldest First（最早出版论文优先）排序。在检索结果列表中，用户可以在检索结果列表页中，通过文献题目下面的摘要选择感兴趣的记录。打开题目链接可以看到该文献的题目、发表期刊完整出处、注册该刊、投稿链接、DOI（Digital Object Identifier，数字对象唯一标识）、印刷版及网络版发行 ISSN 号、引用的参考文献、主题、关键词、分类、作者及作者所在单位等。选择“Download PDF”可直接下载该文献的 PDF 全文，选择“View Article”可以打开网页版全文。

2. 个性化服务设置　首先在 SpringerLink 平台注册个人账户，注册账户成功后，可以登录后在 My SpringerLink 中设置个人收藏夹、在系统中保存检索结果和设置定题服务等。

扫码“学一学”

第四节　Thieme

一、概述

Thieme 是具有百年历史的国际性科学和医学出版社，是德国最大的医学出版社之一，在德国斯图加特和美国纽约均设有机构。内容集中于医学、生物化学和有机合成化学领域。从 1886 年开始，Thieme 致力于为科研人员、临床医师、教师和学生等专业人士提供高品质的图书、期刊、参考工具书和数据库产品。

Thieme 出版社通过 Thieme - connect 期刊服务平台（https://www.thieme - connect.com/products/all/home.html）提供电子资源服务。通过登录 Thieme - connect 站点，用户可以浏览 Thieme 出版的化学、药学、外科学、内科学、运动医学、神经科学等多领域学科期刊。Thieme 期刊数据库为用户提供两种电子期刊数据。收录年限最早可回溯至 1953 年。

（一）Medical E - package

该部分包括 Thieme 出版的高品质医学期刊，其中 1/3 为外科学内容，还涵盖内科学、神经科学、运动医学、内分泌学和药理学等各个学科。通过 Thieme 专题研讨会期刊，用户可以获得有关诊断与治疗的世界医学会议信息及各科最新发展动向。

（二）Pharmaceutical E - package

该部分包括 Thieme 出版的学术界备受认可的 5 种权威化学与药学期刊，即：Synthesis、Synlett、Planta Medica、Synfacts 和 Pharmacopsychiatry。其中 Synthesis 和 Synlett 两种化学期刊在化学合成领域有重大影响力并且已经得到广泛的使用，是从事相关领域工作的科研人员的必备期刊。

1. Synthesis　该刊在线回溯时间从 1969 年开始，发表有机化学（包括自然物质化

学）、生物合成和有机化学方面的研究论文、评论和简讯。该刊能及时在领域中评估最新发展，其主要数据被众多其他化学期刊引用。

2. Synlett　该刊在线回溯时间从1969年开始，刊载合成有机化学，包括方法论、天然产物和结构上有重要意义的分子合成、有机组分化学、与生物学有关的分子组合的形成以及聚合物等新材料方面的最新研究和进展报告。

3. Planta Medica　发表有关植物药理学、植物化学、生物化学、生理学、遗传学、生药学及药效学等方面的研究论文、快报、评论和简讯。

4. Synfacts　2005年7月出版发行的评论性期刊，报道合成有机化学领域最近2个月内的科研成果和趋势。

5. Pharmacopsychiatry　主要刊载临床心理药理学，包括药物的心理测验方法与准则、药物疗效判断、研究新成果、药物不良反应研究方面的论文和快报。

二、检索功能

Thieme有英文和德文两个语种界面可供选择。点击eFirst可获得期刊发表之前提前利用网络发表的电子版，让用户了解最新科研成果，点击Alert/RSS－Feed可获取最新出版物Email通知，点击Recommend/Notify可得到相关其他出版物动态信息，见图7－19。

Thieme有期刊检索、全文检索、作者检索、题目检索、DOI检索和元数据检索6种检索途径，见图7－20。

Services

■ Free Abstracts & Previews
Free access to Tables of Contents, Abstracts & Previews.

■ eFirst
Read brand-new content online before it's assigned to an issue and printed.

■ Alert / RSS-Feed
Up-to-date via email or RSS-Feed.

■ Recommend / Notify
Keep colleagues and friends updated on recent publications of relevance.

图7－19　Thieme获取最新科研成果入口

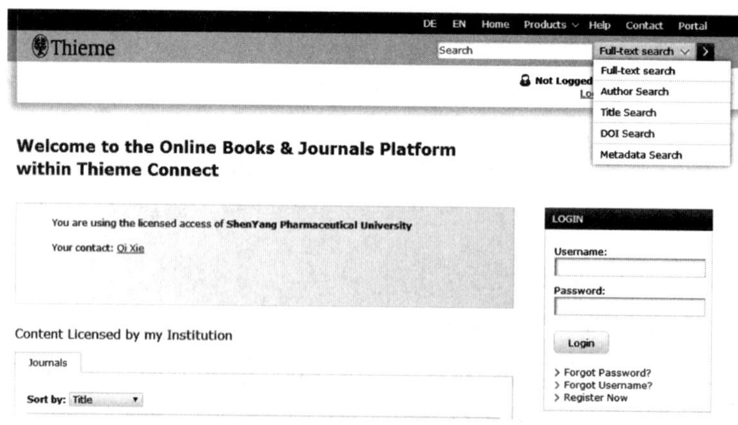

图7－20　Thieme的检索途径

（一）期刊检索

Thieme期刊数据库也可以按期刊名称的字顺检索文献。以检索期刊论文为例：如欲检索期刊“Synthesis”中的某一篇论文，点击该刊名称，依据已知的出版年和页码即可检索到该论文，见图7－21。还可通过链接检索相关期刊和相关电子图书。

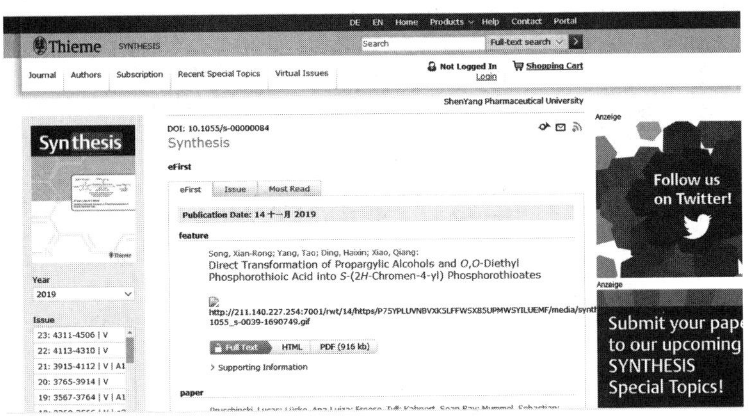

图 7－21　Thieme 期刊检索

（二）全文检索

全文检索的检索范围包括期刊和图书。输入检索词或者关键段落，可用“AND”“OR”精化检索，或者直接在左边一栏产品类型、主要学科、语言、作者、出版年限等进行选择，点开排序箭头，可根据相关性、全文、作者姓名或标题名等进行排序。

如检索有关头孢力新合成主题内容的文献，可在全文检索状态下输入“cephalexin synthesis”，逻辑关系选择“AND”，点击检索，即可检索出 60 篇文献，见图 7－22。

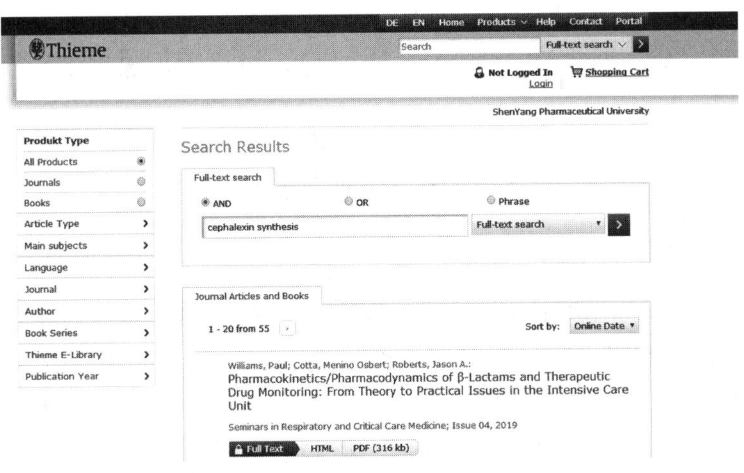

图 7－22　Thieme 全文检索

（三）作者检索

在“Authors”下输入作者姓名即可检索该作者发表的文献。以检索作者“Kimble，Rachel”所发表的文献为例，在输入框中输入“Kimble，Rachel”，检索结果见图 7－23。

（四）题目检索

题目检索各检索词之间可以进行布尔逻辑运算（逻辑“与”“或”），也可以进行短语检索。例如，检索杨梅素抗炎方面的文献，可在输入框中输入“myricetin anti－inflammatory”，选择“AND”运算，即可得出检索结果，见图 7－24。

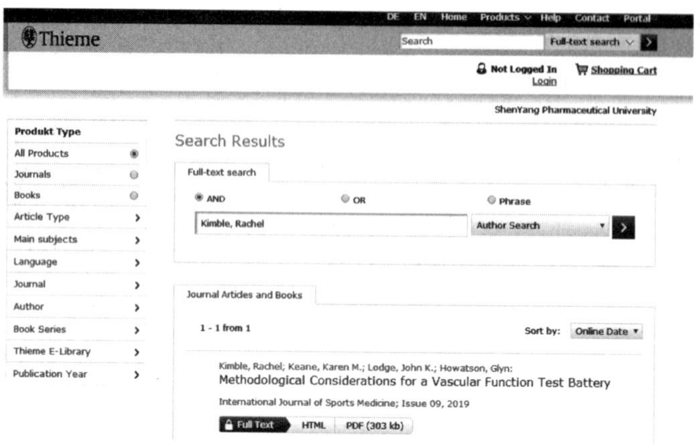

图 7-23　Thieme 作者检索

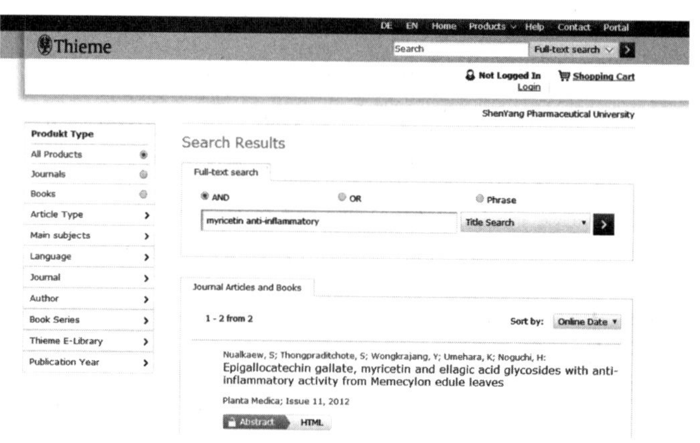

图 7-24　Thieme 题目检索

（五）DOI 检索

数字对象唯一标识符（DOI），是一套识别数字资源的机制，包括的对象有视频、报告或书籍等。它既有一套为资源命名的机制，也有一套将识别号解析为具体地址的协议。DOI 的体现形式主要包括：二维码、条形码、字符码、网络域名等，数字对象唯一性是 DOI 的典型特征，也是数字时代的“身份证”号码。以检索 DOI 为“10.1055/s-0039-1679507”的文献为例，选择 DOI 字段有并输入 DOI 字段的值，结果见图 7-25。

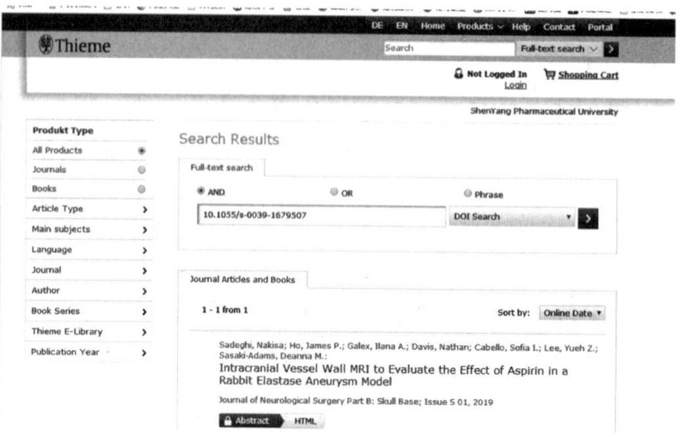

图 7-25　Thieme DOI 检索

（六）元数据检索

元数据是用于对数据单元进行详细、全面的著录描述，数据元素囊括内容、载体、位置与获取方式、制作与利用方法，甚至相关数据单元方面，数据元素数量往往较多，MARC、GILS 和 FGDC/CSDGM 是这类 Metadata 的典型代表。Thieme 中的元数据检索仅限于题目、副标题、作者、摘要字段。以检索 SARS（severe acute respiratory syndrome）的文献为例，选择元数据检索，输入“SARS”可检索到题目、副标题或摘要含有“SARS”的文献，见图 7－26。

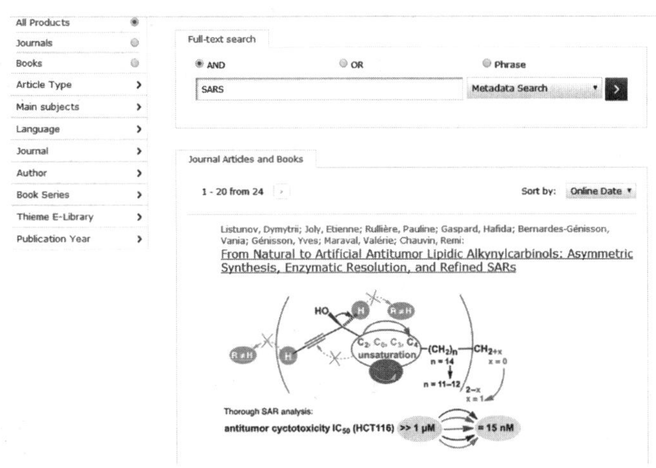

图 7－26　Thieme 元数据检索

三、检索结果处理

检索到的期刊文献有两种格式，网页版格式或 PDF 格式。个性化定制功能必须在注册以后才能应用。如“Planta Medica”是用户感兴趣的期刊，可以通过“My Journal Alerts”进行期刊提醒功能定制，即当有新文献发表时第一时间以 Email 提醒用户。“My Search Profiles & Alerts”可以将成功保存的检索表达式执行再次检索，一旦有满足用户检索条件的文献发表，系统会自动提醒用户。点击“New Search Profile”即可创建新的检索表达式提醒。Thieme 收录的期刊、图书范围广，检索方法灵活多样，能有效报道医学和生物化学的信息，为科研人员提供了整合的信息平台，为加强临床研究与基础研究的结合提供了理论依据。

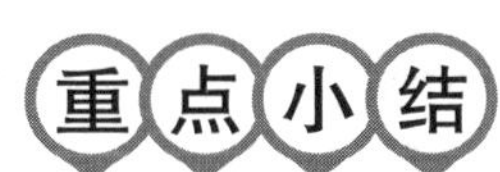

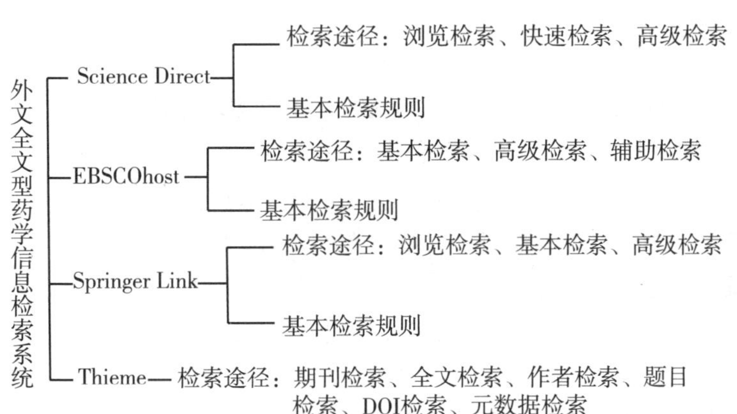

扫码“练一练”

（佟　岩）

第八章　专利的基础知识

学习目标

1. **掌握**　中国专利的类型；专利权的特性；专利权的授予条件；国际专利分类法、美国专利分类体系和联合专利分类体系的体系结构。

2. **熟悉**　专利文献的特点；专利文献的类型；专利文献的情报价值。

3. **了解**　专利文献的检索途径；国际专利分类法、美国专利分类体系和联合专利分类体系的检索方法、标记符号和分类规则。

专利制度是一定历史阶段的产物，它是伴随着商品经济的产生而产生并发展起来的。目前全世界已经有170多个国家和地区实行了专利制度。现在全世界已经累计了约6000万件专利说明书，并且以每年160余万件的速度递增。据统计，世界发明创造成果的95%以上可以在专利文献中找到。因此，专利构成了巨大的知识信息宝库，是药学科研人员不可或缺的重要信息源。本章重点介绍专利的基础知识。

扫码“学一学”

第一节　专利知识概述

一、专利的含义

专利是专利法中最基本的概念。它通常包括专利权、专利技术及专利文献等组成部分。

专利权是发明创造人或其权利受让人对特定的发明创造在一定期限内依法享有的独占实施权，专利权属于知识产权的一种，也是一种财产性权利，它能为权利人带来知识和技术创新的保护以及获得经济收益的保护。

专利技术是受国家认可并在公开的基础上进行法律保护的专有技术。

专利文献指专利局颁发的确认申请人对其发明创造享有的专利权的专利证书或记载发明创造内容的专利文献，指的是具体的物质文件。

二、专利的类型

专利的类型在不同的国家和地区有不同规定。在我国，专利法规定专利包括发明专利、实用新型专利和外观设计专利；在中国香港，专利包括标准专利（相当于大陆的发明专利）、短期专利（相当于大陆的实用新型专利）、外观设计专利；而在美国，专利类型主要有发明专利、植物专利、设计专利三种。以下重点介绍中国的专利类型。

1. 发明专利　我国《专利法》对发明的定义是："发明是指对产品、方法或者其改进所提出的新的技术方案。"所谓产品是指工业上能够制造的各种新制品，包括有一定形状和结构的固体、液体、气体之类的物品。所谓方法是指对原材料进行加工，制成各种产品的方法。发明专利并不要求它是经过实践证明可以直接应用于工业生产的技术成果，它可以是一项解决技术问题的方案或是一种构思，具有在工业上应用的可能性，但这也不能将这

种技术方案或构思与单纯地提出课题、设想相混同，因单纯的课题、设想不具备工业上应用的可能性。

2. 实用新型专利　我国《专利法》对实用新型的定义是："实用新型是指对产品的形状、构造或者其结合所提出的适于实用的新的技术方案。"同发明一样，实用新型保护的也是一个技术方案。但实用新型专利保护的范围较窄，它只保护有一定形状或结构的新产品，不保护方法以及没有固定形状的物质。实用新型的技术方案更强调实用性，其技术水平一般比发明要低一些，多数国家实用新型专利保护的都是比较简单的、改进性的技术发明，可以称为"小发明"。授予实用新型专利不需经过实质性审查，手续比较简单，费用较低，因此，关于日用品、机械、电器等方面的有形产品的小发明，比较适合于申请实用新型专利。

3. 外观设计专利　我国《专利法》对外观设计的定义是："外观设计是指对产品的形状、图案或其结合以及色彩与形状、图案的结合所做出的富有美感并适于工业应用的新设计。"《专利法》对其授权的条件进行了详细规定，"授予专利权的外观设计，应当不属于现有设计；也没有任何单位或者个人就同样的外观设计在申请日以前向国务院专利行政部门提出过申请，并记载在申请日以后公告的专利文件中。"外观设计与发明、实用新型专利有明显的区别，外观设计注重的是设计人对一项产品的外观所做出的富于艺术性且具有美感的创造，但这种具有艺术性的创造，不是单纯的工艺品，它必须具备能够为产业上所应用的实用性。外观设计专利实质上是保护美术思想，而发明专利和实用新型专利保护的是技术思想。

三、专利权的内容

（一）权利

1. 实施许可权　实施许可权是指专利权人自己或者许可他人实施其专利技术并收取专利使用费。许可他人实施专利的，当事人应当签订书面合同。

2. 转让权　专利权可以转让。转让专利权的，当事人也应当依法签订书面合同，并向国务院专利行政部门管理登记，由国务院专利行政部门予以公告，专利权的转让是自登记之日起生效。中国单位或者个人向外国人转让专利申请权或者专利权的，必须经国务院有关主管部门批准。

3. 标示权　标示权是指专利权人所享有的、在其专利产品或该产品的外包装上标明专利标记和专利号的权利。

（二）义务

专利权人的义务主要是缴纳专利年费。专利法规定专利权人应当自被授予专利权的当年开始缴纳年费。未按规定缴纳年费，可导致专利权终止。

此外，职务发明创造专利的单位，在被授予专利权后，应当对发明人或设计人给予奖励；专利实施以后，应根据其推广应用的范围和取得的经济效益，对发明人或者设计人给予合理的报酬。

（三）效力

发明和实用新型专利权被授予后，除专利法另有规定的以外，任何单位或者个人未经专利权人许可，不得实施其专利，即不得以生产经营为目的制造、使用、许诺销售、销售、

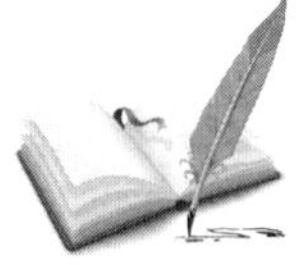

进口其专利产品，或者使用其专利方法以及使用、许诺销售、销售、进口依照该专利方法直接获得的产品。因此，产品发明专利权人和实用新型专利权人独占实施权的内容具体包括对专利产品的制造权、使用权、许诺销售权、销售权和进口权；方法发明专利权人享有的独占实施权，除了指该专利方法的排他使用权外，还包括对依照该专利方法直接获得的产品享有的使用权、许诺销售权、销售权和进口权。这里的许诺销售是指以做广告、在商店橱窗中陈列或者在展销会上展出等方式做出销售商品的意思表示。

外观设计专利权被授予后，任何单位或者个人未经专利权人许可，都不得实施其专利，即不得以生产经营为目的制造、销售、进口其外观设计专利产品。可见，外观设计专利独占实施权的内容包括对外观设计专利产品的制造权、销售权和进口权。

四、专利权的特性

专利权属于知识产权的一部分，是一种无形的财产，其具有与其他财产不同的特点。

1. 独占性 独占性即排他性，它是指在一定时间（专利权有效期内）和区域（法律管辖区）内，任何单位或者个人未经专利权人许可，都不得实施其专利，即不得以生产经营为目的的制造、使用、许诺销售、销售、进口其专利产品，或者使用其专利方法以及制造、使用、许诺销售、销售、进口其专利产品，否则就属于侵权行为。

2. 时间性 时间性是指专利只在法律规定的期限内是有效的。专利权的有效保护期限结束后，专利权人所享有的权利便自动消失，一般不能续展。发明便随着保护期限的结束而成为社会公有的财富，其他人可以自由地使用该发明来创造产品。专利受法律保护期限的长短由有关国家的专利法或有关国际公约规定。目前世界各国的专利法对专利的保护期限规定不一致。我国目前对发明专利权的保护期限为20年，实用新型专利权和外观设计专利权的保护期限为10年，均自申请日起计算。专利权期限届满后，专利权终止。

3. 地域性 地域性是指专利权是一种有区域范围限制的权利，它只有在法律管辖区域内有效。除了在某些特殊情况下，依据保护知识产权的国际公约，以及个别国家承认另一国批准的专利权有效以外，技术发明在哪个国家申请专利，就由哪个国家授予专利权，而且只在专利授予国的范围内有效，而对其他国家则不具有法律约束力，其他国家也不承担保护的义务。但是，同一发明可以同时在两个或两个以上的国家申请专利，获得批准后其发明便可以在所有申请国获得法律保护。

五、专利权的授予

发明创造要取得专利权，必须满足实质条件和形式条件。实质条件是指申请专利的发明创造自身必须具备的属性要求。形式条件则是指申请专利的发明创造在申请文件和手续等程序方面的要求。此处所讲的授予专利权的条件，仅指授予专利权的实质条件。

1. 新颖性 新颖性是指在申请日以前没有同样的发明或者实用新型在国内外出版物上公开发表过、在国内公开使用过或者以其他方式为公众所知。也没有同样的发明或者实用新型由他人向专利局提出过申请并且记载在申请日以后公布的专利申请文件中。申请专利的发明或者实用新型满足新颖性的标准，必须不同于现有技术，同时还不得出现抵触申请。

2. 创造性 创造性是指同申请日以前已有的技术相比，该发明有突出的实质性特点和显著的进步，该实用新型有实质性特点和进步。申请专利的发明或实用新型，必须与申请

日前已有的技术相比，在技术方案的构成上有实质性的差别，必须是通过创造性思维活动的结果，不能是现有技术通过简单的分析、归纳、推理就能够自然获得的结果。发明的创造性比实用新型的创造性要求更高。创造性的判断以所属领域普通技术人员的知识和判断能力为准。

3. 实用性　实用性是指该发明或者实用新型能够制造或者使用，并且能够产生积极效果。它有两层含义：第一，该技术能够在产业中制造或者使用。产业包括工业、农业、林业、水产业、畜牧业、交通运输业以及服务业等行业。产业中的制造和利用是指具有可实施性及再现性。第二，必须能够产生积极的效果，即同现有的技术相比，申请专利的发明或实用新型能够产生更好的经济效益或社会效益，如能提高产品数量、改善产品质量、增加产品功能、节约能源或资源、防治环境污染等。

除上述授予专利权的条件外，专利法规定，以下情况不授予专利权。

（1）违反法律、社会公德或妨害公共利益的发明创造。国家法律，是指由全国人民代表大会或者全国人民代表大会常务委员会依照立法程序制定和颁布的法律。它不包括行政法规和规章。发明创造本身的目的与国家法律相违背的，不能被授予专利权。例如，用于赌博的设备、机器或工具，用于吸毒的器具等不能被授予专利权。发明创造本身的目的并没有违反国家法律，但由于被滥用而违反国家法律的，则不属此列。

（2）科学发现。它是指对自然界中客观存在的现象、变化过程及其特性和规律的揭示。科学理论是对自然界认识的总结，是更为广义的发现。它们都属于人们认识的延伸。这些被认识的物质、现象、过程、特性和规律不同于改造客观世界的技术方案，不是专利法意义上的发明创造，因此不能被授予专利权。

（3）智力活动的规则和方法。智力活动，是指人的思维运动，它源于人的思维，经过推理、分析和判断产生出抽象的结果，或者必须经过人的思维运动作为媒介才能间接地作用于自然产生结果，它仅是指导人们对信息进行思维、识别、判断和记忆的规则和方法，由于其没有采用技术手段或者利用自然法则，也未解决技术问题和产生技术效果，因而不构成技术方案。例如，交通行车规则、各种语言的语法、速算法或口诀、心理测验方法、各种游戏、娱乐的规则和方法、乐谱、食谱、棋谱、计算机程序本身等。

（4）疾病的诊断和治疗方法。它是以有生命的人或者动物为直接实施对象，进行识别、确定或消除病因、病灶的过程。将疾病的诊断和治疗方法排除在专利保护范围之列，是出于人道主义的考虑和社会伦理的原因，医生在诊断和治疗过程中应当有选择各种方法和条件的自由。另外，这类方法直接以有生命的人体或动物体为实施对象，理论上认为不属于产业，无法在产业上利用，不属于专利法意义上的发明创造。例如诊脉法、心理疗法、按摩、为预防疾病而实施的各种免疫方法、以治疗为目的的整容或减肥等。但是药品或医疗器械可以申请专利。

（5）动物和植物品种。但是对于动物和植物品种的生产方法，可以依照专利法授予专利权。

（6）用原子核变换方法获得的物质。

（7）对平面印刷品的图案、色彩或者二者的结合做出的主要起标识作用的设计。

扫码“学一学”

第二节 专利文献

一、概述

在知识经济迅猛发展的今天，对信息资源的认识和利用已经成为人们关注的重要问题。专利文献是科技文献中集技术信息、经济信息和法律信息于一体的文献。

世界知识产权组织编写的《知识产权教程》阐述了现代专利文献的概念：专利文献是包含已经申请或被确认为发现、发明、实用新型和工业品外观设计的研究、设计、开发和试验成果的有关资料，以及保护发明人、专利所有人及工业品外观设计和实用新型注册证书持有人权利的有关资料的已出版或未出版的文件（或其摘要）的总称。

该概念包括如下含义：①专利文献所涉及的对象是提出专利申请或批准为专利的发明创造；②专利文献不仅仅是关于申请或批准为专利的发明创造技术内容的资料，也是关于申请或批准为专利的发明创造权利持有相关内容的资料；③专利文献所包含的资料有些是公开出版的，有些则仅为存档或仅供复制使用的。

综上所述，专利文献主要是指实行专利制度的国家及国际专利组织在受理、审批、注册专利过程中产生的官方文件及其出版物的总称。

二、专利文献的特点

专利说明书等专利文献从内容到形式都有别于其他文献资料，其主要特点有以下几项。

1. 文字精练，叙述严谨 专利说明书等专利文件是经法律程序审查批准具有法律性的文件，因此在文字上要求明确、精炼，特别是权利要求部分，必须明确、严谨，不能含混其词，应能既公开内容、又保护自身利益。

2. 技术新颖，内容广泛 经专利局批准公开的专利文献，在当时都具有新颖性，一般都超过同领域的技术水平；专利文献包括所有应用技术领域，从日常生活小用品直到高精尖技术，几乎无所不包，内容范围十分广泛。

3. 系统完整，实用详尽 世界上实行专利制度已有300多年的历史，人们有了发明创造都想申请专利保护，因此，专利文献系统地汇总累积几百年来人类发明创造的技术资料，从中可以了解某领域技术发展的来龙去脉和当前水平；实用性是授予专利权的重要条件，而且要求专利说明书叙述的内容能使同行业普通专业人员据此实施为准，所以专利文献比一般文献详尽、具体和实用。

4. 出版迅速，报道及时 多数国家的专利制度实行先申请、早期公开、延迟审查制。因此发明人竞相争取早申请，专利局对专利申请必须自申请日起18个月内公开申请说明书，而实质审查则可在三年内进行。所以专利文献出版和传递的速度一般比其他出版物快5~7年。

5. 著录规范，格式统一 各国出版的专利说明书基本上都按照国际统一的格式印刷，著录项目采用统一的识别代码，并标注统一的国际专利分类号。专利说明书有三个统一，即内容和写法有统一的格式，审查有统一的标准，文献的编排有统一的分类。

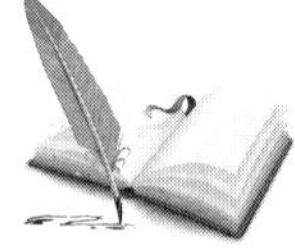

6. 重复出版，语种多样 世界知识产权组织公布，每年约出版专利说明书100万件，但基本专利说明书仅为35万件左右，重复出版达三分之二。其原因如下：一是专利申请的

不同审批阶段多次重复出版；二是同一项专利在几个甚至几十个国家申请，形成多个国家出版同一专利文献。各国出版的专利文献，各自使用本国语言，形成专利文献的多语种现象。据统计专利文献有30个语种。

7. 具有相对的局限性 专利技术受法律保护，但其保护期限和范围是有限度的。发明专利的保护期一般为15～20年，实用新型和外观设计专利一般为5年。由于技术更新快以及发明人交不起专利年费等原因，许多专利未到期就提前失效。同时大约有三分之二的专利申请不能授予专利权。失效后的专利技术和未授权的专利技术，不受法律保护，可以无偿使用。

专利的保护范围一般限于授予专利权的国家和地域内，在不受保护的国家内可以无偿使用，所以查阅专利文献时要注意专利权的有效期和保护的地域范围。

此外，专利文献的内容主要是应用技术，科学理论的内容涉及较少。

8. 集技术、法律和经济信息于一体 专利文献不仅记载着发明的技术内容，而且记载着权利归属等法律状况。同时，从专利保护的国家、地区的地理分布，可以分析产品和技术的销售规模及潜在市场等情况，所以专利文献是技术、法律、经济信息融为一体的重要信息源。

三、专利文献的类型

现代专利文献可分为三种类型：即一次专利文献、二次专利文献和专利分类资料。

一次专利文献是指各种形式的专利说明书；二次专利文献，即刊载专利文献、专利题录、专利索引及各种专利事务的专利局官方出版物，主要指专利公报和专利索引；专利分类资料是用于按照发明技术主题分类和检索一次专利文献的工具，即专利分类表、分类定义及分类表索引等。

按照属性分，常见的专利文献有以下几种类型。

（一）专利说明书

专利说明书属于一次专利文献，它是专利文献的主体，主要作用：一是公开技术信息，二是限定专利权的范围。任何专利信息用户在检索专利文献时，最终要获取的也是这种全文出版的专利文件。只有在专利说明书中才能找到申请专利的全部技术信息及准确的专利权保护范围的法律信息。

各国专利说明书的内容已逐渐趋于一致，并形成了固定的格式，一般包括扉页、权利要求书、说明书正文、附图，有些国家出版的专利说明书还附有检索报告。

1. 扉页 专利文献著录项目包括全部专利信息的特征，有表示法律信息的特征，如专利申请人（或专利权人）、申请日期、申请公开日期、审查公告日期、批准专利的授权日期等；有表示专利技术信息的特征，如发明创造的名称、发明技术内容的摘要及具有代表性的附图或化学公式等。对享有优先权的申请，还有优先权的申请日、申请号及申请国等内容。

2. 权利要求书 列述申请人要求保护的范围，它用词严谨，是专利局审查时确定授予专利权的主要依据，也是重要的法律性情报，即判定是否具有专利性的法律依据。

3. 说明书正文 一般有以下几部分：①发明背景。用以指出本发明所属的技术领域，提出现有技术水平不足之处。②发明的概述。介绍本发明的概况及如何实现本发明，概要地说明组成本发明各要素的功能、发明创造的效果。③附图的简述及最佳方案的叙述是详

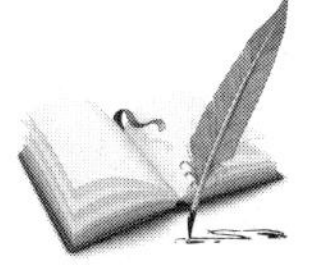

细叙述发明内容，如有图，则结合各种立面图、剖面图等。

4. 附图 附图的作用是进一步解释发明内容，以便理解和实施。附图只是发明构思的示意图，绘制尺寸无严格的比例要求。能用文字表达清楚发明专利申请说明书的，可以不带附图，一般实用新型专利申请说明书必须带附图。

（二）专利公报与专利索引

专利公报与专利索引均属于二次专利文献。二次专利文献除具有二次文献的一般特点外，还具有其特殊性。它不是在出版一次专利文献后，由任一专利文献收藏部门经过加工整理，然后再出版的文献，而是由出版一次专利文献的同一机构——专利局出版的。某些二次专利文献同一次专利文献一样，也是一种法律性出版物。二次专利文献中的专利公报通常与一次专利文献同步出版。最重要的是，二次专利文献不仅是对一次专利文献内容的概括，同时也是对一次专利文献内容的补充，如对一项已公布的专利申请的法律状况及权利变更进一步公告。

常见的二次专利文献有：专利公报、官方专利文摘周报、官方专利索引以及官方有关法律保护状态变更的出版物。二次专利文献的主要目的不仅是传播有关申请专利的新发明创造信息，同时也是在进行专利事务的公告。

（三）专利分类资料

通常人们用分类的方法管理专利文献，即按照专利文献中的发明创造技术构成，分门别类地组织专利文献，从而揭示每一件专利说明书的基本内容，揭示某一技术领域都有哪些专利技术，以及各类专利技术之间的相互关系和联系。分类的方法具有系统性、人为性和严密性等特点，在专利文献的管理和使用过程中起重要作用。由于专利文献的分类方法不同于其他事物的分类方法，具有特殊性，因而在长期的管理与使用过程中产生出各种专利分类资料，以适应需要。

专利分类资料主要有以下几类。

1. 专利分类表 专利分类表是专利分类方法的具体表现形式，它是把整个应用技术领域分成若干类，按一定原则，用特定的符号系统，表示相应的技术主题的类目排列表。常用的专利分类表有国际专利分类表、美国专利分类表、英国专利分类表等。

2. 分类定义 分类定义是为特定专利分类法制定的明确各类技术主题范围、表明与其他类关系的分类表。

3. 分类表索引 分类表索引，又称为关键词索引，是指与某技术主题相对应的专利分类号的主题词排列表。

四、专利文献检索途径

专利文献检索包含有法律的、技术的、经济的多种重要的信息检索。它对科学研究、科技开发、产品开发、技术改造、科技决策和管理等都具有重要意义。

专利文献有多种检索途径，现主要介绍以下三种。

1. 分类途径 利用分类途径检索的关键是确定待查课题的专利分类号。因此检索时首先要分析课题，明确技术主题；然后利用《国际专利分类表》大类目录，查得该技术主题所属的“部”和大类号；接着从《国际专利分类表》的相关“部”细分表中，查得包括待查课题内容的具体分类号；有了确定的分类号就可利用相关的专利分类索引，查出所需的

专利文献号（或专利号）；最后用文献号（或专利号）查阅专利文献，索取专利说明书。

2. 专利权人途径　利用专利权人途径检索，关键是要准确知道专利权人（或申请人）的名称。专利权人或申请人不一定是发明人本身，往往是他所在的单位或公司；有些检索工具以公司名称的代码作为排检标目，所以在检索时必须将公司名的全称转换为代码，然后再进行检索。

检索时用专利权人（或申请人）索引。英文按照专利权人名称字母的字顺进行查阅，中文按照汉语拼音字顺进行查阅，在索引中查得待查专利权人名称，即可在其项下找到发明项目的名称、专利号或申请号等，然后根据需要查阅文摘或说明书。当需要有目的地了解某一特定公司单位的专利情况时，利用专利权人途径检索最为直接和方便。

3. 号码途径　专利文献的检索工具一般都提供号码索引，主要有专利号索引、申请号索引、入藏号索引等。当已知某专利的专利号时，可用来查阅文摘或索取说明书。并可以此为出发点，进一步通过分类途径或专利权人途径，用倒查法检索出更多的相关专利文献。

此外，如果平时留意专利线索，常常可发现有用的专利信息，便可方便地索取专利文献。专利线索的来源比较广泛。例如：一些商品常注有专利号；一些产品样本上常印有专利号；国外的一些综合性报刊上常报道比较重要的发明专利，如美国《纽约时报》、英国《新科学家》等都设有专栏报道专利；大约有300种国外科技期刊辟有介绍本专业领域新专利的栏目；一些著名的检索刊物，如美国《化学文摘》、原苏联《文摘杂志》等都收录相当多的专利文献，这些都是检索专利的良好工具。我国也有越来越多的检索刊物和信息刊物报道专利。因此只要留意寻求，用心浏览，就可获得有用的专利线索，利用这些专利线索便可借阅或委托复制专利说明书。

扫码“学一学”

第三节　专利分类法体系

目前，世界采用的主要专利文献分类体系有世界知识产权组织（World Intellectual Property Organization，WIPO）使用的国际专利分类体系（International Patent Classification，IPC）；美国专利商标局（the United States Patent and Trademark Office，USPTO）使用的美国专利分类体系（United States Patent Classification，USPC）；欧洲专利局（the European Patent Office，EPO）使用的欧洲专利分类体系（ECLA/ICO）；日本专利局（Japanese Patent Office，JPO）使用的日本专利分类系统（FI/F－Term）；USPTO和EPO合作开发的联合专利分类体系（Cooperative Patent Classification，CPC）等。

专利分类法体系可分为功能性分类系统、应用性分类系统和混合性分类系统三种类型。功能性分类系统指分类表的类目设置完全依靠发明主题的内在性质或功能而定，而不考虑该发明的特定应用领域。《美国专利分类表》是功能性分类系统的代表，如风筝、飞机、火箭的功能相同即飞行，所以分入同一类——飞行器。应用性分类系统是根据发明的应用领域而不涉及发明的功能及结构。英国德温特公司使用的分类表属于此类。混合分类系统是在上述两种分类系统的基础上，同时兼顾审查员及普通公众的检索要求而建立的分类系统。如国际专利分类法。本节重点介绍IPC、USPC和CPC。

一、国际专利分类法

（一）概述

国际专利分类法（IPC）是一部国际通用的专利分类法，是管理和利用专利文献的工

具。随着专利文献数量的迅速增长和国际科技交流的日益频繁，专利文献必须采用世界统一的分类法才更利于有效利用各国的专利文献。世界各国虽然都相继制定了适用于本国的专利分类体系，如《美国专利分类法》《英国专利分类法》《法国专利分类法》等，一些专利信息服务机构也编制了专用分类表，如《德温特专利分类表》《化学文摘专利分类索引》等，但相对于国际专利分类法，这些分类法不具有国际通用性，因而使用范围受到很大限制。

早在1904年IPC就曾被倡议，1951年法国、联邦德国、英国和荷兰等国的专利专家组成分类法工作组，共同编制国际通用的专利分类法，但一直到1954年，英、法等15个欧洲国家在巴黎签订了《关于国际发明专利分类欧洲协定》并编制《国际专利分类表》的最早版本，IPC草案才正式诞生。1967年，经过修订增补，提出了《国际专利分类表》修订案，并于1968年分别用英文和法文正式出版，每5年修订1次，以适应新技术发展的需要。1973年3月在世界知识产权组织和欧洲理事会的赞助下，在法国斯特拉斯堡召开国际专利分类法会议，签署了《关于国际专利分类的斯特拉斯堡协定》，有72个国家签字，于1975年10月7日生效，IPC真正成为由国际组织执行的专利分类体系。

目前，世界上有100多个国家和地区完全采用国际专利分类法，其余多数国家的专利文献也都标有国际专利分类号，中国专利文献也采用国际专利分类法，中国自1985年4月1日起在出版的专利文献上标注IPC分类号。全世界90%以上的专利文献均标有国际专利分类号。所以国际专利分类法对于海量专利文献的组织、管理和检索起重要作用。

为了适应计算机、网络新技术的快速发展，让IPC成为世界各国专利局以及使用者在确定专利申请的新颖性、创造性时进行专利文献检索的一种有效检索工具，IPC联盟大会成员国、世界知识产权组织（WIPO）在1999～2005年间对《国际专利分类表》进行了改革。按照第7版69 000个组计算，平均每组包含的文献量超过700件。各国科学技术的发展程度差距较大，IPC并不能够适应每个国家的具体情况。因此，第8版IPC分为基本版和高级版两级结构。基本版约20 000个组，包括部、大类、小类、大组和在某些技术领域的小组。高级版约70 000个组，包括基本版及对基本版进一步细分的条目。因变化较快，它不再以纸件的形式出版，而是在WIPO网站上以网络版的形式出版。第8版IPC修订更加频繁，基本版每3年修订一次，高级版每3个月修订一次。目前，IPC正在使用的版本是2019版。第一版至第八版的《国际专利分类表》出版情况见表8－1。

表8－1　《国际专利分类表》使用有效期限（第一版至第八版）

版次	起止年月日
第一版	1968.9.1～1974.6.3
第二版	1974.7.1～1979.12
第三版	1980.1.1～1984.12
第四版	1985.1.1～1989.12
第五版	1991.1.1～1994.12
第六版	1995.1.1～1999.12
第七版	2000.1.1～2005.12
第八版	2006.1.1～2007.12

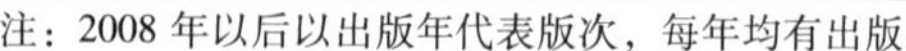
注：2008年以后以出版年代表版次，每年均有出版。

（二）IPC 的体系结构

国际专利分类表是按照发明的技术领域和技术主题设立类目的，内容包括与发明创造有关的全部知识领域。IPC 将全部技术领域分为 8 个部，用 8 个大写拉丁字母 A ~ H 表示。每个部的纵向分类等级采取层级结构，上一级类目对下一级类目是包含的关系，而下级类目对上一级类目是隶属关系。它将技术主题的类目根据包含和隶属关系按递降次序分为部（section）、大类（class）、小类（subclass）、大组（maingroup）和小组（subgroup）五级。各小组下的细分等级，用小组类名前的圆点表示，圆点的数量表示小组细分的级别，一个圆点称为一点小组，二个圆点称为二点小组……

1. IPC 的标记符号　标记符号就是类目的代号，IPC 的标记符号采用拉丁字母和阿拉伯数字相结合的混合制标记方法。一级类目为部，用 A ~ H 八个大写拉丁字母表示。

A 部：生活需要（农、轻、医）

B 部：作业；运输

C 部：化学；冶金

D 部：纺织；造纸

E 部：固定建筑物（建筑；采矿）

F 部：机械工程；照明；加热；武器；爆破

G 部：物理

H 部：电技术

二级类目为大类，标记类号由相应部的符号后面加两位阿拉伯数字组成。例如：

A61 医学或兽医学；卫生学

三级类目为小类，类号由相应的大类符号后面加一个大写拉丁字母（第二版用小写字母）组成。例如：

A61C 牙科；口腔或牙齿卫生

四级类目为大组，也叫主组。其类号由小类符号后面加上斜线分隔的两个数字组成，斜线前面的数字为 1 ~3 位数字，斜线后面的数字为两个零。例如：

A61C3/00　牙科工具或器械

五级类目为小组，也叫分组，它反映某一主题有关的特定发明内容。其类号是把大组符号斜线后面的两个零换成 2 ~4 位数字。例如：

A61C3/02 · 牙钻或切割机械；类似喷砂机作用的机械

IPC 分类表的编排及等级见表 8 -2。

表 8 -2　IPC 分类表的编排及等级

分类号	分类名称
部 A	人类生活必需
大类 A61	医学或兽医学；卫生学
小类 A61C	牙科；口腔或牙齿卫生
大组 A61C3/00	牙科工具或器械
一级小组 A61C3/02	· 牙钻或切割机械；类似喷砂机作用的机械
二级小组 A61C3/04	· · 按使用次序夹持牙钻的支架
三级小组 A61C3/06	· · · 磨牙盘或磨光盘；它们的夹持器

续表

分类号	分类名称
四级小组 A61C3/08	····牙填补器或牙锤
五级小组 A61C3/10	·····牙科小镊子或类似物
六级小组 A61C3/12	······牙锯
七级小组 A61C3/14	·······用于拔牙的牙医钳或类似物
八级小组 A61C3/16	········去掉牙冠的牙医钳

IPC 采用等级结构形式逐级细分，其中从 A61C3/02 到 A61C3/16 在其小组内的等级是依次递减的，但从分类号上是看不出来的，只能根据分类表中小类文字标题前的圆点数目加以判断。A61C3/16 这一 IPC 分类号表示去掉牙冠的牙医钳。当使用 A61C3/16 没有检索到合适的专利文献时，可以进一步检索其上位分类号 A61C3/14、A61C3/12、A61C3/10……甚至使用 A61C%（截词符的使用依具体数据库而定）。

2. IPC 的分类原则 国际专利分类的目的是为了方便技术主题的检索，所以 IPC 是按照专利文献中所包含的技术主题来设立类目，它将同样的技术主题归在同一分类类目内。这种技术主题可分为功能性和应用性两类。功能性发明是指主要关系到事物的内在性质或功能而与使用在哪一个特殊领域无关的发明。这些发明应放在功能分类位置上，如 B01 分离，C07 有机化学，F16K 阀、龙头、开关等。应用性发明是指有关事物的特殊用途发明，如某种化合物用作肥料或洗涤剂的发明，应放在肥料、洗涤剂的应用分类位置上。IPC 采用功能与应用相结合而以功能为主的分类原则。因此，我们在判断待查课题的 IPC 分类号时，应考虑功能性和应用性两种技术主题，并优先考虑功能性技术主题。

IPC 对有的技术主题，既按功能又按应用分类，例如过滤器，既有按功能分类的类目 B01D，又有按应用分类的类目 A01J11/06。检索时应注意两者互为补充，避免漏检。IPC 的分类原则如下。

（1）便于检索的原则　在 IPC 分类表的设置中，把同样的技术主题归在同一分类位置上，并且能从这一位置再找到它。主要包括功能分类位置和应用分类位置。

（2）整体分类原则　IPC 分类表力图保证与某发明实质上相关的技术主题都尽可能作为一个整体来划分，而不是将它们的组成部分分别分类。

（3）多重分类原则　分类的首要目的是便于检索，根据专利文献的内容，对于其中所揭露的信息可以要求赋予不止一个分类号。当技术主题的基本技术特征涉及功能分类位置和应用分类位置二者时，要分类到这两种类型的分类位置中。

3. IPC 分类表设计规则 IPC 分类表设计规则为：同一技术主题分在同一分类位置。但以下优先原则能够用来限制不必要的多重分类和选择最充分代表待分类技术主题的组。

分类优先原则：技术主题复杂性较高的组优先于技术主题复杂性较低的组；技术主题专业化程度较高的组优先于技术主题专业化程度较低的组。

4. IPC 分类方法

（1）确定发明信息和附加信息　发明信息是在专利文献全部公开文本中代表现有技术贡献的技术信息；附加信息是对检索者有用的信息。

（2）选择分类位置　当发明信息和附加信息确定后，应结合 IPC 分类系统的编排方式和分类原则，按照分类规则逐级分类，最终确定合适的分类号。

（三）IPC的检索方法

确定技术主题的IPC分类号是保证专利查全率和查准率的关键。IPC分类号的确定有三种方法：直接检索法、关键词索引法和专利文献统计分析法。

1. 直接检索法 检索IPC分类表确定待检课题的IPC分类号是最直接、最简单可行的方法。中国国家知识产权局网站（http：//www. sipo. gov. cn/）和WIPO的IPC网站（http：//www. wipo. int/classifications/ipc/en/）等专利网站都有IPC电子版。查找分类号时可以按照“部、大类、小类、大组、小组”的顺序逐级查找，也可以利用网站提供的检索功能，根据关键词直接检索分类号。

直接检索法要求熟悉课题的技术内容和IPC分类表的结构、分类原则和规则，并注意分类表中的各种附注、参见、优先注释及各小组之间的关系。由于IPC新版本的不断更新，各国家专利局没有根据新版本对已有专利文献进行重新分类。为了尽可能避免漏检，在确定课题的IPC分类号时需要关注IPC的修订情况。

2. 关键词检索 IPC分类表分类较细，为了帮助检索者从主题名称入手检索IPC分类号，可与关键词检索配合使用。关键词检索索引单独出版，版次与专利分类表的版次一致。WIPO网站上英文或法文网络版的“Catchwords”可帮助用户获取最及时更新的关键词和英文、法文版IPC信息，打开主页后点击“Catchwords”即可，网址为https：//www. wipo. int/classifications/ipc/ipcpub/？notion = scheme&version = 20190101&symbol = none&menulang = en&lang = en&viewmode = f&fipcpc = no&showdeleted = yes&indexes = no&headings = yes¬es = yes&direction = o2n&initial = A&cwid = none&tree = no&searchmode = smart。

然而，关键词索引不包括IPC中的所有类目，所以它不是独立的专利分类工具和专利检索工具，必须与IPC详表配合交叉使用。用户需要从与该类号上下关联的类目关系中，查看与该类目有关的注释和参照，理清是否有相反的注释或特殊的分类规则，判断该类号所代表类目的确切含义。正确选择IPC分类号是检索专利文献的关键所在。

例如检索冬虫夏草的专利文献，利用WIPO中的“Catchwords”检索“traditional herbal”，再到IPC分类表中查找A61K 36/00更详细的类目。如图8－1、图8－2所示。

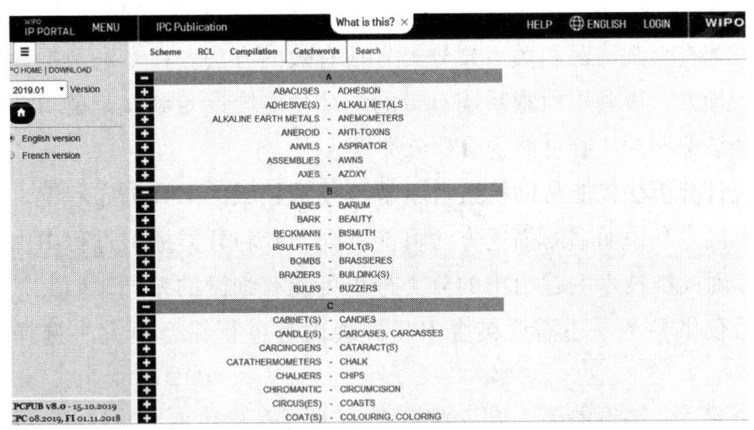

图8－1 WIPO中的“Catchwords”检索界面

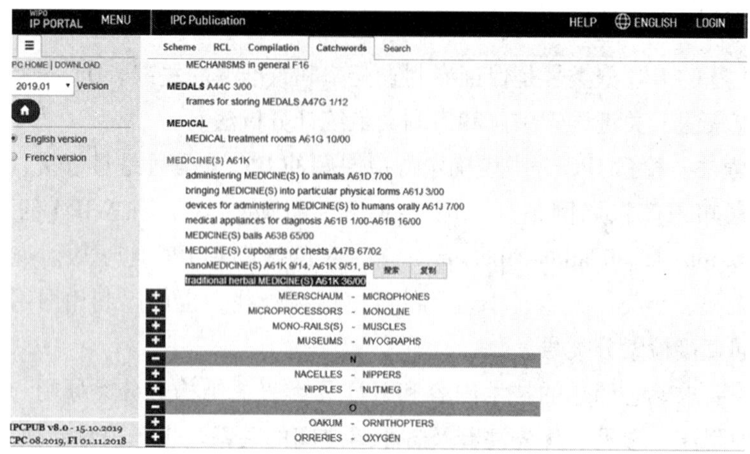

图 8-2 WIPO 中的“Catchwords”检索

A61K 36 更详细的类目如下。

A61K 36/02 · Algae

A61K 36/03 · · Phaeophycota or phaeophyta (brown algae), e. g. Fucus

A61K 36/04 · · Rhodophycota or rhodophyta (red algae), e. g. Porphyra

A61K 36/05 · · Chlorophycota or chlorophyta (green algae), e. g. Chlorella

A61K 36/06 · Fungi, e. g. yeasts

A61K 36/062 · · Ascomycota

A61K 36/064 · · · Saccharomycetales, e. g. baker's yeast

A61K 36/066 · · · Clavicipitaceae

A61K 36/068 · · · · Cordyceps

A61K 36/07 · · Basidiomycota, e. g. Cryptococcus

A61K 36/074 · · · Ganoderma

从中浏览找到 A61K 36/068 · · · · Cordyceps 即为冬虫夏草的 IPC 分类号。再应用 IPC 分类号 A61K 36/068 到中外文专利数据库中进一步检索专利文献。

3. 专利文献统计分析法 国内外一些专利网站有专利检索结果的统计汇总分析功能，这是以统计学方式查全某课题相关 IPC 分类号很有效的方法。在专利数据库中应用一个或多个关键词进行检索，再利用检索系统自带的统计功能统计专利文献的 IPC 分类号的分布情况，进而查全该课题的所有可能的 IPC 分类号。

专利文献统计分析法仅能帮助检索者了解该技术领域的 IPC 分布状况。因为对同一技术主题而言，不同专利说明书的描述方法可能不同。专利分类标引过程中由于不同标引人员的人为因素，对同类技术主题给出的分类号也可能有细微的差异。因此，通过该方法得到的 IPC 分类号仅供参考，还需要结合 IPC 详表内容进行综合研究来选择合理的 IPC 分类号。

例如：欲检索二氢杨梅素的专利文献。首先进入专利数据库（http://www.pss-system.gov.cn/sipopublicsearch/patentsearch/tableSearch-showTableSearchIndex.shtml），选择关键词字段输入“二氢杨梅素”，检索到二氢杨梅素的专利 179 篇，见图 8-3。从“技术领域统计”可以看出，C07D311/32 有 73 篇专利文献，A61K31/352 有 64 篇专利文献，C07D311/40 有 50 篇专利文献，A61P35/00 有 32 篇专利文献，A61P1/16 有 27 篇专利文献，

A61P3/06 有 18 篇专利文献，A61P3/10 有 17 篇专利文献，A61K31/353 有 15 篇专利文献，A61P29/00 有 13 篇专利文献，A61P31/04 有 13 篇专利文献。因此，以下 IPC 分类号 C07D311/32、A61K31/352、C07D311/40、A61P35/00、A61P1/16、A61P3/06、A61P3/10、A61K31/353、A61P29/00、A61P31/04 与“二氢杨梅素”密切相关。

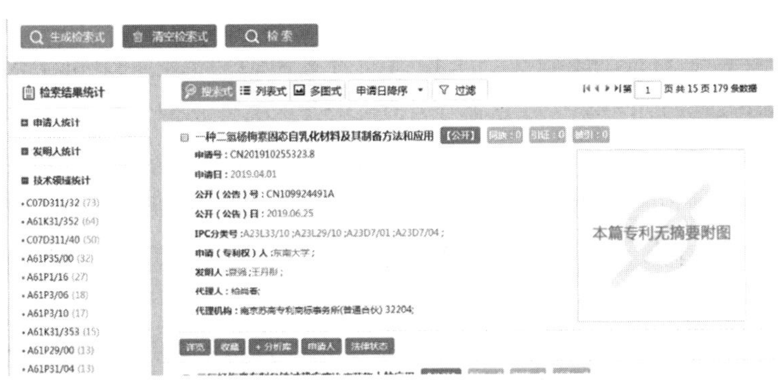

图 8-3　专利文献统计分析法确定 IPC 分类号

检索专利文献时，IPC 是可以不依赖文种、同义词及专业术语的一种独立语言，是各国专利文献获得统一分类的专利文献检索和管理工具。目前有 100 多个国家使用 IPC 检索和管理专利文献，IPC 甚至是有些国家唯一的专利检索工具。因此，掌握 IPC 的体系结构和检索方法，对查全、查准中外文专利文献起重要作用。

二、美国专利分类体系

（一）概述

1830 年前，美国专利文献按照年代排序。1831 年，美国颁布了专利分类法，将不同的技术领域分成 16 个组。1837 年，制定了美国专利分类表，设置 22 个大类。随着科学技术的发展，分类信息不断修改和完善。1969 年起，美国专利与商标局在美国专利文献上同时列出了美国专利分类体系（USPC）及其相对应的 IPC 分类号。与 IPC 不同，USPC 分类以功能导向为原则进行分类。

（二）USPC 的体系结构

USPC 包括专利分类表、专利分类表定义、分类表索引和分类表修正页。

1. 专利分类表　专利分类表是按照技术主题功能进行分类的分类系统，分两个等级即大类和小类，共包括 450 个大类和约 15 万个小类，大类序号从 002 至 987。大类描述不同的技术主题，将相似的技术领域设为同一大类，有大类类名和类目。小类在大类下进行细分，描述大类所包含技术主题的工艺过程、结构和功能特征，以缩位点表示。

美国专利分类号格式为“大类号/小类号”，单从格式上分辨不出分类等级和上下位关系，分类等级和上下位关系必须通过详细分类表才能辨明。举例如下。

大类 23 化学：物理过程（CHEMISTRY：PHYSICAL PROCESSES）

二级小类 293R　物理过程（PHYSICAL PROCESSES）

三级小类 294R　升华作用（Sublimation）

三级小类 295R・结晶化（Crystallization）

四级小类 296・・选择性（Selective）

五级小类 297・・・萃取（With extraction）

五级小类 298・・・出自天然产物（From natural sources）

在大类 23 “化学：物理过程” 下面的细分是小类，其中无圆点的称为二级小类，如 293R；一个圆点的称为三级小类，如 294R・；有两个圆点的称为四级小类，如 296・・，依次类推。

下位类从属于离它最近的上位类，下位类的含义需结合离它最近的上位类的类名。小类 298 从属于小类 296，而小类 296 从属于小类 295R，小类 295R 又从属于小类 293R。

2. 专利分类表定义 美国《专利分类表定义》是对分类表的补充说明，说明其分类体系中所有大类及小类所包含的技术范畴。小类的分类定义从属于它上一等级小类的分类定义。在分类定义中设有附注，这些附注通过解释词的含义或示例来补充分类定义，通过“附注”注明相关内容的分类位置。

3. 分类表索引 分类表索引可帮助检索者在分类表的相应位置准确定位专利分类号。分类表索引由大类表和分类索引组成。索引前部是按英文字顺排列的大类表，正文部分是分类索引。分类索引有 6 万多个按英文字顺排列的科技名词，在这些科技名词下面列出相关类目。分类表索引可以指导检索者根据主题尽快找到相关技术主题的分类，然后进一步检索美国专利分类表确定专利分类号。

4. 分类表修正页 分类表修正页是关于美国专利分类系统修订变化的报告。报告分类表的变化情况，如删除、移除或新建的大类或小类；小类分类定义的改变，如建立新的分类定义或对原有分类定义进行了修改、补充；某些已删除小类的文献转入新建立的小类或已有的小类等。

（三）USPC 的检索方法

登录美国专利与商标局网站，网址为 https：//www. uspto. gov/，点击 “PATENTS” 按钮，在该下拉菜单中选择 “Learn about Patent Classification”，点击 “Index to USPC”，即进入 USPC 分类号检索页面，见图 8－4、图 8－5。

˅ United States Classification (USPC) system

The USPC classification scheme presented is primarily for historical purposes. After the implementation of the Cooperative Patent Classification (CPC), only the plant and design classification material is updated within the USPC.

- Index to USPC
- Seven step strategy suggested by the Patent and Trademark Resource Center to find relevant classifications.
- USPC class numbers and titles
- Guides
  - Overview of the classification system [PDF]
  - Examiner's handbook
  - Handbook of Classification [PDF]
- Special guides to USPC and IPC: Environmentally Sound Technologies (EST) Concordance

Documents and reports related to the USPC Manual of Classification

- Classes within the U.S. classification system arranged by related subject matter [PDF]
- Classes arranged in alphabetical order [PDF]
- Consolidated glossary of USPC terms

Classification Orders

A Classification Order documents changes to the USPC which have occurred while maintaining the system over time. A Classification Order identifies Reclassification Project team members, USPC classifications abolished, USPC classifications established, new classification definitions and changes to existing classification definitions.

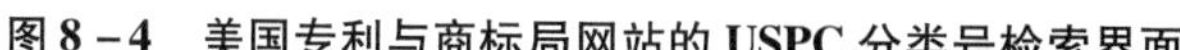

图 8－4 美国专利与商标局网站的 USPC 分类号检索界面

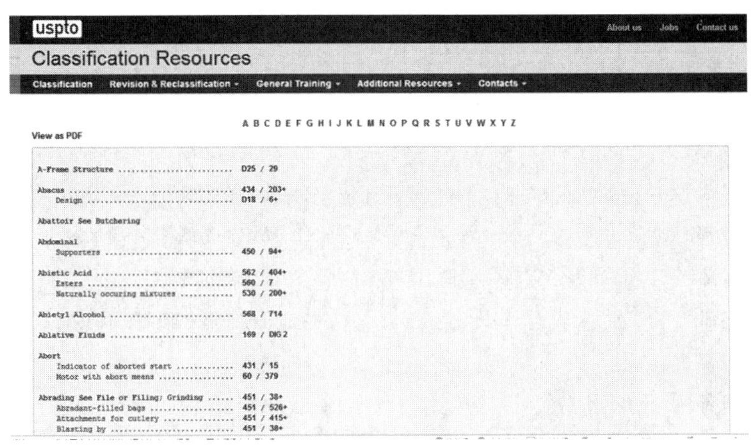

图 8-5　美国专利与商标局网站的 USPC 分类号

三、联合专利分类体系

（一）概述

联合专利分类（Cooperative Patent Classification，CPC）是 EPO 和 USPTO 共同开发的一套专利分类体系。该分类体系大部分以 ECLA/ICO 为基础，结合了美国专利分类体系内容，兼容 IPC，目标是为专利公开文献制定统一通用的分类体系标准。

2010 年 10 月 25 日，欧洲专利局和美国专利商标局签署了联合开发一种新的分类系统——联合专利分类的合作文件。EPO 局长巴迪斯戴利表示："CPC 的启动是在国际层面取得专利体系更大程度协调中的一项重大的突破性进展。此举是为了全球经济利益在改进专利体系效能道路上的一大步，是通过基于质量的专利体系获取有效专利保护的关键。两局项目团队和专利审查员在很短的时间内完成的工作值得整个知识产权界的认可。"2011 年 1 月 24 日，欧洲专利局和美国专利商标局再次召开会议就 CPC 体系的相关原则问题达成共识。CPC 分类号将被美国专利数据库和欧洲专利数据库采用，同时 USPTO 和 EPO 将继续对其专利文献进行 IPC 分类。2012 年 10 月 1 日，两局发行了 CPC 试用版，并于 2013 年 1 月 1 日正式应用。联合专利分类体系包括 CPC 分类表、CPC 与 IPC、ECLA/ICO 的对照索引表。2013 年 6 月 4 日，EPO 和中国国家知识产权局（State Intellectual Property Office，SIPO）签署了一项备忘录，指出双方在专利分类法方面的合作。CPC 正在逐渐成为除 IPC 之外的世界主流的专利分类系统。

目前 CPC 包含约 26 万个分类号，CPC 通过对 IPC 的细分使 CPC 的分类类目涉及的技术主题更加具体，为提高专利文献的检索效率提供了保障。CPC 分类表每月修订 1 次，因此对于技术发展迅速的领域，CPC 具有更强的适应性。

（二）CPC 的体系结构

1. CPC 分类表结构　CPC 分类表包括主体部分和索引码。其中 CPC 分类表主体部分采用了与 IPC 相同的分类结构，包括 5 个等级，由高到低分别是部、大类、小类、大组、小组。部为专利分类的第一层级用 9 个大写拉丁字母表示，见表 8-3。其中 A～H 部与 IPC 的 A～H 部相同，Y 部是 CPC 新增的一个部，用于新技术和跨领域技术等。分部位于部之下，由情报性标题构成，只注明其包含的内容，但没有符号。部按照不同的技术主题分成若干个大类，大类的类名对它所包括的小类包含的技术主题作全面的说明。

表 8-3　CPC 分类表中的技术主题

分类号	分类名称
A 部	人类生活必需
B 部	作业；运输
C 部	化学；冶金
D 部	纺织；造纸
E 部	固定建筑物
F 部	机械工程；照明；加热；武器；爆破
G 部	物理
H 部	电学
Y 部	新发展技术；跨领域技术；USPC 交叉索引和摘要

2. CPC 分类号和引得码的命名规则　部采用 A～H 和 Y 共 9 个字母表示，大类用两位数字表示，小类采用 A～Z 中的任一个字母表示，大组和小组中用“/”分开，“/”前面用一位以上的数字表示大组，“/”后面用 6 位以内的十进制序列表示小组。小组还可以进一步细分为 1 点组、2 点组等。在分类表中小组的层级通过分类号和类名之间的点数来表示，点数越多层级越低，见图 8-6。

About Espacenet　Other EPO online services
Search
Result list
My patents list (0)
Query history
Settings
Help
Smart search
Advanced search
Classification search
Quick help
What is the Cooperative Patent Classification system?
How do I enter classification symbols?
What do the different buttons mean?
Can I retrieve a classification using keywords?
Can I start a new search using the classifications listed?
Where can I view the description of a particular CPC class?
What is the meaning of the stars in front of the classifications found?
What does the text in brackets mean?
Selected classifications
Cooperative Patent Classification
Search for
a keyword or a classification symbol
Search
View section　Index　A　B　C　D　E　F　G　H　Y
A01 »
Symbol
Classification and description
A　HUMAN NECESSITIES
AGRICULTURE
A01　AGRICULTURE; FORESTRY; ANIMAL HUSBANDRY; HUNTING; TRAPPING; FISHING
FOODSTUFFS; TOBACCO
A21　BAKING; EDIBLE DOUGHS
A22　BUTCHERING; MEAT TREATMENT; PROCESSING POULTRY OR FISH
A23　FOODS OR FOODSTUFFS; THEIR TREATMENT, NOT COVERED BY OTHER CLASSES
A24　TOBACCO; CIGARS; CIGARETTES; SMOKERS' REQUISITES
PERSONAL OR DOMESTIC ARTICLES

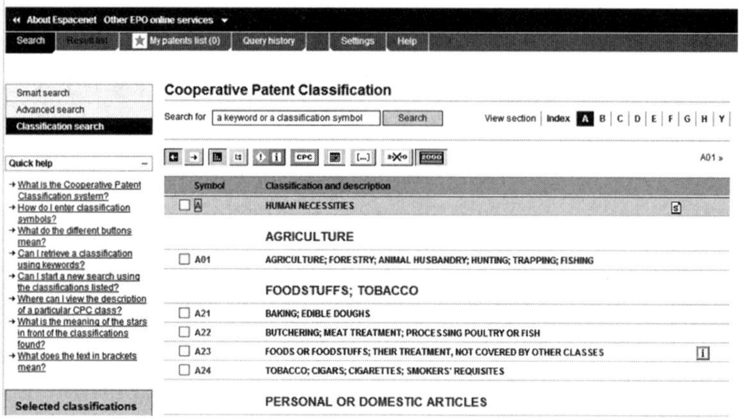

图 8-6　CPC 分类表层级分析

CPC 分类类名放在对应的分类号之后，大组和小组后面的类名不是对该组技术主题的完整描述，准确理解某个类号的技术主题需要结合多层上位组的类名，直至其对应的小类。CPC 分类表中，有些类名用“{}”括起来表示这些类名是在 IPC 基础上新增加的内容，如图 8-6 所示。

3. CPC 分类的定义　CPC 分类表中的大多数分类号具有明确的定义。定义有助于帮助检索者更好地理解分类原则，对正确选择分类号大有裨益。定义说明该分类号包含的技术主题、与该分类号包含的技术主题相关的其他分类号及该分类号的特殊分类规则。其中“与该小类的技术主题相关的其他分类号”是横向索引，可将一个技术主题扩展到与其相关的其他技术主题。

（三）CPC 分类表的检索方法

CPC 分类号可通过美国专利与商标局网站、欧洲专利局网站和 CPC 官网进行检索。

1. 美国专利与商标局网站　登录美国专利与商标局网站，网址为 https：//

www. uspto. gov/web/patents/classification/，点击“PATENTS”按钮，在该下拉菜单中选择“Learn about Patent Classification”，点击“CPC scheme”，即进入 CPC 分类号检索页面，见图 8 -7、图 8 -8。

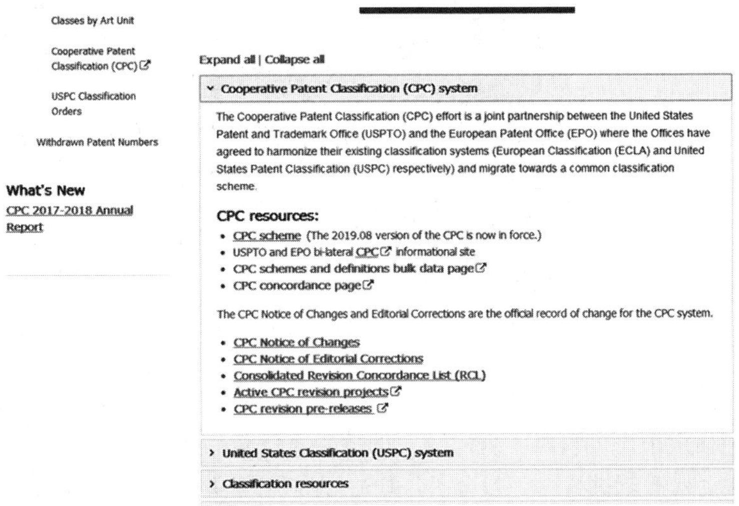

图 8 -7　美国专利与商标局网站的 CPC 分类号检索

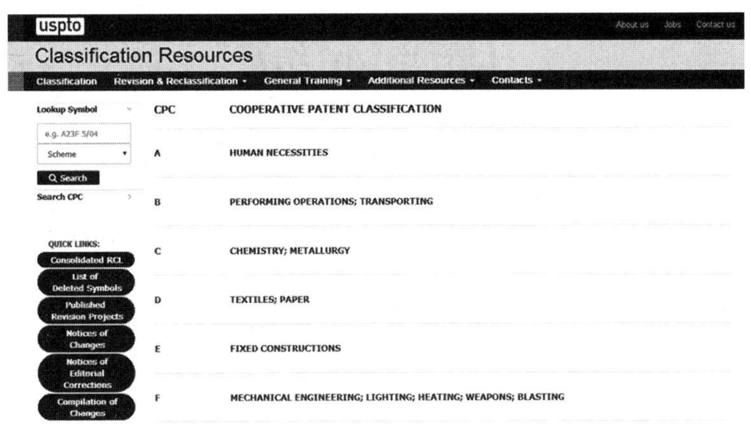

图 8 -8　美国专利与商标局网站的 CPC 分类号检索界面

2. 欧洲专利局网站　登录欧洲专利局网站，网址为 https：//worldwide. espacenet. com/，点击左上角列表栏中的“Classification search”按钮，即可检索 CPC 分类表。在“Search for”后面的文本框可输入 CPC 分类号或关键词。文本框右侧是 CPC 分类表 9 个部的索引。文本框下面是 10 个控制按钮，可调整分类号和类名的显示形式、调整电子层的显示形式、控制附注和提示信息、高亮类名中“{}”内的文字、控制每个分类号版本日期的显示、控制参见信息的显示和控制引得码的显示等。

3. CPC 官方网站　CPC 官方网站网址是 http：//www. cooperativepatentclassification. org/。内容主要包括：Latest news（最新消息）、Objectives（目的）、CPC Scheme and Definitions（CPC 分类表和定义）、CPC Revisions（CPC 修订）、CPC Training（培训）、Events（事件）、Publications（出版物）。其中 CPC 分类表和定义是 CPC 项目最核心的发布内容，点击其下面的“Table”按钮，可浏览 CPC 分类表类目及小类对应的分类定义，如图 8 -9 所示。

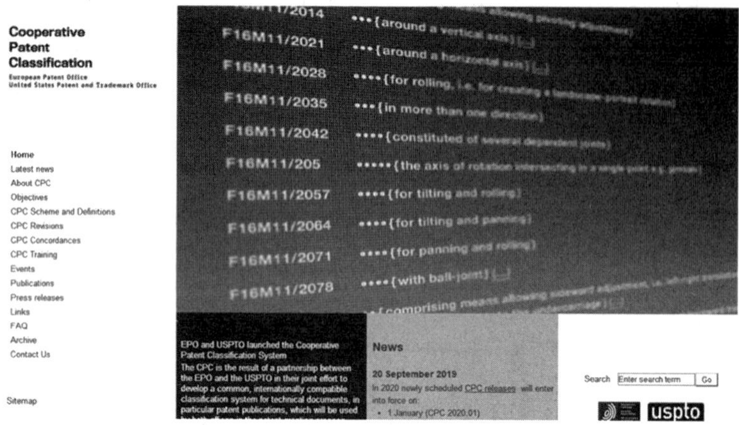

图 8－9　CPC 分类表和定义

CPC 作为一种标准统一、更加细化且兼容性更强的分类体系，使世界范围内更多的专利审查员和专利检索用户可以集中采用统一的分类系统进行专利的检索，避免了 EPO 对采用 USPC 分类的文献重新进行 ECLA 分类。CPC 的应用促进了 EPO 和 USPTO 的合作，EPO 和 USPTO 的联合修订使得 CPC 能够快速地对新兴技术做出反应，推动了世界各国专利组织的交流、合作和成果共享。

扫码“练一练”

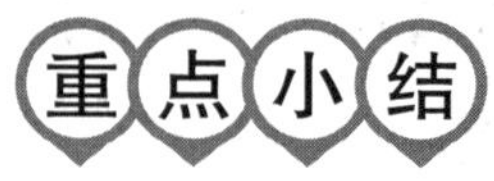

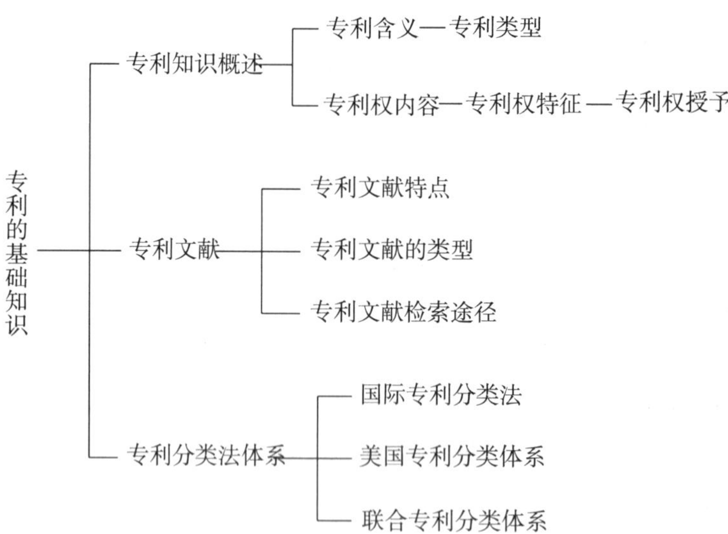

（勾　丹　佟　岩　杨坤杰）

第九章 药学专利检索与利用

学习目标

1. **掌握** 专利检索及分析系统的检索功能；美国专利和商标局专利检索；PCT 国际专利数据库检索。

2. **熟悉** 欧洲专利局专利检索；PATENTSCOPE 检索系统。

3. **了解** 中国专利文献种类；美国专利种类；CPC 体系。

扫码"学一学"

第一节 中国专利文献检索

一、中国专利制度概述

中国专利文献，随着中国专利制度的建立而产生。1984 年 3 月 12 日，六届全国人大常委会第四次会议通过了《中华人民共和国专利法》，1985 年 4 月 1 日，正式实施专利法，建立专利制度，当天原中国专利局就收到来自国内外的专利申请 3455 件。中国专利法先后经历了三次修改，分别是 1992 年 9 月、2000 年 8 月和 2008 年 12 月。其中对于药学专业影响巨大的是第一次修改，最主要的一条修改是把药品和化学物质纳入专利保护的范畴，并且把专利的保护期限从 15 年延长到 20 年。从此中国开始实施药品专利，开放药品的产品专利保护。中国专利法保护发明、实用新型、外观设计三种专利创新成果。在大多数国家，专利法仅保护发明，而对实用新型和外观设计的保护单独立法。我国将发明、实用新型、外观设计的保护规定在同一部法律中，都称为专利。

（1）发明专利　对产品、方法或其改进所提出的新的技术方案，保护期限最长为 20 年。

（2）实用新型专利　对产品的形状、构造或其结合所提出的可应用的新的技术方案，保护期限最长为 10 年。

（3）外观设计专利　对产品的形状、图案、色彩或其结合所做出的富有美感并可应用的新设计，保护期限为 10 年。

中国专利文献的编号体系包括六种，即：

（1）申请号　国家知识产权局受理一件专利申请时给予该专利申请的一个编号。

（2）专利号　国家知识产权局在授予专利权时给出的编号。

（3）公开号　对发明专利申请公开说明书的编号。

（4）审定号　在发明专利申请审定公告时给予公告的发明专利申请文献的一个编号。

（5）公告号　在实用新型专利申请公告时给予出版的实用新型申请文献的一个编号。

（6）授权公告号　在发明专利授权时给予出版的发明专利文献的一个编号；在实用新型专利授权时给予出版的实用新型专利文献的一个编号；在外观设计专利授权时给予出版的外观设计专利文献的一个编号。

文献编号的特点是多重性。专利申请一经受理，随后便依审查制度和审批程序可以一次公布或多次公布，从而导致一件专利申请只有一个申请号，但却有多个专利文献编号。一次公布适用于登记制和完全审查制，出版已授权的专利说明书或公告的说明书，此时文献编号为专利号或公告号。多次公布适用于半审查制或延迟审查制，在未经审查的公开阶段文献号为公告号，经过审查但是尚未授权的阶段的文献号为公告号（审定号），授权阶段的文献号为专利号（证书号）。

专利申请号是国家知识产权局发给专利申请人的受理通知书上的一个重要著录项目。中国专利说明书的编号体系由于1989年和1993年的两次调整，以及2004年的申请号调整，分为四个阶段。为了满足专利申请量的急剧增加和适应专利申请号升位的变化，国家知识产权局制订了新的专利文献号标准。从2003年10月1日启用的新标准专利文献号最大的变化在于专利申请号由最早的8位上升到现在的12位，2003年10月1日之前的专利申请号由8位数字加一个小数点和一位数字（或英文字母X）组成，前两位代表专利申请当年的年份，第三位数字表示申请专利的类别（"1"表示发明专利，"2"表示实用新型专利，"3"表示外观设计专利，"8"表示进入中国国家阶段的PCT发明专利申请；"9"表示进入中国国家阶段的PCT实用新型专利申请），后五位数字代表本年度内专利申请的顺序号（也称流水号），小数点后的一位数字或"X"是计算机的校验位。升为12位申请号以后，格式发生了变化，其中专利申请年份由2位升级到4位，专利顺序号（也称流水号）由5位上升到7位。以专利申请号201410493796为例，2014是年份，1是专利类型，0493796是流水号。在专利号之前有CN标识的，表示该专利申请是由中国国家知识产权局所受理的。只有当专利申请被授予专利权后，在申请号前面加上ZL，该专利申请号才正式成为专利号。

专利公开号是专利申请过程中，在尚未取得专利授权之前，国家专利局公开专利时的编号，表示该专利已经在受理过程中。专利公开号亦称专利文献号，组成方式为"国别号+分类号+流水号+标识代码"，如CN104394898A，表示中国的第4394898号发明专利，文献类型标识代码为A。其他类型见表9-1专利文献种类标识代码。

表9-1 专利文献种类标识代码

发明专利文献种类标识代码		实用新型专利文献种类标识代码		外观设计专利文献种类标识代码	
A	发明专利申请公布说明书	U	实用新型专利说明书	S	外观设计专利授权公告
A8	发明专利申请公布说明书（扉页再版）	U8	实用新型专利说明书（扉页再版）	S9	外观设计专利授权公告（全部再版）
A9	发明专利申请公布说明书（全文再版）	U9	实用新型专利说明书（全文再版）	S1-S7	外观设计专利权部分无效宣告的公告
B	发明专利说明书	Y1-Y7	实用新型专利权部分无效宣告的公告	S8	预留给外观设计专利授权公告单行本的扉页再版
B8	发明专利说明书（扉页再版）				
B9	发明专利说明书（全文再版）				
C1-C7	发明专利权部分无效宣告的公告				

二、中国专利文献种类

中国专利文献按照载体形式分为印刷型、缩微型、磁带型、机读型四种，随着互联网的发展，机读型文献更有利于专利文献的检索、传播和利用；按专利的类别分为发明专利文献、实用新型专利文献和外观设计专利文献三种；按专利文献的性质分为专利公报、专利说明书与专利索引、专利分类工具三类。

（一）专利公报

专利公报是中华人民共和国国家知识产权局依法公布或公告专利申请、审查、授权等有关事宜和决定的出版物。以文摘形式报道专利申请项目的内容摘要及发明人名称、地址、申请号、申请日期等各项著录，并附有当期发明专利申请公开、审定、授权索引和当期实用新型、外观设计专利申请公告、授权索引。

专利公报分为《发明专利公报》《实用新型专利公报》《外观设计专利公报》三种，开始均为月刊。1986 年《实用新型专利公报》改为周刊，同年 7 月《发明专利公报》也改为周刊；1988 年《实用新型专利公报》每期分为上、下两册，《外观设计专利公报》改为半月刊；1989 年《实用新型专利公报》又改为上、中、下三册出版，下册为索引部分；1990 年《外观设计专利公报》也改为周刊。所以上述三种专利公报出版均为周刊，全年出版 52 期，以大 16 开印刷品形式出版发行。除此以外，还有光盘版和网络版的专利公报同时发布。

《发明专利公报》和《实用新型专利公报》均按国际专利分类号顺序编排，《外观设计专利公报》按《国际外观设计分类表》的分类号顺序编排。

（二）专利说明书

中国专利说明书，按发明、实用新型、外观设计三种专利分别出版说明书，以单行本形式与专利公报对应同时出版。

发明专利说明书分为：《发明专利申请公开说明书》，即未经实质审查而公开的说明书，按 45 个类别出版；《发明专利申请审定说明书》，即经过实质审查，但未授权而公告的说明书，按 45 个类别出版；《发明专利说明书》，即已批准授予专利权的说明书。

实用新型专利说明书分为：《实用新型专利申请说明书》，即初审合格而公告的说明书，按 45 个类别出版；《实用新型专利说明书》，即已批准授予专利权的说明书。

上述发明和实用新型专利申请，经国家知识产权局审定公告后，在授予专利权时，一般不再出版专利说明书，如果说明书需重大修改后再授予专利权的，则另行再次出版专利说明书，并在专利号后标注“＊　＊”号。

以上专利说明书均可在中华人民共和国国家知识产权局官网查询到说明书原文。

中国专利说明书由扉页（第一页）、权利要求书、说明书及附图组成。其中扉页刊登当期专利公报公布的该项专利申请案的著录项目、摘要、有的有附图或化学结构式等。如图 9 - 1为发明专利申请扉页。

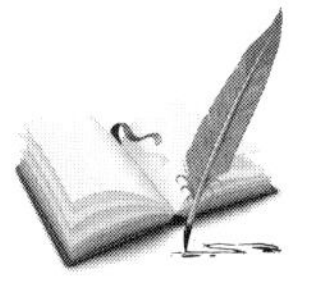

(19)中华人民共和国国家知识产权局

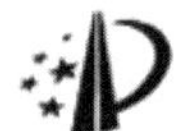

(12)发明专利

(10)授权公告号 CN 108623684 B
(45)授权公告日 2018.12.18

(21)申请号 201810998905.0

(22)申请日 2018.08.30

(65)同一申请的已公布的文献号
申请公布号 CN 108623684 A

(43)申请公布日 2018.10.09

(73)专利权人 宝船生物医药科技(上海)有限公司
地址 201201 上海市浦东新区张江春晓路122弄34号5幢
专利权人 白帆生物科技(上海)有限公司

(72)发明人 邵喆 刘聪 刘钰山 黄应峰

(74)专利代理机构 北京品源专利代理有限公司 11332
代理人 孟金喆

(51)Int.Cl.
C07K 16/22(2006.01)
C12N 5/20(2006.01)
G01N 33/68(2006.01)

审查员 陈仕高

权利要求书1页 说明书6页
序列表3页 附图1页

(54)发明名称
一种识别贝伐珠单抗的单克隆抗体及其应用

(57)摘要
本发明提供了一种识别贝伐珠单抗的单克隆抗体及其应用，所述单克隆抗体的轻链CDR1的氨基酸序列为SEQ ID NO.3，轻链CDR2的氨基酸序列为SEQ ID NO.4，轻链CDR3的氨基酸序列为SEQ ID NO.5；所述单克隆抗体的重链CDR1的氨基酸序列为SEQ ID NO.6，重链CDR2的氨基酸序列为SEQ ID NO.7，重链CDR3的氨基酸序列为SEQ ID NO.8；本发明通过大量复杂实验筛选并验证了所述单克隆抗体能特异性结合贝伐珠单抗，同时不影响贝伐珠单抗与VEGF的结合，能够监测评估贝伐珠单抗的代谢过程，具有广阔的应用前景和巨大的市场价值。

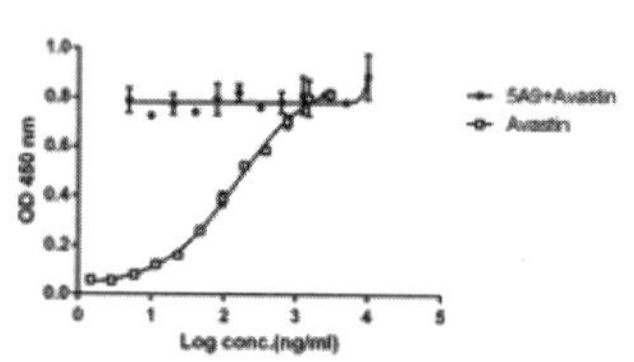

CN 108623684 B

图9-1 发明专利申请扉页

（三）检索工具

中国专利文献的检索工具，目前已出版的有以下三种。

1. 专利公报索引 前面所述的几种专利公报中，每期都会公布当期的处于不同审批阶段的专利申请项目的有关索引，其中，《发明专利公报》中有申请公开索引、审定公告索引和授权公告索引。这三种索引均由国际专利分类号索引、公开号（或审定号或专利号）索引和申请人（或专利权人）索引组成，各种索引均属于题录型检索工具，包括有专利项目名称、国际专利分类号、公开号（或审定号、或专利号）、申请人（或专利权人）、卷期号等著录项目，适于近期定向或动态检索。

公报中的文摘部分也具有一定的检索工具的性质。

2. 中国专利年度索引 中华人民共和国国家知识产权局每年定期出版的题录型年度累积索引《中国专利索引》，是将全年公开审定或公告授权的全部发明、实用新型按国际专利分类表顺序和外观设计专利按国际外观设计分类表顺序编成《分类年度索引》分册；申请人、专利权人姓名或译名的汉语拼音字母顺序编成《申请人、专利权人年度索引》分册。

《分类年度索引》分编为发明专利、实用新型专利、外观设计专利三部分。索引报道的内容有专利申请案的公开号（或审定号、公告号、专利号），国际专利分类号（或国际专利外观分类号），发明（或实用新型、外观设计）名称、申请人（或专利权人）及被刊登的公报的卷期号。

《申请人、专利权人年度索引》也分编为发明专利、实用新型专利、外观设计专利三部分。

3. 专利年度分类文摘　中华人民共和国国家知识产权局出版的《中国发明专利年度分类文摘》，是按国际专利分类表的八个部分（A～H）分别编排的，每个部分按国际专利分类法的五级分类顺序排列，并附有各类检索必需的著录项目及说明书摘要，可以从中查阅掌握技术信息及经济、法律信息，也是检索中国专利文献的重要检索工具。

（四）专利分类工具

目前国际通用的专利分类工具为《国际专利分类法》（IPC）。《国际专利分类法》（IPC）是根据1971年签订的《国际专利分类斯特拉斯堡协定》编制的，是目前国际通用的专利文献分类和检索工具，为世界各国所必备。该法将与发明专利有关的全部技术内容按部、分部、大类、小类、主组、分组等逐级分类，组成完整的等级分类体系。全表共分8个部，20个分部，以9个分册出版。1～8册为分类详表，第9册为使用指南及分类简表（至主组一级）。《国际专利分类法》（IPC）的部（一级类）用A～H表示。大类号由部的类号加2位数字组成。小类号由部号、大类号及大写字母组成。主组号由小类号再加2位数字组成。分组类号是在主组类号之后加斜线再加2～4位数字组成。中国自1985年4月1日起在出版的专利文献上标注IPC分类号。

三、中华人民共和国国家知识产权局网

中华人民共和国国家知识产权局网（www. sipo. gov. cn）提供了检索中国专利文献全文数据库，内容包括中国专利局自1985年4月1日以来公布的所有专利，可按照多种途径检索专利文摘及全文。图9－2为中华人民共和国国家知识产权局网站主页。

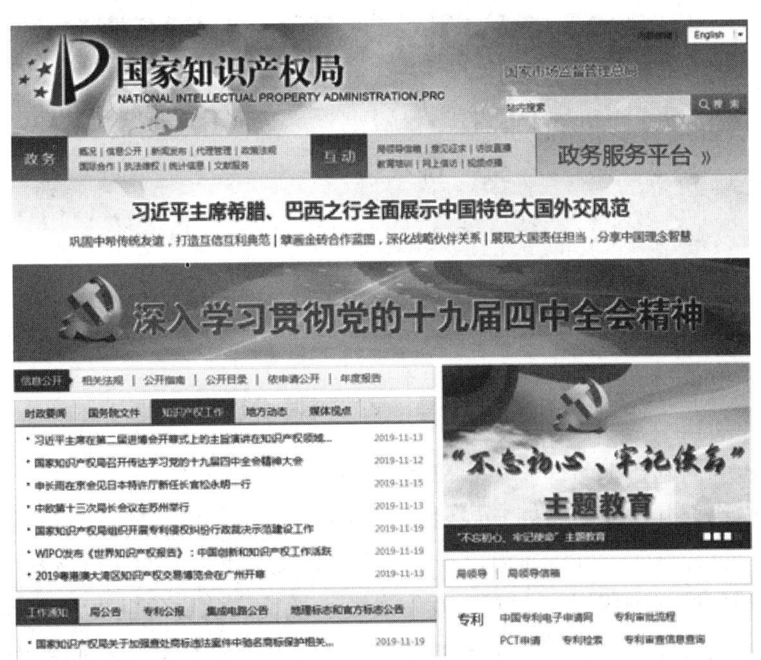

图9－2　中华人民共和国国家知识产权局网站主页

点击主页右侧专利区域链接“专利检索”，首先进入免责声明界面，如图9－3专利检索与分析系统使用前必读。

点击同意，则进入到专利检索及分析系统，如图9－4游客登录专利检索与分析系统。该系统是集专利检索与专利分析于一身的综合性专利服务系统。该系统共收集了103个国家、地区和

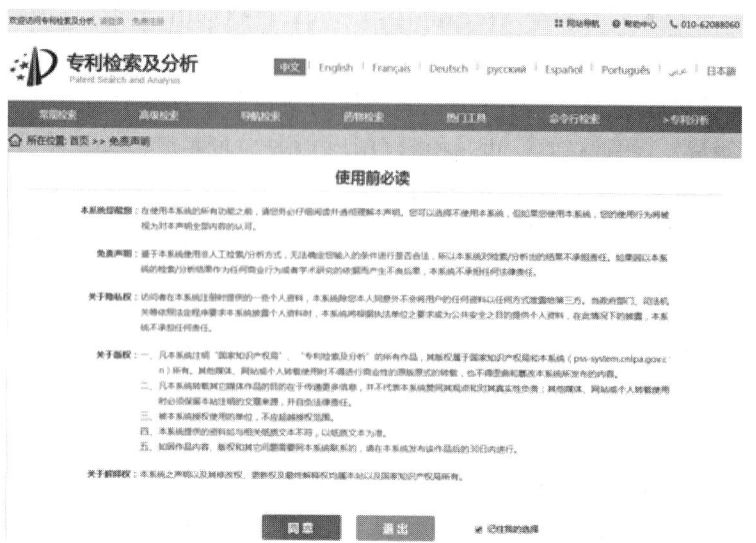

图9-3 专利检索与分析系统使用前必读

组织的专利数据，同时还收录了引文、同族、法律状态等数据信息。该系统各部分数据的更新周期不同，其中中国专利数据每周二、周五更新，滞后公开日7天；国外专利数据每周三更新；引文数据每月更新；同族数据每周二更新；法律状态数据每周二更新。

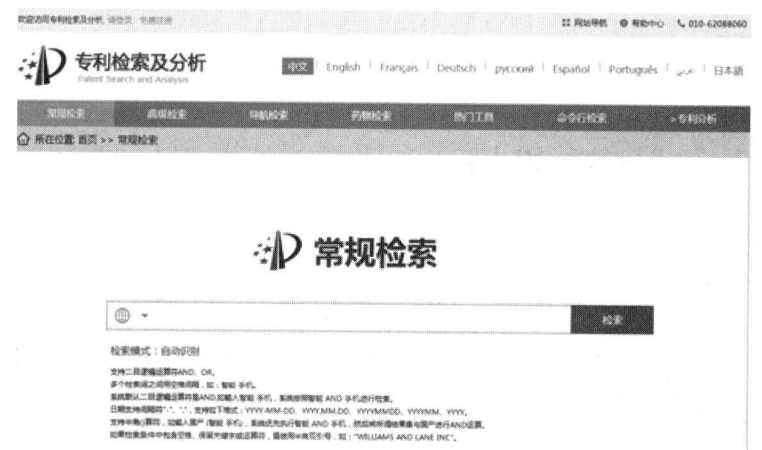

图9-4 游客登录专利检索与分析系统

第一次进入到国家知识产权局专利检索及分析系统，是以游客身份登录，该身份下只能使用该系统内小部分功能，例如常规检索，剩余绝大部分功能均不能使用。也可以免费注册成普通用户进行操作，以普通用户身份使用该系统，可以免费获得该系统大部分功能。

专利检索及分析系统提供了包括中文、英文、法文、德文等共九种语种的检索界面，除中文之外的其他八种语种系统界面提供的检索功能都比较简单，不再赘述。本节内容以中文界面为例具体介绍各部分检索功能。

（1）常规检索　也叫作快速检索，适合只有一个检索词的时候快速输入，例如已知专利申请号的检索；也可在对话框内输入多个检索词并添加布尔逻辑算符调整检索范围，详细检索规则见检索界面对话框下的说明，见图9-5。

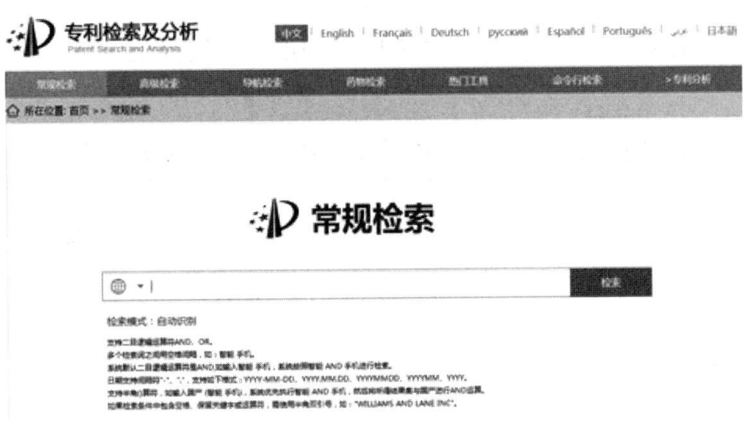

图 9－5　常规检索

常规检索对检索词的检索项为默认自动识别，如需人为更换，可点击对话框前的三角图标按键可弹出选项进行调整。如图 9－6 常规检索的检索项选项列表。

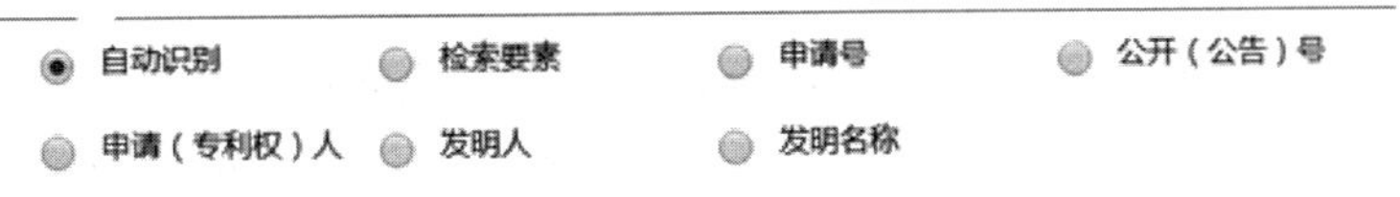

图 9－6　常规检索的检索项选项列表

（2）高级检索　根据已知的检索条件在对应的检索项对话框内输入检索词，也可以在下方的对话框内直接输入检索式（将鼠标放在对应的对话框上，会有提示出现，帮助检索者规范检索词）。在检索界面左侧可对检索范围进行调整，如图 9－7 所示。

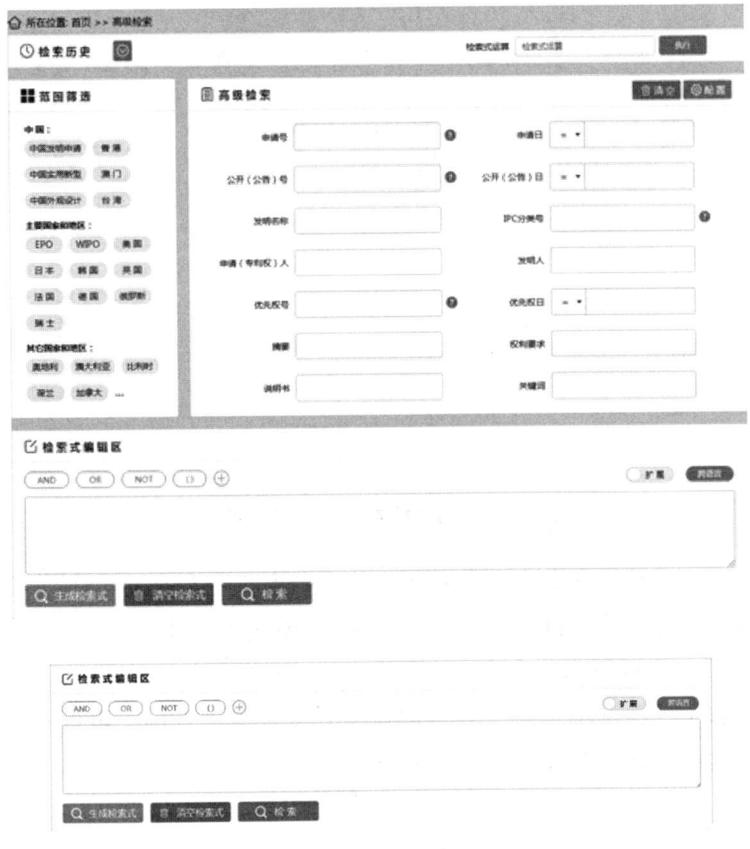

图 9－7　高级检索界面

（3）导航检索　按照 IPC 分类法途径检索专利，如已知专利分类号或专利分类含义均可使用该途径。检索时可直接点击左侧的导航栏逐层打开选择或在对话框中输入对应的检索条件，见图 9－8。

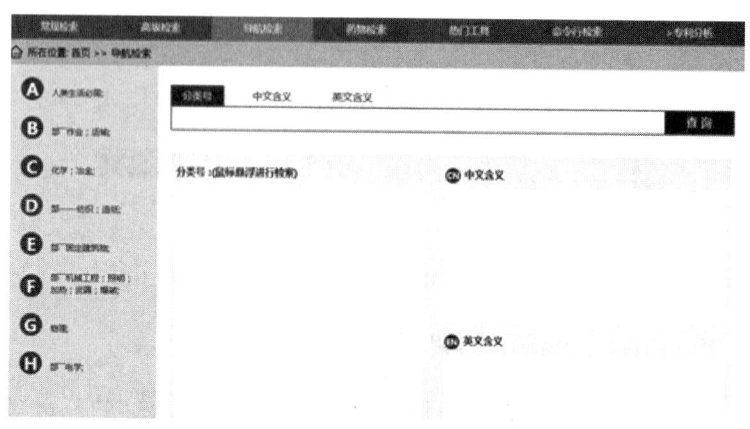

图 9－8　导航检索界面

（4）药物检索　该检索界面内包括高级检索、方剂检索和结构检索（图 9－9），根据检索者的已知条件在对应对话框内输入检索词进行检索。该高级检索中的检索对话框针对药物特点提供了多种途径，比如制剂方法、化学方法、CAS 登记号等。在界面右上方有中药词典和西药词典两个功能选项，帮助检索者提供检索词的多种表达方式，扩大检索范围，避免漏检。

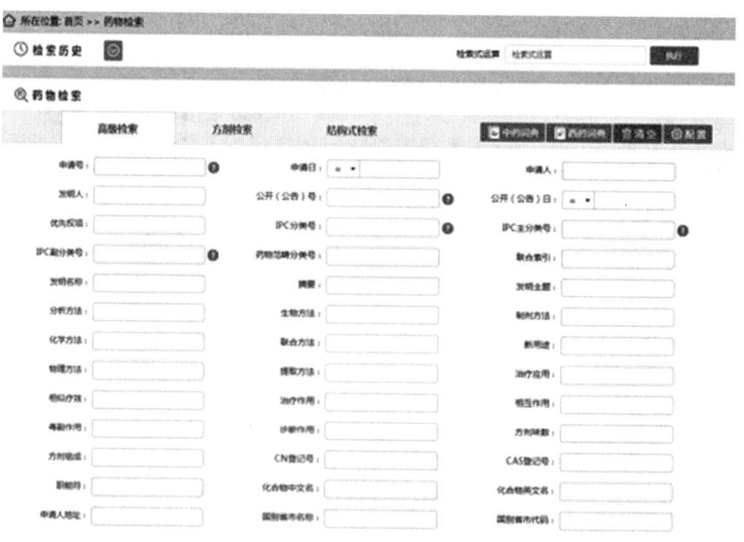

图 9－9　药物检索的高级检索界面

方剂检索途径用来检索含有多种不同药物的中药方剂专利；结构式检索是根据已知化学物质结构式或结构片段来进行对应检索，见图 9－10 药物检索。

（5）热门工具　该界面下有多种查询途径，包括同族查询、引证/被证查询、法律状态查询、国别代码查询、关联词查询、双语词典、分类号关联查询、申请人别名查询、CPC 查询。根据检索者的需要，选择对应的检索路径。这里以国别代码查询检索为例（图 9－11）。

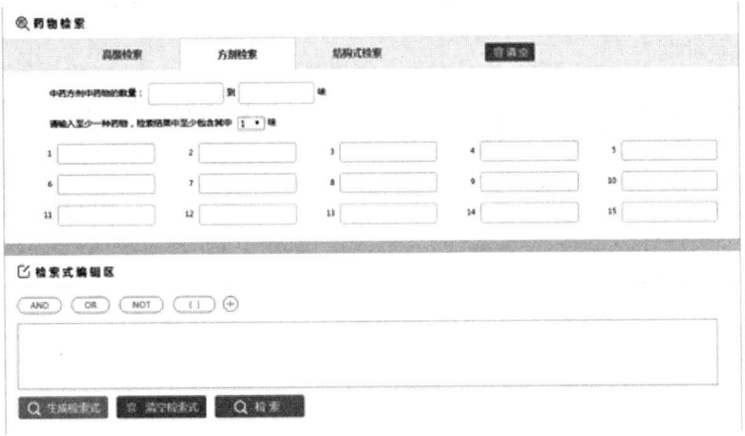

图 9－10　药物检索的方剂检索

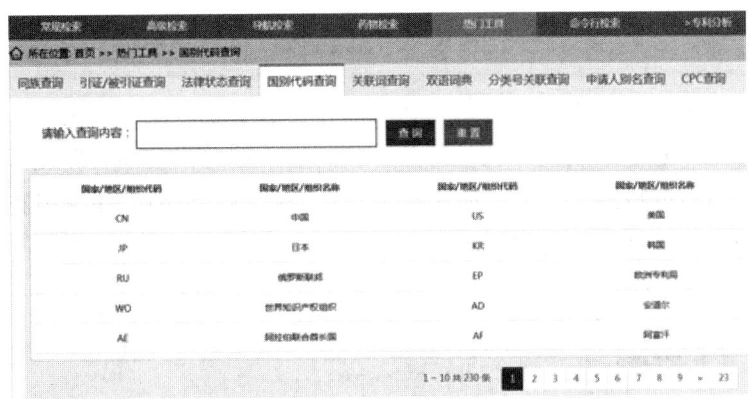

图 9－11　热门工具

（6）命令行检索　可以在该界面下使用字段命令、运算符和检索词编写检索式进行检索，如图 9－12 所示。

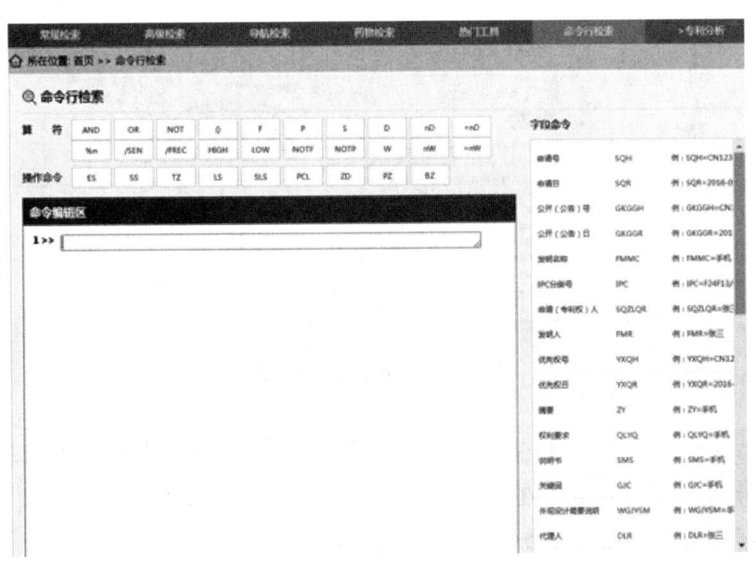

图 9－12　命令行检索

以专利检索及分析系统的高级检索途径为例，要检索"在 2000 年 1 月 1 日之后申请的

关于埃索美拉唑肠溶制剂方面的国内发明专利”，在高级检索里进行填写，见图 9－13，共检索出 63 条中国发明专利。

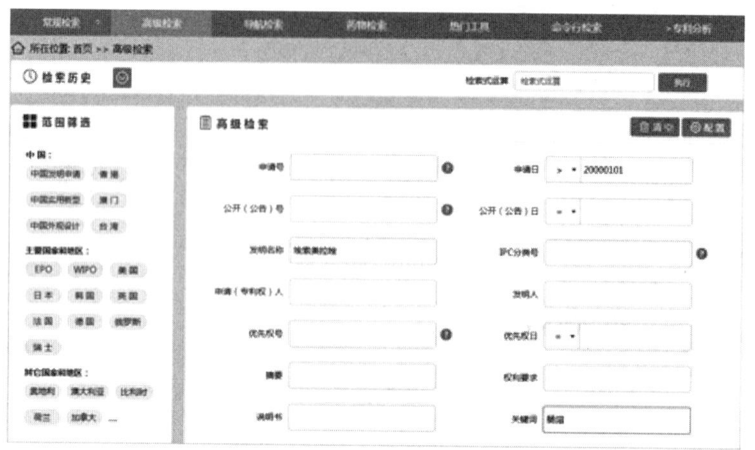

图 9－13　高级检索

专利检索与分析系统会罗列出每条专利的部分信息字段，包括申请号、申请日等，根据个人需要可以在“过滤”功能中调整每条专利的显示信息，在列表左侧有多种途径对检索出的文献集合进行分析统计，方便检索者筛选和调整检索范围。如果想查询具体的每一条专利信息可以点击专利报道下方的“详览”，如图 9－14 检索结果详览。

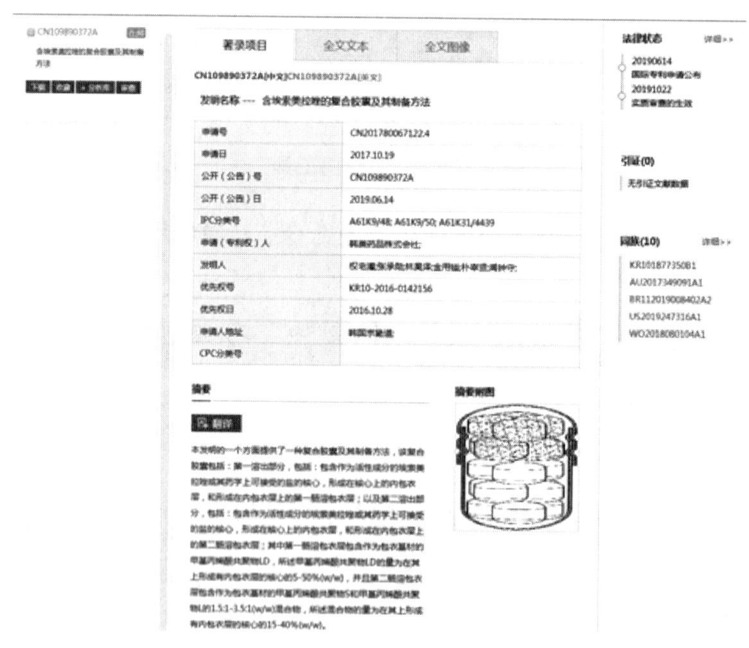

图 9－14　检索结果详览

新弹出的界面会显示该专利文献的全部信息，包括专利摘要各字段信息、法律状态、引证专利和同族专利等，还可以在线查看专利文献的全文文本和全文图像，专利检索及分析系统也免费提供专利全文文字版和扫描版的下载功能。

以上是专利检索及分析系统提供的专利检索功能部分，该系统还提供了专利的分析途径，包括申请人分析、发明人分析、区域分析、技术领域分析、中国专利分析、高级分析六种分析途径。

中华人民共和国国家知识产权局网站提供的专利检索及分析系统功能强大，可多角度多层次提供国内外的专利检索及分析。

四、中国知识产权网

中国知识产权网（www. cnipr. com）于1999年由知识产权出版社有限责任公司创办，建站最初目的是方便公众检索中国专利文献。随着互联网知识产权事业的发展，网站逐渐发展成为中英文站点，内容涵盖行业资讯、视角解读、政策法规、案例评析、产品服务、学院培训、资源分享、社区论坛为一体的覆盖知识产权全产业链服务流程的一站式服务平台。网站主页如图9－15所示。

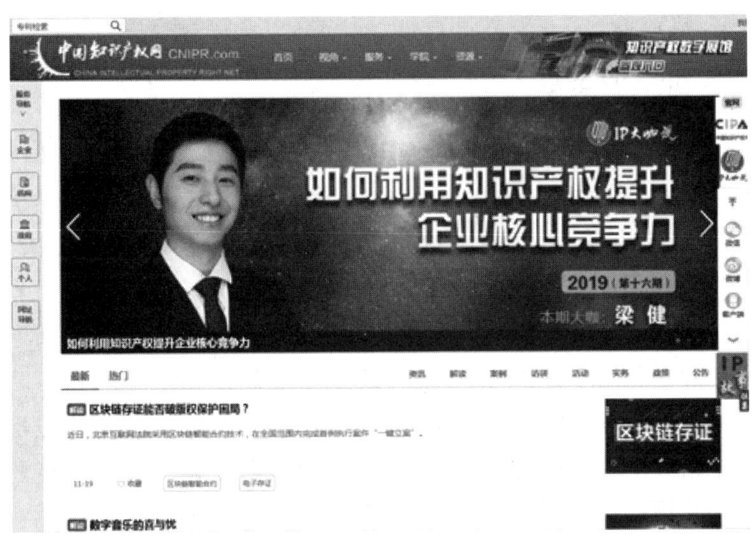

图9－15　中国知识产权网官网主页

点击界面左上角检索键，即可进入专利信息服务平台，该平台收录了包括中国、中国台湾、中国香港、美国、日本、EPO、WIPO等多个国家和地区和组织的专利。提供了常规检索、高级检索、法律状态检索、失效专利检索、运营信息检索多种检索途径，见图9－16。

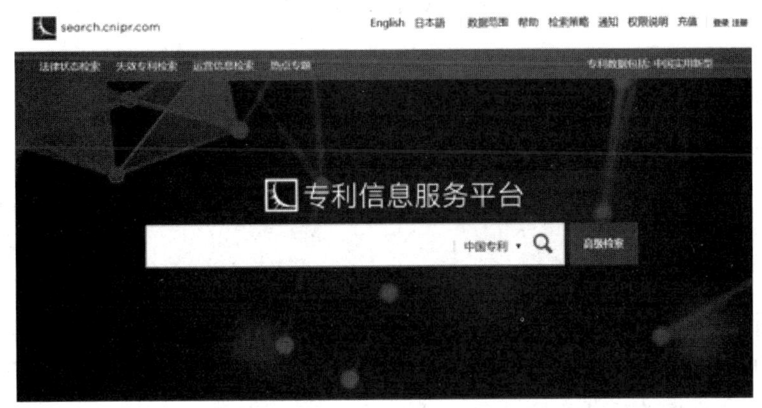

图9－16　专利信息服务平台

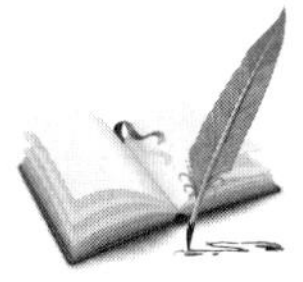

扫码“学一学”

第二节　美国专利文献检索

美国是世界上最早实行专利制度的国家之一，1787 年 9 月制定的《美利坚合众国宪法》第 1 条第 8 款第 8 项即明确规定：“为发展科学和实用技术，国会有权保障作者和发明人在有限的时间内对其作品和发明享有独占权”，这也是《美国专利法》的立法依据。从 1790 年 4 月 10 日美国总统乔治·华盛顿签署专利法到 1863 年成立专利局的 73 年间专利总数只有一万件；19 世纪末 20 世纪初，随着科学技术的飞跃发展，专利数量开始急剧上升，从 1911 年专利总数的 100 万件到 1961 年就有 300 万件；进入 21 世纪以后，专利数量的增加更是势不可挡。

一、美国专利保护类型

美国专利保护类型主要包括发明专利（Utility Patent）、植物专利（Plant Patent）与设计专利（Design Patent）三种。

（1）发明专利　指机械、化工及电气领域中的各种新颖、独特的方法、设备、产品、物质组合等等。发明专利保护期原为 17 年，自授权日起计算。1995 年 6 月 8 日以后提交的发明专利申请，按国际上的惯例，保护期改为 20 年，自申请日起计算。如遇特殊原因可最多延长不超过 5 年的专利期限。美国专利保护类型中没有实用新型专利。

（2）植物专利　美国自 1930 年起开始保护植物发明，用无性繁殖方法培育出的独特的植物新品种，包括培育出的变态的、变异的、新发现的种子苗（除了块茎繁殖的植物和非栽培状态下发现的植物。植物专利的保护期为 20 年，自申请日起计算。

（3）外观设计专利　或叫设计专利，只保护物品的外观，而不保护物品的结构性和功能性，保护期为 14 年，自专利的授权日起计算。

二、美国专利说明书与专利种类

1. 专利说明书　专利说明书是专利文献的主体，是专利检索工作最终的原始资料，也就是我们所说的一次文献。

美国专利局对其批准的专利均出版专利说明书，每周出版一次（官网每周更新一次），每件都有单独编号叫“专利号”，专利号是查找专利说明书的重要依据。比如专利号为 5255452 的美国专利说明书，如图 9 - 17 所示。

美国专利说明书文字层次大致可分为以下三个部分。

（1）标头部分　以扉页的形式，按国际通用的国际标准代码（INID）标注各著录项目。

（2）正文部分　包括发明背景（background the invention），指出该项专利发明技术所属专业、主要用途、过去采用的技术措施有存在的缺点；发明大意（summary of the invention），概述发明所能解决和改进的问题、内容实质及主要优点；附图简介（brief description of the drawings），简要说明附图的参看方法；最佳方案详述（detailed description of the preferred embodiment），最后详细说明基本原理，然后提出实现发明的最优方案，举出实例，说明具体做法，以及其他可以允许或可以设想的变动。

(12) **United States Patent**
Tanigawara et al.

(10) **Patent No.: US 10,481,160 B2**
(45) **Date of Patent: *Nov. 19, 2019**

(54) **COMBINED ANTICANCER DRUG SENSITIVITY-DETERMINING MARKER**

(71) Applicants: **KEIO UNIVERSITY**, Minato-ku (JP); **KABUSHIKI KAISHA YAKULT HONSHA**, Minato-ku (JP)

(72) Inventors: **Yusuke Tanigawara**, Shinjuku-ku (JP); **Akito Nishimuta**, Shinjuku-ku (JP); **Junya Tsuzaki**, Shinjuku-ku (JP); **Hiroyuki Takahashi**, Minato-ku (JP)

(73) Assignees: **KEIO UNIVERSITY**, Minato-ku (JP); **KABUSHIKI KAISHA YAKULT HONSHA**, Minato-ku (JP)

(*) Notice: Subject to any disclaimer, the term of this patent is extended or adjusted under 35 U.S.C. 154(b) by 0 days.

This patent is subject to a terminal disclaimer.

(21) Appl. No.: **15/635,293**

(22) Filed: **Jun. 28, 2017**

(65) **Prior Publication Data**

US 2017/0299597 A1　Oct. 19, 2017

Related U.S. Application Data

(63) Continuation of application No. 14/379,945, filed as application No. PCT/JP2013/054488 on Feb. 22, 2013, now Pat. No. 9,733,256.

(30) **Foreign Application Priority Data**

Feb. 23, 2012　(JP) 2012-037448

(51) **Int. Cl.**

A61K 31/282	(2006.01)
A61K 31/513	(2006.01)
G01N 33/574	(2006.01)
A61K 45/06	(2006.01)
A61K 31/555	(2006.01)
A61K 47/18	(2017.01)
A61K 47/26	(2006.01)
G01N 33/68	(2006.01)

(52) **U.S. Cl.**
CPC *G01N 33/57484* (2013.01); *A61K 31/282* (2013.01); *A61K 31/513* (2013.01); *A61K 31/555* (2013.01); *A61K 45/06* (2013.01); *A61K 47/18* (2013.01); *A61K 47/183* (2013.01); *A61K 47/26* (2013.01); *G01N 33/574* (2013.01); *G01N 33/6848* (2013.01); *G01N 2560/00* (2013.01); *G01N 2570/00* (2013.01); *G01N 2800/52* (2013.01); *Y10T 436/143333* (2015.01); *Y10T 436/147777* (2015.01); *Y10T 436/163333* (2015.01); *Y10T 436/173845* (2015.01); *Y10T 436/201666* (2015.01)

(58) **Field of Classification Search**
CPC G01N 33/6848; G01N 33/57484; A61K 31/282; A61K 31/336; A61K 31/513
See application file for complete search history.

(56) **References Cited**

U.S. PATENT DOCUMENTS

2010/0292331	A1	11/2010	Mitchell et al.
2010/0323034	A1	12/2010	Tanigawara et al.
2011/0003842	A1	1/2011	Tanigawara et al.
2012/0220618	A1	8/2012	Tanigawara et al.

FOREIGN PATENT DOCUMENTS

CN	101932338	12/2010
CN	101932939	12/2010
WO	2009/096189	8/2009
WO	2009/096196	8/2009
WO	2011/052750	5/2011
WO	2011052750	5/2011

OTHER PUBLICATIONS

Ibanez et al.; "CE/LC-MS multiplatform for broad metabolomics analysis of dietary polyphenols effect on colon cancer cells proliferation"; 2012 Electrophoresis; 33: 2328-2336.*
Ibqal et al.; "Determinants of Prognosis and Response to Therapy in Colorectal Cancer"; 2001; Current Oncology Reports; 3: 102-108.*
Ganti et al.; "Kidney Tumor Biomarkers Revealed by Simultaneous Multiple Matrix Metabolomics Analysis"; May 24, 2012; Cancer Res.; 72(14): 3471-9 (Year: 2012).*
Lewis et al.; "Glutathione and glutathione-dependent enzymes in ovarian adenocarcinoma cell lines derived from a patient before and after the onset of drug resistance: intrinsic differences and cell cycle effects"; 1988; Carcinogenesis; 9(7): 1283-1287 (Year: 1988).*
(Continued)

Primary Examiner — Timothy P Thomas
(74) *Attorney, Agent, or Firm* — Oblon, McClelland, Maier & Neustadt, L.L.P.

(57) **ABSTRACT**

To provide an anti-cancer agent sensitivity determination marker, which marker can determine whether or not the patient has a therapeutic response to the anti-cancer agent, and novel cancer therapeutic means employing the marker.

The anti-cancer agent sensitivity determination marker, the anti-cancer agent including oxaliplatin or a salt thereof and fluorouracil or a salt thereof, contains one or more substances selected from among an amino-acid-metabolism-related substance, a nucleic-acid-metabolism-related substance, a substance in the pentose phosphate pathway, a substance in the glycolytic pathway, a substance in the TCA cycle, a polyamine-metabolism-related substance, 7,8-dihydrobiopterin, 6-phosphogluconic acid, butyric acid, triethanolamine, 1-methylnicotinamide, NADH, NAD^+, and a substance involved in the metabolism of any of these substances.

5 Claims, 3 Drawing Sheets

图 9－17　美国专利扉页

（3）专利权限部分　权利要求（claim）在说明书的末尾，发明人用法律语言，严密陈诉该发明的内容及特点，并根据所述独创点，提出专利保护的要求，要求根据需要可多可少，2014 年获批的专利中，最少的一篇只有一项专利要求，最多的达到了 671 项。从法律角度看这部分文字很重要，而从技术角度看，它仅是前面阐述内容的概括和重复。

2. 专利种类

（1）工业专利说明书　也称为发明专利说明书，这是美国专利说明书中最重要、数量最多、内容最广、参考价值最大的一种专利说明书，数量占到专利总数的 95%。人们通常所说的美国专利说明书就是指这种工业专利说明书。统计表的编号称为专利号。例如 US8，758，814，US 代表美国，后面一般由 1～7 位数字组成。

扉页上的著录项目，均注有巴黎联盟专利局间信息检索国际合作委员会（The Paris Union Committee for International Cooperation in Information Retrieval Among Patent Offices；ICIREPAT）规定的统一数据标识号（INID 码），这些标识号的含义为：（10）专利、补充保护证书或专利文献的标识；（11）专利、补充保护证书或专利文献号；（12）文献种类的文字释义；（21）申请号；（22）申请日期；（31）优先申请；（32）优先申请日期；（33）优先申请国家或组织代码；（43）未经审查并或尚未授权的专利文献的公开日；（45）授权公告

日；(51) 国际专利分类 (IPC)；(54) 发明名称；(57) 文摘或权利要求；(71) 申请人；(72) 发明人；(74) 专利代理人或代表人姓名；(81) PCT 申请指定国；(84) 地区专利公约指定国；(85) PCT 申请进入国家阶段日期；(86) PCT 国际申请的申请数据；(87) PCT 国际申请公布数据。

1973 年起各国专利局出版的专利文献开始标注 WIPO 规定使用的专利文献著录项目识别代码 (INID 码)。

(2) 再版专利说明书　再版专利说明书也叫再公告专利。在发明专利授权 2 年之内，专利权所有者如果发现已公布的该项专利说明书的权项有严重错误或遗漏，需对其进行修改补充时，或者在某专利权项的部分或全部失效，愿意放弃原专利权而提出新申请时，都可以再次向专利局提出申请。这种再申请并被批准的专利称为再版专利，出版的说明书称为再版专利说明书。它有单独编号，号码前以 "Re" 字样，占美国专利总数的 0.3%。例如 US RE37，721E。

(3) 植物专利说明书　美国 1931 年开始建立了独立的植物专利，它的审批工作由美国农业部负责。植物专利内容包括各种新培育出来的花卉、果树和绿化植物的良种。1970 年美国通过了新的植物专利法，把植物专利的申请范围扩大到种子繁殖植物，从而包括了几乎全部农作物。植物专利说明书有单独编号和分类，用 "Plant" 后接数字表示。植物专利说明书的内容主要是描绘新品种性状并附有彩色照片，有时也简要地说明进行无性杂交的地点和方式。

(4) 防卫性公告　发明人对于某些次要的发明，或者出于诸如设备投资费、支付专利费等经济负担的原因，认为其发明不值得或不必要申请正式专利，但又考虑到要防止别人申请同样的发明专利，使自己利用此发明的条件受到限制，因而通过专利局将自己的发明内容在《专利公报》上公布，使该项发明失去获得专利所必须具备的新颖性，用这种方式公开出来的说明书，称为防卫性公告。

美国专利公告自 1968 年 11 月 9 日起开始刊登防卫性公告的摘要，并从 1969 年 12 月 16 日起用 "T" 加六位数字表示美国专利公报的卷数，后三位数字表示防卫性公告的该卷的顺序号。从 1980 年 12 月 4 日起，该六位数字中的前四位表示美国专利公报的卷数，后二位数则是防卫性公告在该卷的顺序号，对于这种发明，任何人都可以委托专利局复制其说明书的全文，并随意加以使用。例如 T1020001。其中 T 为 Technical Disclosure (技术公开)，1021001 表示美国专利公报第 1021 卷第 001 号防卫性公告。

(5) 设计专利说明书　1842 年美国制定了设计专利的法律，开始建立独立的设计专利，设计专利是关于各种商品外形设计的专利。根据 1952 年专利法的规定设计专利的有效期分为三年半、七年和十四年 3 种。申请人可自行选择专利的有效期，根据期限的长短，支付不同的专利费用。

设计专利说明书单独编号和分类，用 "D" 加六位数字表示，设计专利说明书一般无详细的说明，而用外观设计图表示其发明的内容。

(6) 申请专利说明书　美国专利局为解决专利申请案大量积压，实施了一项不涉及立法手续的 "自愿公开试验计划"，根据这个设计，美国专利局在 1974 年进行了第一次试验。由 14 个审查组挑选了两千件申请案，向这些申请人发函、建议提前公告他们的申请案，并规定申请人在两个月内不给自愿同意的复函，则申请案仍按正常程序审理，如果同意，则在《专利公报》上提前公告，最终复函自愿同意的有 667 件，占总数的三分之一。

在1975年，专利局进行了第二次试验，鉴于第一次试验中许多人没有复函，改变了试验方法，专利局规定，如果得不到申请人表示同意或不同意的复函，则将停止对申请案的审查，不予批准专利。

凡是因实施这个计划，申请案在未正式批准前便提前公告，并将其申请说明书公开出版，这种说明书称为申请专利说明书。申请专利说明书的号码用“B”加上六位数字的申请号表示。2001年以后，增加了申请专利说明书。

（7）再审查专利说明书　美国专利局于1980年12月12日制订了专利再审查法，并于1981年7月1日起开始生效。此法规定：任何人都可用专利说明书和其他出版物上揭示的先行技术为依据，对某一专利的任一权项提出异议，请求对此专利进行再审查。专利局在三个月内做出是否接受此请求的决定，如果接受则通知专利权人就异议做出解答。专利权人须在两个月内对异议给以书面答复，或对权项进行修正，或提出新权项并尽快把副本送交持异议者。但是无论是对权项进行修正还是补充，都不能扩大原权项的范围。在专利权人答复期和接到副本后两个月内，对专利权人答复表明自己是否同意的态度。在专利权人答复期和持异议表明态度期届满时，专利局就此做出裁决，或撤销不该享受专利权的权项或肯定该享受专利权的权项（包括经过修改和重写的权项）。在这种情况下，专利权人就异议做出解答的专利说明书称为再审查专利说明书。现审查专利说明书的号码用原专利号加上B1构成，说明书扉页中有“再审查请求”（Reexamination Request）和“再审查证书与原专利有关事项”（Reexamination Certificate for）等有关项目。经过再审查仍维持原结论时，扉页后注明“该专利无修正”（No amendments have been made to the patent.）；经再审查后内容有所修正时，扉页后将注明“该专利补充如下”（The patent is hereby amended as indicated below.）。

三、专利分类工具

分类工具是将专利文献分门别类的形成体系，并以一定的标记符号，以表的形式表示出来的一种工具书。它可以帮助读者从分类的途径查找专利说明书。美国专利分类工具有分类表和分类表索引两种。

1. 专利分类表　美国专利分类表（Manual of Classification of U. S. Patents）由美国专利局出版，用于查阅美国（专利公报）（Official Gazette）和《年度索引》（Patent Index）的必备工具书。

美国专利分类体系创始于1830年，由美国议会通过的第一部专利分类表。它把美国专利中的各种发明，按技术主题分为16个大类，到1836年，专利类别增至22个大类。随着科学技术的发展，新兴学科的不断出现，专利数量也在增加，专类分类系统也不断得到完善。现在已经发展到450个大类，设定大类序号从002至987，其中有许多空缺号码。每个大类下进一步细分出若干小类，约有15万个小类，是目前世界上较详细的分类系统之一。美国专利分类系统，主要是根据美国专利法规定，为使审查员审查专利权项，确定该发明是否具有专利“三性”，以便对申请的发明是否能获得专利权做出决定。因此，美国专利分类系统完全是按照专利审查工作需要和特点来考虑的，它与其他的分类系统有很大差异。

美国专利分类系统的类目设置，是以“功能性分类”为基础的。各大类描述不同的技术主题，而小类描述大类所含技术主题的工艺过程、结构特征、功能特征。“大类/小类”的组合成为完整的分类号，例如标识符“424/464”表示大类424（DRUG, BIO－AFFECTING AND BODY TREATING COMPOSITIONS 药物：生物影响和身体治疗合成物）中的小类

464（Tablets，lozenges，or pills 片剂、含片或丸剂）。小类是 USPC 中技术主题的最小分组。但是单从这种形式看不出分类等级和上下位关系，而分类等级和上下位关系只有通过查看详细分类表才能了解。

分类表在语言文字上的一个特点是经常采用定义式类名，这是为了使类目包含更广，又如链霉素的类名是“碳水化合物化学中的糖苷类物质”将糖苷类抗生素、双氢链霉素、卡那霉素、庆大霉素等都包括进来了。这种定义式类名有的有注解，有的没有注解，查阅时要注意，用一个名称查不到时可以用另一个名称查，也就是用一个概念的几种名称试查。

USPC 可以促进相关文献的有效检索，用 USPC 为美国专利文献分类是 USPTO 审查专利申请的必要步骤。为了更详尽地包容新技术领域和应付文献量的日益增长，USPC 周期性进行修改，USPC 修订需要重新划分分类，即通过实施再分类项目对文献再分类。

但是 USPC 也存在自身的诸多问题。USPC 的建立始于 1836 年，其在设置上比较复杂，USPC 是典型的功能分类体系，与其他分类系统难以兼容，尤其是 USPC 与 IPC 难以兼容，因为 IPC 是采用功能与应用并重的分类原则。由于分类原则不同，造成美国在利用其他国家专利文献时因其独具特色的功能分类带来麻烦。所以美国专利与商标局曾试图通过制定与其他国家专利分类法对应的类目对照表，以及按照 USPC 对国外专利文献重新分类的方式来解决问题。但是这些方法都是受限的。

2010 年之前，世界专利分类体系主要包括国际专利分类（IPC）、欧洲专利分类（ECLA、ICO）、美国专利分类（USPC）和日本专利分类（FI、F－term），这些分类体系在分类原则上的差异以及各自存在的局限性，给利用其他国家专利文献者造成困难，有一定的局限性。虽然在世界范围内公开的所有专利文献基本都采用 IPC 分类法进行了分类，IPC 是其他分类体系细分的基础，但是 IPC 分类有的分类不够细，分类条目较宽，出现了 IPC 有些分类号下的文献量过大，不利于检索的情形。所以 2010 年 10 月，美国专利与商标局（USPTO）和欧洲专利局（EPO）宣布合作开发联合专利分类（Cooperative Patent Classification，CPC）。CPC 按照 IPC 分类标准和结构进行开发，以 ECLA 为基础，并融入 USPC 的成功实践，由欧洲专利局和美国专利与商标局共同管理和维护。

CPC 已经于 2013 年 1 月 1 日正式实行，EPO 目前只使用 CPC 对专利以及部分非专利文献进行分类，ECLA 也已经停止更新和维护；USPTO 的审查员也从 2015 年开始只使用 CPC 进行分类。另外，我国从 2016 年 1 月起将对所有技术领域的专利文献使用 CPC 分类。

CPC 分类体系的组成如下。

（1）A 部至 H 部，对应于 IPC 的 8 个部。

（2）新增 Y 部，一部分为新兴领域，一部分为来自 USPC 的跨领域，交叉引用现有技术集合和文摘。如图 9－18 CPC 分类表。

Symbol	Classification and description
☐ A	HUMAN NECESSITIES
☐ B	PERFORMING OPERATIONS; TRANSPORTING
☐ C	CHEMISTRY; METALLURGY
☐ D	TEXTILES; PAPER
☐ E	FIXED CONSTRUCTIONS
☐ F	MECHANICAL ENGINEERING; LIGHTING; HEATING; WEAPONS; BLASTING
☐ G	PHYSICS
☐ H	ELECTRICITY
☐ Y	GENERAL TAGGING OF NEW TECHNOLOGICAL DEVELOPMENTS; GENERAL TAGGING OF CROSS-SECTIONAL TECHNOLOGIES SPANNING OVER SEVERAL SECTIONS OF THE IPC; TECHNICAL SUBJECTS COVERED BY FORMER USPC CROSS-REFERENCE ART COLLECTIONS [XRACs] AND DIGESTS

图 9－18　CPC 分类表

CPC 分类主要来源于 ECLA 和 ICO，类似于 ECLA，CPC 分类号由两大部分组成：主分类号（main trunk）和附加信息（additional information）。其中主分类号是直接来自 ECLA 或者来自一些原 ECLA 的 ICO，可见 CPC 的主分类号部分会比 ECLA 更细分，内容也会更丰富，因为主分类号实际上包含了发明信息 + 部分附加信息。对于附加部分，也可以进一步分为两部分，对主类别号 CPC 的进一部分细分的附加信息和跨领域的附加信息。综合了 ECLA 和 IPC 的分类优点，使全球的审查员和专利用户在进行专利检索时访问同一个类别的专利文档集合，以实现分类资源共享，避免重复繁多的维护工作。

我们将 CPC 与国际上其他分类体系来作比较，如表 9 -2 所示。

表 9 -2　专利分类的比较

项目	USPC	IPC	ECLA	FI	CPC
分类文档的使用局	美国专利商标局	IPC 成员国	欧洲专利局及其成员国	日本专利局	美国专利商标局，欧洲专利局及其成员国
与 IPC 的关系	无	IPC	是 IPC 的扩展	是 IPC 的扩展	结合 IPC 和 US-PC
分类号格式	非 IPC 格式的数字	数字	基于 IPC 的字母数字组合	基于 IPC 的字母数字组合	基于 IPC 的字母数字组合
文档覆盖	仅美国专利文档	所有公开的专利文档	EPO 任意三种语言公开的“最少 PCT”文档子集	仅日本专利文档	美国专利文档，欧洲专利局及其成员国文档
分类号数	170 000	69 000	145 000	180 000	260 000

CPC 中包含了 EPO 和 USPTO 最好的分类实践法，有助于实现专利分类体系在国际范围内的协调统一。采用 CPC 不仅可以实现更有效的现有技术检索，也将通过共享减少不必要的重复工作，从而提高工作效率。

2. 专利分类表索引　分类表索引（Index to Classification of U. S. Patent）是一种指导人们使用专利分类表的辅助工具书。它是根据主题字顺查找分类号的。它将分类表中的类目与一些其他必要的学科名词统一起来，按字顺排列，在名词后面给出分类号。使用分类表索引，可按欲查课题的主题词和叙词的英文名称直接查出分类号，从而就能比较迅速而准确地确定查找课题在分类表中的位置，以便作进一步的查找。

分类表索引的另一个作用，是把分散在分类表上各处有关的类目，集中反映在一个词条下面，为比较和选择跨类的类目提供了方便。

如查青霉素的相关专利，可查 Penicillins。

```
Penicillins .................................. 540 / 304+
   By fermentation ......................... 435 / 43
   Medicines containing ................... 514 / 192+
```

通过分类表索引得到青霉素共有三个分类号 540/304 + 青霉素；435/43 发酵产生的青霉素；514/192 + 含有青霉素的药品。而如果我们使用分类表，只能直接查得其中某一个类号，不能同时查出三个类号。因此，一般在使用分类表时，总是先从分类表索引着手，以便核对，不要把分类表索引当作独立的工具使用。

使用分类表索引，如同查英汉字典一样，只要把查找的主题词和叙词确定后，就可以

按字顺找到其对应的类目。例如要查有关："阿司匹林"的专利，则按阿司匹林（Aspirin）的字母顺序，就可在分类表索引中找到如下类……

Aspirin .... 560 / 143
In drug .... 514 / 165

说明阿司匹林的专利分类号为560大类143小类，其分类号560/143。

说明作为药物阿司匹林的专利分类号为514大类165小类，其分类号514/165。

四、美国专利与商标局文献数据库

美国专利与商标局（USPTO United States Patent and Trademark Office）专利文献数据库由美国专利与商标局网站（www. uspto. gov）提供，免费向用户提供美国专利全文和图像。专利数据库分为授权专利数据库和申请专利数据库两部分：授权专利数据库提供1790年至今各类授权的美国专利，其中有1790年至今的PDF格式说明书（PDF image patents），1976年至今的全文文本说明书（full - text patents）；申请专利数据库只提供了2001年3月15日起申请说明书的文本和图像。专利数据库提供了多种类型的专利文献，如：Utility、Design、Plant、Reissue、Defensive Pub、SIR（Statutory Invention Registration）。其中Utility是被检索最多的一类。数据库每周更新一次（一般是每周二）。两数据库检索方法基本相似，有快速检索（quick search）、高级检索（advanced search）和专利号检索（patent number search）三种方式，见图9-19。

uspto
UNITED STATES PATENT AND TRADEMARK OFFICE
About Us
Jobs
Contact Us
MyUSPTO
Search uspto.gov
Patents
Trademarks
IP Policy
Learning and Resources
Find It Fast
Quick links to applications and tools.
Patents
Trademarks
New to IP?
Learn the basics of intellectual property.
Patent basics >
Trademark basics >
Find help in your area >
Defying the doubters
The one wire that connected us all. FULL STORY >
Latest news
Public events
Remarks
Securing USPTO online access
Starting this weekend: increased security measures for Private PAIR.
USPTO releases SUCCESS Act report to Congress
Report examines publicly available data on rates of women, minorities, and veterans in the patent system and makes
As we embark on the next wave of technological and industrial revolutions, we must ensure that we continue to have a robust IP system, with

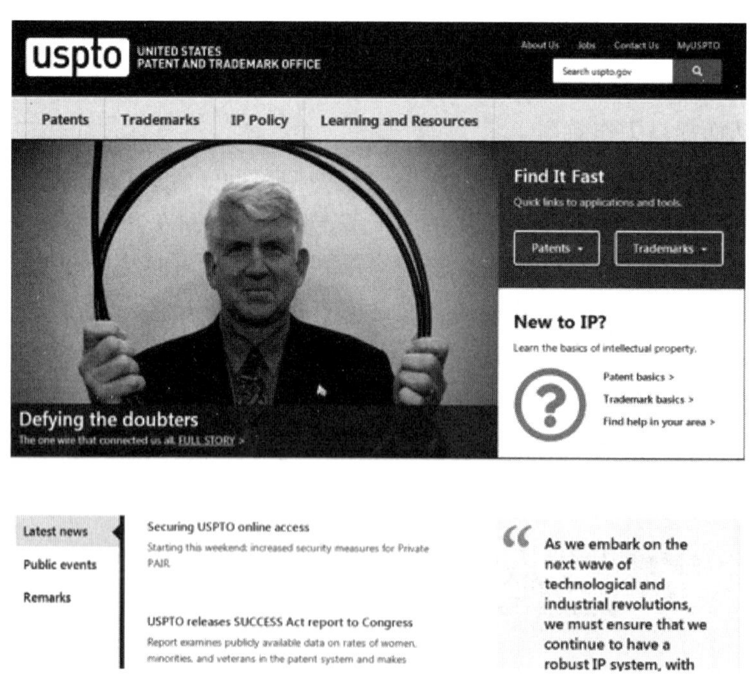

图9-19 美国专利与商标局官网主页

在Patents导航栏中的Application process下点击"Search for patent"，进入美国专利检索主界面，见图9-20。

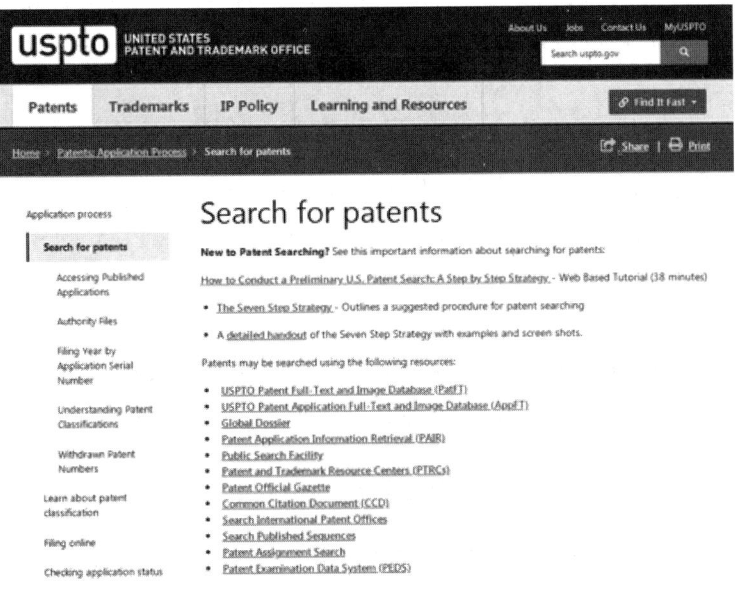

图 9－20　美国专利与商标局专利检索页面

美国专利商标局提供的专利检索有多种方式和多种途径，使用最多的为 PatFT（美国专利商标局专利全文和图像数据库）和 AppFT（美国专利商标局申请专利全文和图像数据库）两种，如图 9－21。

美国专利商标局专利全文和图像数据库每周三更新，并以 1976 年为界，从 1790 年到 1975 年的美国专利只提供 PDF 格式的专利说明书，而 1975 年至今的美国专利既提供全文字版的专利说明书也提供 PDF 格式的专利说明书。该数据库提供了以下三种检索途径。

USPTO Patent Full-Text and Image Database (PatFT)

Inventors are encouraged to search the USPTO's patent database to see if a patent has already been filed or granted that is similar to your patent. Patents may be searched in the USPTO Patent Full-Text and Image Database (PatFT). The USPTO houses full text for patents issued from 1976 to the present and PDF images for all patents from 1790 to the present.

Searching Full Text Patents (Since 1976)

Customize a search on all or a selected group of elements (fields) of a patent.

- Quick Search
- Advanced Search
- Patent Number Search

Searching PDF Image Patents (Since 1790)

Searches are limited to patent numbers and/or classification codes for pre-1976 patents.

- View Patent Full-Page Images
- How to View Patent Images

USPTO Patent Application Full-Text and Image Database (AppFT)

Search for Full-Text and Image versions of patent applications. Customize searches on all fields of a patent application in the AppFT for Full-Text searches.

- Quick Search
- Advanced Search
- Publication Number Search

Searches are limited to patent numbers and/or classification codes for Full-Page images.

View Publication Full-Page Images

图 9－21　PatFT 和 AppFT 检索界面

1. 快速检索（Quick Search） 快速检索是指直接通过下拉菜单选择字段名称，再将输入的各字段进行布尔逻辑运算而完成的检索。该方法比较直观简便，适合少于或等于两个检索词的检索条件。

如检索“奥美拉唑及衍生物的合成方法”的专利，其方法如下。

（1）选择>Quick Search，进入快速检索界面，如图9－22。

（2）在Field1中选择title，在Term1中输入“Omeprazole”。

（3）在Field2中选择title，在Term2中输入“Preparation”。

（4）布尔逻辑关系选择AND。

（5）年限选择1976 to present［full－text］，因为奥美拉唑最早是在1987年上市，所以不选择1790 to present［entire database］，如图，点击“Search”按钮。

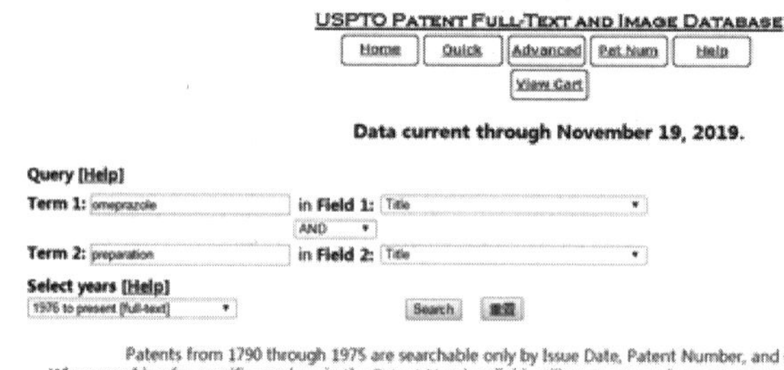

图9－22 快速检索界面

（6）检查结果如图9－23快速检索结果，共检出13篇专利，分别列出各美国专利的专利号和专利标题。

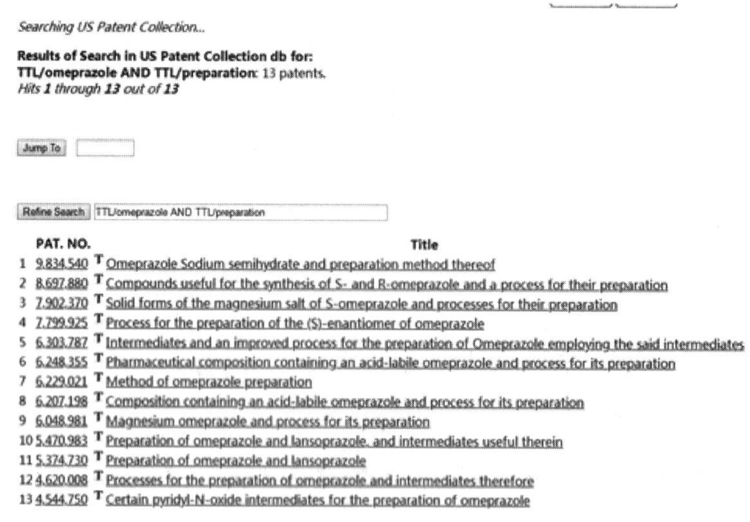

图9－23 快速检索结果界面

（7）点击专利号链接或专利标题链接，即可阅读该专利说明书的文本原文（如专利号为9834540的美国专利）。如图9－24专利文本报道。

（8）如果要查询该专利文献说明书的PDF格式原文，可以点击界面上方的“Images”按钮，如图9－25美国专利PDF格式原文。

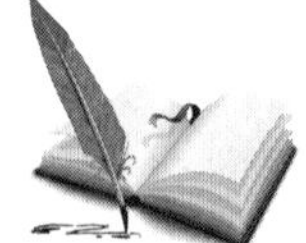

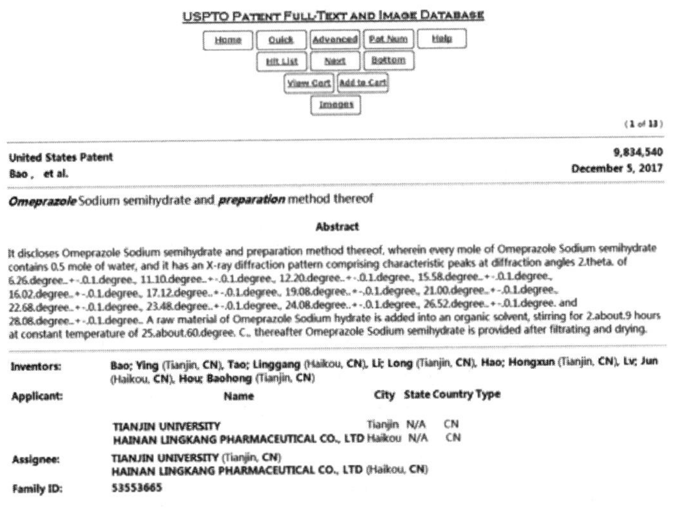

USPTO PATENT FULL-TEXT AND IMAGE DATABASE

Home | Quick | Advanced | Pat Num | Help

Hit List | Next | Bottom

View Cart | Add to Cart

Images

(1 of 13)

United States Patent 9,834,540
Bao , et al. December 5, 2017

Omeprazole Sodium semihydrate and *preparation* method thereof

Abstract

It discloses Omeprazole Sodium semihydrate and preparation method thereof, wherein every mole of Omeprazole Sodium semihydrate contains 0.5 mole of water, and it has an X-ray diffraction pattern comprising characteristic peaks at diffraction angles 2.theta. of 6.26.degree..+-.0.1.degree., 11.10.degree..+-.0.1.degree., 12.20.degree..+-.0.1.degree., 15.58.degree..+-.0.1.degree., 16.02.degree..+-.0.1.degree., 17.12.degree..+-.0.1.degree., 19.08.degree..+-.0.1.degree., 21.00.degree..+-.0.1.degree., 22.68.degree..+-.0.1.degree., 23.48.degree..+-.0.1.degree., 24.08.degree..+-.0.1.degree., 26.52.degree..+-.0.1.degree. and 28.08.degree..+-.0.1.degree.. A raw material of Omeprazole Sodium hydrate is added into an organic solvent, stirring for 2.about.9 hours at constant temperature of 25.about.60.degree. C., thereafter Omeprazole Sodium semihydrate is provided after filtrating and drying.

Inventors:	Bao; Ying (Tianjin, CN), Tao; Linggang (Haikou, CN), Li; Long (Tianjin, CN), Hao; Hongxun (Tianjin, CN), Lv; Jun (Haikou, CN), Hou; Baohong (Tianjin, CN)				
Applicant:	Name	City	State	Country	Type
	TIANJIN UNIVERSITY	Tianjin	N/A	CN	
	HAINAN LINGKANG PHARMACEUTICAL CO., LTD	Haikou	N/A	CN	
Assignee:	TIANJIN UNIVERSITY (Tianjin, CN) HAINAN LINGKANG PHARMACEUTICAL CO., LTD (Haikou, CN)				
Family ID:	53553665				

图 9－24 专利文本报道

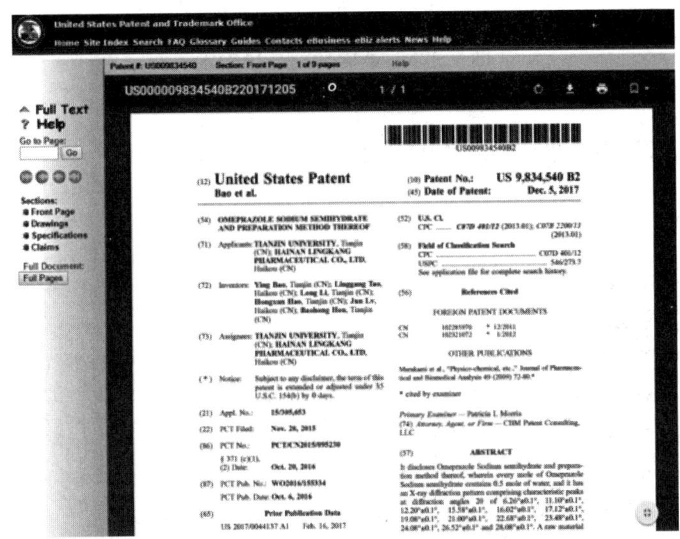

图 9－25 美国专利 PDF 格式原文

由于 1790 年到 1975 年的专利，只提供了专利号及美国专利分类号两个检索字段，选择其他字段检索时，该系统只能检索 1976 年之后的专利文献。

2. 高级检索（Advanced Search） 高级检索是在检索输入框中直接输入检索式来完成检索。如还检索有关“奥美拉唑及衍生物的合成办法”的专利，其检索办法如下。

（1）选择 Advanced Search 按钮，进入高级检索界面，在 Query 框中输入表达式“ttl/Omeprazole and ttl/preparation”，年限仍选择 1976 present ［full－text］，如图 9－26 美国专利高级检索。

检查结果和 Quick Search 相同，如图 9－27 美国专利检索结果列表 1。

Advanced Search 途径适合已知检索词大于或者等于三个的情况，例如检索“奥美拉唑及衍生物的合成办法”的美国专利，考虑到检索词“preparation”还有近义词“synthetic”的情况，所以将检索式写为“TTL/Omeprazole AND TTL/（preparation OR synthetic）”，检索出的结果为 14 条，如图 9－28 美国专利检索结果列表 2。

USPTO PATENT FULL-TEXT AND IMAGE DATABASE

Home | Quick | Advanced | Pat Num | Help

View Cart

Data current through November 19, 2019.

Query [Help]

ttl/omeprazole and ttl/preparation

Examples:
ttl/(tennis and (racquet or racket))
isd/1/8/2002 and motorcycle
in/newmar-julie

Select Years [Help]

1976 to present [full-text]

Search | 重置

Patents from 1790 through 1975 are searchable only by Issue Date, Patent Number, and Current Classification (US, IPC, or CPC).
When searching for specific numbers in the Patent Number field, utility patent numbers are entered as one to eight numbers in length, excluding commas (which are optional, as are leading zeroes).

Field Code	Field Name	Field Code	Field Name
PN	Patent Number	IN	Inventor Name
ISD	Issue Date	IC	Inventor City
TTL	Title	IS	Inventor State
ABST	Abstract	ICN	Inventor Country
ACLM	Claim(s)	AANM	Applicant Name
SPEC	Description/Specification	AACI	Applicant City
CCL	Current US Classification	AAST	Applicant State
CPC	Current CPC Classification	AACO	Applicant Country
CPCL	Current CPC Classification Class	AAAT	Applicant Type
ICL	International Classification	LREP	Attorney or Agent
APN	Application Serial Number	AN	Assignee Name
APD	Application Date	AC	Assignee City
APT	Application Type	AS	Assignee State
GOVT	Government Interest	ACN	Assignee Country
FMID	Patent Family ID	EXP	Primary Examiner
PARN	Parent Case Information	EXA	Assistant Examiner
RLAP	Related US App. Data	REF	Referenced By
RLFD	Related Application Filing Date	FREF	Foreign References
PRIR	Foreign Priority	OREF	Other References
PRAD	Priority Filing Date	COFC	Certificate of Correction
PCT	PCT Information	REEX	Re-Examination Certificate
PTAD	PCT Filing Date	PTAB	PTAB Trial Certificate
PT3D	PCT 371c124 Date	SEC	Supplemental Exam Certificate
PPPD	Prior Published Document Date	ILRN	International Registration Number
REIS	Reissue Data	ILRD	International Registration Date
RPAF	Reissued Patent Application Filing Date	ILPD	International Registration Publication Date
AFFF	130(b) Affirmation Flag	ILFD	Hague International Filing Date
AFFT	130(b) Affirmation Statement		

图 9-26　美国专利高级检索

Searching US Patent Collection...

Results of Search in US Patent Collection db for:
(TTL/omeprazole AND TTL/preparation): 13 patents.
*Hits **1** through **13** out of **13***

Jump To

Refine Search　ttl/omeprazole and ttl/preparation

	PAT. NO.		Title
1	9,834,540	T	Omeprazole Sodium semihydrate and preparation method thereof
2	8,697,880	T	Compounds useful for the synthesis of S- and R-omeprazole and a process for their preparation
3	7,902,370	T	Solid forms of the magnesium salt of S-omeprazole and processes for their preparation
4	7,799,925	T	Process for the preparation of the (S)-enantiomer of omeprazole
5	6,303,787	T	Intermediates and an improved process for the preparation of Omeprazole employing the said intermediates
6	6,248,355	T	Pharmaceutical composition containing an acid-labile omeprazole and process for its preparation
7	6,229,021	T	Method of omeprazole preparation
8	6,207,198	T	Composition containing an acid-labile omeprazole and process for its preparation
9	6,048,981	T	Magnesium omeprazole and process for its preparation
10	5,470,983	T	Preparation of omeprazole and lansoprazole, and intermediates useful therein
11	5,374,730	T	Preparation of omeprazole and lansoprazole
12	4,620,008	T	Processes for the preparation of omeprazole and intermediates therefore
13	4,544,750	T	Certain pyridyl-N-oxide intermediates for the preparation of omeprazole

图 9-27　美国专利检索结果列表 1

Searching US Patent Collection...

Results of Search in US Patent Collection db for:
(TTL/omeprazole AND (TTL/preparation OR TTL/synthetic)): 14 patents.
*Hits **1** through **14** out of **14***

Jump To

Refine Search　ttl/omeprazole and (ttl/preparation or ttl/synthetic)

	PAT. NO.		Title
1	9,834,540	T	Omeprazole Sodium semihydrate and preparation method thereof
2	8,697,880	T	Compounds useful for the synthesis of S- and R-omeprazole and a process for their preparation
3	7,902,370	T	Solid forms of the magnesium salt of S-omeprazole and processes for their preparation
4	7,799,925	T	Process for the preparation of the (S)-enantiomer of omeprazole
5	6,303,787	T	Intermediates and an improved process for the preparation of Omeprazole employing the said intermediates
6	6,248,355	T	Pharmaceutical composition containing an acid-labile omeprazole and process for its preparation
7	6,245,913	T	Synthetic procedure for 5-methoxy-2-[(4-methoxy-3,5-dimethyl-2-pyridinyl)-methylthio]-IH-benzimida zole hydrochloride and its conversion to omeprazole
8	6,229,021	T	Method of omeprazole preparation
9	6,207,198	T	Composition containing an acid-labile omeprazole and process for its preparation
10	6,048,981	T	Magnesium omeprazole and process for its preparation
11	5,470,983	T	Preparation of omeprazole and lansoprazole, and intermediates useful therein
12	5,374,730	T	Preparation of omeprazole and lansoprazole
13	4,620,008	T	Processes for the preparation of omeprazole and intermediates therefore
14	4,544,750	T	Certain pyridyl-N-oxide intermediates for the preparation of omeprazole

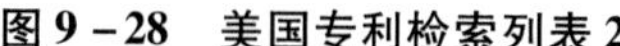

图 9-28　美国专利检索列表 2

比之前的 13 条检索结果多出 1 条，专利号为 6245913，扩大了检索范围，可以避免漏检。

Advanced Search 和 Quick Search 一样，由于 1790 年到 1975 年的专利，只提供了专利号及美国专利分类号两个检索字段，选择其他字段检索时，该系统只能检索 1976 年之后的专利文献。

在使用快速检索和高级检索时，根据检索词的需要，可以选择对应的选项。如图 9－29 检索词代码列表。

Field Code	Field Name
PN	Patent Number
ISD	Issue Date
TTL	Title
ABST	Abstract
ACLM	Claim(s)
SPEC	Description/Specification
CCL	Current US Classification
CPC	Current CPC Classification
CPCL	Current CPC Classification Class
ICL	International Classification
APN	Application Serial Number
APD	Application Date
APT	Application Type
GOVT	Government Interest
FMID	Patent Family ID
PARN	Parent Case Information
RLAP	Related US App. Data
RLFD	Related Application Filing Date
PRIR	Foreign Priority
PRAD	Priority Filing Date
PCT	PCT Information
PTAD	PCT Filing Date
PT3D	PCT 371c124 Date
PPPD	Prior Published Document Date
REIS	Reissue Data
RPAF	Reissued Patent Application Filing Date
AFFF	130(b) Affirmation Flag
AFFT	130(b) Affirmation Statement

Field Code	Field Name
IN	Inventor Name
IC	Inventor City
IS	Inventor State
ICN	Inventor Country
AANM	Applicant Name
AACI	Applicant City
AAST	Applicant State
AACO	Applicant Country
AAAT	Applicant Type
LREP	Attorney or Agent
AN	Assignee Name
AC	Assignee City
AS	Assignee State
ACN	Assignee Country
EXP	Primary Examiner
EXA	Assistant Examiner
REF	Referenced By
FREF	Foreign References
OREF	Other References
COFC	Certificate of Correction
REEX	Re-Examination Certificate
PTAB	PTAB Trial Certificate
SEC	Supplemental Exam Certificate
ILRN	International Registration Number
ILRD	International Registration Date
ILPD	International Registration Publication Date
ILFD	Hague International Filing Date

图 9－29　检索词代码列表

3. 专利号检索（Patent Number Search）　专利号检索是指通过专利号来检索专利文献的一种方法，只能对 1976 年至今的专利进行检索，不需要限定年限。检索界面如图 9－30 所示。输入的格式可以参考网页下的不同类型专利号的举例。需要注意的是所有的专利号都必须是七位数。

比如已知抗肿瘤药曲妥珠单抗（trastuzumab）的一个美国专利号为 US8 623 834，可以在 Query 框里直接输入 8 623 834，点击“Search”按钮，如图 9－30 美国专利号检索。

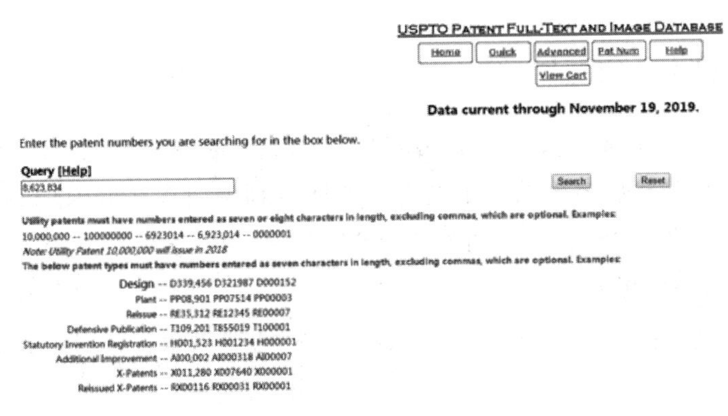

图 9－30　美国专利号检索

检索得到对应专利号结果，如图 9－31 专利号检索结果。

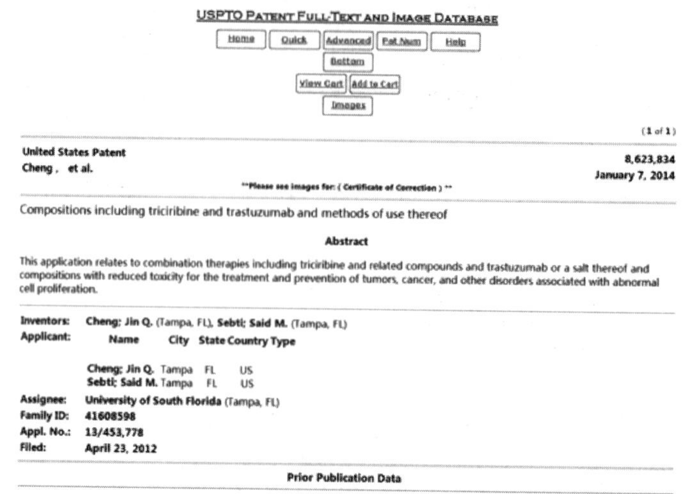

图 9-31　专利号检索结果

美国专利与商标局申请专利全文和图像数据库是每周五更新，收录了 2001 年至今的美国申请专利，既提供全文字版的申请专利说明书也提供 PDF 格式的申请专利说明书。该数据库也提供了三种检索途径，包括 Quick Search、Advanced Search 和 Publication Number Search。Quick Search 和 Advanced Search 检索方法和美国专利商标局专利全文和图像数据库方法一样，这里介绍 Publication Number Search。检索词为专利申请说明书公开号，该号从 2001 年开始为 11 位，如图 9-32 美国专利公开号检索。

US PATENT & TRADEMARK OFFICE
PATENT APPLICATION FULL TEXT AND IMAGE DATABASE
Data current through November 14, 2019.
Enter the published application or document number(s) you're searching for in the box below.
Query [Help]
Example:
Utility : 20010000044
Search
Reset

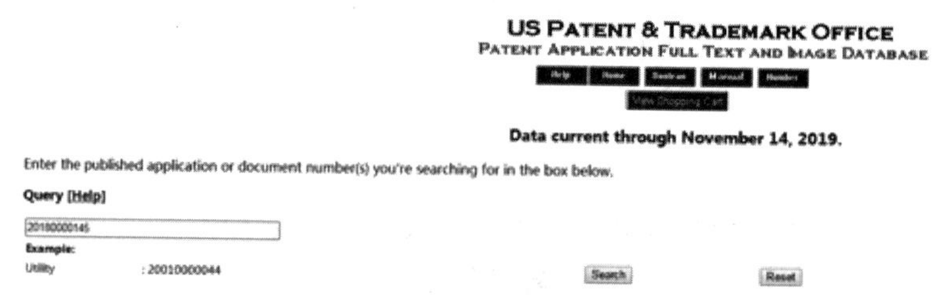

图 9-32　美国专利公开号检索

扫码"学一学"

第三节　世界专利文献数据库

一、PCT 国际专利数据库

PCT（Patent Cooperation Treaty），即专利合作条约，是由世界知识产权组织（WIPO）管理的在《保护工业产权巴黎公约》下的一个方便专利申请人获得国际专利保护的国际性条约。PCT 国际专利由 WIPO 提供，可检索 1997 年 1 月以后公开的所有 PCT 国际专利说明书的扉页、题录、文摘和图形。

PCT 国际专利（https：//pct. wipo. int）网站，需注册后可使用。如图 9-33 PCT 国际专利网站主页。

注册后登录，输入已知专利国际申请号和国际申请日，检索可得相关专利信息，如图 9-34 专利检索和图 9-35 专利检索结果。

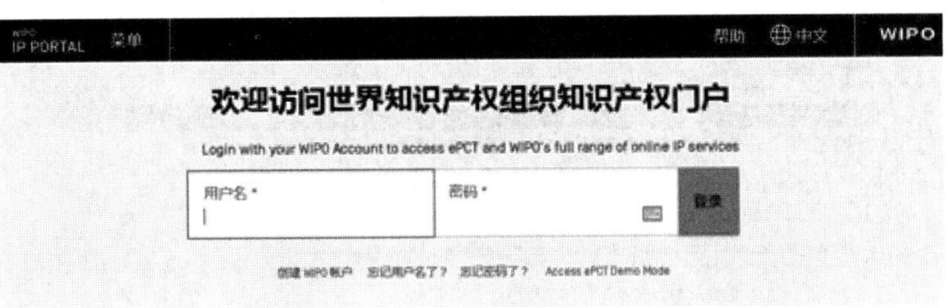

图 9－33 PCT 国际专利网站主页

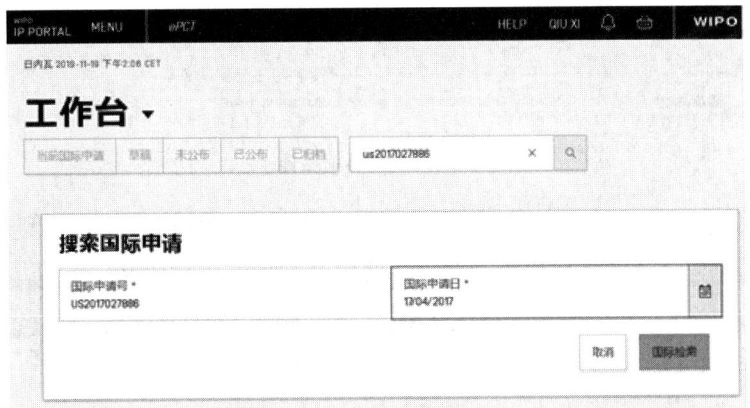

IP PORTAL MENU ePCT
HELP QIU XI
WIPO
工作台
us2017027886
搜索国际申请
国际申请号 *
US2017027886
国际申请日 *
13/04/2017
取消

图 9－34 专利检索

IP PORTAL MENU ePCT
HELP QIU XI
WIPO
PCT/US2017/027886
关闭
国际申请日 2017-4-17
优先权日 2016-4-18
国际公布日 2017-10-26
申请人姓名或名称 ESPERO PHARMACEUTICALS INC.
发明人姓名 DILLAHA, Larry
电话 +41 22 338 74 04
标题 [EN] EXTENDED RELEASE ASPIRIN
[FR] ASPIRINE À LIBÉRATION PROLONGÉE

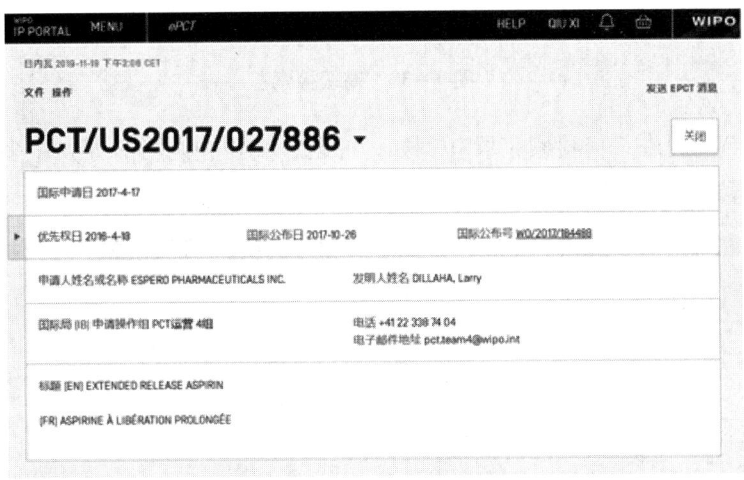

图 9－35 专利检索结果

二、PATENTSCOPE

PATENTSCOPE 检索系统是世界知识产权组织（WIPO）免费提供的专利检索系统，可以查阅 7600 万份专利，网址为（https：//patentscope2. wipo. int/search/en/search. jsf），界面如图 9－36 PATENTSCOPE 检索主界面。

PATENTSCOPE 提供了五种检索途径，包括简单检索（Simple）、高级检索（Advanced Search）、字段组合（Field Combination）、跨语种扩展（Cross Lingual Expansion）、化合物检索（Chemical Compound）。

1. 简单检索 选择字段，对话框中输入检索词，即可检索，对话框内支持布尔逻辑运算符。如图 9－37 简单检索。

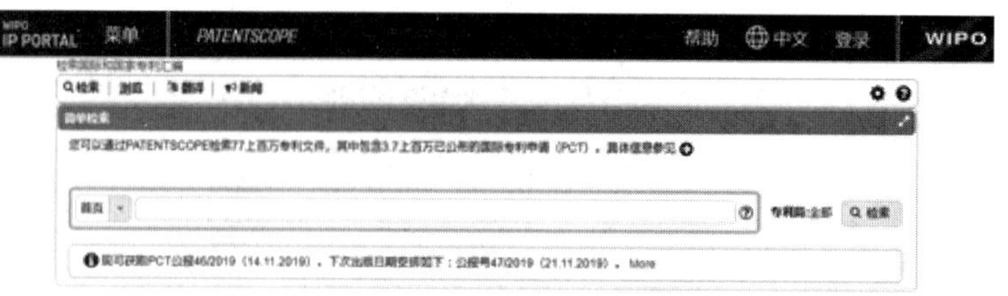

图 9－36　PATENTSCOPE 检索主界面

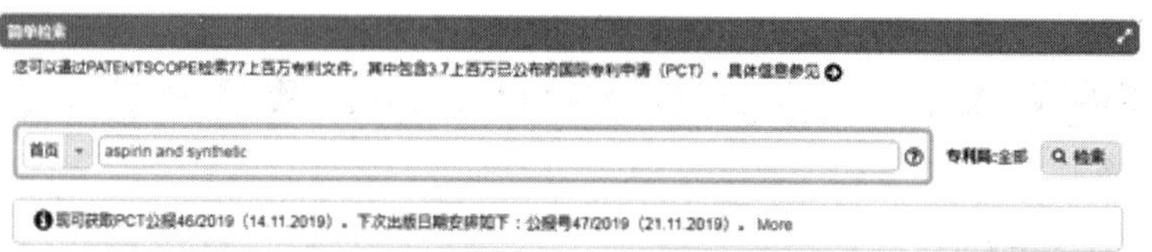

图 9－37　简单检索

2. **高级检索**　可以在对话框内输入的检索词没有数量限制，可用于复杂的检索条件。对话框下的“Office”可以点开选择需要检索的国家和地区。如图 9－38 高级检索。

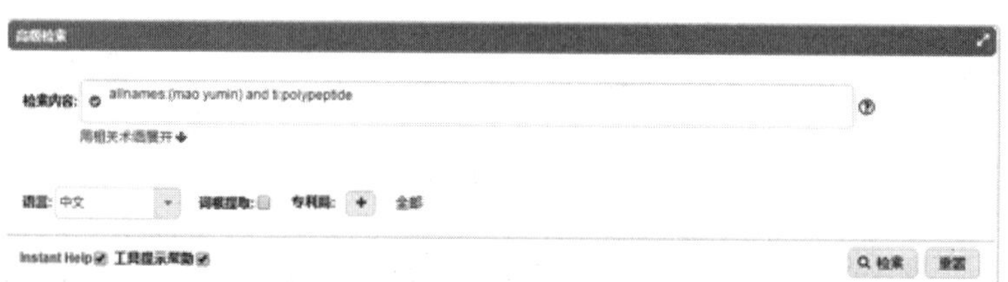

图 9－38　高级检索

3. **字段组合**　可在任何检索字段（例如，标题、摘要、说明书等）中多条件地进行有针对性的检索。如图 9－39 字段组合。

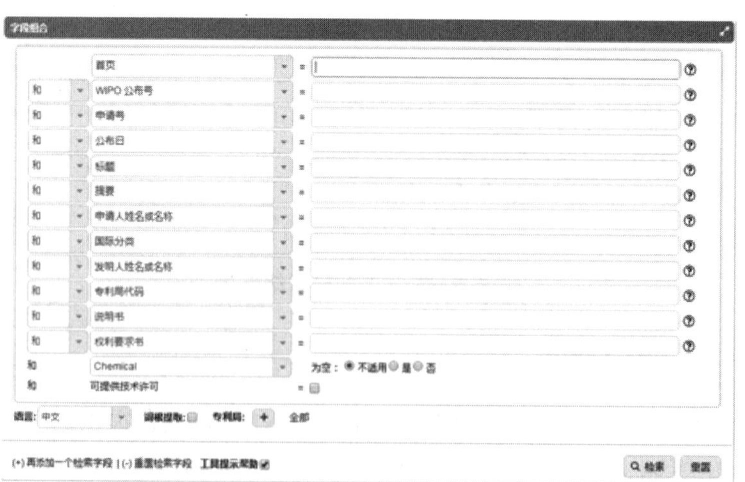

图 9－39　字段组合

4. **跨语种扩展**　这个工具可以把我们用外语检索的专利文献加入结果列表中，从而扩大检索范围。例如：用英文键入检索词“amoxicillin”，结果列表将包含该英文检索词及其同义词，以及该检索词及其同义词的另 13 种语言的译文。这个工具首先查找检索词的同义词，接着将查找到的内容都翻译成其他 13 种语言。该检索还提供了 expansion mode 两种模式，可以选择“查全”和“查准”的程度。如图 9－40 跨语种扩展。

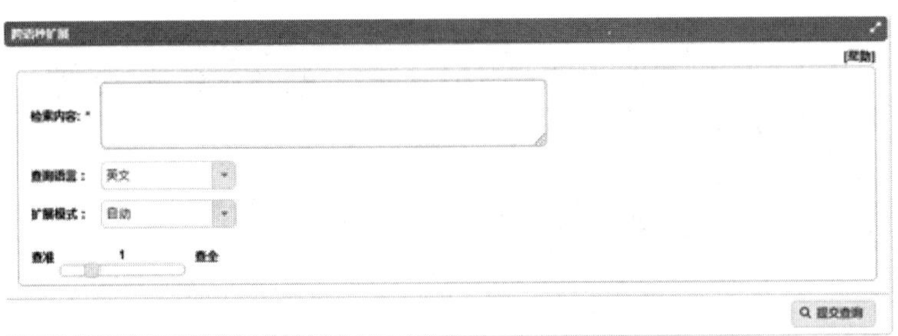

图 9－40　跨语种扩展

5. 化合物检索　化学结构检索为化学领域特别是医药领域、有机化学领域的检索者提供了便利。但是需要注意的是，要使用化学结构检索，我们需要首先登录 patentscope 的账户，并且使用英文界面。该检索提供了四种检索途径，包括“Convert structure”，可以输入 compound name、INN、InChI、SMILEs 四种不同的名称检索；“Structure editor”，可以在绘图区中直接绘制化合物的结构式检索；“Substructure”，在绘图区绘制结构式后，列出结构相关的不同化合物供检索者选择；“Upload structure”，可以直接上传结构式的图片检索。如图 9－41 化合物检索。

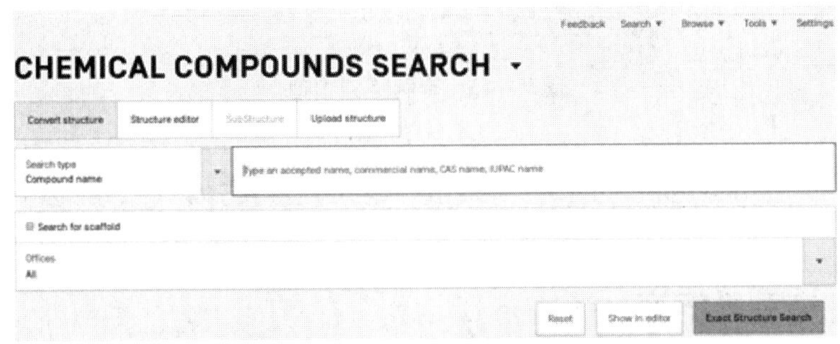

图 9－41　化合物检索

无论使用哪种检索模式，最终检索结果格式如图 9－42 检索结果列表。

可点击专利申请号，进入专利的具体报道界面，如图 9－43 专利检索报道。

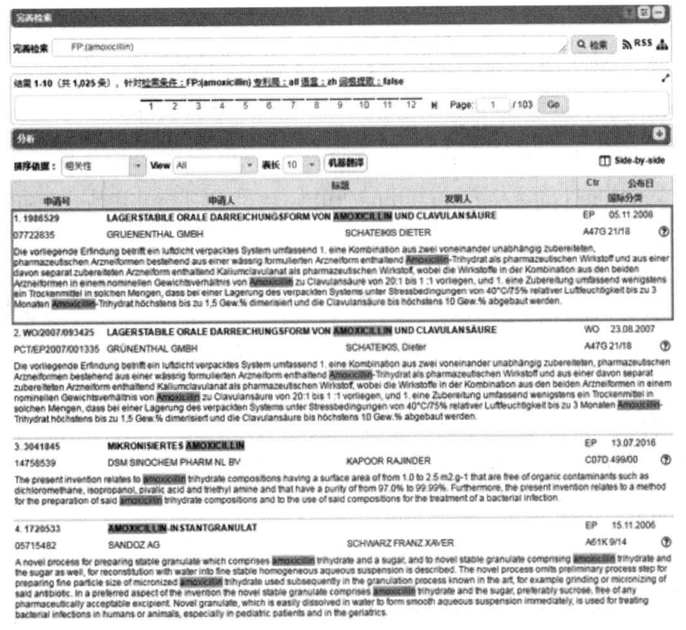

图 9－42　检索结果列表

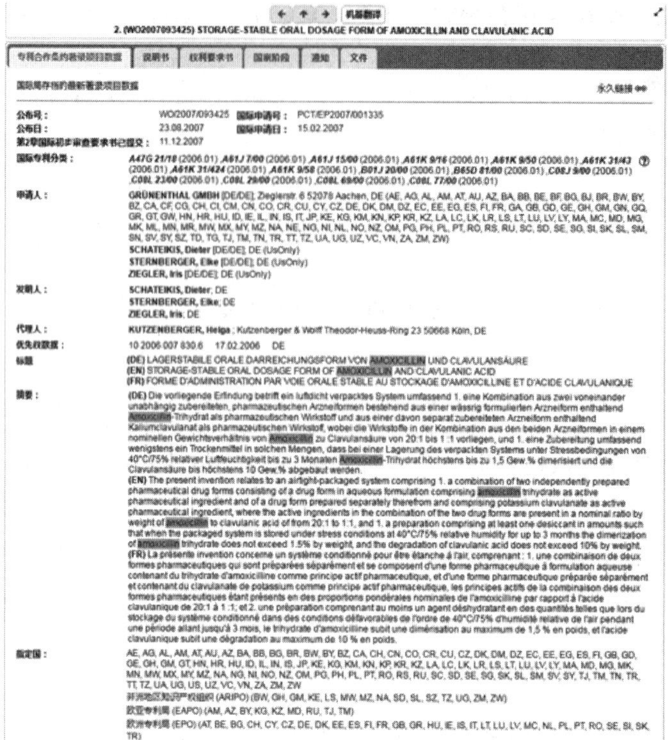

图 9－43　专利检索报道

扫码“学一学”

第四节　其他专利数据库

一、欧洲专利数据库

为了促进专利信息的利用，帮助世界范围内的用户从网上获取免费的专利信息资源，1998 年，欧洲专利局、欧洲专利组织成员国及欧洲专利委员会共同研究开发了欧洲专利局专利数据网站（www. epo. org）网上免费检索系统。2005 年，该网站进行了全新改版，可使用多种语言检索 EP、WO（PCT）及世界范围的专利文献。目前该数据库提供了超过 1 亿 1 千万余条专利原文，该网站主界面如图 9－44 欧洲专利局官网主页。

点击“European－patent search”，如图 9－45 欧洲专利检索。

点击“Open Espacenet”进入欧洲专利数据库，该数据库包括三个子库。

（1）WIPO　Complete collection including full text of PCT published application，完整收录所有 PCT 申请专利。

（2）EP　Complete collection including full text of European published applications，完整收录欧洲专利。

（3）Worldwide　Collection of published application from 90＋countries，收录超过 100 多个国家的申请出版物。

其检索方式包括智能检索（Smart search）、高级检索（Advanced search）、分类号检索（Classification search）三种。

1. 智能检索　点击主界面左上角的处的“Smart search”，弹出如图 9－46 智能检索。

如要检索阿司匹林制备方面的文章，直接在对话框内输入“aspirin and preparation”，点击“Search”，如图 9－47 检索结果列表。检索出 654 条满足检索条件的结果。

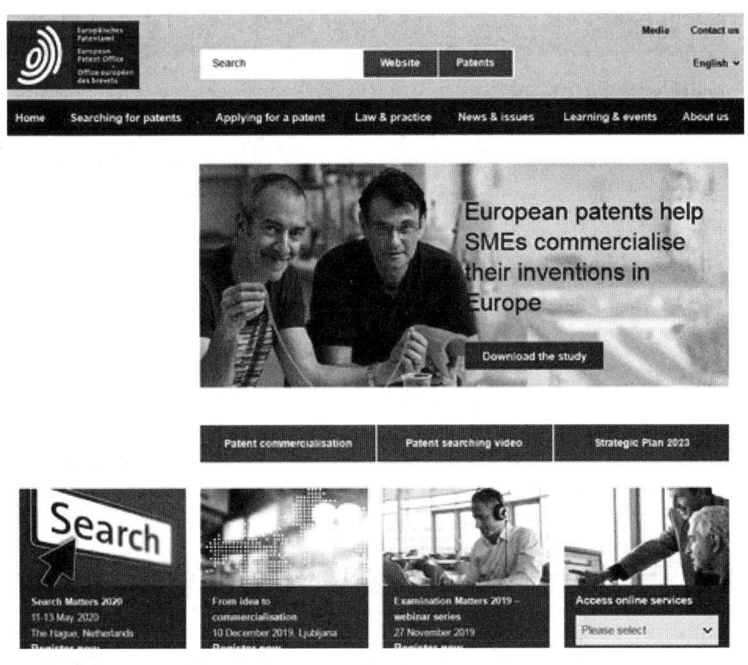

图 9－44　欧洲专利局官网主页

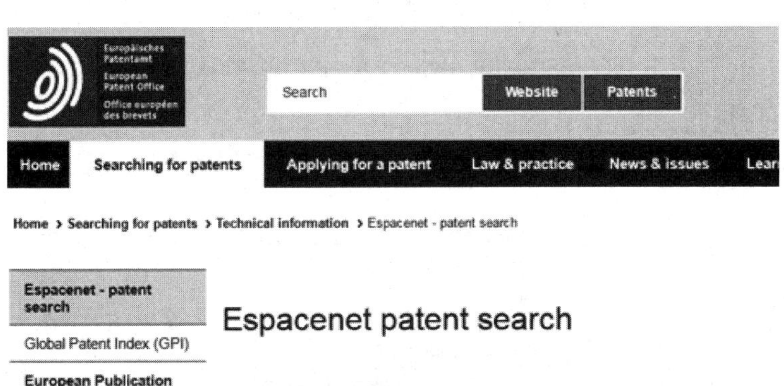

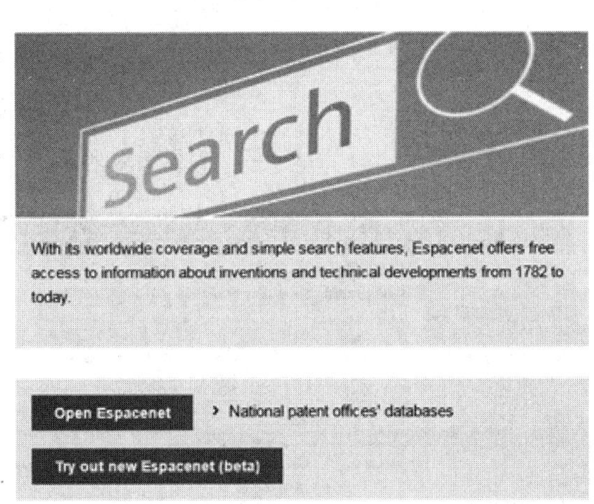

图 9－45　欧洲专利检索

每条均罗列出该专利的部分信息，如果要进一步了解，直接点专利标题，弹出新界面，如图 9－48 专利报道界面。

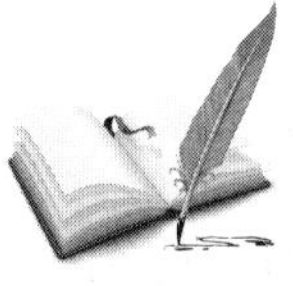

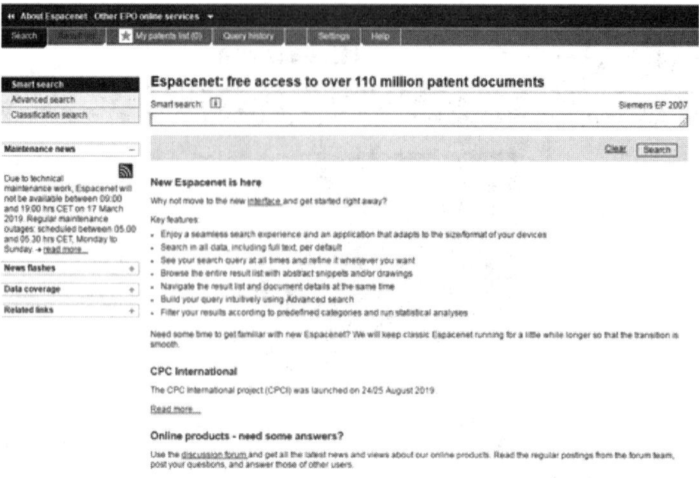

图 9－46　智能检索

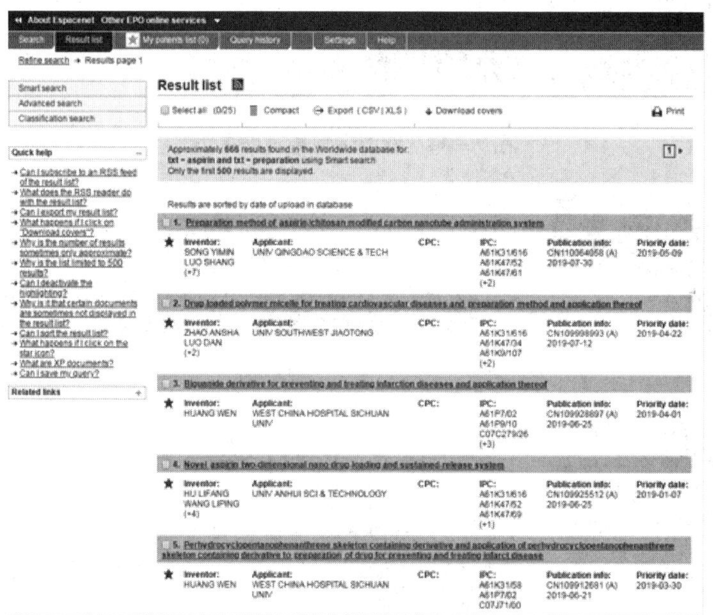

图 9－47　检索结果列表

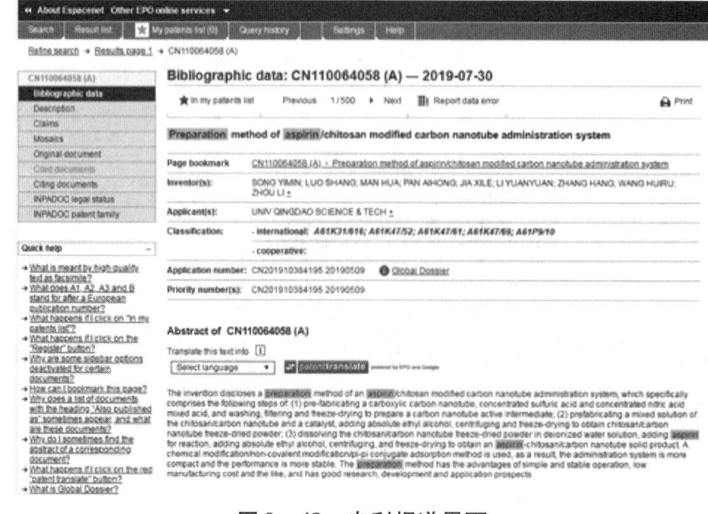

图 9－48　专利报道界面

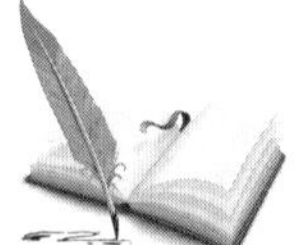

页面下方是专利文摘报道，提供了语言翻译功能，如需要该专利更多信息，直接点击网页左侧对应选项即可。

2. 高级检索，点击左上角“Advanced search”，如图 9－49 高级检索。

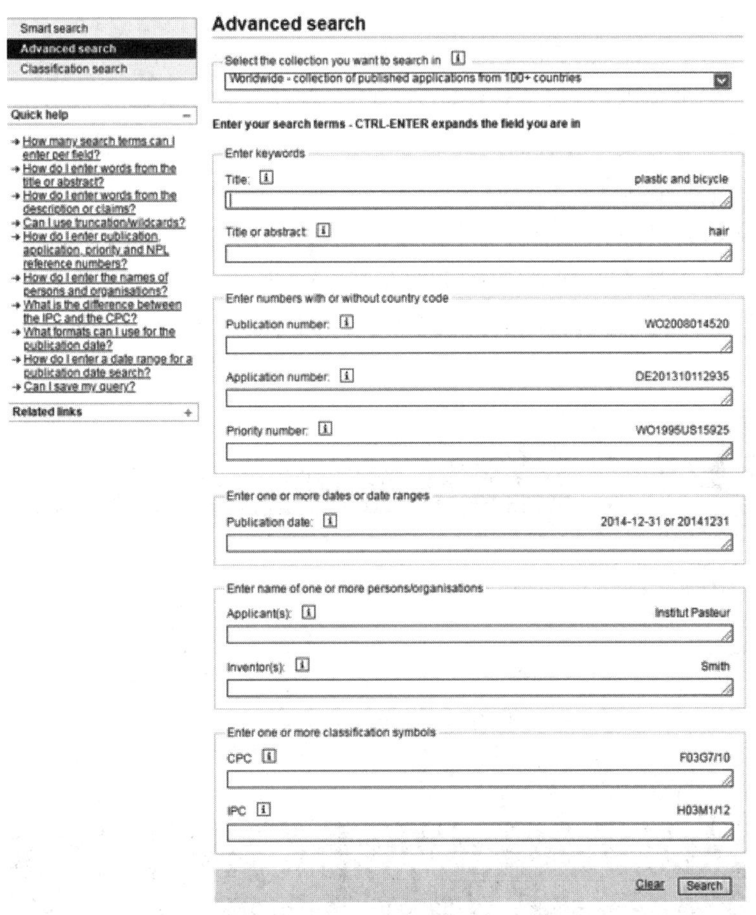

图 9－49　高级检索

根据检索者掌握的已知条件，在对应的对话框内填写检索词，然后选择数据库类型，点击“Search”即可。

3. 分类号检索　点击左上角“Classification search”，进入分类号检索界面。现在欧洲专利局数据库提供的是联合专利分类表（CPC）的检索，如图 9－50 分类号检索。

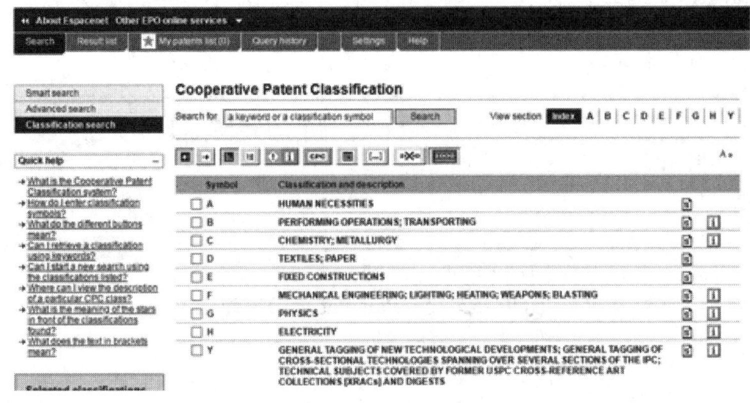

图 9－50　分类号检索

在该界面既可以输入关键词或专利分类号检索，也可以逐层点击 CPC 导航栏寻找所需检索的结果。

二、日本专利数据库

日本专利数据库是日本专利局（JPO，Japan Patent Office）把已有的专利文献做成数据库并在互联网上提供免费查询的检索系统。日本专利文献库收集了各种公告的日本专利（特许和实用新案），有英语和日语两种语言供检索者选择，收录了 1994 年至今的日本专利题录及摘要，并定期更新。该库由专利说明书图像、书目数据以及专利的文本组成，通过对书目数据和文本数据进行检索所命中的专利列表，可调出相应的专利说明书图形文件，查看和下载。先登录日本专利局官网（http：//www. jpo. go. jp/，然后点击）页面右侧的 J – Plat Pat链接，即可进行相关检索，如图 9 – 51 日本专利局官网主页和图 9 – 52 J – Plat Pat 检索界面。

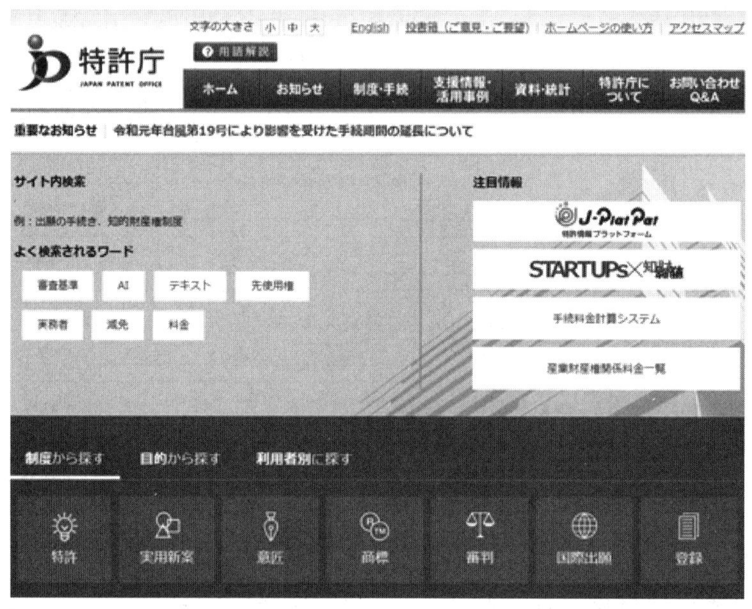

图 9 – 51　日本专利局官网主页

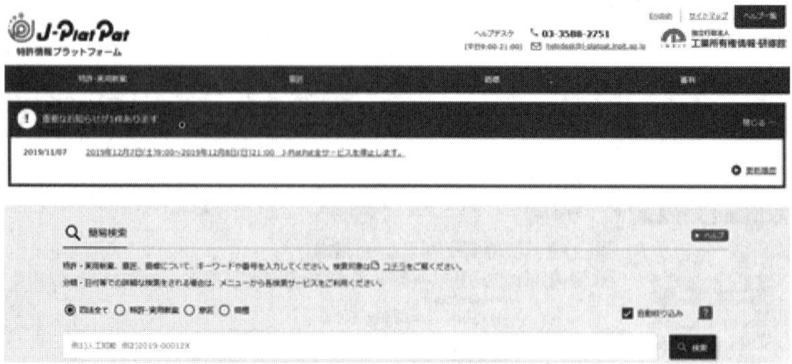

图 9 – 52　J – Plat Pat 检索界面

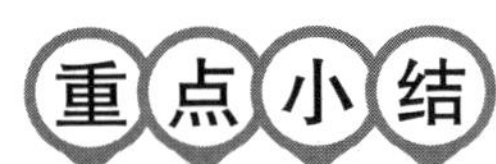

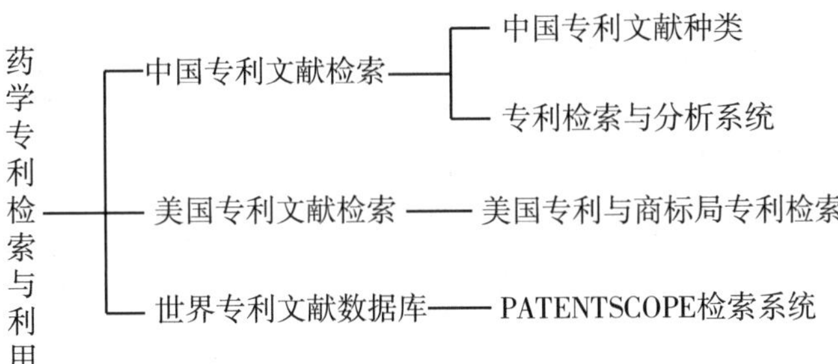

重点小结

药学专利检索与利用
中国专利文献检索
中国专利文献种类
专利检索与分析系统
美国专利文献检索
美国专利与商标局专利检索
世界专利文献数据库
PATENTSCOPE检索系统

（邱　玺）

扫码“练一练”

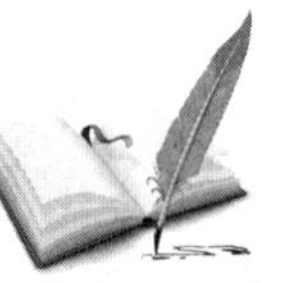

扫码"学一学"

第十章　药学参考工具书的检索与利用

学习目标

1. **掌握**　《中华人民共和国药典》《英国药典》等药典的概况及使用方法。

2. **熟悉**　《盖墨林无机化学手册》《拜尔施泰因有机化学手册》等常用药物手册的使用方法。

3. **了解**　参考工具书的排检法。

人们根据图书的本质属性，将纷繁复杂的书籍分为两大类，一类是供系统阅读的普通图书，一类是专供查阅的参考工具书。本章将对参考工具书的概念、特征、作用及各类参考性工具书进行简要的介绍，并对参考工具书的排检方法作一说明，以便于我们更好地利用参考工具书。

第一节　参考工具书概述

一、参考工具书简介

"工欲善其事，必先利其器"，这"器"指的就是工具。人们无论从事何种工作，都要利用工具，在我们探索科学知识进行教学、科研、生产等工作中也离不开工具。书籍中也有一部分是属于工具性质的，称为"工具书"，我们常用的英汉词典就是学习英语的工具书。

参考工具书（reference book）一般是指以特定的编排形式和检索方法，为人们广泛汇集某一学科或某一方面的基本知识或资料专供查阅的特定类型的图书。

参考工具书虽然属于图书类型，但与普通图书有显著的差别。从用途上看，参考工具书的编纂目的是供人们有目的地查考特定知识信息或来源的，是在一次文献（包括原始论文、普通图书等载体形式）基础上进行选材，重新组织编排的加工品，而普通图书提供较系统深入的知识内容，需要人们从头到尾地阅读。从体例上看，参考工具书正文的排列以易查、快查为目标，采用特殊的编排方法，不同于普通图书分章分节地讨论；参考工具书所含信息单元互为独立，不要求整体结构上有内在联系，编排上还尽可能多地提供查检途径，编有多种索引和其他辅助检索手段。从表现方式上看，参考工具书的编纂必须从大量的信息源中进行筛选、浓缩和提炼，并以简明而精练的方式表现出来，措辞简明扼要，不像普通图书加以形容或修饰；有些参考工具书甚至大量使用缩略语和代码等，以增强工具书的可用性，而不像普通图书那样注重可读性。

二、参考工具书的特征

1. 知识性　参考工具书是综合各方面或某一学科领域内的知识信息供人们查阅之用的，它好比是"集成度很高的信息库"，所提供的资料或线索一定要准确、可靠、规范，它

为人们提供“浓缩”的知识。例如：字典、词典广泛汇集有关语言、文字方面的知识；百科全书广泛汇集各专门领域的基本事实、基本概念和基本理论，是百科知识的总汇。这些参考工具书都能够向读者提供丰富的知识内容。

2. 概括性　参考工具书主要是取材于普通图书的加工品，它广采博收，旁征博引并加以筛选、摘录编辑而成，正文既有精要的论述，又完善详尽和系统概括。无论是古代的同类书还是现代的百科性词典或百科全书，内容均概括得相当全面。

3. 查考性　参考工具书主要是供人们查考资料和提供线索的工具，而不是像普通图书那样供人们进行系统阅读的。虽然有些参考工具书也可作为一般著作阅读，如政书、年鉴、手册等，但绝大多数参考工具书是供查考用的。如：字典、词典的用途就是供查考字、词语的；化学手册是查找化合物各种物理和化学性质的，如晶形、颜色、溶解度、分子式、化学结构等。

4. 易检性　参考工具书的编排体例或依偏旁部首，或依拼音，或依英文字母顺序，或依分类，或依时代、地域等为序。对所收材料进行特定方式的排列为的是给不同读者检索提供最大的方便，使其能够快捷地查找到相关资料，这是参考工具书在体例上的易检性特征。

三、参考工具书的作用

参考工具书是知识的总汇。实践证明，人们在读书学习、研究问题和开展工作的过程中是离不开参考工具书的。参考工具书因其内容不同各有各的用途，总体来说它的作用如下。

1. 是打开知识宝库的钥匙，指引读书治学的工具　18 世纪英国著名的词典编纂家约翰逊（Samuel Johnson）曾经说过：“知识有两类，一类是我们自己知道的，另一类是我们知道在什么地方可以找到。”他说的这另一类知识，就是熟悉和学会利用工具书的知识。例如，《全国中草药汇编》就是学习中草药植物分类知识的重要参考工具书。

2. 是解疑释难的工具　我们在学习、工作、研究过程中，经常会遇到一些疑惑不解的问题，如某词不解其含义，某事不知其原委，这时我们可以借助有关参考工具书。查字典、词典，便知字、词的读音和意义用法；查百科全书、年鉴、类书、政书、大事年表可知事情之原委。由此可见，参考工具书是帮助人们解疑释难的工具。只要我们了解各种参考工具书的用途，掌握其使用方法，遇到哪类问题，就查哪类参考工具书，难题一般都可以得到解决。

3. 是提供参考资料和线索的工具　文献资料是进行科研工作的基础，任何科研工作都是在占有详尽资料的基础上进行的。如我们借助百科全书、年鉴、手册等可直接获取有关的文献内容，借助书目、索引、文摘等则可以找到有关研究论文的线索，从而再去查找原始文献。

4. 可节省时间和精力，延长科研生命　当代人类的科学知识总量正在急剧增加，知识更新尤其是自然科学方面的内容更新时间不断缩短，在大量繁杂的文献前面，我们常会束手无策。参考工具书为我们提供了查找知识的线索，从而可以节省大量的时间和精力，尤其是对科研人员来说，缩短查阅资料的时间则可缩短科研周期，亦相当于延长了科研人员的生命，在科研工作上可收到事半功倍的效果。

参考工具书的作用是多方面的，掌握了参考工具书的内容和使用方法可以终身受益，

但遇到较为复杂的问题，有时不是翻阅几本参考工具书就能解决的，需要全面查阅有关专著原文方能求得准确答案，特别是对科研工作来说，参考工具书仅能提供基本知识和线索，更多的还要通过直接阅读原文来解决问题。

四、参考工具书与检索工具的异同

参考工具书与检索工具都具有检索功能，如《中药材手册》与《中国药学文摘》，但它们亦存在差别。①参考工具书多以图书形式出版，而检索工具多以期刊形式连续发行；②参考工具书是多种级次的文献，而检索工具是二次文献；③参考工具书检索的结果是数据、事实，即为数据或事实（事项）检索，而利用检索工具检出的结果是文献线索，即文献检索。

在实际检索中，参考工具书和检索工具往往是相互交叉使用的，学会数据与事实检索同学会文献检索一样重要。因此，在掌握文献检索工具的同时，还需要熟悉参考工具书的内容及使用方法。

第二节　参考工具书介绍

参考工具书的类型通常是按照出版形式的体例划分的，主要包括字典、词（辞）典、百科全书、年鉴、手册、名录（人名、机构名、物名、地名）、类书、政书、图表（谱）、指南等。本节将分别介绍常见参考工具书的功能及药学专业的代表性参考工具书以备查考。

一、字典、词典与药典

（一）概述

字典和词典（dictionary）是解释字和词的参考工具书。在汉语中，由于字和词是有区别的，所以也就有字典和词典之分。字典解释文字，词典解释词语。但是，现代的字典常常兼收词语，词典也多以字带词，所以两者关系密切，只是各自的侧重点不同。国外的许多种语言中，因无字、词之分，因而也就没有字典和词典的区别。字典和词典的种类很多，从编写形式上可以分为如下两种类型。

1. 解释词语，说明其读音、意义和用法的词典　这类词典根据汇集的词语和解释内容的详略不同又可分为如下几种。

（1）详解词典　详细解释词语的读音、意义和用法的词典。如《韦氏第 3 版新国际英语大词典》（Webster's Third New International Dictionary of English Language Unabridged）。

（2）对照词典　用一种文字注释另一种文字的词典，也有几种文字对译对照的词典。如《英汉化学化工词汇》《日英汉化学化工词汇》等。

（3）缩略语词典　科技文献中经常采用大量的缩语和略词，注明缩略语的全称，并说明其意义的词典，如《英汉化学化工缩略语词典》。

2. 解释专门名词和术语的词典　这类词典汇集各科名词和术语，并进行科学的解释，做出恰当的定义。有包罗万象、篇幅浩瀚的综合词典，如《辞海》《苏联百科词典》等；也有汇集某一个或几个相关学科的名词、术语的专业性词典，如《计算机词典》等。

此外，还有特殊用途的专业词典，如药典（pharmacopoeia），药典不是普通的药物词典，而是国家制定的药品质量标准。

（二）常用药学辞典及药典

1.《中华人民共和国药典》 《中华人民共和国药典》是我国药品研制、生产（进口）、经营、使用和监督管理等相关单位均应遵循的法定技术标准。《中华人民共和国药典》（2020年版）由一部、二部、三部、四部构成，收载品种总计5929个。一部收载药材和饮片、植物油脂和提取物、成方制剂和单味制剂等，品种共计2713种。二部收载化学药品、抗生素、生化药品以及放射性药品等，品种共计2722种。三部收载生物制品153种。四部收载通则总计359个，包括制剂通则、检验方法、指导原则、标准物质和试液试药相关通则；药用辅料341种。

2.《英国药典》 《英国药典》（British Pharmacopoeia，BP）是英国药品委员会（British Pharmacopoeia Commission）的正式出版物，是英国制药标准的重要来源。《英国药典》不仅为读者提供了药用和成药配方标准以及公式配药标准，而且也向读者展示了许多明确分类并可参照的欧洲药典专著。《英国药典》1864年首版，近年来每年更新一次，最新版本为2018年10月出版2019年1月生效的2019年版，该版药典共6卷，包含欧洲药典9.0－9.5的所有内容。

3.《美国药典》和美国《国家处方集》 《美国药典》（Pharmacopoeia of the United States of America，USP）1820年首版，近期版为2018年12月出版2019年5月1日生效的第42版。美国《国家处方集》（National Formulary，NF）1888年首版，近期版为2019年第37版。USP－NF是两个药典的合订本。USP收录法定认可的药物和制剂，NF收录未列入美国药典的药物和制剂。USP和NF正文部分记载药物和制剂的名称、分子式、分子量、结构式、化学名称、CAS登记号、物理常数、试验分析方法及规格标准，按药物和制剂的名称字顺编排。USP还编有通则部分，记载药物的一般试验、分析方法和相关资料，主要包括一般试验和分析要求、试验和分析仪器设备、微生物试验、生物试验与分析、化学试验、物理试验和测定方法等。在通则正文之前，编有通则使用指南（Guide to General Chapters）。USP还编有常用试剂、各种用表和一些附录。

4.《马丁代尔大药典》 《马丁代尔大药典》（Martindale：The Complete Drug Reference）由英国大不列颠药物学会的药物科学部所属的药典出版社编辑出版，因其1883年首版编者为威廉·马丁代尔（Willam Martindale）而得名。近期版为2017年第39版，该版药典收录了6 300多篇药物专论，185 000多种制剂，54 000多篇参考文献，20 000多家生产商及经销商的信息。可查阅药物的化学名称、分子式、理化性质、稳定性、配合禁忌、剂型、用法与剂量、保存条件、温度、毒性、副作用及预防、中毒处理及预防、吸收、制造商及商品名等信息。

5.《日本药局方》 《日本药局方》（The Japanese Pharmacopoeia，JP）属于日本药典，由日本药局方编辑委员会编纂，日本厚生省颁布执行。1892年首版，近期版为2016年出版的第17版。分为一、二两部，一部收录原料药及其基础制剂，二部收录生药、家庭药制剂和制剂原料。

6.《中国药物大辞典》 《中国药物大辞典》由原国家药品监督管理局和中国医药科技出版社组织全国有关单位100多名专家、学者编写出版，是一部内容丰富、资料翔实、实用价值较高的大型医药参考工具书。该辞典1991年首版，共收录全国2 000多家药厂生产的各种药物12 000余种，其中化学药品4 500余种、中成药7 500余种。每个中成药品种

收载内容包括名称、药物组成、功效、主治、剂型用法和用量、储藏、宜忌、药效与药代动力学、各家论述和现代研究等；每个化学药品收载内容包括别名、化学名、结构式、分子式与分子量、性状、作用与用途、不良反应、相互作用、注意事项、用法与用量、储藏和制剂等。每个药品都附有英文或拉丁名和汉语拼音。

全书分上、下两卷，即中成药分卷和化学药品分卷。全书又分为正文和附录两部分，正文为产品部分，按中文名称笔顺编排，附录部分为索引和药品生产经营单位介绍。索引有两种，一种按中文名称笔画顺序编排，一种按病症分类编排。

7.《中药大辞典》 《中药大辞典》最新版由上海交通大学出版社于2018年出版，由卫生报馆编辑部编纂，是一部民国时期较早编纂出版的规模较大的中药辞书，具有开创之功。全书正文为530页，每页分上下两栏编排，竖排，辞条不分类，按照药名首字笔画顺序排列，前有目次。该词典收录药名6 000余条，中药正名与别名兼收，辞条设有别名、形态、产地、入药部分、制法、性味、辨伪、功用、主治、有效成分、用量、配合、处方、验方、著名方剂、泡制、禁忌、代用品等十余项条目，而大部分辞条以形态、性味、功用、主治为主。

二、手册

（一）概述

手册又称“便览”“必备”“一览”“大全”“汇编”等，是便览性的参考工具书。它汇集某一方面或某一学科经常要参考的文献资料，常以图表为主，只附简要的文字说明，具有主题明确、类例分明、资料具体、叙述简练等特点。

手册根据收选内容的不同，一般分为综合性和专科性两种。综合性手册收录的知识面比较广泛，同时涉及哲学、社会科学、自然科学、工程技术等，如《读报手册》《国际资料手册》等。专科性手册收录的内容只涉及某一领域的专门知识，为某项工作或生产提供特定的知识，如《数学手册》《文物工作手册》等。有些资料，如统计资料、法令汇编和条约汇编等虽不标明“手册”，但实际上具有专门手册的性质。

（二）常用药物手册

1.《盖墨林无机化学手册》（Gmelins Handbuch der Anorganischen Chemie） 《盖墨林无机化学手册》是一本完备的大型无机化合物手册，第1版由德国化学家盖墨林主编，原名为《理论化学手册》，共3卷，1817～1819年出版，第4版改名为《化学手册》，1843～1890年出版，第6版、第7版改名为《无机化学手册》，1905～1915年出版。1922年德国化学会负责编辑了第8版，并为了纪念该手册创始人故改名为《盖墨林无机化学手册》。现行《手册》是第8修订版，近70年来连续出版，至1990年末已出版了630多卷（册）。它收录的主要内容包括元素和无机化合物的发现、生成和制备、物理性质、化学性质。手册按元素的系统号编排，系统号根据阴离子型元素取较小号、阳离子型元素取较大号的原则确定，分为71个系统号。在每个元素项下，一般先讨论元素本身，再讨论它的化合物，所有化合物的排列都遵循“最高系统号原则”。

2.《拜尔施泰因有机化学手册》（Beilsteins Handbuch Organischen Chemie） 《拜尔施泰因有机化学手册》1881～1883年首版，原由德国化学会编辑，1951年改由拜尔施泰

因有机化学文献研究所编辑，现通用的手册是1918年开始出版的第4版，以后陆续出版补编。该手册收录化学组成和化学结构明确的有机化合物，每个有机化合物内容包括名称及化学结构式、主要历史、化学合成方法和天然存在状况、外观及物理性质、化学性质、生理作用、工业用途、分析方法及数据、分子化合物及盐类和衍生物等。

手册的查阅途径有主题索引、分子式索引、分类索引和系统号查询4种。

3.《拉汉药用植物名称和检索手册》　《拉汉药用植物名称和检索手册》由江纪武主编，于1990年由中国医药科技出版社出版。该手册收载我国药用植物11 800多种，外国药用植物2 700多种，共计14 500多种，列出药用植物汉名22 400余个，是迄今为止收载药用植物种类最多最全的一部大型工具书。每种药用植物都列出参考文献，参考文献有中外文书籍和资料101种220册，中外文期刊51种。正文后有汉名索引，以汉语拼音顺序排列。

三、百科全书

（一）概述

百科全书是以辞典形式编排的大型参考工具书，是百科知识的总汇。它搜集社会科学和自然科学各科专门术语、重要名词，加以详细的叙述和说明，并附有参考书目。

百科全书内容包罗万象，堪称“工具书之王”，人们往往称其为“没有围墙的大学”“精简的图书馆”。它为人们提供人类各个知识领域的基本资料，是学习和工作中最常用的、必备的参考工具书。

百科全书具有汇编性、概括性、分类性、寻检性和可读性等特点。汇编性指它取材广泛、深入，用已有的大量资料作为编写的基础；概括性指它概要地提炼材料，以便为人们提供有关各学科的基本知识、现状和历史情况；分类性指它为了提供系统完整的知识，必须以科学分类为基础来选编材料；寻检性指它供人们查寻、检索，以达到迅速准确地提供资料的目的；可读性指它具有普及科学文化知识、可供阅读的作用。

百科全书的功用可归纳为两个方面。一是具有查考的功能，通过查检百科全书，可以得到某一国家、某一著名人物、某一学说理论或某一史实事件等基本资料；二是具有系统阅读的作用，各种类型的百科全书都用了一定的篇幅扼要地介绍各个学科及其分支的内容，可供人们系统查阅，即使是一般地浏览，也能开阔人们的眼界，增长知识。

百科全书按照收录范围可分为综合性百科全书和专科性百科全书，这里只介绍专科性百科全书。

（二）常用药学百科全书

1.《默克索引》（Merck Index）　《默克索引》由美国默克公司出版，1889年首版，该书是一部化学品、药品和生物制品方面的百科全书，也是这方面首屈一指的参考工具书。《默克索引》近期版为2013年第15版，同时出版网络版，全书分为正文和附录两部分。正文收录化学品、药品和生物制品10200多种，附有8000多个化学结构式和分子式；附录收录30种实验室用表和有机人名反应。书末编有化学品、药品和生物制品的化学文摘（CA）名称与登记号—化学物质索引、分子式索引、名称交叉索引和药品的治疗学目录/生物活性索引。

《默克索引》的数据精确，文献详尽，内容丰富。正文条目为文摘形式，每个条目包

括流水号、标题名称、化学名称、交替名称或商品名、药物代码、分子式、分子量、元素百分组成、专利文献、化学文献、生物学文献、药理学文献、综述文献、化学结构式、物理常数、主要衍生物、工业应用、治疗作用等内容。正文按照标题名称字顺进行编排，检索时可直接按照化合物名称字顺进行查阅，也可以用分子式索引和名称交叉索引等进行查阅。

2.《雷明顿药学大全》(Remington's Pharmaceutical Sciences)　《雷明顿药学大全》由美国费城药学和科学学院编辑，1886 年首版，第 1 ~6 版由雷明顿(J. P. Remington) 主编，近期版为 2013 年第 22 版。全书以综述形式评论药学的理论与实践，内容系统、丰富，数据准确、详尽，每章后附主要参考文献。

四、年鉴

（一）概述

年鉴是资料性参考工具书，包括年刊、年报等，一般一年为限，逐年出版，内容多取材于各种政府公报和国家主要报刊反映的材料和统计资料，系统概述上年度有关事物或学科的进展情况。年鉴特点是信息密集、内容完备而系统、时效性强、具有总结性和连续性，是传播知识、提供情报和资料的参考工具书。

年鉴按其性质内容大体可归纳为三类。

（1）综合性年鉴　反映政治、经济、文化等方面的重要材料、基本情况及统计数字等，涉及范围比较广泛，如《中国百科年鉴》《世界知识年鉴》等。

（2）专科性年鉴　反映某一专门范围的基本材料、基本情况和统计数字等，如《中国药学年鉴》《中国图书馆年鉴》等。

（3）统计性年鉴　用统计数字来说明某一个部门或各个方面的进展情况，如《世界卫生统计年鉴》等。

（二）常用药学年鉴

1.《中国药学年鉴》　《中国药学年鉴》由中国药学年鉴编委会编辑，人民卫生出版社出版，是一部连续出版的资料性和综合性的药学参考工具书。它全面、概括地反映各时间内我国药学事业的基本情况和发展概貌，内容具体、真实、可靠，有科学性。

《中国药学年鉴》1980 ~1982 年版为首版，1985 年 1 月出版；同年 12 月出版 1983 ~1984 年版，以后每年出版一部。

《中国药学年鉴》分列 9 个栏目，其中第一部（1980 ~1982 年版）特辟“建国三十年（1949 ~1979）药学事业概况”专栏，以 11 篇综述性文章从不同侧面概括论述，反映建国三十年我国药学事业发展的成就和概况。

2.《中国医药年鉴》　《中国医药年鉴》由国家药品监督管理局和中国医药科技出版社组织编辑出版，首版于 1991 年出版，名为《中国医药年鉴（1991 年卷)》。

《中国医药年鉴》以医药行业的发展史料为依据，系统全面地收载了我国医药经济发展的情况和基本经验。是医药行业实用、可靠的重要参考工具书。

3.《中国卫生年鉴》　《中国卫生年鉴》由中国卫生年鉴编辑委员会编辑，人民卫生出版社出版，是在原卫生部直接领导下编写的一部综合反映我国医药卫生、计划生育、爱

国卫生运动、药品与医疗器械的生产与供给情况、进展和成就的史料性参考工具书。该书记述了上年度国内医药卫生事业的概况和进展。

4. **《世界卫生统计年鉴》**（World health statistics annual Geneve：World Health organization，1962 ~）　该书提供世界各国的各种卫生统计资料，是一种具有较高参考价值的资料性参考工具书。

5. **《药物副作用年鉴》**（Side effects of drug annual：a worldwide yearly survey of new data and trends）　《药物副作用年鉴》简称 SEDA，它是《梅乐氏药物副作用》（Meyler's side effects of drug，SED）一书的年度补充本。SED 为药物已知副作用和相互作用提供百科全书式的评论，SEDA 则按年度系统提供这一领域里的最新情报，收载世界范围内新发表的详细评论。SEDA 也可作为专门的资料性参考工具书独立使用。

五、图录、表谱

（一）概述

图录是以图像揭示事物的参考工具书，表谱是以编年或表格形式记载事物发展的参考工具书。它们是汇集众多的图或表，组成一个检索系统的图或表的集合体，特点是具有直观形象性。图录英文为 atlas，中文则有许多称谓，如图鉴、图谱、图集等。表谱，英文多为 tables，中文除了“表”之外，有的也称大事记、系年等。

（二）常用药学图录表谱

1. **《（原色）中国本草图鉴》**　为继承和发扬祖国医药学宝贵遗产，全面反映我国当代传统医药的研究成果，全国著名的中药学专家、传统医药学专家和专业绘画家共同合作，编绘了《中国本草彩色图鉴》一书。该书是一部巨型彩色图谱，图文并茂，介绍药物品种达 5 000 种，每种药物除文字内容说明外，还附有精美彩色插图，彩图都是参考新鲜标本绘制，形态真实，色泽自然，特征鲜明，鉴定正确。

本书开始编写于 1980 年，初稿完成于 1982 ~1987 年，共 25 个分册。曾译成日文，由人民卫生出版社和日本国雄浑社共同合作出版日文版《（原色）中国本草图鉴》，一共出版发行 8 个分册。后因日方中断合作，其余各分册未能出版发行。鉴于日文版发行距今已十多年，原稿内容已不能反映最近的研究成果，故组织原来参加本书编写的专家，对全稿做了全面修改、复审和补充。并将全书合并成 3 篇 12 卷，即常用中药篇、草药篇、民族药篇，由人民卫生出版社负责出版发行。

2. **《萨德勒标准光谱图集》**（Sadtler Standard Spectra Collection）　《萨德勒标准光谱》是由美国费城萨德勒研究实验室自 1966 年以来连续编印出版的各种化合物的多种谱图，是当今世界上最大型谱图集。《萨德勒标准光谱图集》采用活页形式出版，便于除旧增新。图集对每一个化合物的光谱都注明样品来源、纯度、使用技术（熔点、浓度、吸收槽的厚度和长度等），并附有化学名称、结构式、分子式、分子量、熔点、沸点等。它是目前世界上最大的连续出版的光谱图集，是用物理方法鉴定化合物的对照标准。

第三节　参考工具书的排检法

参考工具书排检法包括排与检两个方面，编排与查检是一致的，依照什么方法编排，

即按照这个方法查检。由于参考工具书通常都编有多种辅助索引，因此还可利用辅助索引提供的检索途径进行查检。

中外文参考工具书排检方法概括起来不外乎两种形式，一种是按字顺排检，进行专指性检索；另一种是按内容排检，可进行族性检索，一次性查到大批相关资料，但若不了解内容则无法按内容族性排检；此两种排检法各有自己的长处和短处。

一、字顺排检法

字顺排检法是中外文参考工具书的一种主要排检方法，它的最大优点是读者完全不知道条目所包含的内容和意义也可根据字顺寻检。字顺排检法因文种不同而有差异。

外国文字多为拼音文字，根据其书写字母就能拼读出音来，根据字母形式排，也就是根据字音排，形和音是一致的。它有据单词排列（word by word）和据字母排列（letter by letter）之分，据单词排列是一个一个单词分开排，先比首词字母顺序，首词完全相同时，再比第二个单词，并依此类推；据字母排列则是将单词联缀在一起组成一个字母群体据其字母顺序排。例如，据单词排列，blood pressure（血压）在前，bloodless（无血的）在后，据字母排列 bloodless 在前，blood pressure 在后。美国的《布氏古尔德医学词典》（Blakiston’s Gould medical dictionary）便是据单词排列的，而英国的《简明医学词典》（Concise medical dictionary）则是按字母排列的。

汉字为象形文字，它不是由字母组成，而是由笔画笔形组成的方块字，一个汉字一个音节，字形和字音之间没有必然联系，因此汉字可以分别根据字形和字音进行排检，有形序法和音序法之分。形序法有部首法、笔画法和号码法，音序法有声韵法和标音字母排列法。

1. 部首法　这是我国参考工具书最普通的一种编排方法，一些字典、词典是按照汉字部首排列的，如《中华大字典》《辞源》《辞海》等。

部首法是根据汉字的形体特征，按部属、偏旁的相同部分归类。使用部首法查阅参考工具书时，应首先分析字形结构，查出部首，再数清部首以外的笔画数目，然后查字。对于一些难于确定部首的字，可首先查“检字表”或“索引”。

2. 笔画法　笔画检字法是按汉字笔画数目的多少为排列次序的检字法，《中国人名大辞典》就采用了这种排检方法。

检字时，先计算所要查的字的笔画，然后按笔画数多少的次序去找。笔画数目相同的字，再按每个字的部属或起笔加以区别。这种检字法的优点是原理简单，一学就会。有些参考工具书，正文虽然不是按照笔画法排列的，但也附有笔画辅助索引。

3. 汉语拼音字母排列法　就是根据汉字在普通话里的读音，用《汉语拼音方案》中的拼音字母注音，而后依照字母顺序排检汉字。

4. 其他排列法　其他排列法有号码法和韵部排列法，但不常用。

二、分类排检法

分类排检法是将参考工具书收载的知识材料按其内容性质、学科属性分门别类地加以归并和排列的一种排检方法。它也是中外文参考工具书的一种主要排检法。

分类排检法根据分类标准的不同，大体上可分为两大类型。

1. 事物性质排检法 现代的一些年鉴、手册等，大都是按事物性质进行分类编排。如《中国内科年鉴》分设一年回顾、内科文选、专家论坛、医界人物、大事纪要、学术活动、出版动态7个栏目，汇集上年度的资料。需要注意的是，人类对事物的认识有时是有局限性的，也存在着差异。一些依事物性质归类的古代工具书，是按古代对事物性质的认识分类编排的，例如，蝙蝠不是昆虫，但在一些古代工具书里分入虫类，这反映了古人认识的时代局限性。

2. 学科系统排检法 文化教育科学的发展形成了数以千计的大大小小学科，每个学科都有自己严密的学科知识体系。学科系统排检法就是按照知识的学科属性归类，按照学科体系排检，它主要用于编排书目、索引、百科全书等。如最常用的《中国图书馆分类法》就是按照学科体系进行排检的。

按照学科体系排检，有利于各专业人员按类迅速索取本学科系统的知识资料。他们对自己所从事的专业的学科体系和相关学科比较熟悉，查找起来十分方便。但这种排检法对不熟悉学科体系的读者查检就比较困难，常常需要借助按字顺编排的类目索引和其他辅助索引。

三、主题排检法

主题排检法是根据描述文献主题内容的规范化名词术语主题词进行排检的方法。它需要首先对文献内容进行主题分析，找出它所包含的主题，用能表达这个主题的语词——主题词作为文献主题标识，然后再依主题词字顺进行排检。

主题排检法需要一个主题词表作为标引和检索的依据。目前国内依主题法编排的参考工具书主要是根据《汉语主题词表》进行标引和寻检，而对于国内医学文献的标引，常采用MESH表，中医药则大都采用中国中医研究院图书情报所编制的《中国中医药学主题词表》。

依主题法编排的参考工具书，通常都附有本书主题词表，以供读者使用时寻检主题词。读者使用按主题法编排的参考工具书时，应首先根据寻检的内容主题，利用词表找出相应的主题词，然后再按查出的主题词去翻检，查检时应尽可能选用最专指的主题词。

四、时序排检法

时序排检法是依内容的时间顺序进行排检。例如，一些人物传记便是按照人物的历史朝代和生卒年的顺序进行编排的。使用这种方法编排的参考工具书除了人物工具书外，还有年表、历表等。

以时为序编排历史资料，需要统一历史纪年，采用公元纪年。编排和寻检历史资料，常常遇到需要换算时间的情况，换算时间要使用专门的参考工具书，如《中国历史纪年表》《两千年中西历对照表》《中西回史日历》《中国和日本朝鲜越南四国历史年代对照表》等。

五、地序排检法

地序排检法是依内容的地域顺序进行排检。例如地图集都是分洲、分国、分省、分县编排的。使用这种方法编排的参考工具书主要是地图集、方志目录、地方文献书目、机构名录以及一些地名工具书、人物工具书。

重点小结

扫码“练一练”

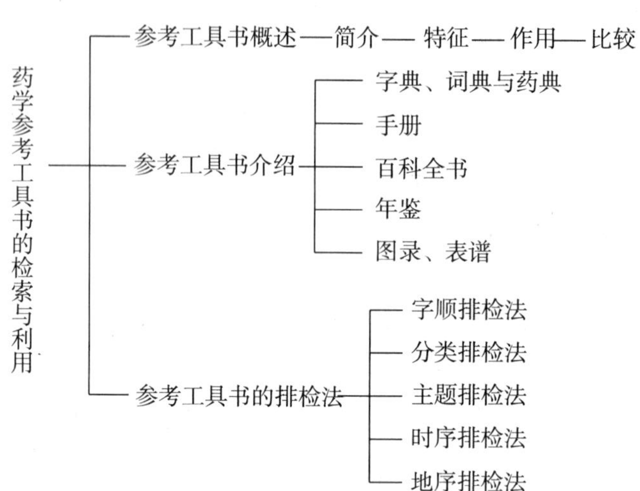

（申香春）

第十一章　电子图书的检索与利用

扫码“学一学”

学习目标

1. **掌握**　超星数字图书馆、书生之家数字图书馆、中美百万册数字图书馆和 ACS Symposium Series 电子图书的检索功能。

2. **熟悉**　超星阅读器、书生阅读器的常用功能。

3. **了解**　超星数字图书馆、书生之家数字图书馆、中美百万册数字图书馆和 ACS Symposium Series 电子图书的概况。

数字图书馆是以现代信息技术为依托，以分布式海量数字化信息资源库为基础，不受地理位置和时空限制，以求最大限度地满足用户个性化需求的虚拟图书馆，其实质就是把实体图书馆馆藏的各种信息数字化之后，按照一定的标准和规范进行重新加工和组织，形成一个知识库。

本章主要介绍超星数字图书馆、书生之家数字图书馆、中美百万册数字图书馆和 ACS Symposium Series 电子图书的相关内容。

第一节　超星数字图书馆

一、概述

超星数字图书馆（http：//book. chaoxing. com/）是我国第一个商品化的数字图书馆，是在传统图书馆的基础上建立起来的、采用现代高新技术所支持的数字信息资源系统，是国家“863”计划中国数字图书馆示范工程项目。2000 年 1 月，北京世纪超星信息科技有限责任公司（简称超星公司）与全国各大图书馆、出版社合作，正式开通了超星数字图书馆。超星电子图书数据将图书分为教育、哲学宗教、综合性图书、计算机通信、自然科学、数理化、文学、历史地理、文化艺术、工业技术、语言文字、经济管理、社会科学、建筑交通和医学共 15 个大类，目前拥有数字图书 100 多万种，是国内资源最丰富的数字图书馆，其数据更新快，新书数据上架周期短。丰富的图书资源不仅能够满足不同专业用户的需求，而且能随时为用户提供最新、最全的图书信息、文献服务平台及阅览器。

二、检索功能

超星图书系统提供分类浏览、快速检索和超星发现检索三种检索方式。

1. 分类检索　如果没有明确的检索目的或检索词，可以使用分类浏览找到所需图书。进入超星数字图书馆首页，在首页右上角点开“全部分类”，将图书分为教育、哲学宗教、综合性图书、计算机通信、自然科学、数理化、文学、历史地理、文化艺术、工业技术、语言文字、经济管理、社会科学、建筑交通和医学共计 15 个大类（图 11－1）。点击分类目录，就可以出现这个目录下的子目录，依次点击子目录，就可以检索到所需书目的列表。

检中的图书资源以列表形式呈列，每一条记录包括书名、作者、出版日期等简要信息。

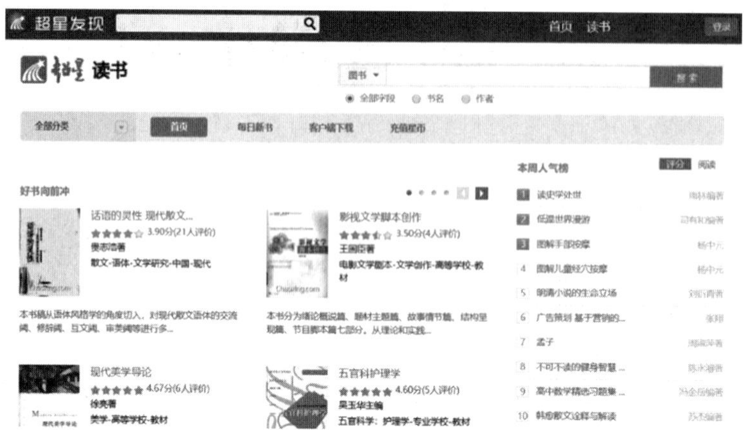

图 11 -1　超星数字图书馆分类检索

2. 快速检索　在超星数字图书馆首页有快速检索栏，提供有“全部字段”“书名”“作者”3 个检索字段（图 11 -2）。在快速检索方式下，也可对检索范围进行限定，即可限定 15 个分类中的某一类。

快速检索的方法如下：在输入框中输入检索词，并在输入框下的单选框中选择书名、作者或全文，点击检索按钮便可进行图书查找。

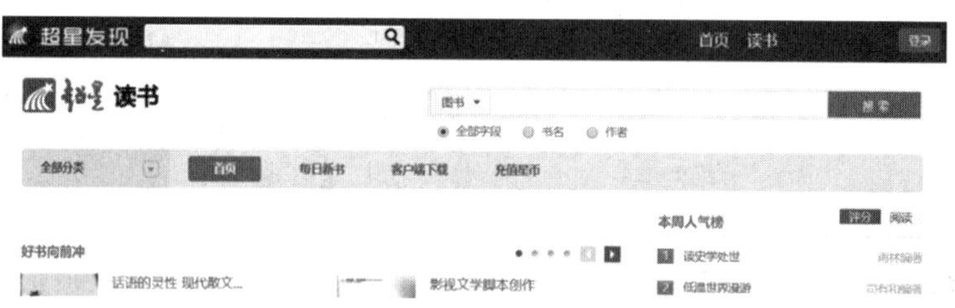

图 11 -2　超星数字图书馆快速检索

3. 超星发现检索　为超星公司新推出的综合检索平台，检索界面简洁，在超星所有网页中均提供超星发现检索栏。检索方法与百度搜索类似，并对检索结果聚类为学术、教育、信息和专题四类，其中学术包括电子书、电子期刊、图书书目/章节/全文、硕博论文和本馆馆藏等部分，教育包括课件和试题库，信息包括大众期刊、报纸文章、新闻、文档、博客和专利等，专题包括故纸堆、诉讼案例和机构知识库（图 11 -3）。

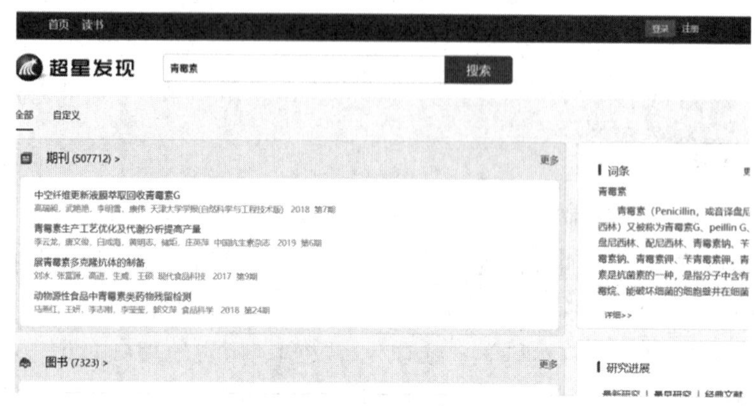

图 11 -3　超星发现检索

三、超星阅读器及其功能

1. 超星阅读器的下载及安装　从超星数字图书馆首页上方“客户端下载”点击进入后，系统自动识别操作系统平台，并提供对应客户端的阅读器下载。以 PC 电脑客户端为例，点击此链接即可下载阅览器到本地机。超星阅读器安装程序下载完毕后，双击将进入自动安装向导，引导用户完成阅读器的安装。

2. 超星阅读器（SSReader 4.1.5 版）的常用功能

（1）超星阅读器的布局　超星阅读器的布局见图 11－4。

顶部—主菜单：超星阅读器所有功能菜单，包括“文件”“资源”“书签”等，其中常用功能在下文介绍。

上部—工具栏：罗列可用的快捷功能按钮供读者选用，将鼠标停在按钮上即可看到功能提示。

左上—翻页图标：用于前后翻页，可随意拖动。

右上—采集图标：始终在最上层页面的方形图标，用户可拖动文字、图片到采集图标，用于制作 Ebook。

底部—窗口：用户点击阅读器底部窗口按钮可打开相应窗口，其中第三个窗口显示正在阅读的图书。

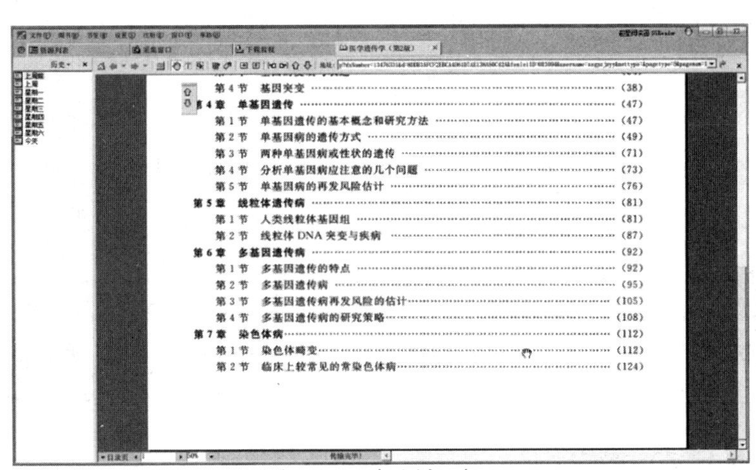
第 4 节　基因突变 …… (38)
第 4 章　单基因遗传 …… (47)
第 1 节　单基因遗传的基本概念和研究方法 …… (47)
第 2 节　单基因病的遗传方式 …… (49)
第 3 节　两种单基因病或性状的遗传 …… (71)
第 4 节　分析单基因病应注意的几个问题 …… (73)
第 5 节　单基因病的再发风险估计 …… (76)
第 5 章　线粒体遗传病 …… (81)
第 1 节　人类线粒体基因组 …… (81)
第 2 节　线粒体 DNA 突变与疾病 …… (87)
第 6 章　多基因遗传病 …… (92)
第 1 节　多基因遗传的特点 …… (92)
第 2 节　多基因遗传病 …… (95)
第 3 节　多基因遗传病再发风险的估计 …… (105)
第 4 节　多基因遗传病的研究策略 …… (108)
第 7 章　染色体病 …… (112)
第 1 节　染色体畸变 …… (112)
第 2 节　临床上较常见的常染色体病 …… (124)

图 11－4　超星阅读器

（2）常用功能

①阅读书籍：工具栏中提供有调整页面大小、前后翻页、移动等功能。

②文字识别、剪切图像：在书籍阅读窗口点击鼠标右键，选择“区域选择工具”，按住鼠标右键用虚线圈住所需区域，松开右键将自动弹出图像复制、保存，或识别文字等功能菜单，选择操作即可。

③书签：在需要添加书签的阅读页上选择“书签”工具中的“添加”，输入所需信息即可。随后可通过“书签”工具中的列表打开相应页，也可以在“书签管理器”中选择打开图书、管理书签等功能。

④下载书籍：选择“图书”菜单→“下载”，或在图书页面单击鼠标右键选择“下载”，可保存图书。

⑤资源：为用户罗列了超星图书馆主网站及互联网资源。

⑥历史：记录用户通过阅读器访问资源的历史记录。

⑦交流：直接链接在线超星社区，在这里用户可以进行读书交流、问题咨询、找书帮助等活动。

⑧搜索：在线搜索超星数字图书馆主网站及互联网上电子图书。

⑨采集：用户可以采集到的资源在此制作窗口来编辑制作成超星 PDF 格式的 Ebook。

此外，超星阅读器还提供了标注、自动滚屏、更改背景颜色、采集多种格式资源制作电子图书等功能。读者可选择“帮助”菜单，查看“超星阅读器使用帮助”。

第二节 书生之家数字图书馆

一、概述

书生之家数字图书馆是建立在中国信息资源平台基础之上的综合性数字图书馆，由北京书生科技有限公司创办，主要提供 1999 年以来中国大陆地区出版的新书的全文电子版。电子图书可按《中国图书馆分类法》分类浏览和书生之家分类法浏览，并提供强大的全文检索功能。书生之家现有 100 多万种电子图书，以每年 6、7 万种的数量递增。“书生之家”所收图书涉及社会科学、人文科学、自然科学和工程技术等所有类别。资源内容分为书（篇）目、提要、全文三个层次，并提供全文、标题、主题词等十种数据库检索功能。

二、检索功能

1. 分类检索 分类检索是根据图书所属类别，从大类到小类逐步推进，直到检中所需图书。书生之家数字图书馆的电子图书分类浏览可按《中国图书馆分类法》分类浏览和书生之家分类法浏览。中图法分成 22 个基本大类，每一大类下又划分子类，子类下又有子类的子类。共 4 级类目，用户可逐级检索。例如，在文学艺术 A 类下细分为文学理论、中国文学、世界文学、经典名著四个子类；在文学理论下又细分为总论、文艺美学、文学理论的基本问题、文艺工作者等几个子类等。书生之家分类法将图书分成 30 个大类，同样每一大类又有子类，可逐级点开浏览检索图书。

利用分类进行检索时，首先根据所检图书内容确定其所属类别，然后按分类体系逐级选择相应类目，便会出现该类目所包含的全部图书。点击对应于某本书的全文，此时阅读器启动，读者就可以实现在线看书。点击某一本书的书名，进入这本书的简要介绍，点击图书下面的“全文”，阅读器启动进行阅读。

2. 简单检索 点击首页上方的“图书”菜单，可进入图书检索界面。在图书检索界面右侧为图书的简单检索方式，简单检索方式提供了图书名称、作者、丛书名称、主题、提要五种检索途径，在检索输入框左面下拉菜单中可选择。

简单检索方式下支持模糊检索，即所有书名中含有该字符的图书都将被检索出来。点击检索条件的下拉框，选择检索项。例如，用户在下拉框中选择图书名称，在它右边的输入框中输入用户想查找的图书名称中的词，如“药理学”。检索结果中可以看到图书名称中含有“药理学”的所有书，并且显示了这些书的图书名称、作者、开本大小等信息。

3. 全文检索 点击书生之家数字图书馆首页上方的“图书”标记，在图书检索界面下，又细分为“图书全文检索”“组合检索”和“高级全文检索”。

全文检索是对图书全文中包含某个词的全部图书进行检索。在“图书全文检索”界面下又分为“按图书内容进行查找”和“按图书目录进行查找”两种方式，通过输入检索词，并选择分类类目，可分别在图书内容和图书的目录里进行查找。

4. 组合检索　如果同时已知“图书名称”“作者”等多个检索信息，可使用组合检索，以提高检索效率。“组合检索”提供了“图书名称”“作者”“丛书名称”“主题”“提要”共五个检索项，并根据已经检索条件选择适当的逻辑关系。

首先选择五个检索项中的一种，之后在检索项后面的文本框内输入检索词，在后面的下拉表中选择上下框之间的逻辑关系，以实现图书的组合检索。

5. 高级全文检索　相当于全文检索的高级检索，即在全文检索的基础上增加各种限制条件和范围限定的选择。首先选择所需查找的类目，之后选择在“全文”或是在“目录”中查找，这两项确定之后，再选择进行检索的方式，该库提供了“单词检索”“多词检索”“位置检索”“范围检索”四种检索方式。

（1）单词检索　即输入单个检索词，并对检索词进行限定。数据库提供对检索词的“自身”以及其“上位词”“下位词”“等同词”“同义词”“反义词”“替代词”“外文等同词”进行限定，另外还有“不进行分词处理”或是“进行分词处理”的选择。

（2）多词检索　即可在逻辑运算符前后分别输入检索词，并通过选择“与”“或”“非”“亦或”等布尔逻辑算符对输入的检索词进行逻辑关系的限定。

（3）位置检索　可限定检索词之间的位置关系。

（4）范围检索　可通过选择“大于”“小于”“等于”“不小于”“不大于”“不等于”等选项，以实现对输入检索词的范围进行限定。

此外，还可以对输入主题词中的字母、数字进行“不做转换、直接检索”“同时检索全半角”“转换成全角后检索”“转换成半角后检索”等进行精确处理。

6. 高级检索　点击首页上方的“高级检索”按钮，便可进入高级检索界面。高级检索提供了“一站式检索”和“全文检索”两种方式，其中“一站式检索”通过标准接口，可以整合各家数字图书馆（包括纸书）的元数据资源，从而实现一站式检索。

三、书生阅读器及常用功能

1. 书生阅读器的下载及安装　要实现阅览书刊的功能，首先要下载书生专用阅读器。在书生之家数字图书馆登录界面的右上角，点击“下载阅读器”即可下载阅览器到本地机。下载完毕后，双击将进入自动安装向导，引导用户完成阅读器的安装。

2. 书生阅读器的常用功能　书生阅读器提供给用户全文检索（海量数据查询，定位到页）、树形目录（独有的书内四级目录导航，直接超链接到对应版面）、拾取文本（全息版数据，直接摘录）、建立读书卡片（根据个人阅读习惯）、阅读伴侣（建立富有个性的数字书架）等功能。

（1）顺序阅读/自动换栏/自动转版/导读标志　不用人工干预即可自动找到下一屏或上一屏的版面，能够自动换栏、自动转版，还提供导读标志，为长文件的阅读带来了极大的便利。

（2）树形目录/栏目导航　独有的书内四级目录导航，由目录直接超链接到目录所对应的页面上，非常灵活、便捷。导航功能把信息按栏目或章节有序化，使读者可逐级检索所需内容，增强了检索的目的性和准确性，避免了“垃圾检索”。

（3）拾取文本　对于全息版数据，可以直接从版面上摘录文字；对于扫描版数据做OCR时，可以做整页识别，可以连续多次拉框识别。

（4）读书卡片　读书卡片可以用于保存书刊中重要的片段或编写书评。主要功能包括选择卡片集、加入卡片集、阅读卡片。

第三节　中美百万册数字图书馆

一、概述

中美百万册数字图书馆项目（China America Digital Academic Library，CADAL）是中美两国计算机科学家共同发起的一项国际合作计划，其目标是建设面向教育和科研的百万册图书规模的数字化文献资源，为高等学校教学科研提供强有力的数字资源支持，推动图书数字化资源的共享。该计划由浙江大学和中国科学院研究生院牵头，与北京大学、清华大学等十四个单位合作共同承担建设任务。与中国高等教育文献保障系统一起，共同构成中国高等教育数字图书馆的框架。

项目一期建设100万册（件）数字资源，国家投入7 000万元，美方合作单位投入约200万美金，“十五”期间已经完成。2010年4月1日，CADAL二期项目在浙江大学正式启动，二期建设将在一期百万册的基础上，完成150万册（件）数字资源，并建立分布式数据中心和服务体系，实现数据安全和全球服务，由国家投入1.5亿建设资金。截至2019年7月，已有古籍、民国图书、民国期刊、报纸、现代图书、英文图书、特色资源（满铁、侨批等）、音频资源和视频资源数量共计250多万种。

CADAL项目建设的数字图书馆，提供一站式的个性化知识服务，将包含理、工、农、医、人文、社科等多种学科的科学技术与文化艺术，包括书画、建筑工程、篆刻、戏剧、工艺品等在内的多种类型媒体资源进行数字化整合，通过因特网向参与建设的高等院校、学术机构提供教学科研支撑，并与世界人民共享中国学术资源，宣传中国的文明与历史，具有重大的实用意义、研究价值和发展前景。

二、检索功能

1. 快速检索　进入CADAL系统的主页，默认的检索界面即为快速检索。首先选择检索文献的类别，CADAL系统将全部文献划分为古籍、学位论文、英文、民国期刊、民国图书、现代图书、特色资源和报纸八个类别，可对此进行选择。之后，在检索输入框直接输入检索词，点击检索按钮即可进行模糊检索。

如欲检索有关药物的古籍，在类别是选择“古籍”，在输入框输入“药”，即可完成检索。

2. 书法检索　在书法检索模式下，可对书法书籍、书法作品、书法家和书法字等进行检索。

（1）书法书籍　在书法书籍检索中提供了标题、作者、关键字、朝代、出版社等检索字段。检索者可根据实际需要对书法书籍进行检索，也可按字母顺序和朝代顺序对书法书籍进行浏览。

（2）书法作品　在书法作品中提供了作品名字、作者、朝代、作品内容、描述及评论

等检索方式，检索者可根据需求进行选择，也可按字母顺序对书法作品进行浏览。

(3) 书法家　对书法家的检索只提供了浏览检索方式，可按字母顺序和朝代顺序对书法家进行浏览。

(4) 书法字　对书法字系统提供了“按文字”和“按形状”两种方式对楷书、宋体、新魏、黑体、新楷、隶书等字体进行检索。

3. 编年史检索　CADAL 新增的中国文学编年史在线资料库，提供文学编年史、作家、地理、作品、资源检索、文学史阅读共六个使用方式。

三、其他功能

对于注册用户，登录后，可使用系统提供的个性化服务。在 CADAL 中提供了“我的标签”“我的书签”及“热门图书”等个性化服务的内容，此外，还可对感兴趣的内容进行订阅，点击“添加订阅”按钮，可按书名、作者、关键字、出版机构和描述等对订购内容进行限定。

第四节　ACS Symposium Series 电子图书

一、概述

ACS（American Chemical Society），即美国化学学会成立于 1876 年，是世界上最大的科技学会之一，全球会员将近 20 万人。多年来，ACS 一直致力于为全世界化学研究机构、企业以及个人提供高品质的文献信息服务。秉持着服务大众、提升学者专业素养、追求卓越的理念，ACS 在科学、教育、政策等领域提供了多方位的专业支持，成为享誉世界的科技出版机构。

ACS Symposium Series 是美国化学学会从 1950 年开始出版的一套系列丛书，内容涉及农业、食品科学、纤维素和可再生材料、有机化学、化学教育、高分子化学、材料学等领域。Symposium 系列中的所有图书均经过同行评审，每个章节的作者均是来自相应领域的知名专家，每本书的编者也均是相应领域国际知名的顶尖学者。

ACS Symposium Series 图书自出版以来，其优秀的品质就一直受到化学界人士的尊重。不仅图书中的每个章节经过同行评审，而且图书的所有章节和标题还被“美国化学文摘”（Chemical Abstracts，CA）收录。ACS Symposium Series 图书的主办者及合办者都是国际知名的机构或组织，如美国物理学会、美国地质学会、美国生物科学协会、美国航空航天协会、美国核学会、美军研究部、美国植物学会、美国环保局、英国皇家化学学会、加拿大化学协会、陶氏化学公司、阿贡国家实验室、斯坦福研究所等。

ACS Symposium Series 图书的电子版已整合入 ACS 出版物网络平台，用户可访问到的内容包括以下三部分。

(1) ACS Symposium Series Ebooks　涵盖 1974 年至 2014 年出版的 Symposium 系列图书，以及 1949 年至 1998 出版的 Advances in Chemistry Series（化学进展系列）图书，共 1280 种，19000 多个章节。

(2) ACS Ebooks　收录了 2014 年以来新出版的 Symposium 系列图书。

(3) Advances in Chemistry Series　收录 1949 年至 1998 年出版的“化学进展”系列

图书。

二、检索功能

登录 ACS 出版物网络平台（http：//pubs. acs. org/ ），点击主页上方的“Publications”，然后在“CONTENT TYPES”中选择“Books and Reference”，选项，再选择“ACS Symposium Series”可访问 ACS Symposium Series，或直接使用网址 https：//pubs. acs. org/series/symposium 访问（图 11－5），点击 Advances in Chemistry Series 可浏览查看 1949 年至 1998 年出版的“化学进展”系列图书。

在 ACS Symposium Series 平台使用“By Year”模式可浏览查看 1974 年至今出版的 Symposium 系列图书。

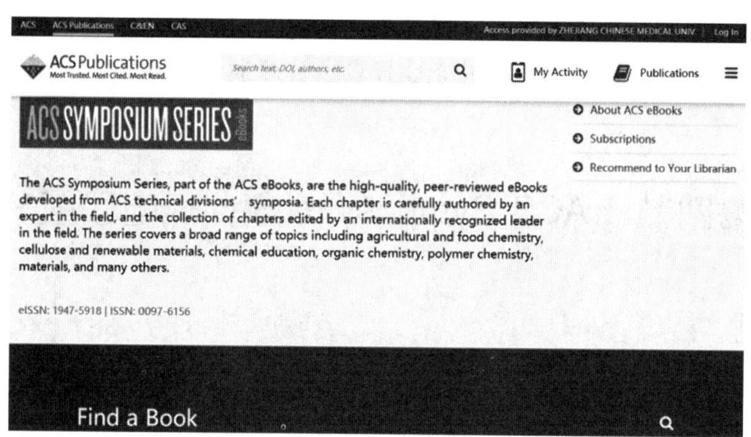

图 11－5　ACS Symposium Series 平台

1. 浏览检索　系统提供了两种浏览检索方式。

（1）按出版年代　检索者可根据图书的出版年代浏览相应年代的图书。

（2）主办机构　检索者可根据图书的主办机构浏览相应的图书列表（图 11－6）。

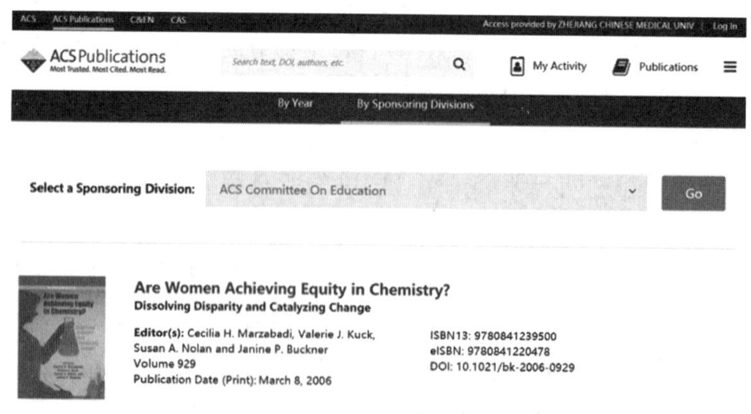

图 11－6　出版年代、主办机构浏览检索及书名检索

2. 快速检索　在 ACS 平台中的所有网页中均提供快速检索，可针对实际需要选择对应检索选项，在搜索栏中输入检索词，然后在检索结果中限定文献类型为图书（图 11－7）。

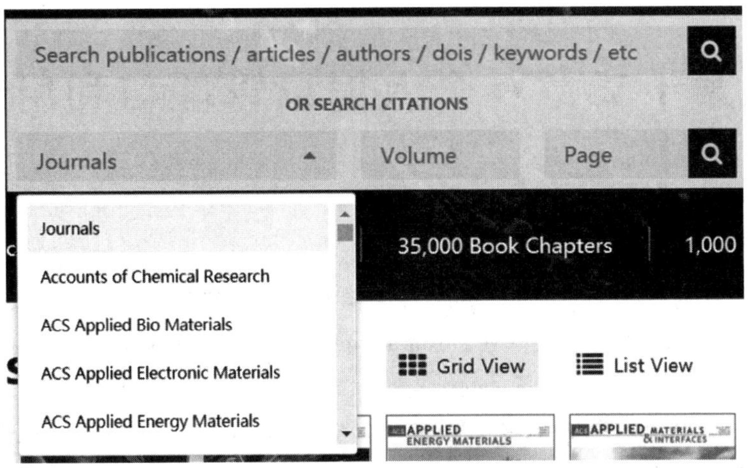

图 11－7　ACS 快速检索

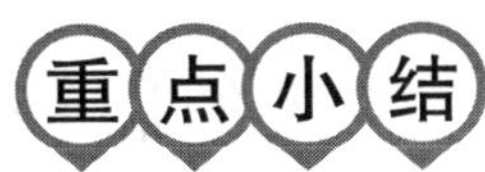

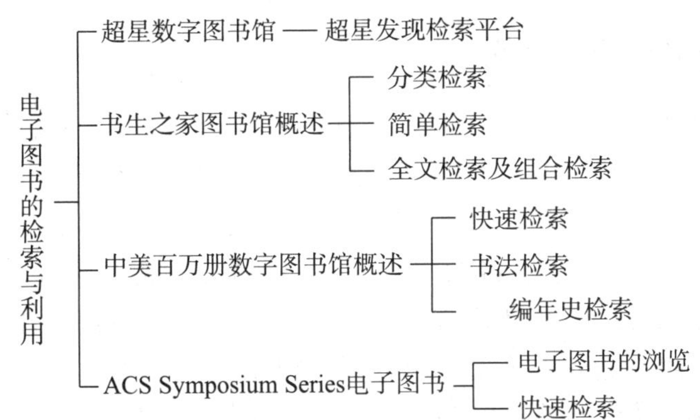

扫码“练一练”

（易安宁）

第十二章 个人信息管理与利用

学习目标

1. 掌握 NoteExpress 和 EndNote 搜集文献和撰写文献时自动生成引文的方法。

2. 熟悉 个人信息管理的作用；NoteExpress 和 EndNote 对文献的组织以及数据的备份方法。

3. 了解 个人信息管理的含义和方法；NoteExpress 和 EndNote 的统计分析功能，参考文献顺序调整的方法。

扫码“学一学”

第一节 个人信息管理概述

一、个人信息管理的含义

随着现代信息技术和互联网的发展，“信息爆炸”产生的危机日益影响个人信息管理，个人计算机中存储的信息资源与日俱增，无序信息的使用成本不断上升。如何才能达到理想的个人信息管理状态已成为用户普遍关注的问题。这些问题的出现推动了个人信息管理（personal information management，PIM）的发展。PIM 不仅成为一个新的“热门话题”，也在很多学科领域得到了发展，包括认知心理学、人机交互、数据库管理、信息检索、图书馆以及信息科学。目前，PIM 的研究内容包括基本理论、信息保存、信息分类、信息检索、隐私保护、邮件系统、行为分析、信息提醒等方面。

个人信息管理的概念被提出以后，很长时间内并没有统一的定义。2005 年第一届 PIM 国际专题研讨会上对 PIM 的概念进行了总结和阐述：从本质上来说，PIM 是一种信息存储行为，它是将信息存储起来以使能够在以后被访问。从行为上来说，PIM 是我们日常对于信息的处理、分类、访问。从系统上定义，PIM 是个人创建的供其在一个工作环境中使用的系统，其中包含人们获取信息的规则与方法，对信息进行组织与存储的机制，以及维持系统运行的一些规则与过程，以及对信息进行访问、处理、产生输出的方法机制。2009 年，美国个人信息管理研讨会对个人信息管理的含义给出了较为合理的解释，即个人信息管理是个人在社会实践过程中获取、建立、存储、研究及使用所需的各种信息的行为，以满足社会生产及生活中的信息需求，其实质是对个人信息进行存储处理以便于使用。

二、个人信息管理的作用

信息资源管理的目的是为了确保信息资源的有效利用，个人信息管理的目标是为了能更好地检索和利用信息，从而提高工作和学习的效率。个人信息管理的作用主要有如下几点。

1. 个人信息管理提高个人信息能力 信息能力包括有目的性地利用信息工具和信息资源，获取识别信息、分析整理信息、传递创造信息的能力，更重要的是独立自主学习的态

度和方法，并将它们应用于实际问题的解决和进行创新性思维的能力。将信息应用到知道如何做的任务上是利用信息完成任务；将信息应用到新而不同的任务上是利用信息完成创新。只有通过良好的信息管理才能最有效地使知识真正协助我们实现生产力的创新。

2. 个人信息管理使个人信息的价值得以体现　信息的时效性极强，如果没有及时地传播，有价值的信息将失去价值。通过信息管理，能使信息得到有效的传播和利用，体现个人信息价值。

3. 个人信息管理是提升国家竞争力的基础　从信息管理的三个层次个人、组织和社会层级的信息管理来看，可以将组织的信息管理视为组织中每个人信息管理的集合，而每个组织的信息管理也构成了国家级别的信息管理。因此，个人有效的信息管理是组织、社会进行有效信息管理的基础。对于一个国家而言，拥有持续信息创新能力和大量的高素质人力资源，就具备了发展信息经济的巨大潜力。因而，个人信息管理能力的提升，是个人核心竞争能力提升的重要环节，也是国家提升自身竞争力的基础。

三、个人信息管理方法

从个人信息管理的角度来看，个人信息管理的发展大致可分为三个阶段。

1. 手工管理阶段　此阶段的个人信息管理主要采用手工笔录为主，如采用卡片摘录、笔记本摘录和剪辑摘录等方法，信息的利用则以手写为主。

2. 非专业化计算机管理阶段　伴随着计算机的广泛使用，电子全文数据库的发展，个人信息管理也进入了计算机管理阶段。在此阶段，个人信息管理主要采用简单地使用资源管理器或 Excel 表管理，人们通过将电子数据存储于不同的文件夹中来分门别类地管理个人信息，这样的管理方法难免会造成管理混乱、重复下载、找不到已经下载的信息等情况的出现。此阶段信息的利用主要以单篇阅读、手工录入文字信息为主。

3. 专业个人信息管理软件管理阶段　随着互联网的迅速发展，网络信息正以指数级的速度增长着，文件夹式的管理方式已经不再适用信息瞬息万变的时代，各种专业的个人信息管理软件也应运而生。这些软件不仅具有强大的管理个人信息的能力，而且具有搜集信息的功能，还提供了方便快捷地利用信息的操作。

科技文献是科研工作最重要的参考信息源，对科研工作者来说，个人文献信息管理的好坏，将直接影响其研究的进度和效果。目前，已经有很多针对个人文献信息管理的软件，其中使用比较广泛的国外软件有：EndNote、RefWorks、ProCite、Reference Manager 等，国内比较常用的包括：NoteExpress、医学文献王、NoteFirst 以及 CNKI E－Learning。本章主要介绍两种比较常用的软件：NoteExpress 与 EndNote 的用法。

第二节　NoteExpress 参考文献管理与检索系统

扫码“学一学”

一、概述

NoteExpress 参考文献管理与检索系统的主要功能包括：搜索文献信息、管理文献信息和利用文献信息。支持当前主流的文档编辑软件 Word 和 WPS。该软件可以通过各种途径高效、自动地搜索、下载、管理文献资料，在 Word 或 WPS 的文档中自动生成各种格式化的参考文献信息。软件可通过其官方网站（http：//www. inoteexpress. com/ CompanyWeb/

home. do）下载免费试用版本或购买正式版本，安装后在 Word 或 WPS 中自动加载相关插件。软件的主界面主要由菜单栏、快捷工具栏、数据库结构区、题录列表显示区和题录详细显示区几部分组成（图 12－1）。

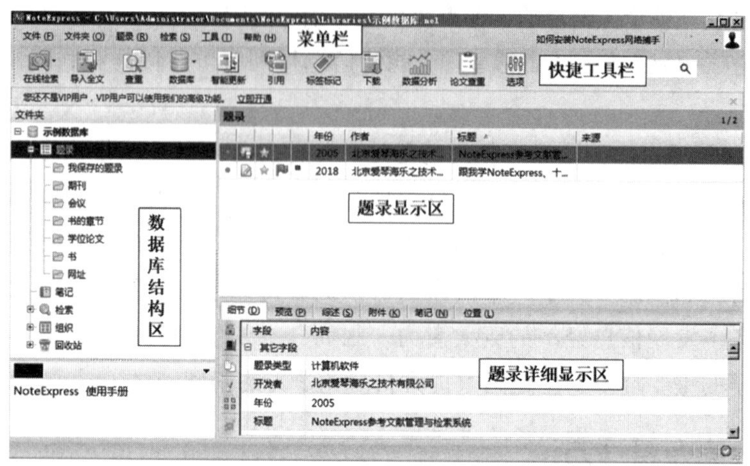

图 12－1　NoteExpress 软件主界面

二、功能

NoteExpress 采用数据库来存储和管理用户的个人文献信息，用户可以建立不同的数据库来存储不同课题的文献。因此，使用 NoteExpress 的第一步就是要建立一个新的数据库或者打开一个已经存在的数据库，可通过软件的“文件”菜单或快捷工具栏“数据库”中的“新建数据库”或“打开数据库”选项来实现。

数据库的结构包括题录、笔记、检索、组织和回收站几部分（图 12－1 中数据库结构区），题录部分用来存放用户的文献题录信息，用户可以在题录下建立多级文件夹来分类管理资料；笔记用来存放用户为文献资料建立的笔记内容；检索部分显示在个人数据库中最近执行的检索策略或保存的检索策略；组织部分按星标、优先级、作者、年份、期刊、关键词和作者机构来对数据库中的内容进行分组显示；回收站用于存放用户从题录或笔记部分删除的信息，其中的信息可以随时恢复到原来位置。

（一）搜集文献信息

建立好数据库之后需要做的就是如何向数据库中添加待管理的文献信息，NoteExpress 支持多种方式向数据库中导入数据。

1. 导入已有文献全文　在使用参考文献管理软件之前，你可能已经积累了一定的文献全文，这部分文献可以方便地导入到题录当中，具体操作可通过“文件”菜单或快捷工具栏中的“导入全文”功能实现。全文可以单篇导入，也可以将某一文件夹中的批量全文一次导入，还可以直接用鼠标将选中的全文拖拽到指定目录中。对于导入的全文 NoteExpress 通过其智能识别与自动更新功能从导入的全文（支持 PDF 和 CAJ）中智能识别文献标题并从网络数据库自动更新标准题录信息。

2. 数据库检索结果导入　目前各大数据库都支持将检索结果保存为各种参考文献管理软件支持的格式，如 EndNote 格式、Refworks 格式、NoteExpress 格式等。将数据库的检索结果以 NoteExpress 支持的格式保存为本地文件或复制到剪贴板，通过“文件”菜单或要导入题录的文件夹的右键快捷菜单中的“导入题录”选项将数据导入到指定的题录文件夹中。

此过程成败的关键在于过滤器的选择，过滤器的功能是用来“过滤”数据，从数据中识别文献的字段标识并从中提取字段内容导入数据库的各字段当中，使不同显示格式的检索结果能够以相同的格式进入软件并以相同的格式显示出来。例如检索结果是以 PubMed 数据库的 MEDLINE 格式保存的，在导入时需要选择“PubMed”过滤器。常用的文件保存格式与相应过滤器的对照见表 12－1。

表 12－1　NoteExpress 常用文件格式与过滤器对照表

文件格式	过滤器	支持该格式的数据库
MEDLINE 格式	PubMed	PubMed
NoteExpress 格式	NoteExpress	CNKI、万方、维普
EndNote 格式	EndNote	CNKI、万方、维普、Web of Science、Biosis Preview
RefWorks 格 式	Refworks	CNKI、万方、维普、Biosis Preview
SinoMed 题录或摘要格式	SinoMed	SinoMed
Ris 格式	RefMan－（RIS）	SciFinder Scholar

3. 在线检索　NoteExpress 本身集成了 CNKI、万方、维普、Web of Science、PubMed、EmBase 等几十种数据库，可以通过“检索”菜单或快捷工具栏中的“在线检索”选项选择在线数据库，打开统一的检索界面进行检索，检索结果可以直接保存到题录数据库中，不受数据库本身每次最多保存题录数量的限制。

（二）管理文献信息

管理文献信息是参考文献管理软件最主要的功能之一，通过一系列的管理操作，可以使用户的文献变得整洁有序，并能对文献进行快速调阅，提高效率。

1. 查重　由于各数据库收录的期刊范围不同，独家收录期刊的存在，检索时为了保证不漏掉重要文献，通常要同时选择多个数据库进行检索，因此检索结果必然存在大量重复。如果按照传统方式直接在检索结果中筛选相关文献，难免会出现重复阅读和重复下载的情况，势必会在重复检索结果上浪费大量宝贵时间。通过 NoteExpress 可以快速解决这一问题，首先将各数据库的检索结果保存到同一个数据库里，然后通过“检索”菜单中的“查找重复题录”选项或快捷工具栏中的“查重”按键打开查重条件设置窗口，从中选择待查重的文件夹及待查重字段等条件后执行查重，查到的重复题录处于选中状态可以直接删除。

2. 题录列表管理　题录列表显示区（图 12－1）主要用来显示当前选中的题录文件夹中所存放文献的题录列表，用户可以自定义要显示的列表表头，可以按照某一个表头字段进行简单排序，还能按照多个表头字段多重排序。

3. 附件管理　可以为一条文献添加多种格式多个附件。可通过文献列表附件字段中的色块判断一篇文献是否带有附件和带有何种类型的附件：左上角红色表示关联文件附件；右上角紫色表示关联笔记；左下角黄色表示关联文件夹；右下角棕色表示关联题录。

（1）添加单个附件　选中要添加附件的文献题录，通过“题录”菜单或要添加附件的题录的右键快捷菜单中的“添加附件”选项，选择要添加的附件类型，选择“文件”“文件夹”和“题录”会打开浏览相应内容的对话框，找到要添加的内容即可给题录加上相应附件；选择“网络链接”会打开一个对话框，在里面直接输入要链接的网址即可；选择“笔记”打开笔记编辑器，在其中输入笔记内容后保存即可。添加了附件的题录，可以在“题录详细显示区”列表头“附件”标签中查看所携带的具体附件信息，带有文件附件的

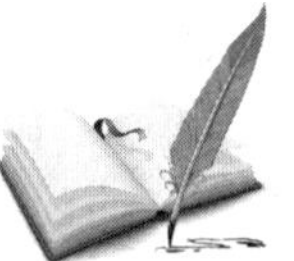

题录还会在列表头最后一列出现一个回形针标志，点击回形针可以迅速打开文件附件。

（2）批量链接附件　可以给多个文献题录同时添加文件附件，通过“工具”菜单的“批量链接附件”选项打开批量链接对话框，选择要添加的附件所在文件夹，文献信息与文件名匹配程度等，就可以批量链接附件到题录。

（3）自动下载全文　首先在题录显示区中选中要下载全文的多条题录，通过“题录”菜单“下载全文”下的“选择全文数据库”选项或快捷工具栏中的“下载全文”按键打开选择数据库对话框，选择能够下载到题录全文的数据库，即可将全文快速下载到本地并与题录关联。

4. 添加标签　对于某一文献而言，有时可能需要对其重要性、关键词等设置一个标签，用来突出该文献的重要性。NoteExpress 提供了多种标签标记的方式：未读/已读状态、星标、优先级、标签云，前三者分别显示于题录列表区的第一、三、四列，标签云则显示在软件主界面的左下角。

5. 数据备份与移动　可以通过如下三种方式实现对 NoteExpress 数据的备份：①通过“文件”菜单的“备份数据库”选项备份特定数据库，会生成一个压缩文件，解压后直接双击运行即可在 NoteExpress 中打开。此方法并不能备份全文附件。②打开数据库所在目录会看到一个扩展为“. nel”的数据库文件，和一个与其同名的“. Attachments”的文件夹，此文件夹中存放的是全文附件，将数据库文件和附件文件夹直接备份即可。恢复时只需将文件和文件夹存放在同一个目录下，双击“. nel”文件即可打开数据库，而且库中题录的全文附件同时可用。③一个更简便的方法就是直接将数据库文件建立在移动存储介质或网盘中，恢复时直接连上移动存储介质或打开网盘同步后就可以直接对数据库进行操作。

（三）利用文献信息

管理的最终目的就是为了更有效地利用文献。利用 NoteExpress 阅读文献、撰写文献都会比传统方式节省很多时间，提高科研工作效率。

1. 阅读文献　利用搜集文献功能用户可以快速找到相关文献并去重。题录详细显示区提供了多种浏览方式，通过附件可以快速调阅文献全文。在阅读文献的同时为文献加上多种标签标记方便后续调用，笔记功能可以将阅读过程中看到的重要内容及自己的心得体会记录下来，笔记作为附件与原文献相关链，查找调用非常方便。通过写作插件中的“插入笔记”按钮可一键将其插入到文章当中。

2. 统计分析　通过“文件夹”菜单中的“文件夹信息统计”功能，可以对数据库中文献的相关字段信息进行统计分析。

3. 库内检索　通过本地检索功能可以快速在本地数据库中调阅想要的文献。

（1）关键词检索　对于数据库中的文献，NoteExpress 提供了两种关键词检索方式：①快速检索，在软件主界面快捷工具栏后方为快速检索框，可进行简单的关键词检索，可通过下箭头选择检索的文件夹范围；②高级检，通过“检索”菜单的“在个人数据库中检索”选项，可打开本地高级检索窗口，可以完成复杂的多字段组合检索。

（2）排序检索　通过简单排序可以将已读/未读文献、带有星标的文献和加标签的文献显示在题录列表区的顶部，可以快速地找到已读文献或标记过的重要文献。

（3）组织和标签云检索　利用“组织”和“标签云”功能可以快速地把那些符合某个限定条件的文献筛选出来显示在题录列表区。

4. 撰写文献　NoteExpress 的辅助写作功能是通过安装后在 MS Word 和 WPS 中自动加载的 NoteExpress 插件（图 12 - 2）实现的，将鼠标停留在插件中各选项上几秒后就会自动

显示该选项的功能。

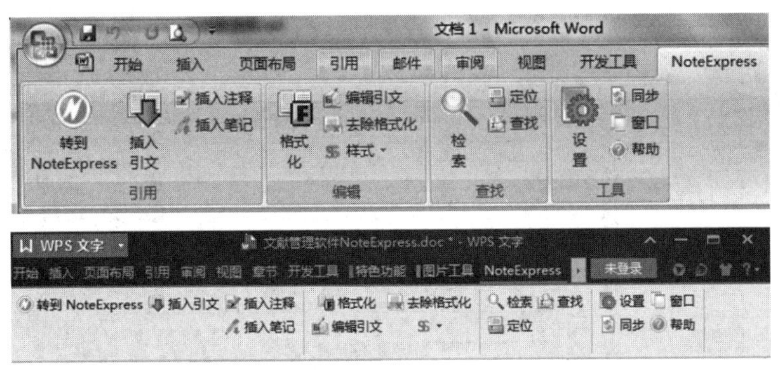

图 12－2　Word（上）和 WPS（下）中的 NoteExpress 插件菜单

（1）自动生成参考文献　在 NoteExpress 中选中要引用的文献，将光标定位在正文中要插入引文的位置，点击插件上的“插入引文”按钮即可在光标位置生成引文标号，并在文后自动生成参考文献。

（2）格式化参考文献　NoteExpress 内置了 3 700 多种国内外学术期刊、学位论文和国标的格式规范，通过插件中“样式”选项选择要投稿的期刊样式点击“格式化”按钮，可以快速地将引文格式调整为符合所选期刊投稿要求的格式。

（3）参考文献顺序的调整　利用 NoteExpress 生成参考文献，保证了一篇引文对应唯一的引文标号，不会因为一篇文献在文章中多次引用而造成的文后引文重复出现的情况。如果在写作过程中插入新的引文或删除引文，引文标号的顺序一般会自动调整，如果没有自动调整只需重新格式化即可。

（4）快速定位参考文献　文章撰写完成后如果要查找引文在正文中的引用位置，可将光标定位在文后参考文献中该篇引文的任何位置，点击插件中的“定位”即可快速跳转到引文标号所在位置。如果一篇引文被多次引用，光标定位在其中任何一个标号位置时，点击“查找”可实现在不同引用位置之间的跳转。

插件上的“去除格式化”选项有两种功能：①去除格式化，能够隐藏引文的详细信息，将其替换为“{#}”，重新格式化后可再次显示引文信息。②清除域代码，此操作需谨慎使用。NoteExpress 之所以能够如此便捷地调整参考文献格式，就是因为其生成的参考文献含有域代码，通过域代码在引文标号与引文以及数据库中的题录之间建立起有效的链接，一旦选择清除域代码，则其生成的引文将变为普通文本，将无法再对其进行格式化。

扫码“学一学”

第三节　EndNote 参考文献管理软件

一、概述

EndNote 是一款集文献搜索、管理和论文写作为一体的多功能参考文献管理软件。主要功能包括：搜集文献信息、管理文献信息、利用文献信息。支持当前主流的文档编辑软件 Word 和 WPS，每年更新完善，可通过官方网站（http：//endnote. com）下载免费试用版本或购买正式版，安装后在 Word 或 WPS 中自动加载相关插件。软件的主界面主要由菜单栏、快捷工具栏（将鼠标停留在按钮上几秒后会弹出该按钮的功能提示）、数据库结构区、检索

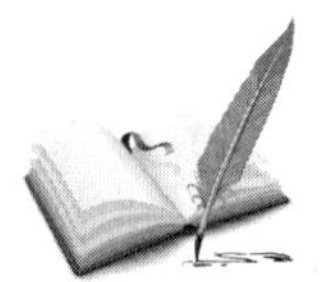

区、题录列表显示区、题录详细显示区和全文显示区等部分组成（图 12－3）。

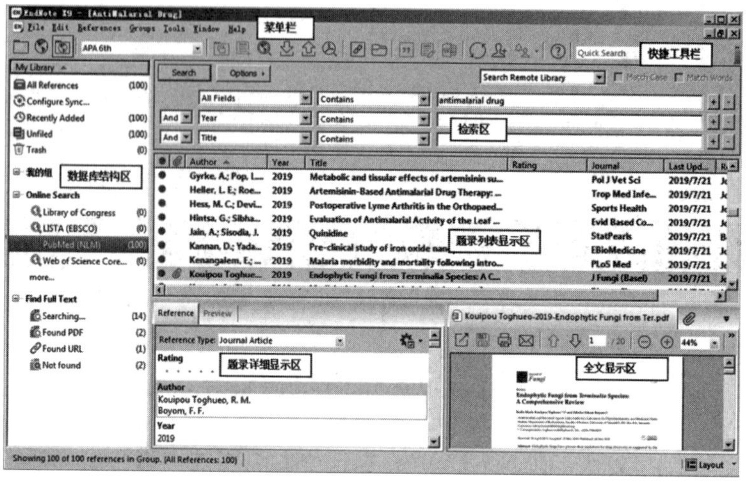

图 12－3　EndNote 软件主界面

二、功能

EndNote 采用数据库存储和管理用户的文献信息，可通过“File”菜单的“New”选项新建一个数据库或使用“Open”选项打开一个已经存在的数据库。

（一）搜集文献信息

EndNote 支持多种方式向数据库中导入数据。

1. **导入已有文献全文**　仅支持导入 PDF 格式全文，可通过“File”菜单的“Import”选项实现，可以单篇导入，也可以整个文件夹（可包含子文件夹）导入，系统会自动提取 PDF 全文中的 DOI 号，在有网络环境支持的情况下根据 DOI 号自动搜索以更新题录的字段信息。

2. **数据库检索结果导入**　将各数据库中的检索结果以 EndNote 支持的导入格式保存为本地文件，然后通过“File”菜单“Import”的“File”选项导入到数据库当中，导入时需要在“Import Option”下拉列表中选择对应的过滤器。

3. **在线检索**　EndNote 提供了 400 余种数据库的链接文件，可以通过“Tools”菜单或快捷工具栏上的“Online Search”按钮，打开选择数据库链接文件对话框；也可通过快捷工具栏的第二或第三个按钮切换到“在线检索模式”或“本地数据库＋在线检索模式”点击“Online Search”下的“more”，打开选择数据库链接文件对话框，从中选择要检索的数据库，即可通过检索区对选中的数据库进行检索。所有检索结果可以直接保存到数据库中，不受数据库本身每次最多保存题录数量的限制。

（二）管理文献信息

1. **查重**　通过“References”菜单中的“Find Duplicates”选项可完成查重。

2. **题录列表管理**　可通过右键单击题录列表显示区的字段表头弹出字段菜单从中设置要显示的字段，单击某一字段表头则题录按该字段升序排列，再次单击按降序排列。

3. **附件管理**

（1）文件附件　EndNote 支持多种类型的文件附件，可通过“References”菜单或直接右键单击题录弹出快捷菜单中的“File Attachments”选项中的“Attach File”选项打开选择附件文件对话框，也可以直接单击全文显示区上方的“曲别针”图标打开选择附件文件对

话框，选择要附带的文件。

（2）图表附件 EndNote 还提供了图表附件功能，每条题录只能附带一条图表附件。图表附件在撰写文献时可以直接插入到正文当中，并且根据格式化样式自动排序。为题录添加图表附件可通过“References”菜单的“Figure”选项的“Attach Figure”选项打开添加图表附件对话框，也可在题录编辑窗口中点击“图钉”图标打开添加图表对话框，选择要添加的图表附件。

（3）自动下载全文 选中要下载全文的多条题录，通过“References”菜单“Find Full Text”选项或直接点击快捷工具栏中的“Find Full Text”按键可实现全文的批量自动下载。

4. 添加标签 EndNote 提供了未读/已读状态（Read/Unread Status）和星级排名（Rating）两种标签，还可以通过标签（Label）字段定义文字标签。

5. 分组管理 EndNote 数据库采用分组来存放其中的数据，系统在数据库下预设有三个分组“All References”（数据库中的所有文献）、“Unfiled”（未归类文献）和“Trash”（删除的文献数据，可恢复或清空），还预设了一个“My Groups”群组（Group Sets），用户也可以自定义群组，在群组下可设置不同的分组（Group）来存放不同分类的文献（图 12－4）。

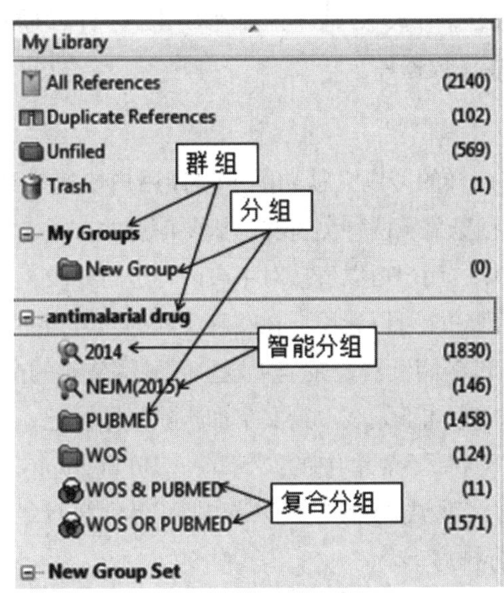

图 12－4 EndNote 数据库的分组结构图

（1）创建群组和分组 通过“Groups”菜单或数据库结构区中群组名的右键快捷菜单中选择“Create Group Set”来建立群组。选中要建立分组的群组，通过“Groups”菜单或数据库结构区中群组名的右键快捷菜单中选择“Create Group”即可在群组下建立不同的分组，最多可建立 500 个分组。

（2）创建智能分组（Smart Group） 智能分组用来存放利用设定好的检索策略从数据库中筛选出的符合要求的文献。通过“Groups”或数据库结构区中群组名的右键快捷菜单中选择“Create Smart Group”打开创建智能分组对话框，输入分组名和检索策略即可在群组下建立智能分组。

（3）建立复合分组（Combination Group） 通过布尔逻辑运算 AND、OR、NOT 来合并智能分组或一般分组。通过“Groups”菜单或数据库结构区中群组名的右键快捷菜单中选择“Create From Groups”打开创建复合分组对话框，选择要合并的分组及使用的逻辑关系建立复合分组。

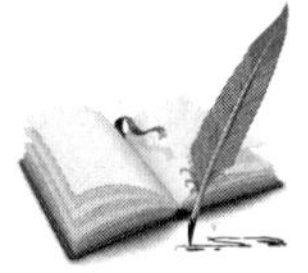

6. 数据备份与移动 可以通过如下四种方式对 EndNote 进行数据备份：①通过“File”菜单的“Compressed Library（.enlx）”选项打开压缩数据库对话框，从中选择创建压缩文件（Creat）或创建压缩文件并发送到 E－mail（Creat & Email），压缩文件中是否包括附件文件以及备份的题录范围后单击“下一步（Next）”即可完成数据库的压缩备份。恢复数据时通过“File”菜单的“Open”选项打开备份的压缩文件即可。②在数据库的存放目录中有一个扩展名为“.enl”的数据库文件和一个与其同名的“.data”的附件文件夹，将数据库文件和附件文件夹直接备份即可。③直接将数据库文件建立在移动存储介质或网盘中，恢复时直接连上移动存储介质或打开网盘同步后就可以直接对数据库进行操作。④将数据上传到 EndNote Web，通过“Tools”菜单的“Sync”选项或直接点击快捷工具栏上的“Sync”按钮，可实现与 EndNote Web 之间的数据同步。

7. 共享数据库 EndNote X7 新增了共享数据库的功能，最多支持 15 个用户（包括本人）同时共享，可以共享包括文献题录、附件及注释等在内的完整的数据库内容，共享用户可以同时使用数据库，对数据进行更新与注释等操作。共享数据库需要登录 EndNote Web 账号，通过“File”菜单的“Share”选项打开共享设置对话框，输入被邀请人的 Email 和邀请信息发送邀请邮件；被邀请人收到邀请邮件并接受后可通过“File”菜单的“Open Shared Library”选项打开共享数据库。

（三）利用文献信息

1. 阅读文献 EndNote 多样的搜集文献功能可以让用户快速找到相关文献并去重。题录详细显示区提供了字段显示或预览显示两种浏览文献摘要信息的方式，字段显示方式将文献信息分字段显示，支持快速编辑操作，用户可以直接对字段内容进行修改，预览显示则显示文章的摘要信息方便阅读。其灵活的管理功能可以让用户在阅读文献的同时为文献加上多种标签标记，方便后续调用文献。系统内置的 PDF 阅读器能在全文显示区显示文献的全文，支持在 PDF 全文中插入注释、高亮显示文字、给文字加下划线、给文字加删除线等标记。

2. 统计分析 通过“Tools”菜单中的“Subject Bibliography”选项可以打开选择统计字段对话框，选择要统计的字段内容点击“OK”即可得到统计结果，点击统计结果的字段名可将结果按相应字段进行排序。

3. 库内检索 ①EndNote 提供了快速检索（Quick Search）和高级检索（Search Panel）两种关键词检索方式，能够快速地从本地数据库中找到想要的文献。②通过按字段排序可以将已读/未读文献、带有星级排名标识的文献和文字标签的文献显示在题录列表区的顶部，快速地找到相应文献。③利用智能分组和复合分组功能可以自动地将符合特定条件的文献筛选出来显示于相应分组当中。

4. 撰写文献 EndNote 的辅助写作功能是通过安装后在 MS Word 和 WPS 文字中自动加载的 EndNote 插件（图 12－5 为 MS Word 中的插件）实现的，将鼠标停留在插件中各选项上几秒后就会自动显示该选项的功能。

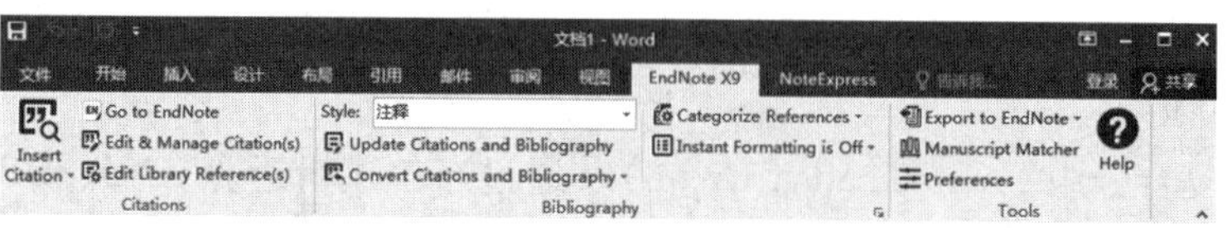

图 12－5　Word 中的 EndNote 插件菜单

（1）自动生成参考文献　①可直接将要引用的文献从 EndNote 题录列表中用鼠标拖拽至文档中的引用位置；②将光标定位在文档中要插入引文的位置，通过插件中的“Go to EndNote”按钮切换到 EndNote 操作界面，从题录列表中选择要引用的题录，点击 EndNote 快捷工具栏上的“Insert Citation”按钮或回到文档点击插件中的“Insert Selected Citaion (s)”插入引文；③通过插件的“Insert Citation”打开“搜索及插入引文”对话框，从中输入搜索条件找到要引用的文献后点击对话框中的“Insert”按钮插入引文。

（2）插入图表　插入图表（Insert Figure）是 EndNote 的特色功能之一。在编辑具有很多插图或表格的文档时，图表顺序及序号的调整也是一件劳神劳力的事情，利用插入图表功能可以将题录所附带的图表附件直接插入到文档正文当中并自动生成图表序号。

（3）格式化参考文献　EndNote 支持 6 000 多种输出样式，其中软件内置了近 500 种常用的输出样式，更多样式可通过其输出样式网站（http：//endnote. com/downloads/styles）查询下载获得，下载的样式文件需存放在 EndNote 安装目录下的 Styles 文件夹中才能正常使用。通过插件中“Styles”下拉列表选项选择要投稿的期刊样式后引文格式会自动调整为符合期刊投稿要求的格式。

（4）参考文献顺序的调整　在写作过程中插入新的引文或删除引文，引文标号的顺序一般会自动调整，如果没有自动调整只需重新更新即可。也可以通过插件中的“Edit & Manage Citation (s)”打开编辑与管理引文对话框，通过引文前面的上下箭头可以调整连续引用的几篇引文的先后顺序，也可以通过文献后面的“Edit Reference”下拉列表中的选项实现编辑引文、更新引文信息、删除和插入引文的操作。

插件上的“Convert Citations and Bibliography”下拉列表中的“Convert to Unformatted Citations”选项的作用是去除格式化，能够隐藏文后的参考文献列表，将文中的引文标号替换为“{作者，出版年#题录号}”格式的临时引文，重新格式化后可再次显示引文信息。下拉列表中的“Convert to Plain Text”选项的作用是将引文信息转换为普通文本格式，此操作需谨慎使用，一旦执行此操作，将无法再对引文格式进行调整。

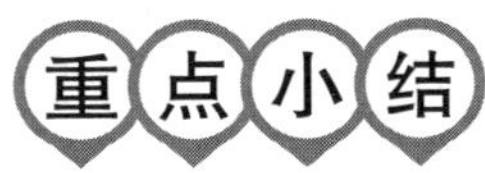

扫码“练一练”

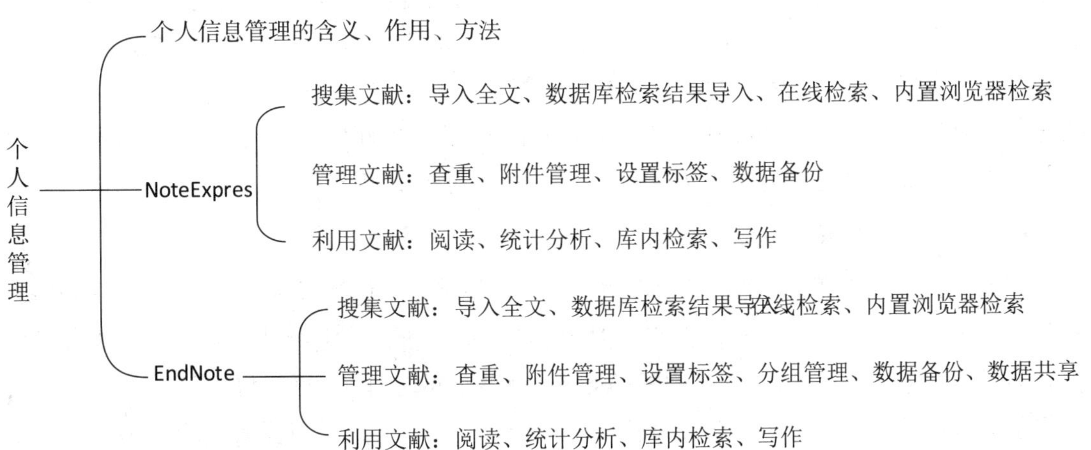

（闫　雷）

扫码“学一学”

第十三章　药学科技论文的写作

学习目标

1. **掌握**　药学科技论文、药学学位论文、药学综述的基本格式和注意事项；掌握参考文献的著录格式。

2. **熟悉**　药学学位论文的选题、谋篇；药学综述的分类和特点，以及综述写作的步骤。

3. **了解**　科技论文写作的意义和要求；了解论文如何投稿。

人们在从事各种科技活动中，常常要将其所获信息和经验用文字记录和表达出来，以实现科技资料的储存、交流和传播。这种科技信息的存储活动就是科技写作。

第一节　药学科技论文概述

药学科技论文是科技论文的一种，是对药学科学研究活动的文字记录，是以现代科学知识为理论指导，经过科研设计、实验、临床观察或现场调查后，将所获得的第一手资料进行整理归纳、统计处理和分析，从而对药学领域的问题进行探讨，对药学研究实践的过程进行描述，对药学研究的成果进行总结的文献。

一、药学科技论文写作的意义

（一）积累科学知识

论文写作是科学研究的组成部分，而且是最后的重要阶段。一项研究课题，只有写出文章发表了才算最后完成，否则就是半途而废。特别是实验研究，当耗费了一定的人力、物力和财力之后，若不能发表研究成果，实际上就是莫大的浪费。同样，临床药学研究也只有写成论文报道出去，使广大读者借鉴，才能发挥更大的社会效益和经济效益。通过论文把相关研究的发现、发明和创造记录下来，丰富人类的知识宝库，积累相关知识并为以后新的发现和发明奠定基础，可以避免后人重复前人所做的工作。

（二）传播研究成果

撰写论文是医药研究工作的重要组成部分，也是交流、传播科研成果信息的主要形式。任何科研成果都要通过传播才能发挥其社会效益和科学价值。据统计，60%以上的科技信息是通过期刊论文传播的，有些学科可达80%。我们的专业人员通过广泛的实践和实验，获得了大量科研数据，积累了成功的经验和失败的教训，将这些数据或经验教训经过总结写成论文，与国内外同行进行交流，有助于药学科学的发展，造福于人类。

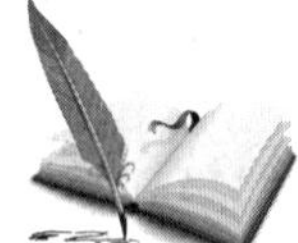

（三）提高业务能力和水平

论文写作是由感性认识向理性认识的飞跃，是对观察到的事实进行思维加工的过程。

它既能总结科研成果和工作经验，又能启迪人们的思路；既能推广交流科技成果，又是培养自己严密、科学的工作态度，锻炼自己写作技巧和才能的重要途径。科研人员通过撰写论文，可以充分地展示出自己理论知识的深度和广度，活跃思维，提高自己的科研水平，增强分析问题和解决问题的能力。所以，科技论文也是衡量学术水平和评定职称、授予学位的重要参考依据。

二、药学科技论文的写作要求

药学科技论文是作者准确、客观表达自己实践经验和科研成果的论证文章，其写作要求是由科学研究的性质决定的。因此，必须以严谨的态度对待论文的撰写。在坚持理论与实践相结合的同时，还应遵循以下原则。

（一）创新性

与工作总结、专著、教科书不同，创新是论文的灵魂，是体现论文水平、决定论文质量的首要标准。首先是内容的创新性。论文的内容应该是前人未发表过的，其研究成果是他人没有做过的新发现、新理论、新方法、新工艺等，应有其独创性。其次是研究方法的创新性。论文作者能用新的视角或方法进行研究，提出新的看法，做出新的结论。衡量一篇论文是否有创新性就要看这篇文章是否解决了前人没有解决或没有完全解决的问题，是否对某一问题有新的发现或新的见解，以及是否将新的方法或技术应用于研究。

（二）科学性

要求论文必须以实事求是的态度正确反映客观事物。其内容和方法必须是能够经得起实践检验的成熟的理论或技术，是能够得到国际学术界公认的表述。科学性主要体现在以下几点。

1. 真实性　科学性的第一要求就是真实，不能有半点虚假。科研设计严谨、周密、合理，研究方法先进，结果忠于事实和原始资料，无重要残缺，无以偏概全，无生编臆造。

2. 准确性　客观、准确地反映研究结果的真实情况，既要总结成果的经验，也要归纳失败的教训。报道的数据、引文、用词、结论等准确，不能以“大概”“可能”来代替科学结论

3. 可重复性　在相同的条件下，读者采用论文所介绍的技术和方法，也能够得到相同的结果和结论。这就要求作者在“材料和方法”部分尽可能把实验对象、条件和方法及其出处介绍清楚。

4. 逻辑性　要求用科学的逻辑思维、方法将感性资料经分析综合、推理概括，来论证和阐明现象的本质，从而使论文的结构严谨、层次清楚、概念明确。推理应符合逻辑，前后呼应，不要出现无中生有的结论，不要只堆砌原始材料而不加以分析。

（三）实用性

药学是一门实践性很强的科学，一个研究内容的研究结果甚至可以造福于全人类，因此论文具有很强的实用性。从近期看，对当前实验药学、临床药学和药学教学实践有指导作用，能够产生实际的社会效益和经济效益；从长远看，对促进医药科学技术发展有一定的理论指导意义。

（四）规范性

科技论文写作要遵循相关的学术规范和写作规范。写作时应依据《科学报告、学位论

文和学术论文的编写格式》（GB 7713－87）等相关标准编排，论文中使用的名词术语、数字、标点符号、计量单位、参考文献的使用和图表的设计都应符合规范化要求，便于在期刊上发表或学术会议上交流。

（五）可读性

单调、乏味的文章难以引起人们的阅读兴趣，即使内容再好也难以达到有效交流的目的。所以论文的写作力求文风朴实，语言生动，有吸引力。要注意结构严谨，条理清晰，层次分明，重点突出，明白易懂。使读者能够用较少的时间和精力理解论文所表达的观点和结论。

三、科技论文的种类

科技论文的种类很多，可以从不同的角度，根据不同的分类方法进行分类。

（一）按写作目的分类

1. 学术论文 包括一般学术论文和综述。

（1）一般学术论文是作者用来阐述所取得的新成就、新技术、新观点、新发现的论文。目的是与本专业的读者进行学术交流，包括期刊上发表的论文和学术会议上交流的论文。

（2）综述是针对研究领域某一专题，搜集某一时期内大量的原始文献，经过全面系统的归纳编写的综合性叙述论文。目的是对该专题的研究情况、研究进展进行总结、归纳和分析。

2. 学位论文 为取得各级学位而撰写的论文。包括学士学位论文、硕士学位论文和博士学位论文。

（1）学士学位论文　是大学本科毕业生在老师指导下，为获取学士学位而撰写的学位论文。论文应反映出作者已经掌握了本学科的基础理论、专门知识和基本技能，具备了从事科学研究或承担专门技术工作的初步能力。学士学位论文选题通常较小，内容不太复杂，篇幅在 1 万字左右。

（2）硕士学位论文　是硕士研究生在导师指导下选题、研究而撰写的学位论文。硕士学位论文应能反映作者已学会独立从事研究工作或掌握一定的专门技术，并具有总结前人经验的能力；能反映作者已掌握坚实的理论基础，掌握一定深度和广度的专门知识；对该专业的基础问题和重要疑难问题有独立的新见解；对该专业学术水平的提高有一定的推动作用。硕士学位论文的篇幅在 3 万～5 万字。

（3）博士学位论文　是博士研究生独立研究撰写的用于获取博士学位的论文。博士学位论文应有创造性的见解，取得较显著的科研成果，具有较大的理论意义和实践价值。它能反映作者对某一学科有关领域具有深邃广博的知识；反映作者对该学科提出创造性见解的能力，对该学科的发展有着重要的推动作用；反映出作者能独立地选择创造性研究方向、开辟新的研究领域的能力，对该学科研究水平的提高有重大突破。博士学位论文的篇幅在 10 万～15 万字。

（二）按论文的资料来源分类

1. 调查研究性论文 是以调查方法取得科学资料，经分析、整理、统计学处理后而撰写出的论文，如药学调查报告。

2. 观察研究性论文 是以观察方法取得直接资料，通过分析，上升到理论而撰写出来的论文，如临床药效观察、病例分析等。

3. 实验研究性论文　是以实验手段取得科学资料，加以分析研究，提出对某一个问题的新认识、新观点而撰写出来的论文。如药学实验结果分析、科研报告等。

4. 总结体会性论文　这类论文是通过对手头积累的丰富资料，进行回顾性总结而写出来的文章，如药学专题研究总结。

5. 整理资料性论文　是作者在一段时间内收集、阅读某一专题已发表的大量文献资料后，经过综合、分析、整理而撰写出来的一种论文，如综述、述评等。

四、药学科技论文的写作步骤

药学科技论文并非是实验数据和实验结果的简单罗列，而是要经过去粗取精，去伪存真，由表及里深化认识，推理论证，由感性认识到理性认识的过程，最后书写成文。

（一）构思及选题

细心考虑论文的结构，怎样写才最切题而有吸引力，论证的实质问题怎样安排和展开才有说服力。

（二）拟定提纲

在药学试验结束并对所获资料进行归纳整理后，即可列出写作提纲，选出所用的资料，以便对照他人的研究成果进行解释或作理论上发展。拟出详细的写作提纲（包括图、表的安排）不仅可使写作顺利，还可避免不必要的重复。

（三）成稿和润色

对文稿要反复修改，删去可有可无的叙述，使之精益求精。对材料和结果要细心核对、调整或补充，对论点、论据、论证要提炼深化，使论点突出，论据充分，做到格式规范，图表清晰，文字简练，语句朴实易懂。最后，应交全体合作者审修，征求意见，完善文稿。

（四）定稿

按规范格式在电脑上排版打印。

五、药学科技论文的基本格式

药学科技论文包括前置部分和主体部分。前置部分主要包括题目、作者、摘要、关键词、分类号等。主体部分包括前言、正文、结论和参考文献。

（一）题目

题目，也称标题、文题、题名等，是对论文主要内容和中心思想的高度概括总结和准确揭示。拟写题目应当注意以下几点。

1. 准确　题目应准确表达论文的特定内容、反映研究的范围和深度，防止小题大做或大题小做，使文题相符。

2. 简洁　题目应当简洁，一般不超过20字，尽量不用副标题，不用标点符号，尽量少用“研究”“探讨”等非特定词。如果是综述，文题后最好加上“研究现状”“研究进展”等字样。

3. 醒目　题目应醒目、富有深度，让读者看到文题就产生阅读兴趣。文题应突出学术论文的创造性、研究性，避免使用“浅谈”“浅析”等字样。

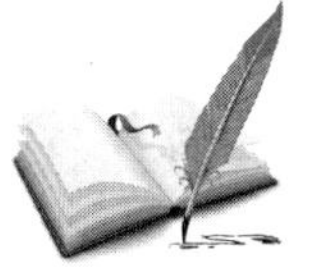

此外，题目中还应尽量避免使用非公知公用的缩略语、元素符号、分子式和化学结构式。

（二）作者

署名是作者拥有著作权的声明，是承担学术责任和法律责任的承诺。

1. 署名的条件 署名作者必须是科研的参与者（直接参与了全部科研工作或做了重要工作的人，如参加了选题、设计、实施和统计分析）、论文的写作者（亲笔撰写论文或起草、修改论文中关键或主要内容者）、论文的解答者（能对科研结果进行分析和解释，能对论文进行学术答辩，对论文内容负责者）。

2. 署名的注意事项 署名顺序应按对论文的贡献大小排列，第一作者是主要贡献者、直接创作者。一些大型的科研课题往往由几家单位共同申报、共同完成，贡献相当，如果确有必要说明2个以上作者的贡献和地位是相同的，可以采用共同第一作者表示。在国内，提出研究思路、修改论文并提供必要研究条件的学科带头人一般作为通信作者，通信作者必须做到熟悉课题设计，掌握数据资料，能够全面处理投稿中的一切问题，答复编辑部及审稿人意见，并对学术不端行为负全责。个人研究成果署个人真实姓名，并按照期刊的要求格式注明作者简介、工作单位、联系地址、邮政编码、电子邮件等必要内容以及该课题属于哪个基金项目或科研项目；集体署名要注明执笔人。

（三）摘要

摘要是全文内容的高度浓缩，以简明扼要的语言说明论文的目的、意义、方法、结果和结论，以便让读者以最少的时间了解全文的概貌，并决定是否阅读全文。字数一般在50～300字，采用第三人称陈述，讲究客观性，不对论文的研究水平进行主观性评价。

（四）关键词

关键词是能揭示论文主题核心内容的“关键”的名词或短语、词组，具有代表性、专指性、规范性，便于读者快速地查找文献。关键词的选择通常以文章的题目为基础，参考摘要和正文，提炼出最能代表论文主要内容的有实质意义的3～8个词作关键词。尽量选择MeSH词表中规范的主题词作为关键词，如没有相关的主题词时才选取自由词作关键词。关键词一般为具有专指性的名词或名词性词组，不用无检索意义的词，如“研究”“分析”等。

（五）分类号

为方便论文被相关数据库收录后的标引工作，医药科技期刊通常要求作者针对论文的主题按照《中国图书馆分类法》给出中图分类号。

（六）文献标识码

文献标识码代表论文的文献类型，由作者选择标识代码进行标注。标识码有五种：A（理论与应用研究学术论文）；B（实用性成果报告、理论学习与社会实践总结）；C（业务指导与技术管理）；D（一般性通讯、报道、专访等）；E（文件、资料、人物、书刊、知识介绍等）。

（七）前言

前言是论文正文的开端，介绍论文的研究背景、目的和意义，阐明本研究的理论基础或实践依据，国内外研究现状和进展并对研究内容、范围和方法进行说明。前言应该开门见山，言简意赅，突出重点，点明主题。不宜过分详细地描述背景资料，引用文献时，尽量选择能反映关键性工作的文献和新近的文献，宜少而精。不要进行公式推导或逻辑论证，对首次出现的非公知公用的缩略语用全称，对专业化的术语做必要的定义说明。慎用“首次提出”“国内外尚未见报道”等提法，须在参阅大量相关参考文献后且有确切的根据作为引证时，才能写出。

（八）正文

1. 材料和方法　材料和方法是科研的基础。准确翔实地介绍材料和方法，可表明论文所涉及研究的科学性、真实性和可靠性，并便于他人重复实验或观察。若采用他人的实验方法，应尽量引用参考文献，少用文字叙述。

“材料”的内容包括研究对象（包括实验动物）及其选择标准与分组，研究所用仪器设备和研究过程中所用的试剂或药品及其详细说明（包括设备名称、药品化学名称、生产厂家、生产日期、出厂批号、成分、规格、纯度、浓度、数量、配制方法）等。

“方法”的内容则包括实验对象分组原则、标准及方法，实验方法和步骤，和统计学处理方法等。

2. 结果　研究结果是论文的重要内容，全文的结论由此得出，讨论由此引发，判断推理由此导出，体现了论文的研究水平和价值。结果部分大致包括观察结果、实验数据和图像等。它必须是作者的第一手资料，但又不能是大量原始记录的简单堆积和罗列，必须要进行科学组织和统计学处理，按逻辑思维顺序依次列出，通常用图、表和文字三种方式表达。结果中不能加入作者的任何分析、评论和推理，应该用数据提出线索，为讨论做好铺垫。

3. 讨论

（1）内容　讨论的内容包括：①综合分析研究结果，阐述出现某种结果的原因和机制，提出自己的观点，引用有关文献来说明自己的观点；②将研究结果与相关文献进行比较，找出异同，分析原因，提出自己的见解；③对照国内外同类研究，说明本研究的创新之处和达到的水平，指出其理论意义、应用价值；④根据作者研究的经验体会，指出本次研究的局限性和存在问题，对未解决的问题提出进一步的研究方向和设想等。

（2）注意事项　撰写讨论需要注意以下几点：①讨论切忌重复结果中的内容，而要对结果做出解释和理论说明；②讨论时一定要围绕本文研究结果，突出新发现和新观点，不能满足于与他人报道“相一致”；③避免大量引证文献报道的内容，把自己的观点湮没在旁征博引中，把讨论写成文献综述；④对研究结果进行分析时，不宜用“或许”“可能”等模棱两可、含糊不清的词；⑤每篇论文的研究结果都是在一定范围和条件下得出的，存在适用性问题，所以对研究结果做出评价时，不要轻易下定论，讨论用语要恰当；⑥讨论中不应回避研究结果的异常现象、与文献报道相反的结果及研究本身存在的缺陷、偏倚。

（九）结论

结论又称为总结、小结、结语或结束语，是对论文最终的概括性总结。现在很多论著性的论文不再单设“结论”，而是与讨论结合在一起。文献综述、学位论文涉及的内容较多、较广，读者阅读后不易得出适当的结论，仍需再明确提出结论。

（十）参考文献

参考文献是论文不可缺少的重要组成。著录参考文献具有十分重要的意义和作用。一

是表明科研工作的继承性和尊重他人的劳动成果。二是简化论证推理和技术方法的介绍，表明自己的科研依据和论文的科学。三是为读者查找原始文献和必要的信息提供线索。四是反映作者研究的深度和广度，反映论文起点的高度，为学术评价提供依据。

目前我国及世界上大多数国家的科技期刊都采用顺序编码体系（温哥华格式）著录参考文献。温哥华格式也是我国国家标准《文后参考文献著录规则》（GB/T 7714－2005）中推荐了的两种著录格式之一。

参考文献中有12种文献类型标志符号，分别为：J（期刊），M（普通图书），C（会议录），G（汇编），N（报纸），D（学位论文），R（报告），S（标准），P（专利），DB（数据库），CP（计算机程序），EB（电子公告）。

不同类型文献作为参考文献的常见著录格式整理如下。

1. 期刊

[序号] 作者. 文献题名 [J]. 刊名，年，卷（期）：起止页.

2. 专著

[序号] 主要责任者. 书名 [M]. 版本项，出版地：出版者，出版年，起止页.

3. 会议论文集

[序号] 作者. 文献题名 [C]. 见：文集编者，文集名 [文献类型标志]，出版地：出版者，出版年，起止页.

4. 学位论文

[序号] 研究生姓名. 课题名称 [D]. 导师：导师姓名. 城市：培养单位，年份. 起止页.

5. 专利文献

[序号] 专利所有人，专利题名 [P]. 专利国别，专利号，出版日期.

6. 电子文献

[序号] 电子文献题目. 网站名称网址，文献日期.

著录参考文献时有几点需要注意：首先，参考文献中的数字须保持文献原有的形式，但卷期、页码、出版年、版次等用阿拉伯数字表示。其次，同一文献的责任者不超过3人时全部照录；超过3人时只录前3人，后加“，等”，外文用“，et al”。最后，责任者姓名的著录一律采用姓前名后的格式，欧美著者的名用缩写，并省略缩写点；如果采用中译名，可只著录其姓，但如需对同姓不同名的著者加以区分，还需著录其名。

第二节 药学学位论文的写作

学位论文具有一定的学术价值和参考价值。国内的科技信息机构例如中国知网、万方数据库等都建立了自己的博硕士学位论文数据库。万方数据的学位论文库已经收集的博士、硕士论文超过600万篇。

学位论文有学士、硕士、博士3个层次。撰写一篇优秀的学位论文不是一蹴而就的，选题要科学新颖，参考资料要全面翔实，实验数据要严谨可靠，写作论述要方法得当、逻辑性强，当然更离不开导师在论文整个完成过程中的指导。

一、药学学位论文的选题

选题就是确定课题研究和论文写作的主攻方向。因此，选题既包括科学研究课题的选择和确定，也包括论文内容的选择和确定。对于学位论文的写作来说，搜集材料可在选题之后进行，也可在选题之前进行。选题后再搜集材料的，在论文题目选定后，就要着手对课题相关的材料加以搜集、提炼和利用。搜集材料在选题之前的，在对已获取的大量材料进行分析研究的基础上，提出问题，确定选题。但在具体的研究过程中，这两种确定选题的方式都需要重新搜集材料，以获取更多的有用论据。

（一）选题的目的和意义

选题的目的就是确定论文的研究目标和写作范围，以及所要表达的主要观点或主题。选题是提炼论文主题的基础，也是进一步拟定论文标题的基础。学位论文写什么，这是首先遇到的一个问题。这个“写什么”的问题就是选题。因此，科学研究中如果没有选题工作，将无法确定科学研究的目标和范围，任何科学研究工作将无法开展。

（二）选题要遵循的原则

1. 需要性原则 需要性原则是指选题应从社会发展的需要和科学本身发展的需要出发，考虑该课题能带来哪些效益。也就是说，选题时必须弄清拟选课题的目的和意义。

2. 创新性原则 创新是发展的动力，是进步的动力，是科研工作价值原则的体现。选题要有创新性就是指要研究前人没有提出来的、前人没有解决或是没有完全解决的问题。在理论研究中表现为新观点、新见解、新理论和新发现等，在应用开发研究中表现为新技术、新产品、新工艺和新材料等。学术上的创新都是相对的，不论是一篇论文还是一项研究、一个试验，只要在已有的科学技术基础上有所创造、有所发现、有所发明、有所前进，就被认为其成果是创新的。选题创新的表现形式：用新方法解决新问题；用老方法解决新问题；用新方法解决老问题。

不同层次的学位论文，在创新性方面的要求是不同的，学士学位论文没有创新性要求，硕士学位论文应具有一定的创新性，而博士学位论文必须具有创新性成果。

3. 科学性原则 科学性是指选题必须符合最基本的科学原理和客观实际，必须有科学理论作依据，既要尊重事实、尊重科学理论，又要不迷信权威、不受传统观念束缚。如果违反科学原理和客观规律，就没有科学性可言。比如某些人对“永动机”的追求、对“水变油”的热衷，就违反了最基本的科学原理和客观规律，因此是不可能成功的。论文选题一旦失去了科学性，就会变得毫无价值和毫无意义，所以说，科学性是论文选题的生命。

4. 可行性原则 可行性原则体现了做学问的“条件原则”，没有一定的条件，是无法完成课题研究任务的。这里的条件有主观条件也有客观条件。主观条件包括论文作者的学识、技能、特长、兴趣、爱好，客观条件包括科学发展程度、资金、设备、人员和期限等。因此，在选题时必须做到量题而为、量力而为、量料而为、扬长避短，宜实不宜空、宜专不宜泛，难易适中、大小适中。

（三）学位论文选题的方法

1. 题目由学校和指导教师提供 学生在学校和指导教师提供的选题范围内，根据自己的实际情况进行选题。这种情况下选题需要考虑三个问题，即在所提供的选题中，哪一个选题最适合你；哪一个选题最容易获得文献资料；哪一个选题最具新颖性和创新性。只要

把这些问题想清楚了，再经过反复权衡以后，相信你的选题也就决定了。当然最好是选择上述三个条件都能满足的选题。

2. 题目源于导师科研项目 在完成导师科研课题或子课题的基础上选定论文题目，一般比较简单，无须更多的开题前调研。但课题和课题成果并不等于学位论文的选题和论文，就要求在科研课题转化为学位论文的过程中，论文作者和导师一起进行研究，使学生对论文的写作内容、研究目的更加明确，清楚地知道自己的学位论文与导师的科研课题之间有哪些关联，又有哪些不同的侧重。

3. 自主选题 题目源于自我选择的选题方法。自主选题不仅是一部分学位论文的选题形式，也是科技论文最为通行的选题形式。

首先，自主选题可以抓住专业内亟待需要解决的疑难点，选择有利于开展的论题。目前的药学研究和其他学科中，尚存在着不少疑点和难点问题，需要我们继续去质疑、去论证、去探索。其次，可以寻觅交叉学科，开拓新领域新学科的选题。随着科学的发展，学科与学科之间的交叉和渗透将越来越频繁。恩格斯说："科学在两门学科的交界处是最有前途的。"在这种学科交叉和渗透所产生的空白区，未被开垦又容易被人忽视，研究涉足很少，值得我们去开发。只要勤于思索，善于联想，定会获得许多值得研究的课题和论文题目。最后，可以涉足学科最前沿，获取富有创新性的论题。每门学科的最前沿创新的领域里充满了最前沿创新的研究内容。我们应该富有开拓精神和进取心，敢于勇攀科学高峰、探求未知之谜。能够填补研究空白的尖端和重大的科研成果必定来源于科学最前沿的选题。

二、药学学位论文的谋篇

选好题目之后，就该对论文的内容表述做出合理的安排，包括用什么样的结构和形式来表达论文的内容，选择哪些材料来充分有效地表达论文的主题，这就是谋篇。如果没有严谨的结构和合乎逻辑的层次、段落、开头、结尾、过渡和照应的安排，就无法使学位论文成为一个有机的整体，实现我们的写作目的。

（一）结构的设计

设计论文的结构就是要对论文各组成部分的总体布局和全部材料做出具体的安排，对论文的各个组成部分进行严密的组织。结构居于文章的表现形式之首，结构的好坏将直接关系到论文的表达效果。因此，在写作前必须先设计文章的结构，包括分为几大部分，各部分包含哪些内容，相互如何衔接，层次和段落如何划分，头怎么开，尾怎么结等。在一篇论文中，主题只能解决"言之有理"的问题；材料只能解决"言之有物"的问题；而结构能够解决"言之有序"的问题。

（二）提纲的编写

提纲是作者对论文结构所进行的轮廓安排。在写作之前编写提纲，随着思路的深化，许多新的见解、新的发现会突然在作者的脑海中浮现，对原来的写作设想进行修改，这就是我们常说的"写作灵感"。作者对提纲进行及时的调整和修改，可以保证作者能探求和选择到一个最佳的写作方案，作者只要"按图施工"，按照提纲分步地进行写作，不仅可以避免因材料选择的失误而推倒重来，而且能最大限度地、灵活机动地进行写作。可以先写论文的主体部分，再写论文的开头和结尾，也可以先写论文中的任何一个部分，再写其他部分，然后组合成篇。

三、药学学位论文的格式

根据国家标准《学位论文编写规则》，学位论文的格式包括前置部分、主体部分、参考文献部分、附录和结尾部分。其中前置部分包括封面、封二、题名页、英文题名页、摘要页、序言或前言、目次页、插图和附表清单、缩写和符号清单，术语表；主体部分包括前言、正文、图、表、公式、引文标注、注释、致谢；结尾部分包括索引、作者简历、学位论文数据集、其他和封底等。

（一）封面、封二

学位论文与发表在期刊上的学术论文不同，学位论文的篇幅较长，且以单行本的形式提交学位审定委员会和存档，因此要求有封面，对论文起装潢和保护作用。封面的内容包括论文题名、作者等。其他信息可由学位授予单位自行规定。

封二一般包括学位论文使用声明、版权声明及作者和导师的签名等。

（二）题名页

题名页的主要内容包括如《中图法》分类号、学校代码、密级、学位授予单位、题名和副题名、研究生姓名、导师姓名及职称、申请学位的类别和级别、学科专业、研究方向、论文提交日期、培养单位等。

英文题名页是题名页的延伸，必要时可单独成页。

（三）摘要页

摘要应说明研究工作的目的、方法、结果和结论，重点是结果和结论。中文摘要一般300～600字，外文摘要实词在300字左右。很多时候为了便于学位评审委员会审阅，学位授予单位要求另外提供详细摘要，篇幅在2000～3000字。

每篇论文选取3～8个关键词，中英文关键词分别排在中英文摘要下方。标引医学关键词应尽量采用规范的主题词表，中文关键词从《中文医学主题词表》（CMeSH）和《中国中医药学主题词表》中选取，英文关键词则从MeSH中选取。

（四）序言

序言一般是作者或他人对本篇基本特征的简介，如说明研究工作缘起、背景、主旨、目的、意义、编写体例，以及资助、支持、协作经过等。这些内容也可以在正文引言中说明。

（五）目次页、图和附表清单（可选）

目次页由论文的篇、章、节、条、款及附录等的序号、标题和页码组成。通常，目录列出三级标题。

论文中如图表、缩写和符号较多，可以分别列出清单置于目次页之后，图的清单应有序号、图题和页码，表的清单应有序号、表题和页码。缩写和符号清单包括符号、标志、缩略语、首字母缩写、计量单位、术语等注释说明，可置于图表清单之后。

（六）引言、正文和参考文献

引言包括论文的研究目的、意义、范围，相关领域的历史回顾，存在问题或知识空白，理论分析、研究设想、研究对象、研究方法和预期结果。

学位论文的引言有三点与科技学术论文的要求不同：一是对选择这个课题的原因做较

详细的说明；二是对相关文献做较系统的回顾（相当于文献综述），表明作者已掌握本研究领域的知识，并达到一定的深度和广度；三是对研究工作的界限或层次、规模做必要的说明。

学位论文正文也包括材料与方法、结果、讨论和结论四个方面，关于图、表、公式、引文标注和参考文献的要求与科技学术论文基本一致。

（七）致谢

致谢的对象包括：资助研究工作和提供基金、奖学金的机构、合作单位，资助和支持的企业、组织或个人；协助完成研究工作和提供便利条件的组织或个人；在研究工作中提出建议和提供帮助的人；给予转载或引用权的资料、图片、研究思想和设想的所有者等。

（八）注释、附录

当论文中的字、词或短语需要进一步加以说明，而又没有具体的文献来源时，用注释。注释的数量不宜过多。学位论文的篇幅较长，建议采用文中编号加脚注的方式，而不是编号加尾注。

附录作为正文的补充，并不是必需的。一般出于以下目的编制附录。一是为了整篇论文材料的完整性，但编入正文又有损于编排的条理性和逻辑性，这些材料包括比正文更为详尽的信息、研究方法和技术更深入的叙述、对了解正文内容有用的补充信息等。二是不便于编入正文的罕见珍贵材料等。三是对一般读者并非必须阅读，但对本专业同行有参考价值的文献。四是某些重要的原始数据、数学推导、结构图、统计表、计算机程序代码等。

四、药学学位论文写作的注意事项

药学学位论文写作时需要注意以下几点：一是结构要合理，论文中综述性内容不要超过全文的三分之一，每章最好有这一章的小结。二是用语要准确，要使用药学专业术语进行描述。三是图像、图形不能是直接从电子资料中拷贝而来，而应该自己重新制作；组织结构图、功能模块图都要根据规范进行绘制。四是参考文献方面，数量一般以 50～100 篇为宜，博士论文的参考文献一般在 100～200 篇，有的甚至更多。所列参考文献必须在文中真正引用并按引用顺序正确标注；外文或中文文献都不得少于 1/3。近 1 年的文献也应有一定数量以表明作者开题后还在进行文献阅读。五是全文格式统一规范，相同级别标题字体格式和数字标号必须一致；数字标号都应该用在相同级别之处。所有的图表标注必须统一，图表与标注必须在同一页面。

第三节　药学综述的写作

药学综述是针对药学领域某一专题，搜集某一时期内大量的原始文献，进行全面系统的综合归纳编写而成的综合性叙述论文。药学综述与原著性药学科技论文不同，原著性药学论文的资料主要来源于科学实验和调查研究，而药学综述的资料主要来源于已发表的文献，所以药学综述属于三次文献范畴。药学综述不应是材料的罗列，而应是对亲自阅读和收集的材料，加以归纳、总结，做出评论。一篇好的综述，应当是既有观点，又有事实，有骨又有肉的好文章。

药学综述的内容概括，形式灵活，篇幅大小不一。近年来，期刊上出现了“短小综

述”，被称为 miniseries，汉语的含义是“小综述”或“小专论”，一般在 5 ~ 10 个页码之间，甚至更短，涉及的内容范围小且集中，颇受读者欢迎。当前国内发表的药学综述字数一般为 5 000 ~ 15 000 字。一般来说，药学综述的字数大都比药学科技学术论文的字数要多。

一、药学综述的分类和特点

（一）药学综述的分类

1. 专题综述　此类综述多是请权威专家对其所在研究领域所发表的文献做出权威性的或关键性的评论。部分期刊上标明为“专论”或“专题”文章，也有的叫“特邀文章”。

2. 文献综述　在“丛刊”“年鉴”上刊载的综述。这类综述的主要目的是对一定时期内围绕某一专题的论文加以汇集和解释，但不一定加以评论。

3. 回顾性综述　按年代顺序进行组织，追溯分析某一药学课题的发展历史，历史是现实的一面镜子，是科技发展的奠基石，可使我们受到启迪，在科研等方面少走弯路。

4. 现状综述　目前国内期刊上所发表的综述文章大多数属于此类，其主要任务是对某一发展领域的新知识、新课题、新方法、新应用的现状予以评述。

（二）药学综述的特点

1. 综合性　综述要将大量的一次文献重新组织起来，既要以某一专题的发展脉络为纵线，反映当前的研究成果，展望发展前景，又要把不同国家或地区、不同学派、不同研究单位和研究者的主要观点和研究发现进行横向的比较，纵横交错，内容丰富，具有很强的综合性。

2. 先进性　综述不是写学科发展的历史，而是将最新的科研成果和动态介绍给读者。因此，要求把重点放在介绍新内容上，近两三年发表的文献应该占全部参考文献相当的比例。

3. 评述性　综述不应是材料的罗列，也不是某一专题的研究报道，而是对所收集的国内外某一专题近期研究进展的大量材料加以归纳、总结，做出分析和评论，发现事物的本质和内部规律。所以，综述不是文章段落的堆砌，而是作者把握文献信息、综合评述并表达观点的载体。

4. 客观性　综述要如实反映他人的研究，而阐述自己观点时也应客观，不可臆想、推测和拔高。

二、药学综述的写作目的和意义

1. 提高个人综合能力　药学综述写作实践是提高药学专业研究生和药学科技人员综合素质的重要方法之一。首先，在综述写作的过程中需要阅读大量的中外文期刊文献，作者的中外文阅读能力和专业知识水平必然会得到提高。其次对大量的文献进行归纳和整理，也提高了作者的综合分析思考问题的能力。最后，能提高作者的文字表达的能力和写作水平。

2. 把握学科发展方向　通过文献综述的写作，能对本学科的研究近况有较充分的了解。尤其是作为某一研究领域的专家，能够对当前研究领域的最新动态和进展做一了解，把握学科发展方向。对自己的研究工作和人才梯队的建设培养都是十分有益的。

3. 申报科研课题的基础 科研工作有很强的继承性，任何发明创造都离不开前人或他人的研究基础。我们在申报科研课题时，无论是立题，还是研究方法的选定，都需要大量参考文献作为依据。在申报前对该课题进行文献综述则可以了解有关课题研究的历史和现状、存在的问题以及解决这些问题的途径，课题申报成功的可能性大大增加。同时，也对该研究完成后进行的论文写作打下了良好的文献基础。

三、药学综述的基本格式

综述的内容、形式和篇幅并无严格规定。但一般分前言、专题论述、结论和参考文献四个部分。

（一）前言

前言主要说明写作目的、本选题的理论或实践意义；选题的范围及相关问题的历史、现状和趋势；综述涉及的主要概念；有争议的选题，要说明争论的焦点所在。前言部分力争用最简洁的语言，引起读者的重视，使其读完后获得一个初步印象，并产生进一步阅读和探究的兴趣。

要注意区分引言和摘要。从内容上看，摘要以提供论文内容梗概为目的，包括研究目的、方法、结果、结论等；引言简要说明研究目的和范围、本领域已取得的成果和空白，研究设想和研究方法、预期的结果和意义等。从特性上看，摘要具有自明性和独立性，拥有与论文同等量的信息量，即不阅读全文就能获得必要的信息；引言是论文的前奏，它不具备独立性和自明性，不能单独成篇。

（二）专题论述

专题论述是综述的核心。综述不论是按时间顺序、不同学派的观点或问题的不同方面来组织材料，但都包括历史发展、现状分析、趋势预测等。

1. 历史发展 按时间顺序，说明这一课题的提出及各个历史阶段的发展状况。这部分内容主要采取纵向的写法，即按时间先后或专题本身发展的层次，对其各个阶段的发展状况，包括解决了哪些问题、取得哪些突出成绩，还存在哪些问题作扼要描述。有些专题时间跨度大、科研成果多，要抓住具有创造性和突破性的研究成果详细介绍，突出重点。

2. 现状分析 介绍和比较国内外对本课题的研究现状或各学派的观点，在此基础上指出问题的焦点和可能的发展趋势。这部分内容主要采取横向的写法，即对某一课题国内外的各个方面、各派观点、各种方法、各自成就进行描述和比较，分辨出优劣利弊。

3. 趋势预测 在纵向和横向比较中肯定所综述课题的研究水平、存在问题，指出前景展望。

（三）结论

简要概括专题论述部分的内容和主要结论，指出存在问题和发展趋势，以加深读者对该专题的认识和了解。

（四）参考文献

写综述应有足够的参考文献，这是撰写综述的基础。它除了表示尊重被引证者的劳动及表明文章引用资料的根据外，更重要的是使读者在深入探讨某些问题时，提供查找有关文献的线索。综述性论文是通过对各种观点的比较说明问题的，读者如有兴趣深入研究，可按参考文献查阅原文。

四、药学综述的写作步骤

（一）确定选题

首先，所选题目应该结合日常工作或研究，是作者比较熟悉的专业领域或是作者准备去探索的问题并已经积累、掌握了一定的信息。其次，所选题目应该符合内容新、时间近、角度新的要求，只有这样才能反映学科新动向，才能吸引读者的注意。最后要注意所选题目不宜过大，不要企图在一篇综述中介绍全面或多方面的内容，以免由于知识水平欠缺、文献搜集不全或篇幅限制而无法把问题深入下去。

（二）查阅文献

学会查阅互联网上的医药学专业数据库如 PubMed、Embase、SciFinder 等，循证数据库如 Cochrane library、Uptodate 等，学术搜索引擎如 Baidu 学术等获得最新的文献来参考。

（三）归纳综合

查阅文献过程中，精读设计合理、结果可靠、参考价值大的重要文献，透彻地理解论文的信息，做好笔记或文摘，收集重要的研究成果、观点和数据；然后进行归纳分类，舍弃与主题关系不大的内容，使之条理化、系列化；再对这些整理好的资料进行综合分析，结合工作实践，得出自己的观点。

（四）写作成文

综述的内容包括课题的发展史、当前的研究现状、学术争论的焦点和研究前景的展望。首先拟定提纲，在综合归纳的基础上明确论点和论据，明确写作顺序和重点，拟定研究论文的结构和层次标题，然后按照写作提纲逐个问题展开论述。注意做到论点鲜明，论据确凿。写作中要阐明自己的观点，但也要简要列出相反的观点，还要提出存在问题、解决问题的建议和前景展望。初稿形成后，应反复推敲、字斟句酌，努力使论文层次清晰、重点突出、合乎逻辑、语言精练。

综述写成之后，要请有关专家审阅，从专业和文字方面进一步修改提高。这一步骤是必需的。因为作者往往因为注意阐述综述的一个方面而容易忽视另一个方面，有些结论没有恰到好处地反映某一课题研究的“真面目”。这些问题经过校阅可以得到解决。

五、综述写作的注意事项

综述的写作需要注意以下几个方面：一是搜集资料要全。掌握全面、丰富的文献资料是综述的前提。随便搜集一点资料写不出好的综述。因此综述作者要检索多个数据库，避免因某个数据库收录不全而遗漏重要文献。二是文献资料运用要恰当合理。所搜集文献可能观点雷同，有些文献的可靠性和科学性不够，引用文献时应注意选用代表性、可靠性和科学性较强的文献，如在重要期刊、核心期刊上刊发的文献或权威专家撰写的文献。三是要有述有评。综述不是文献汇编。综述作者应对综述内容真正理解、有明确的见解，并以此指导文献资料的选用、组织安排和评论。如果只是列举大量事实和数据，未对此加以总结和归纳，提不出自己的观点，综述就失去了真正的价值。

第四节　药学科技论文的投稿

科技论文写作的目的是为了交流，可以通过在期刊上发表或在学术会议上交流两种途

径来实现，其中大多数科技论文都是发表在专业的学术期刊上的。那么我们完成了论文后应该怎样投稿发表呢？投稿过程中有哪些需要注意的呢？

一、投稿期刊的选择

（一）识别非法和违法期刊，杜绝无意义发表

在我国学术评价体系中，论文发表是一项最基本的要求。一些不法分子利用人们急切想发表论文的心理和对连续出版物特征认识不够的弱点，以非法期刊谋利。这些非法期刊不仅扰乱了出版市场秩序，制造了大量文献垃圾，也严重损害了论文作者的利益。我们要学会如何有效识别合法期刊和非法期刊，避免上当受骗，保护自己的著作权益不受侵犯。

1. 判定期刊的合法性 目前，登录国家新闻出版广电总局网站，在“业务查询”栏目的“期刊/期刊社查询”子栏目中进行检索，即可判断期刊的合法性。能查到机构名称和刊号等信息的期刊即是合法期刊，查不到或相关内容不符的就是非法期刊。

2. 非法期刊的界定 非法期刊是指期刊没有在我国境内相关主管部门登记注册取得合法办刊权的出版物。论文作者应提高警惕，不要因为期刊被一些全文和文摘数据库收录而被迷惑，同时还要提高鉴别能力。非法期刊一般有包括：海外出版单位未经国家新闻出版广电总局批准擅自在中国大陆出版发行的期刊；刊号严重错误或杜撰刊号的期刊；假冒正规期刊的非法期刊；用书号代替刊号出版的期刊。

（二）区分核心期刊和非核心期刊

目前很多单位对发表论文有核心期刊的要求。核心期刊是期刊中学术水平较高的刊物，是进行刊物评价而非具体学术评价的工具。1931 年著名文献学家布拉德福首先揭示了文献集中与分散规律，发现某时期某学科 1/3 的论文刊登在 3.2% 的期刊上；1967 年联合国教科文组织研究了二次文献在期刊上的分布，发现 75% 的文献出现在 10% 的期刊中；1971 年，SCI 的创始人加菲尔德统计了参考文献在期刊上的分布情况，发现 24% 的引文出现在 1.25% 的期刊上，这些研究都表明期刊存在“核心效应”，从而衍生了“核心期刊”的概念。

1. 国内核心期刊遴选系统 核心期刊要依据不同的标准经过系统评价和系统遴选而产生。核心期刊的收录标准非常严格，在核心期刊上发表的论文也通常被认为具有较高的学术质量和水平。目前国内的三大科技核心期刊遴选体系包括：北京大学图书馆的《中文核心期刊要目总览》，简称“北图核刊”；中国科学技术信息研究所的中国科技论文统计源期刊；中国科学院文献情报中心的中国科学引文数据库（CSCD）来源期刊。它们收录的药学相关期刊就是药学核心期刊，代表了药学期刊里面较高的学术水平。此外还有社会科学核心期刊遴选体系，包括中国社会科学院文献信息中心的中国人文社会科学核心期刊、南京大学的中文社会科学引文索引（CSSCI）来源期刊和中国人文社会科学学报学会的中国人文社科学报核心期刊。

如果一种期刊同时被两种核心期刊遴选体系认定为核心，那么该期刊就是“双核心”期刊了。比如，既入选北图核刊，又入选 CSCD。此外，一些研究机构考虑到部分小学科或根据自身的研究水平自行制订核心期刊表，论文作者投稿前也应了解清楚。这些遴选体系收录以外的期刊自然就是非核心期刊了。

2. 国外核心期刊遴选系统 国外对核心期刊的评价以三大检索工具为主，即 SCI、EI、ISTP。其中 EI 是工程索引，ISTP 是科技会议录索引；我们重点介绍 SCI，即科学引文索引。

科学引文索引（Science Citation Index，SCI），于1957年由美国科学信息研究所（Institute for Scientific Information，ISI）创办。SCI通过统计大量的引文，然后得出某期刊某论文在某学科内的影响因子、被引频次、即时指数等量化指标来对期刊、论文等进行排行。被引频次高，说明该论文在它所研究的领域里产生了巨大的影响，被国际同行重视，学术水平高。

1976年，ISI公布了期刊引用报告（journal citation report，JCR），提供了一套统计数据，展示科学期刊被引用情况、发表论文数量以及论文的平均被引用情况。在JCR中可以计算出每种期刊的影响因子（impact factor，IF）。影响因子的高低，在一定程度上可以反映一个期刊的影响力。影响因子是以年为单位进行计算的。以2012年的某一期刊影响因子为例，IF（2012年）=该期刊2010年至2011年所有文章在2012年中被引用的次数/该期刊2010年至2011年所有文章数。

由于不同学科之间的SCI期刊很难进行比较和评价，国内以年度和学科为单位，对SCI期刊进行4个等级的划分。《JCR期刊影响因子及分区情况》将各学科的SCI期刊分为1区（最高区）、2区、3区和4区四个等级。各种学科也被归为13个大类，分别是工程技术、农林科学、化学、生物、医学、社会科学、综合性期刊、地学、地学天文、数学、物理、环境科学和管理科学，以及173种小类。

目前，根据SCI期刊分区表对SCI论文进行评价的模式已被国内大部分科研单位所采纳，因为它有利于鼓励科研工作者向本学科的高级区域投稿。发表在1区和2区的SCI论文，通常被认为是该学科领域的比较重要的成果。

二、投稿的方法和步骤

第一步，论文作者应对自己的论文进行自我评价，或请别人评价，或将自己的论文与相似的、相关的论文进行对比，对论文质量心中有数，初步选定几种拟投期刊。

第二步，对拟投期刊做进一步的了解，如刊发范围、设置的栏目、近两三年刊发的论文及论文的学术水平和期刊审稿周期、出版周期、每期的信息量。当最终确定投稿的期刊后，应再通过查阅纸本刊、检索数据库获得该刊的近期的稿约，了解投稿方式、流程和对稿件内容、格式方面的要求，必要时可以下载该刊已发表论文作为参考，避免因投稿方式不符或写作格式有差别而不被期刊编辑部受理。不建议通过搜索引擎查找期刊，避免过期失效信息或错误信息的误导。

第三步，投稿后应该留意你提供给编辑部的信息沟通渠道，及时对编辑部的修回意见做出回应，避免因超过期限被编辑部做退稿处理。

三、投稿的注意事项

（一）遵守学术道德规范，避免学术不端行为

近年来，学术不端行为屡见报端。科研诚信问题不仅受到学术界的关注，也逐渐成为社会焦点问题。科技部和教育部分别发文定义了若干学术不端行为。所以我们在投稿时应该特别重视和杜绝学术不端行为。抄袭剽窃他人成果、伪造篡改实验数据、一稿多投、重复发表、违反署名条件和滥用署名权等做法都是绝对不可取的。

需要补充说明的是，并行发表不属于一稿多发。并行发表是指论文作者使用另外一种语言再次发表，尤其是在另外一个国家再次发表。并行发表必须满足以下条件：已经征得

首次和二次发表期刊编辑的同意，并向二次发表期刊的编辑部提供首次发表的文章；二次发表与首次发表至少有1周以上的时间间隔；二次发表的目的是使论文面向不同的读者群；二次发表论文应在论文首页以脚注形式说明首次发表的信息。

（二）尊重生命科学伦理学

生命科学及药学研究中涉及的伦理学问题较多。如临床药学研究中患者或受试者的“知情同意”权、患者或受试者的隐私权等。

1. 要确保论文所涉及的研究对研究对象有益无害 包括研究本身对研究对象是无毒、无伤害的和不增加痛苦的3个方面。研究者要评估研究对象可能受到的危险，在任何情况下都必须把出现危险或痛苦的可能性降低到最小。人体试验前必须有可靠的动物实验，动物实验结果证明确实对人体无害后，才能逐步过渡到人体试验。此外，还要求研究结果应对受试者和社会有利。

2. 要确保论文所涉及的研究已得到研究对象的知情同意 研究对象有权利知道研究目的、方法和可能的利益冲突、可能的不良反应、潜在风险，并在此基础上有权做出同意或不同意参加和参加后可随时退出的选择。

3. 要注意论文发表是否侵害研究对象的个人隐私 所谓隐私，就是研究对象不愿公开的有关人格尊严的秘密。研究人员有义务为研究对象保守秘密。一般来说，为了保护研究对象的隐私权，能识别身份的细节都应该删除。若确因科学研究的需要，必须获得患者或其监护人知情同意，方可刊登可辨认患者身份的文字描述、照片和家谱，如果使用患者的肖像图片，应进行技术处理，遮盖能被辨认出来的特征部位，并应让患者过目即将发表的稿件。

（三）保密问题

学术论文的公开发表对科技保密工作带来了重大隐患。有时作者公开发表一篇论文却是以国家失去了一个有可能独家垄断的高科技生产领域为代价。但很多论文作者关注论文的技术含量，毫不吝惜地描述研究成果的关键分析步骤、原理等，不经意间泄露了技术秘密。论文作者要主动提交论文进行保密审查，对关键技术方法和数据进行技术处理，必要时可放弃发表，杜绝失、泄密事件。

扫码“练一练”

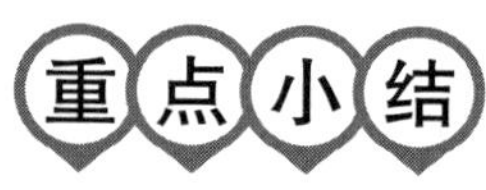

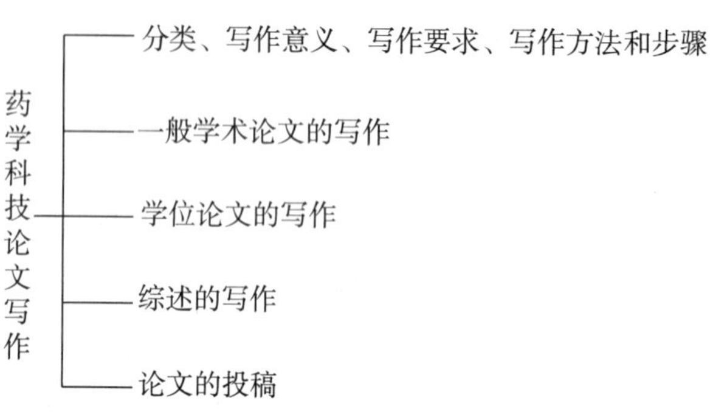

（翟　萌）

参考文献

[1]于占洋．药学文献检索与利用［M］.2版．北京：中国医药科技出版社，2009.

[2]郭继军．医学文献检索与论文写作［M］.4版．北京：人民卫生出版社，2018.

[3]陈燕，李现红．医药信息检索［M］.2版．北京：人民卫生出版社，2013.

[4]杨克虎．卫生信息检索与利用［M］.2版．北京：人民卫生出版社，2014.

[5]毕玉侠．药学信息检索与利用［M］.3版．北京：中国医药科技出版社，2015 .

[6]穆丽红，陈晓毅．药学信息检索与利用［M］．北京：海洋出版社，2008.

[7]黄晓鹂．医学信息检索与利用［M］.2版．北京：科学出版社，2016.

[8]方国辉，周良文．医学文献检索［M］. 长沙：湖南科学技术出版社，2011.

[9]周怡．药物信息应用［M］. 北京：人民卫生出版社，2006.

[10]罗爱静．医学文献信息检索［M］. 北京：人民卫生出版，2015.

[11]余致力．医药信息检索技术与资源应用［M］. 南京：南京大学出版社，2009.

[12]代涛．医学信息检索与利用［M］. 北京：人民卫生出版，2010.

[13]赵玉虹．医学文献检索［M］.3版．北京：人民卫生出版社，2019.

[14]汪楠，成鹰．信息检索技术［M］. 北京：清华大学出版社，2014.

[15]谢笑．个人信息管理研究探析［J］. 图书情报工作，2011，55（24）：21－26.

[16]徐俊．个人信息管理的理论与实践研究［D］. 合肥：安徽大学，2009.

[17]邹瑞．扎根理论研究方法在个人信息管理中的应用研究［J］. 科技情报开发与经济，2012，22（21）：95－98.

[18]William Jones，Harry Bruce. A Report on the NSF－Sponsored Workshop on Personal Information Management，Seattle，WA，2005.［EB/OL］［2015－01－29］. http：//pim. ischool. washington. edu/ final%20PIM%20report. pdf.

[19]CAS. CAS Contents［EB/OL］.［2019－07－30］. https：//www. cas. org/about/cas－content.

[20]NCBI. PubMed Help［EB/OL］.［2019－07－30］. https：//www. ncbi. nlm. nih. gov/books/NBK3827/.

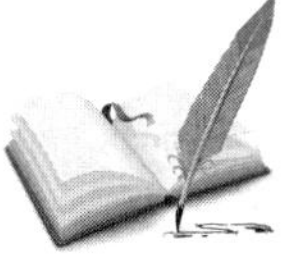